DEUTSCHE DEMOKRATISCHE REPUBLIK
DEUTSCHE AKADEMIE DER LANDWIRTSCHAFTSWISSENSCHAFTEN ZU BERLIN
INSTITUT FÜR LANDWIRTSCHAFTLICHE INFORMATION UND DOKUMENTATION

# Landwirtschaftliches Zentralblatt

ABTEILUNG IV

## VETERINÄRMEDIZIN

9. JAHRGANG
1964

AKADEMIE-VERLAG · BERLIN

LZ. IV VETERINÄRMEDIZIN · JG. 1964 · NR. 11 · SEITE 2237–2464 · BERLIN · NOVEMBER 1964

# INHALTSVERZEICHNIS


Namenverzeichnis ........ II IV

I Allgemeines ........ 2237
II Anatomie, Histologie, Embryologie ........ 2240
III Physiologie, Physiologische Chemie ........ 2253
IV Radiobiologie ........ 2271
V Verhaltensforschung ........ 2280
VI Pathologie, Pathologie der Viruskrankheiten, Funktionelle Pathologie ........ 2282
VII Bakteriologie, Hygiene ........ 2292
VIII Pharmakologie, Toxikologie ........ 2314
IX Innere Medizin, nicht infektiöse Krankheiten, Infektionskrankheiten ........ 2330
X Hämatologie ........ 2349
XI Viruskrankheiten ........ 2365
XII Tuberkulose und ihre Bekämpfung ........ 2381
XIII Chirurgie ........ 2388
XIV Huf-, Klauen- und Zehenkrankheiten, Huf- und Klauenbeschlag ........ 2402
XV Geburtshilfe, Krankheiten der Muttertiere und der Neugeborenen ........ 2403
XVI Trächtigkeitsdiagnostik, Sterilität, Besamung ........ 2405
XVII Krankheiten der Milchdrüsen ........ 2420
XVIII Jungtierkrankheiten ........ 2423
XIX Fleischbeschau, Lebensmittelüberwachung ........ 2430
XX Milchkunde ........ 2444
XXI Tierzucht, Fütterungslehre ........ 2449
XXII Parasitologie ........ —
XXIII Hautkrankheiten ........ —
XXIV Geflügelzucht, Geflügelkrankheiten ........ —
XXV Krankheiten der Tiere Zoologischer Gärten, der Pelztiere, des Wildes, der Fische —
XXVI Zoonosen ........ —
XXVII Bienen- und Seidenraupenkrankheiten ........ —
XXVIII Gerichtliche Veterinärmedizin, Tierschutz, Tierversicherung ........ —
XXIX Staatsveterinärkunde ........ —

Buchbesprechungen ........ —

Bibliographische Angaben von Büchern und Dissertationen am Schluß eines jeden Kapitels



LZ. IV/11/64

# *NAMENVERZEICHNIS*

## 4—64/11—0001 bis 0676

Ab Jahrgang 1964 beziehen sich die hinter dem Autorennamen angegebenen Zahlen auf die Signatur des Dokumentationsmaterials

Signatur in [Klammern] bedeutet Bibliographie, mit Stern * bedeutet Buchbesprechung


**A**anes 0499.
Abidov 0092.
Abramov 0461.
Achabadze 0187.
Adler, H. E. 0151. 0214.
Achnelt 0646.
Aflosmis 0162.
Agarwala 0674.
Ahrensburg-Christensen 0147.
Aitchison 0022.
Aitken 0413.
Akunc 0582.
Alexander 0165. 0166. 0167.
Alikaeva 0464.
Allen 0082.
Alterauge 0346. 0351.
Ambrosius 0189.
Ambrozy 0239.
Anderson, A. C. 0131.
Anderson, R. K. 0631.
Andresen 0667.
Anke 0109.
Anpilov 0578.
Anusz 0286.
Appelberg 0115.
Appelgren 0134.
Arevšatjan 0582.
Argaman 0220.
Arndt 0256.
Arnott 0140.
Arnow 0218.
Arsdel, van 0301.
Ashdown 0018.
Asling 0157.
Atterbery 0384.
Averbeck 0600.
Avigan 0220.

**B**achmann 0037.
Badtke 0156.
Bäckström 0552.
Baere, de 0660.
Baier 0572.
Bajl'ozov 0245.
Baker 0495.
Bakshi 0242.
Balbierz 0585.
Ballarini 0357.
Ballot 0009.
Baquoi 0067.
Baranowska 0585.
Bar-Moshe 0587.
Barnes 0202.
Barone 0027.
Barraud 0618.
Barrett 0535.
Barron 0160.
Bartels 0257.
Barth 0293.
Baskett 0659.
Bateman 0509.
Bauer 0639.
Bauer, W. 0250.
Baumel 0026.
Bayer 0063.
Becker 0622.
Beckers-Heitkamp 0366.
Beer 0174.
Beery [0055].
Behrens 0007. 0586.
Bell, D. S. 0521.
Bell jun., J. T. 0386.
Belova 0141.
Belz 0064.
Benazet 0428.
Bennett 0517.
Bentele 0259.
Benthien 0264.
Bentzon 0466.
Berdjis 0148.
Bergmann 0610.
Berkmann 0202.
Berman 0225. 0226. 0227. 0240.
Bernard 0391.
Bernhardt 0032.
Bertschinger 0571.
Bērziņš 0665.
Beverley 0341.
Bianchi 0099. 0100.
Biberstein 0536.
Bibikov 0348.
Bickhardt 0436.
Bienfait 0666.
Bierring 0394.
Biniec 0269.
Binns 0155.
Black 0076. 0548.
Blaxter 0062.
Blendinger 0149.
Blin 0025.
Bobyleva 0580.
Boch 0338.
Bögel 0425. 0452.
Böhm 0048.
Boenig 0534.
Bogart 0301.
Bohl 0406.
Bojachčjan 0582.
Boling 0058.
Bollwahn 0177.
Bonasch 0307.
Borchardt 0208.
Bost 0308.
Boucher 0491.
Bouckaert 0511.
Boundy 0193.
Bouters 0564.
Braden 0549.
Brand 0421.
Brede 0232.
Bricker 0316.
Briggs 0241.
Brion 0291. 0428.
Brodey 0172.
Brooks 0489.
Brown, D. E. 0163.
Brown, J. M. M. 0400.
Brown, J. R. 0140.
Brown, R. 0016.
Brown, T. McP. 0217.
Brüggemann 0292. 0293. 0296.
Brüschke 0362.
Brundelet 0013.
Bruner 0180.
Bruyere 0124.
Bryden 0668.
Buchmeiser 0231.
Bülow, v. 0434.
Bürki 0409.
Buescher 0421.
Bunien 0290.
Burkhardt 0387.
Busch 0035.
Bustad 0396.
Butler 0508.
Byers 0170.
Byrne 0421.

**C**abasso 0440.
Cadeillan 0330.
Calhoun 0046. 0047.
Cameron 0270.
Campbell 0219.
Cardinet 0059.
Caregradskaja 0593.
Carnicelli 0090. 0091.
Carroll 0566. 0567. 0568.
Carrow 0016.
Case 0161.
Casey 0396.
Caspers 0602.
Castoldi 0043.
Cateigne 0428.
Catsaonis 0106.
Cavatorta 0357.
Cavins 0133.
Čenčev 0129.
Červený 0175.
Chaikoff 0086.
Chandrasekharan 0374.
Charny 0561.
Charton 0391.
Chatelain 0594.
Chatterjee 0206.
Chaudhari 0333.
Chełmonska 0565.
Cheruvimov 0581.
Choong 0555. 0562.
Chouinard 0044.
Chowdhury 0077.
Christ 0635.
Chursudjanc 0591.
Ciaccio 0431.
Clapper 0416.
Clark 0320.
Clarke, R. T. J. 0190.
Clarke, W. J. 0396.
Cobb 0258.
Coble 0217.
Coggins 0419.
Cole 0388.
Colón 0422.
Colvin jun. 0384.
Conrad 0071.
Cordell 0507.
Cordiez 0666.
Cordy 0345.
Cornelius 0083. 0307.
Cossmann 0557.
Cottereau 0594.
Cowan 0228.
Cross 0095.
Crump 0676.
Cvetnić 0408.
Cygankov 0201.
Czajkowski 0585.
Czok 0670.

**D**abczewski 0645.
Dalton 0072.
Daniel 0387.
Das 0206.
Davies 0440.
Davis, E. V. 0223.
Davis, G. E. 0262.
Dawbarn 0080.
Dawson 0057.
Degenhardt 0156.
Degkwitz 0670.
Delafolie 0321.
Delak 0261.
Delčev 0245.
Desai 0654.
Detweiler 0312.
Deyoe 0328.
Dhar 0068.
Dieter 0651.
Dilbat 0629.
Dimick 0088. 0093.
Dirschel 0101.
Dittmar 0646.
Dix 0542.
Dixon 0490.
Donaldson 0399.
Doneson 0233.
Dovadola 0438.
Dozsa 0265.
Draganović 0309.
Drahovský 0074.
Dreyfuss 0426.
Drudge 0277.
Dubrovina 0141.
Duby 0076.
Dudarov 0297.
Dudman 0195.
Dukes 0313.
Dupuis 0322.
Duthie 0318.
Dvořák 0389.
Dyson 0502.
Dzelzkalns 0100.
Džurov 0609.

**E**berle 0033.
Edwards 0589.
Egorov 0336.
Egyed 0587. 0673.
Ehrlein 0477.
Elam 0277.
El-Attar 0101.
Elghamry 0271.
Ellis 0450.
Emde 0305.
Eneström 0056.
Engelhardt, v. 0375.
Englert 0440.
Enke 0530.
Ercegovac 0439.
Erdmann 0365.
Erickson 0325.
Ernst 0655.
Ešmantas 0592.
Everett 0155.
Ewy 0084.

**F**aber 0215.
Fárová 0529.
Fawi 0333.
Faye 0391.
Fedorčenko 0192.
Fellenberg, v. [0123].
Ferney 0594.
Ferrando 0106. 0650.
Ferrari 0357.
Ferrebee 0133.
Few 0486.
Fincher 0180.
Finck 0359.
Fitko 0085.
Fitzgerald, T. C. 0501.
Flüge 0538.
Foltz 0209.
Fomin 0350.
Fontaine, M. 0291.
Fontaine, M. 0428.
Fontaine, M. P. 0291.
Foote 0267. 0556. 0558. 0559. 0560.
Forbes 0337.
Forschbach 0625.
Foster, W. J. 0507.
Forsyth 0080.
Fosgate 0270.
Fouad 0492.
Fournier 0322.
Fowler, G. H. 0046.
Fowler, M. E. 0059.
Fowler, R. C. 0217.
Fox 0028. 0052. 0595.
Frais 0474.
Frankhauser 0342.
Frazier 0455.
Freedland 0083.
Freeman, B. A. 0236.
Freeman, M. J. 0225. 0226. 0227.
Frei 0358.
Frémont 0199.
French 0421.
Freytag 0040.
Friedman 0170.
Fuks 0201.
Fukushima 0184.

**G**abel 0303.
Gabsch 0387.
Gagov 0191.
Gaier 0006. 0435.
Gale, C. 0326.
Gale, C. C. 0096. 0103.
Gałuszkowa 0565.
Gancarz 0266.
Garner 0128.
Gay 0482.
Geiger 0615.
Gelbrich 0060.
Genazzani 0263.
George 0170.
Georgi 0356.
Gerneke 0051.
Geyer 0524.
Gibbons 0451.
Giesecke 0588.
Gill 0218.
Gillette 0523.
Gillissen 0463.
Glazier 0313.
Gligorijević 0309.
Gochenour jun. 0148. 0421.
Göing 0369. 0370.
Götte 0294.
Goldman 0088.
Goodcase 0083.
Gorbunov 0049.
Gordon 0274.
Goret 0330.
Goswami 0077.
Gottschewski 0647.
Gowe 0377.
Graber 0278.
Gračev 0348.
Graffi 0427.
Gran 0591.

Gratzl 0300.
Graul 0363. 0402.
Graves 0433.
Gray 0267.
Greenham 0535.
Greider 0406.
Griem 0670.
Groman 0411.
Grosse, E. 0672.
Gross, L. 0426.
Großklaus 0636.
Grunert 0524. 0541. 0570.
Gueslin 0391.
Guest 0575.
Guilhon 0278. 0279.
Gupta 0180.
Guthrie 0575.
Gutschow 0108.
Gyé-Jacquot 0146.

Haase 0460.
Hackmann 0554.
Hafez 0544.
Hahnefeld, E. 0405.
Hahnefeld, H. 0405.
Hajsig 0531.
Hamdy 0326. 0327. 0521.
Hanke 0253.
Hansel 0399.
Hanset 0640. 0641.
Hansson 0134.
Hantschel 0405.
Harman 0262.
Harper 0517.
Hash 0207.
Hassan 0271.
Hauke 0637.
Hauser [0404].
Hegerová 0281.
Heimpel 0364. 0365.
Hejłasz 0266.
Hejlíček 0283. 0470.
Henderson 0148.
Hendricks 0240.
Henigan 0168.
Hennig 0109.
Henning 0676.
Henricson 0552.
Herok 0294.
Herrick 0533.
Hervy 0391.
Herz 0358.
Hickman [0516]*.
Hilliard 0097.
Hilliger 0252.
Hines 0236.
Hoerlein 0486.
Hoffmann, G. 0365.
Hoffmann, K. 0605.
Holitscheck 0253.
Hollister 0135.
Holm 0147.
Holmes 0315.
Hooser 0223.
Hooss 0034.
Horn 0427.
Horváth 0042.
Hosni 0492.
Houwishi 0492.
Howe 0548.
Hraba 0380.
Hromadka 0188.
Hüttlová 0392.
Hundeshagen 0363. 0402.
Hurst 0563.
Hyatt 0412.
Hyun Kyu Kim 0466.

Ibaraki 0116.
Idoine 0422.
Ilievski 0098.
Il'inskaja 0576.
Imhoff 0507.
Inada 0116.
Ingram 0102.
Irlenbusch 0250.
Isaacs 0418.
Ischakov 0069.
Ványi 0380.

Jaartsveld 0366.
Jacob 0525.
Jacquet 0288.
Jahr 0670.
Jakuševa 0464.
James 0155. 0454.
Jamkhedkar 0302.
Janačkova 0465.
Janiak 0266.
Janitschke 0338.
Jarvis 0140.
Javič 0187.
Jeannaire 0127.
Jeanne-Rose 0199.
Jensen 0165. 0166. 0167.
Jesch 0579.
Jöchle 0527. 0532.
Johnson 0246.
Jones, L. M. 0238. 0240.
Jones, T. H. 0535.
Jonkers 0413.
Jordan 0449.
Joshi 0401.
Joyce 0062.
Jozová 0392.
Julienne 0330.
Junge 0029.
Juskovec 0473.
Jusupov 0132.

Kaiser 0474.
Kaman 0175.
Kaminski, A. 0481.
Kaminski, M. 0199.
Kaneko 0368.
Kanematsu 0097.
Kapitanaki 0192.
Kar 0077.
Karasch 0604.
Keast 0337.
Keck 0008.
Keiderling 0364. 0365.
Keith 0272.
Kellermeyer 0082.
Kelly jun. 0185.
Kendall 0450.
Kennedy 0536.
Kerkof 0086.
Kerr 0219.
Kesser 0633.
Keulen, van 0443.
Khanna 0230.
Khater 0430.
Kieckebusch 0670.
Kiel, H. 0395.
Kiermeier 0634.
Kietzmann 0005.
Kihlström 0075.
Kilpatrick 0080.
King 0420.
Kiselev 0464.
Kiss 0031.
Kiszely 0042.
Klatt 0244.
Klimeš 0471.
Klimmer 0292. 0295. 0296.

Klingberg 0060. 0121.
Kneta 0070.
Knocke 0423.
Knowles, R. C. 0420.
Knowles, R. P. 0299.
Könz 0607.
Koestner 0303.
Kötsche 0446.
Kolaeva 0201.
Komarovskij 0297.
Konstantinova 0201.
Kopljar 0531.
Kosary 0115.
Kotenko 0580.
Kotter 0620.
Kotz 0290.
Koznov 0336.
Kožušník 0287.
Kraft 0339.
Král 0505.
Kramer, N. C. 0217.
Kramer, R. P. 0178.
Krasil'nikov 0671.
Krass 0201.
Kraus, G. E. 0487.
Kraus, H. 0606. 0612.
Krause II 0646.
Krełowska 0304.
Kreuzer 0620.
Krishnamurty 0569.
Kristjansson 0377.
Kritchevsky 0382.
Krug 0367.
Krzyżanowski 0212.
Kuba 0184.
Kuehl jun. 0262.
Künzel 0019.
Kuhlmann 0526.
Kulkarni 0302.
Kumar 0654.
Kuni 0363. 0402.
Kutzner 0632.
Kuźmina 0045.
Kuznik 0371.

Lachowski 0212.
Lall 0230.
Lambert 0328.
Lamouroux 0311.
Lampen 0218.
Lancaster 0318.
Landgraf 0622.
Lang 0670.
Langeler 0280.
La Roche 0088.
Larson 0079.
Larsson 0096.
Lasmanis 0566. 0567. 0568.
Lauprecht 0586.
Lawrence 0130.
Lawson 0475. 0476.
Lazarov 0078.
Lebeau 0311.
Leeson, C. R. 0053. 0054.
Leeson, T. S. 0053. 0054.
Lehmann 0189.
Lehnert 0424.
Leonard 0558.
Leopold 0485.
Lepkovsky 0093.
Lerner 0099. 0100.
Leunen 0415.
Leuthold 0478. 0504.
Levy 0412.
Lewis 0495.
Liebelt 0452.
Liess 0646.
Lietsch 0385.

Linèt 0171.
Linke 0626.
Lipinska 0229.
Little 0488.
Littlewort 0513.
Ljubimov 0580.
Lötsch 0113.
Long 0086.
Lopatnikov 0753.
Lord 0209.
Lorenz 0434.
Loughman 0130.
Lousse 0660.
Lovell 0528.
Luk'janowa 0201.
Lush 0379.
Lwoff 0249.

McClellan 0396.
McErlean 0519.
McFarland 0093.
McGowan 0536.
Maciak 0468.
Mackay 0341.
McKercher, D. G. 0448.
McKercher, P. D. 0429.
McLean 0102.
Magana-Plaza 0218.
Magnusson 0466.
Magunna 0397.
Mahadevan 0674.
Mahnke 0367.
Mairs 0373.
Majewski 0627. 0628.
Makholia 0569.
Malik 0234.
Mamedov 0159.
Mammerickx 0415.
Mann 0011.
Manolova 0191.
Manthei 0328.
Marcinowski, H. J. 0145.
Marcinkowski, K. 0269.
Marescotti 0090. 0091.
Marquet 0663.
Martin, A. R. 0258.
Martin, J. A. 0496.
Martinčić 0105.
Martini 0179.
Marucci 0210. 0211.
Maržan 0531.
Mascoli 0219.
Mason 0344.
Mattner 0549. 0550.
Mauranges 0125. 0139. 0143.
Maurer 0616.
Mehl 0251.
Meinershagen 0344.
Meinl 0634.
Meisinger 0262.
Meleney 0276.
Menge 0563.
Merkt 0532.
Mészáros 0042.
Meyer, H. 0390.
Meyer, H. 0406.
Michel 0023.
Michon 0127.
Mickwitz, v. 0289. 0306.
Mignon 0666.
Mikulásková 0171.
Miller, A. 0673.
Miller, P. A. 0207.
Milstone, J. H. 0372.

Milstone, V. K. 0372.
Mims 0447.
Mirachmedov 0137.
Mittendorf 0012.
Miura 0186.
Mixner 0563.
Moine 0458. 0459.
Moor, de 0511.
Moore, L. A. 0426.
Moore, M. L. 0223.
Moore, S. J. 0482.
Moreng 0135.
Morenz 0197.
Morre 0142.
Mosebach 0101.
Moškin 0515.
Moulton 0455.
Movčan 0038.
Muchina 0104.
Müller-Traut 0064.
Mülling 0264.
Münter 0237.
Mukherjee 0547.
Munch-Petersen 0193.
Muraschi 0248.
Murgatroyd 0036.
Murkibhavi 0302.
Muslaeva 0187.
Muther 0504.

Najbrt 0020.
Nakajima 0368.
Nalbandov 0093.
Narain 0242.
Naumann 0378.
Ne'Eman 0238.
Negi 0674.
Nelson 0546.
Ness, van 0325.
Nestle 0503.
Neumann 0425.
Nichols 0089. 0675. 0676.
Niclaus 0635.
Nielsen 0162.
Niesar 0293. 0296.
Nieuwenhuyse, van 0551.
Nikolov 0224.
Noel 0215.
Nolan 0168.
Noronha, de 0437.
Novoselov 0583.
Nowosad 0239.

Obeid 0333.
Obiger 0574.
Oehme 0317.
Oglesby 0324.
Ohshima 0186.
Oka 0169.
Olander 0536.
Ollivier 0330.
Olson, G. B. 0200.
Olson, N. O. 0219. 0265.
Ono 0184.
Opel 0117.
Oppermann 0335.
Oronov 0584.
Osborne 0176. 0535.
Ose 0202.
Osebold 0345.
Otte 0231.
Oudar 0594.
Oulianoff 0372.
Owen 0661.

Padmanabha Rao 0164.
Pagnini 0263.
Pal 0381. 0401.

Palmer, A. C. 0182.
Palmer, J. S. 0285.
Paluska 0392. 0393.
Papasteriades 0106.
Paquay Pekel 0660.
Parker 0410.
Parnas 0239.
Parthasarathy 0374.
Paschke 0259.
Past 0649.
Pasternak 0427.
Patrizi, F. 0611.
Patrizi, R. 0611.
Paulet 0061.
Paulov 0376.
Pavlas 0471.
Pearson, G. R. 0236.
Pearson, J. K. L. 0334.
Pearson, P. T. 0510.
Pencharz 0093.
Penny 0176.
Perk 0358.
Perron 0330.
Peterson, H. O. 0276.
Peterson, J. E. 0298.
Petrović 0309.
Petty 0486.
Pfau 0563.
Pfeiffer 0114.
Phillips, C. E. 0444.
Phillips, C. G. 0120.
Phillips, T. N. 0335.
Piatkowski 0656.
Pickenhain 0060. 0121.
Pierce jun. 0208.
Pietz 0631.
Pilet 0330.
Pindak 0416.
Piskač 0474.
Pitzschke 0442.
Pivník 0506.
Pljaščenko 0297.
Poddubskij 0472.
Podliachouk 0199.
Pohl 0282.
Poležaev 0187.
Pollach 0596.
Pollycove 0130. 0131.
Powell 0120.
Prändl 0613.
Preston 0662.
Priouzeau 0279.
Procos 0320.
Pryor 0668.
Pytasz 0619.

Quéinnec 0653.

Rackow 0621. 0623.
Radivojević 0614.
Raettig 0417.
Rajya 0173.
Ramsburg 0421.
Ramsey 0510.
Ramyar 0414.
Rankin 0563.
Rao 0381.
Ratcliff jun. 0412.
Raułuszkiewicz 0269.
Rautenberg 0110. 0111. 0112.
Ravin 0205.
Razdan 0381. 0401.
Razin 0220. 0221. 0222.
Redman 0521.
Reichel 0289.
Renner 0634.
Renner-Mada 0065.
Rex 0490.
Rheingold [0154].
Ricci 0043.
Rice 0196.
Richou 0142.
Richter 0010.
Rieselbach 0316.
Riesen 0076.
Riesenberg 0030.
Ripke 0021.
Ristic 0335.
Rjabov 0360.
Rob 0539.
Robertson 0491.
Roepke 0241.
Rogers 0246.
Roldán 0118.
Romanov 0349.
Rommel, L. 0197.
Rommel, M. 0338.
Ronneberger 0260 0268.
Rooney 0520.
Rose 0241.
Rosenberg 0088.
Rosenkrantz 0098.
Rosenthal 0316.
Rosová 0393.
Ross 0216.
Rottem 0221.
Rowley 0198.
Rowson 0517.
Roy 0484.
Rubin, E. F. 0489.
Rubin, L. F. 0483.
Ruckebusch 0663.
Runck 0064.
Russell, K. E. 0213.
Russell, P. K. 0421.
Rys 0669.

Sa, de 0205.
Saba, G. C. 0090 0091.
Saba, P. 0090. 0091.
Sabina 0410.
Safarov 0159.
Sagri 0179.
Saint Aubert, de 0594.
Šanda 0506.
Sanger 0373.
Sansom 0128.
Sarnecka 0239.
Sastry 0164.
Saunders 0160.
Saussay 0322.
Sawyer 0097.
Schalm 0368. 0566. 0567. 0568.
Schanzel 0281.
Schauenburg 0152.
Schebitz 0512.
Scheer 0133.
Scheider 0421.
Scheidy 0284.
Scheurmann 0152.
Schlächter 0599.
Schléé 0617.
Schliesser 0456.
Schmekel [0403].
Schmidt, D. 0407.
Schmidt, G. H. 0575.
Schmidtke, D. 0310.
Schmidtke, H.-O. 0310.
Schmiterlöw 0134.
Schmittdiel 0598.
Schober 0635.
Schönherr 0637.
Scholer 0571.
Schreiber 0004.
Schroeder 0526.
Schülke 0113.
Schulz 0541.
Schulze, P. 0405. 0407.
Schulze, W. 0436.
Schwandke 0081.
Schweizer 0518. 0571.
Scott 0057.
Seebandt 0073.
Seele 0597.
Segre 0225.
Seibold 0432.
Seipelt 0122.
Seitz 0037.
Selbmann 0545.
Serivner 0344.
Ševcov 0543.
Seydler 0610.
Shankel 0233.
Shapiro 0382.
Sharpless 0440.
Shaw 0089.
Shepherd 0119. 0120.
Shirakura 0364.
Shope 0413.
Short 0258.
Shortridge 0537.
Shupe 0155. 0454.
Sibinović 0335.
Sidorov 0577.
Siegmann 0282. 0601.
Siem 0223.
Sigurdardóttir 0453.
Sijbrandij 0017.
Simon 0110. 0111. 0112.
Simpson, C. F. 0243.
Singh, C. M. 0173.
Singh, K. S. 0068.
Sipkov 0580.
Skalka 0529.
Škoda 0074.
Slack 0563.
Smalley 0676.
Smart 0454.
Smith, D. C. 0209.
Smith, J. L. 0047.
Smollich 0041.
Snook 0388.
Snyder, C. C. 0480.
Snyder, R. M. 0412.
Soave 0445.
Sofrenović 0177.
Sofrenović, D. 0323.
Solncev 0104.
Sorokina 0581.
Southcott 0275.
Speck 0204.
Spence 0413.
Spinella 0485.
Spratling 0182.
Squire 0158.
Srbljić 0261.
Steel 0228.
Stefanovič 0201.
Steger 0656.
Stengel 0156.
Štěrba 0015.
Stevens, A. J. 0352. 0353.
Stevens, J. G. 0411.
Stihl 0478. [0514].
Stjernholm 0082.
Stockmaier 0107.
Störiko 0648.
Storz 0454.
Strauch 0608.
Strobbe 0415.
Strub 0254.
Šuckaja 0457.
Sudačenkov 0462.
Sugano 0116.
Šustrov 0340.
Svečin 0644.
Svjatuchina 0340.
Svojanovská 0529.
Swingle, A. J. 0398.
Swingle, W. W. 0398.
Switzer 0216.
Szanto 0277.

Taneja 0377.
Tarasewicz 0493.
Taylor 0150.
Tepper 0382.
Terache 0642.
Terechina 0580.
Terplan 0620.
Tettenborn 0383.
Teunissen 0255.
Thauer 0110. 0111. 0112.
Theil 0359.
Théret 0653.
Thomas, E. D. 0133.
Thomas, J. 0153. 0522.
Thomas, P. T. 0657.
Thomlinson 0354.
Thormann 0035.
Thormar 0453.
Thornton 0095.
Tiews 0638. 0658.
Tillmann 0317.
Timofeev 0347.
Timpl 0194.
Titze 0643.
Todd 0316.
Todorov 0078.
Tompkins 0248.
Top 0511.
Topolnik 0408.
Toškov 0191.
Tove 0204.
Trapp 0326. 0327. 0373. 0521.
Traversa 0594.
Trela 0304.
Tronicke 0512.
Trostjanécka 0540.
Turner, K. J. 0198.
Turner, T. 0497.
Tuzova 0473.
Tweddell 0095.
Tyler 0059.

Uppal 0230.
Ushimi 0087.

Vandeplassche 0564.
Vaňko 0201.
Varnavskij 0553.
Vasina 0343.
Velthoen 0441.
Venkataramiah 0355.
Vereertbrugghen 0573.
Veselinov 0245.
Višnjakov 0581.
Vitums 0024.
Völker 0001.
Volff 0618.
Volt, de 0215.
Vorherr 0094.

Wachnik 0332.
Wada 0448.
Wagner, H. 0105.
Wagner, O. 0105.
Wagner, R. R. 0412.
Waldhalm 0344.
Waleewa 0039.
Wales 0555. 0562.
Walker, R. E. 0003.
Walker, R. G. 0513.
Walley 0258.
Walter 0002.
Wannan 0337.
Ward 0057.
Wartender 0619.
Wawrzkiewiczowa 0212.
Weaver 0500.
Wechsler 0181.
Weigt 0570.
Weiss 0118.
Weisser 0203.
Welz 0621. 0623.
Werring 0631.
West 0128.
Westermann 0603.
Wet, de 0400.
White 0243.
Whitten 0273.
Whittow 0102.
Wierny 0144.
Wild 0050.
Wilde 0378.
Williamson 0204.
Willson 0163.
Wilson, G. F. 0652.
Wilson, J. B. 0213.
Winchell 0130. 0131.
Winkler, A. 0074.
Winkler, C. 0361.
Winne 0066.
Wisecup 0126.
Wishnick 0207.
Wittig, H. 0630.
Wittig, W. 0174.
Wolff, K. 0122.
Wollrab 0479.
Wolz 0615.
Wood 0082.
Wostmann 0200.
Wright, A. I. 0176.
Wright, J. G. 0494.
Wundt 0235.
Wyant 0277.

Yancey 0421.
Yoshida 0087.
Youmans, A. S. 0469.
Youmans, G. P. 0467. 0469.

Žabotinskij 0340.
Zagorcić 0309.
Zakrzewski 0332.
Zatočil 0617.
Zayed 0271.
Zeller 0247.
Žerebcov 0104.
Zettl 0329.
Ziborova 0580.
Zijaev 0136.
Zimmermann 0183.
Zipf 0314.
Zoletto 0438.
Zschocke 0498.
Zucker 0658.
Žuravlev 0590.
Zureck 0319. 0624.

Forschungs- u. Entwicklungsberichte: 0174. 0250. 0331. 0460. 0530.

# LANDWIRTSCHAFTLICHES ZENTRALBLATT
## ABTEILUNG VETERINÄRMEDIZIN

1964 NR. 11 NOVEMBER

### I. ALLGEMEINES

4-64/11-0001 Völker, R. **Professor Dr. Dr. h. c. Richard Reinhardt 90 Jahre alt.** Dtsch. tierärztl. Wschr. 71 (1964) Nr. 7. S. 169. 1.

4-64/11-0002 · Walter, P. **Prof. Dr. Hugo Grau zum 65. Geburtstag.** Berliner Münchener tierärztl. Wschr. 77 (1964) Nr. 7. S. 133-134. 1.

4-64/11-0003 Walker, R. E. The veterinary papyrus of Kahun. A revised translation and interpretation of the ancient Egyptian treatise known as the veterinary papyrus of Kahun. **(Der Veterinär-Papyrus von Kahun. Eine revidierte Übersetzung und Interpretation der als Veterinär-Papyrus von Kahun bekannten altägyptischen Abhandlung.)** Veterin. Rec. 76 (1964) Nr. 7. S. 198-200. 1.

4-64/11-0004 Schreiber, J.; Wien, Tierärztl. Hochschule. **Die Wiener Tierärztliche Hochschule auf der „Historischen Schau" des Welttierärztekongresses in Hannover 1963.** Wiener tierärztl. Mschr. 51 (1964) Nr. 3. S. 185-203. 80.

4-64/11-0005 Kietzmann, U.; Bremerhaven, Staatl. Veterinäramt. **Der Lebensmitteltierarzt und seine Spezialausbildung für die Lebensmittelkontrolle an Seefischmärkten.** Arch. Lebensmittelhyg. 15 (1964) Nr. 4. S. 76-79. Innerhalb der Gruppe der Lebensmitteltierärzte sind die in den Seefischmärkten Tätigen nach der Art ihrer Aufgaben noch besondere Spezialisten. Ihre Entscheidungen müssen stets sofort erfolgen und können sich nicht auf m. o. w. lange Zeit dauernde Laboratoriumsuntersuchungen stützen. Es handelt sich dabei immer um große Mengen, und kein Posten gleicht genau einem anderen. Dazu kommt der Umgang mit denjenigen Menschen, die vorher und hinterher mit den Fischen zu tun haben; diese besitzen oft langjährige Erfahrungen. Infolgedessen ist es notwendig, daß die Tierärzte langfristig eingearbeitet werden, damit sie die Eigenarten des Dienstes zu jeder Jahreszeit kennen lernen. Diese bringen zudem erhebliche körperliche Belastungen mit sich durch den dauernden Nachtdienst im Hafen, die Arbeit in Tiefkühllagern usw., dazu kommt das allgemeine Seeklima. Wissenschaftliches Interesse für alle Fragen des Fischfangs und der Behandlung und Beurteilung von Fisch muß vorhanden sein. Der Lebensmitteltierarzt erfüllt erst dann seine Aufgabe richtig, wenn er nicht nur als Kontrolleur, sondern als sachverständiger Lebensmittelhygieniker tätig ist. Ein auf Grund vieler Erfahrungen ausgearbeiteter ganzjähriger Ausbildungsplan ist sorgsam aufgestellt und wird in allen Einzelheiten erläutert. Er umfaßt viele Aufgaben, z. B. Fischbestimmungen, Güteeinstufungen, Bewertung des Frischezustandes, des Parasitenbefalls, Hallendienst, Labortätigkeit, Betriebsbesichtigungen, Kenntnis der unterschiedlichen Fangschiffe und ihrer Ausstattung, der Fanggründe, Teilnahme an Fangreisen auf einem Fischereifahrzeug oder an Bord eines Forschungsschiffes u. a. mehr. Es sind noch viele Fragen ungelöst, bzw. bearbeitungswert, wobei insbesondere auf die Notwendigkeit hingewiesen wird, die Kenntnis über die Wasserbakterien erheblich zu erweitern, denn es sind sicherlich noch viele Arten insbesondere auf hoher See vorhanden, die bisher arten- und wirkungsmäßig sowie als Produzenten pflanzlicher Nährstoffe oder als Futter bestimmter Lebewesen unbekannt sind. Proben aus dem Wasser und dem Boden des Ozeans ergeben viele Forschungsmöglichkeiten. W. Mathieu. 100.

**4-64/11-0006** Gaier, R.; Wien, Bundesmin. für Land- und Forstwirtsch., Veterinärverwalt. **Die historische Entwicklung des österreichischen Veterinärwesens.** Festschr. Wiener tierärztl. Mschr. **1964** S. 260-264. 120.

**4-64/11-0007** Behrens, H. **Die Tiergesundheitsdienste — Helfer der Praxis.** Tierzüchter **15** (1963) Nr. 14. S. 502-503.
Der Beitrag berichtet, ausgehend von der Entwicklung der Tiergesundheitsdienste, über die Aufgaben und Arbeit derselben. Heute, nachdem die Tuberkulose und Brucellose praktisch getilgt und die Kälberkrankheiten von den praktizierenden Tierärzten übernommen worden sind, widmet sich der Rindergesundheitsdienst der Sterilitätsbekämpfung und den Euterkrankheiten (einschließlich Sekretionsstörungen). Eutergesundheitsdienste bestehen in fast allen Bundesländern. Während die Institute die Milchproben untersuchen und gegebenfalls Spezialberatungen vornehmen, obliegt dem praktischen Tierarzt die Behandlung der erkrankten Euter. Der Schafgesundheitsdienst wird von den Schafzuchtverbänden in unterschiedlicher Form durchgeführt. Schwerpunkt ist die Bekämpfung des Wurmbefalls. Fast alle Schweinezuchtverbände haben ihre Herdbuchzuchten tierärztlich geleiteten Schweinegesundheitsdiensten einer gesundheitlichen Beratung unterstellt. Für Geflügelzüchter und Stutenbesitzer ist die Zugehörigkeit zu einem Gesundheitsdienst staatlich verfügt. Am Aufbau der modernen Geflügelhaltung hat der Geflügelgesundheitsdienst durch die Bekämpfung der atypischen Geflügelpest und der Erkrankungen der Atmungsorgane großen Anteil. Die Pullorumseuche konnte bereits praktisch getilgt werden. J. Krüger. 140.

**4-64/11-0008** Keck, Gertrud; Wien, Tierärztl. Hochschule. **Die Medizinische Physik in Lehre und Forschung.** Wiener tierärztl. Mschr. **50** (1963) Nr. 11. S. 971-981.
In zusammenfassender Übersicht wird auf die Geschichte der medizinischen Physik allgemein und speziell auf dem Gebiet der Lehre an der Tierärztlichen Hochschule in Wien eingegangen. Nach dem Versuch einer Abgrenzung des Lehr- und Forschungsgebietes der medizinischen Physik gegenüber anderen naturwissenschaftlichen Fachgebieten werden einige zukünftige Forschungsprobleme aufgezeigt. Als Ziel der medizinisch-physikalischen Forschung in der Veterinärmedizin wird die Klärung aller Beziehungen zwischen der materiellen Welt des physikalischen Geschehens und dem Tier herausgestellt. H.-A. Ketz. 140.

**4-64/11-0009** Ballot, M. Conséquences de l'évolution technique et sociale des milieux agricoles sur la clinique vétérinaire. **(Konsequenzen aus der technischen und sozialen Entwicklung der Landwirtschaft für die klinische Veterinärmedizin.)** C. R. Congr. Soc. vétérin. prat. France **1963** S. 80-97.
In der klassischen Veterinärmedizin beherrschte das Pferd überwiegend den tierärztlichen Aufgabenbereich. Inzwischen hat die zunehmende Technisierung in der Landwirtschaft den Landwirt aus seinem hergebrachten Milieu gelöst, ihn vor neue Aufgaben gestellt. Um nach neuzeitlichen Gesichtspunkten die Lebensmittelerzeugung industriell betreiben zu können, braucht er den Tierarzt als lebensnotwendigen Helfer. Er soll ihm über die Barriere von der Quantität zur Qualität hinweghelfen. Es gilt, nicht nur die Milchproduktion zu vermehren, das Erzeugnis Milch ist in besserer Qualität herzustellen; der Tierarzt hat die neuen Industriebetriebe in der Landwirtschaft in Fragen der Futtererzeugung, der Erträge, der Konservierung, der Eignung der Futter-

mittel zu bestimmtem Zweck und hinsichtlich der Technisierung des Stallbetriebes zu beraten. Darüberhinaus sind die Massentierbestände als lebenswichtige Produktionskapazität gesund zu erhalten. H. Busse. 140.

**4-64/11-0010** Richter, O. **Verhütung und Bekämpfung von Rinderkrankheiten. Tätigkeit und Erfahrungen des Rindergesundheitsdienstes in Bayern.** Berliner Münchener tierärztl. Wschr. **77** (1964) Nr. 5. S. 97-100.
Der Rindergesundheitsdienst besteht in Bayern seit 1949. Er unterhält 8 Außenstellen mit je 3 hauptamtlichen Tierärzten, die Labor-, Schreib- und Verwaltungskräfte zur Verfügung haben. Zu seinen Aufgaben gehören nach Abschluß der Tuberkulosebekämpfung die Sterilitätsbekämpfung, der Eutergesundheitsdienst, die Verhütung und Bekämpfung der Aufzuchtkrankheiten und die Kontrolle der rinderhaltenden Betriebe auf Brucellosefreiheit mit Hilfe der Kannenmilchuntersuchung. Nachdem die Trichomonadenseuche mit Unterstützung der künstlichen Besamung in wenigen Jahren getilgt werden konnte, gilt heute das besondere Interesse der Sterilität nicht infektiöser Natur. Endokrin bedingte Störungen stehen im Vordergrund. Auffällig ist das vermehrte Auftreten dieser Sterilitätsform in Beständen mit hohen Leistungen. Befruchtungsmängel und Störungen des Deckaktes sind beim männlichen Tier die wichtigsten Gründe für Gewährschaftsuntersuchungen. Bemerkenswert ist die Mitteilung, daß mit zunehmendem Gewicht der Jungbullen häufiger Libidomängel zu beobachten sind. Außerdem ist der Hinweis, daß Bullen mit verminderter Decklust ihre endokrine Unterfunktion den Töchtern weitergeben können, züchterisch und wirtschaftlich von großer Bedeutung. Schließlich werden die Gründe, die Störungen des Deckaktes bei vorhandener Libido verursachen, angeführt. Die Grundlage des Eutergesundheitsdienstes stellt die laufende Untersuchung von Kannenmilchproben dar. In krankheitsverdächtigen Beständen werden Kontrollproben entnommen, die wiederum Grundlage für die einzuleitenden Maßnahmen darstellen (Beratung über Melken, Prüfung der Melkmaschine, Empfehlung tierärztlicher Behandlungsmaßnahmen mit Kontrolluntersuchungen, Betriebsberatung, Erarbeitung von Sanierungsplänen). Bei der Verhütung und Bekämpfung der Aufzuchtkrankheiten stehen die präventiven Maßnahmen an erster Stelle. Aufgabe ist es, der Praxis die wissenschaftlichen Erkenntnisse zu erläutern und bestehende Mängel zu verändern. Geordnet nach ihrer Bedeutung führt Vf. die krankheitsauslösenden Faktoren in folgender Reihenfolge an: 1. Haltungs- und Fütterungsmangel, 2. bakterielle und virale Infektionen und 3. Parasiten. Der Wert der zeitgerechten und sachgemäßen Colostrumverabreichung wird betont. Coli-Aerogenes-Infektionen sind die am häufigsten auftretenden bakteriellen Erkrankungen. Abschließend wird die Bedeutung der Kannenmilch-ABR-Untersuchung herausgestellt. Betont werden die geringeren Kosten als bei der Blutuntersuchung und daß sofort nach Ermittlung eines positiven Befundes im Herkunftsbestand Verfolgsuntersuchungen angestellt und Maßnahmen zur Seuchenbekämpfung eingeleitet werden können. H. Haase. 140.

**4-64/11-0011** Mann, I.; Kenya, East Africa, Min. of Agric. and Animal Husbandry. Freedom from protein hunger — a challenge to the veterinary profession in underdeveloped countries. **(Befreiung vom Eiweißhunger, eine Forderung an die Tierärzte in Entwicklungsländern.)** Brit. veterin. J. **120** (1964) Nr. 2. S. 96-98. — 3 Abb.
Eine der Hauptursachen der Kindersterblichkeit, die Kwashiockor, kommt in allen Entwicklungsländern vor. Bis zum Alter von 6 Mon. entwickelten sich die Säuglinge gut, da die Muttermilch ihre Nährstoffversorgung gewährleistet. Danach wird aber die Kinderdiät meist nur durch Kohlenhydrate substituiert. Nach der Stillperiode kommt die kritische Periode. Wachstumsstörungen, Gewichtsverluste, Ödeme, farblose Stellen in Haut und Haar,

Lebertumoren und Anämie kennzeichnen den akuten Proteinmangel. Die Kinder schreien ohne Tränen bei völlig ausdruckslosem Gesicht. Persistierender Durchfall hemmt die weitere Nahrungsaufnahme und bewirkt eine Verausgabung des Kalium im Körper. Bronchopneumonien und Gastroenteritiden sind komplizierende Todesursachen. Bei Erwachsenen führt der chronische Proteinmangel zu einer Minderung der Stoffwechselintensität und niederen Körpertemperaturen. Die körperliche und geistige Stagnation verhindert eine Intensivierung der Nahrungsgütererzeugung durch verstärkten Arbeitsaufwand. Bei jeder Form des tropischen oder subtropischen Proteinmangels ist stets die Proteinversorgung wesentlich geringer, als sie auf Grund des Bedarfes sein müßte. Die tierische Produktion scheitert an dem zu hohen Viehbesatz auf einer zu wenig leistungsfähigen Fläche. Zwischen Milcherzeugung auf Flächen mit höheren Erträgen und Haltung von Fleischrindern auf Territorien mittlerer Leistungsfähigkeit muß eine Arbeitsteilung in der Erzeugungsrichtung eintreten. Die Mentalität der Bewohner, die nicht in der Leistungshöhe der Tiere, sondern in der Kopfzahl ihren Besitzerstolz erfüllt sieht, behindert die Möglichkeiten der Leistungssteigerung. Nutzung als Standweide und die Bodenerosion untergraben die Bodenfruchtbarkeit. Der Wechsel zwischen extremer Trockenheit und Perioden strömenden Regens führt zur Auslaugung des Bodens, zu einer dürftigen Weidenarbe und zu unzulänglicher Futterversorgung. Verständlicherweise entsteht bei der Bevölkerung der Wunsch, durch Monokultur maximale Erträge für Notzeiten zu erwerben. Die Tiere stehen infolge der Futternot und der schlechten Haltung im Zwergformat, ein leichtes Opfer von Seuchen und anderen Infektionen. Trotz aller Schwierigkeiten können nur durch Änderung der Tierhaltung Maßnahmen zur Minderung der Eiweißnot geschaffen werden. Neben dem fehlenden Unternehmungsgeist bei Menschen wird durch den Mangel an Transportmitteln und Vermarktungsgelegenheiten, durch die großen Entfernungen zwischen Produktion und Verbrauch, sowie durch die völlig fehlenden Kühlmöglichkeiten die ohnehin unzulängliche Nahrungsversorgung noch erschwert. Dem Unterricht und der Ausbildung der Menschen kommt bei dem Ringen um die Steigerung der tierischen Produktion eine Schlüsselstellung zu.

H. Busse. 140.

**4-64/11-0012** Mittendorf, H. **Möglichkeiten der Steigerung der tierischen Erzeugung zur Verbesserung der menschlichen Ernährung in Afrika.** Dtsch. tierärztl. Wschr. **71** (1964) Nr. 2. S. 47-51. 140.

## II. ANATOMIE, HISTOLOGIE, EMBRYOLOGIE

**4-64/11-0013** Brundelet, Pablo Jiménez; Helsinki, Univ., Children's Hospital. Long lasting amyloid staining techniques for museum specimens. **(Sehr dauerhafte Amyloidfärbetechniken für Museumspräparate.)** Acta pathol. microbiol. scand. **59** (1963) Nr. 2. S. 156-160. — 2 Abb., 1 Lit.

Es wird zwischen der „langsamen Aqua-Technik“ und der „schnellen Öl-Technik“ unterschieden. Nur frisch zubereitete Reagentien sind zu verwenden. Die „Aqua-Technik“ besteht aus folgenden Details: Jodlösung: Jod 10 g, Kaliumjodid 250 g, Aqua dest. 100 ml. Diese Lösung färbt die amyloide Substanz braun. Wenn frisch zubereitete Lugolsche Lösung zur Verfügung steht, kann die oben angeführte Lösung dadurch schnell zubereitet werden, indem man 230 g Kaliumjodid pro Liter Lugolsche Lösung zufügt. Außerdem werden Zusatzflüssigkeiten verwendet, um in einem gewissen Ausmaß die Wiederauflösung der gefärbten Substanzen zu verhindern. Die Zusammensetzung dieser Flüssigkeiten ist unterschiedlich, je nachdem, ob es sich um die Erhaltung des braungefärbten Amyloids (Jodlösung) oder des dunkelblau-grünen Amyloids (verursacht durch Schwefelsäure) handelt. Für den letzteren Fall wird folgende Zusammensetzung empfohlen: Schwefelsäure (konz.) 50 ml, NaCl 25 g, Formaldehyd (40%) 250 ml, Aqua dest. 700 ml. Bei der „schnellen Öl-Technik" wird der gleiche Effekt durch die Anwendung von Paraffinöl erreicht. R. Berg. 220.

**4-64/11-0014** Anonym. Stubbs' anatomy of the horse. **(Stubbs Anatomie des Pferdes.)** Brit. veterin. J. **120** (1964) Nr. 1. S. 43-49. – 12 Abb.
Vergangenen Herbst fand die Royal Academy eine neue Sammlung anatomischer Zeichnungen des Pferdes von George Stubbs (geb. 1724). In der Originalgruppe befinden sich 18 Zeichnungen; 23 neue wurden gefunden. Es handelt sich um Zeichnungen, die Stubbs an Hand eigener Präparationen am Pferde angefertigt hatte. Einige der 18 Originalzeichnungen wurden mit anatomischen Texten versehen und 1766 herausgegeben. Unter den vielen Zeichnungen ist die Wentworth-Woodhouse-Sammlung besonders hervorzuheben. Wenn man alle Zeichnungen im Zusammenhang betrachtet, ergeben sich drei komplette Serien, jede wieder aus 6 Bildern bestehend, die die fortschreitende Präparation vom intakten Pferd bis zum Skelett zum Inhalt haben. R. Berg. 250.

**4-64/11-0015** Štěrba, O. Srovnávací anatomie musculus omocervicalis se zřetelem k sudukopytníkům. **(Vergleichende Anatomie des M. omocervicalis bei den Paarhufern.)** Sborník Vysoké Školy zemědělské Brně, Řada B **1963** Nr. 4. S. 433-455. – 26 Abb., 2 Tab., 54 Lit. Zus. in Russ., Engl.
Bei 25 Säugetierarten wurde der M. omocervicalis und seine Innervation unter Berücksichtigung seiner Dorsal- und Ventralportion verfolgt. Bei Schwein, Hyrax, Kaninchen und Säugetieren mit abweichenden Gliedmaßen (Talpa, Chiroptera) ist die Dorsalportion geschwunden. Die Dorsalportion entsteht aus demselben Blastem wie der M. rhomboideus und M. serratus. Aus der Innervation des Muskels durch Ventraläste der Halsnerven geht hervor, daß dieser Muskel dem M. trapecius und M. sternocleidomastoideus nahe steht. ČSSR/ÚVTI. 280.

**4-64/11-0016** Brown, Roger und Carrow, Rexford; Lafayette, Ind., Purdue Univ., School of Veterin. Sci. and Med.; East Lansing, Michigan State Univ., Coll. of Veterin. Med. Vascular anatomy of the bovine tail. **(Die Gefäßanatomie des Rinderschwanzes.)** J. Amer. veterin. med. Assoc. **143** (1963) Nr. 11. S. 1214-1215. – 1 Abb., 6 Lit.
Da die Methode der Blutgewinnung aus der A. coccygica des Rindes populärer geworden ist und eine entsprechende Darstellung der Gefäßverhältnisse in diesem Bereich fehlt, wurde die Anatomie der Gefäße zwischen dem 3. und 8. Schwanzwirbel untersucht. Die Schwanzwirbel besitzen in dieser Region paarweise angeordnete ventrale Fortsätze (Hämalbögen), die eine Rinne bilden (Sulcus vasculosus). In dieser verlaufen die A. und V. coccygica media. Das Gefäßmuster ist hinsichtlich der unterschiedlichen Beziehungen zwischen Arterie und Vene äußerst interessant. Während sie die Hämalbögen durchziehen, liegen Arterie und Vene nebeneinander. Im Zwischenwirbelspalt liegen die gleichen Gefäße dorsoventral übereinander, wobei die Arterie sich stets ventral befindet. Zusätzlich entsenden kleine Aa. coccygicae laterales Äste an die Knochen, Muskeln und Haut des Rinderschwanzes. Der Abfluß des venösen Blutes vollzieht sich über 2 große Vv. coccygicae laterales, die segmental mit der V. coccygica media anastomosieren. R. Berg. 300.

**4-64/11-0017** Sijbrandij, S.; Groningen, State Univ. Inhibition of tibial growth by means of compression of its proximal epiphysial disc in the rabbit. **(Hemmung des Tibiawachstums durch Kompression ihrer proximalen Epiphysenscheibe beim Kaninchen.)** Acta anatom. [Basel] **55** (1963) Nr. 3. S. 278 bis 285. – 4 Abb., 6 Lit. Zus. in Franz., Dtsch.
Es wurden 15 Kaninchen im Alter von 33-69 Tagen zu den Versuchen herangezogen. Die Wachstumskurve des unkomprimierten proximalen Tibiaendes

bei 2 Kontrolltieren über einen Zeitraum von weniger als 60 Tagen stellte eine gerade Linie dar. Der Druck, bei dem das Wachstum der proximalen Tibiaepiphyse aufhört, beträgt 3059 ± 577 g, ein Wert, der das 1½fache bis 2fache des Kgw. der Kaninchen am Ende der Versuche ausmacht. Vollständige Wachstumsistierung wurde 43 ± 9 Tage p. op. an der Epiphysenscheibe beobachtet. Die durchschnittliche Querschnittsfläche der Epiphysenscheibe betrug 202 ± 13 mm². Der Druck pro mm² lag zwischen 19,2 und 11,5 g. R. Berg. 385.

**4-64/11-0018** Ashdown, R. R.; Bristol, Univ. Symposium: The inguinal canal and its relationship to health and disease. I. The anatomy of the inguinal canal in the domesticated mammals. **(Symposium: Der Leistenkanal und seine Beziehungen zu Gesundheit und Krankheit. 1.Mitt. Die Anatomie des Leistenkanals bei den domestizierten Säugetieren.)** Veterin. Rec. **75** (1963) Nr. 50. S. 1345-1351.
Die Arbeit gibt eine übersichtliche kurzgeraffte Darstellung dessen, was über den Leistenkanal der Haussäuger bekannt ist. Sie bringt dem Fachanatomen und dem Chirurgen nichts Neues, mag aber dem Praktiker als übersichtliches Informationsmaterial gute Dienste leisten. Auch dieser Autor hat mit der bedauerlichen Tatsache, daß die anatomische mit der pathologisch-klinischen Nomenklatur nicht übereinstimmt, zu kämpfen. Leider fehlt in dieser übersichtlichen Darstellung das Nagetier. T. Koch. 400.

**4-64/11-0019** Künzel, E.; Berlin-Dahlem, Univ., Inst. für Veterin.-Anatomie. **Ein Beitrag zur Anatomie des Musculus pterygoideus lateralis einiger Fleischfresser (Katze, Tiger und Dachs).** Berliner Münchener tierärztl. Wschr. **77** (1964) Nr. 5. S. 105-107. — 2 Abb., 18 Lit. Zus. in Engl.
Die Ursprungs- und Ansatzflächen der Mm. pterygoidei der Katze verhalten sich weitgehend wie beim Hund. Der M. pterygoideus med. ist einheitlich, der M. pterygoideus lat. ist schwächer als beim Hund. Der M. pterygoideus lat. zieht von der Lamina lat. processus pterygoidei in fast transversalem Verlauf zum Proc. condylicus. Beim Tiger verhält er sich wie bei der Katze. Beim Dachs verläuft er nur wenig schräger kaudal als bei der Katze. Die Länge des M. pterygoideus lat. beträgt bei der Katze 10-12 mm, beim Tiger 30 mm, beim Dachs 12-15 mm. Der größte Querschnitt beträgt bei der Katze 5 × 4 mm, beim Tiger 10 × 12 mm, beim Dachs 5 × 4 mm. Nach seiner Wirkungslinie hat der Muskel im Hinblick auf eine Unterstützung beim Kieferschluß kein wirksames Moment der Kraft. R. Berg. 400.

**4-64/11-0020** Najbrt, R. **Mesocolon ascendens equi.** Sborník Vysoké Školy zemědělské Brně, Řada B **1963** Nr. 4. S. 457-471. — 7 Abb., 15 Lit. Zus. in Russ., Dtsch.
Es wird die Frage der Befestigung der schweren Darmteile in der Bauchhöhle beim Pferd untersucht. Das Material entstammte 14 frisch geschlachteten Pferden. Man untersuchte die Ansatzflächen des gemeinsamen Gekröses auf den Darmabschnitten. Die fibrösen Lamellen des Mesocolon majus bestehen aus drei Teilen: dem medialen, cranialen und lateralen. Es werden die Zwischenräume und Ansatzpunkte der einzelnen Gekröseteile unter Anführung derjenigen Darmgegenden beschrieben, die durch diese Teile befestigt werden. ČSSR/ÚVTI. 425.

**4-64/11-0021** Ripke, Eckhard; Berlin-Dahlem, Univ., Inst. für Veterin.-Anatomie. **Beitrag zur Kenntnis des Schweinegebisses.** Anatom. Anz. **114** (1964) Nr. 2. S. 181-211. — 30 Abb., 8 Tab., 49 Lit.
An 71 in 4 Altersgruppen (6 Mon., 8 Mon., 10 Mon., 16 Mon.) unterteilten Schweinen wurden die Länge (höchste Erhebung des freien schmelzbedeckten Zahnteiles), Breite (größte rostronuchale Ausdehnung) und Dicke (größte buccolinguale Ausdehnung) aller Zähne gemessen und tabellarisch dargestellt.

Die Backenzähne des Oberkiefers zeigen vor allem bei den älteren Tieren größere Maße als die des Unterkiefers. Die Geschlechtsunterschiede vergrößern sich auch mit dem Alter, indem die Werte der männl. Tiere die der weibl. Tiere zunehmend übertreffen. Bei den Schneidezähnen, die in den einzelnen Altersgruppen eingehend beschrieben und zeichnerisch dargestellt wurden, ist ein Antagonistenvergleich wegen der Formverschiedenheiten nicht möglich. Der Geschlechtsvergleich zeigt bei den Schneidezähnen keine so eindeutigen Beziehungen wie bei den Backenzähnen, während die bekannten Geschlechtsunterschiede bei den Eckzähnen sehr augenfällig sind.
G. Michel. 425.

**4-64/11-0022** Aitchison, James; Glasgow, Univ. Dental School. Incisor dentitions of short-muzzled dogs. **(Schneidezahnstellung bei brachycephalen Hunden.)** Veterin. Rec. **76** (1964) Nr. 6. S. 165-169. — 2 Abb., 4 Tab., 4 Lit.

In Fortführung der Untersuchungen an Bulldogen (vgl. 4-64/02-0106.) schien eine Nachprüfung des oberen Schneidezahnstellung von kurzschnäuzigen Rassen angebracht, da Zahnanomalien des Menschen bei angeborener Osteodystrophie mit mangelnder Calcifikation einhergehen. Vf. unternahm eine Umfrage bei Besitzern verschiedener Rassen, ohne das Ergebnis, wie früher mit Schädeln der betreffenden Rassen des Britischen Museums zu vergleichen. Von 74 Pekinesen, die mindestens 18 Mon. alt waren, besaß nur eine Hündin 7 obere Schneidezähne. Bei Möpsen hatten 4 von 101 erfaßten Tieren 7 Incisivi. Bei der Zucht der Boxer werden teilweise Tiere mit zusätzlichen oberen Schneidezähnen gezüchtet, da diese eine bessere Schnauze besäßen. Von 140 erwachsenen Boxern zeigten 37 (26%) männliche und weibliche Tiere 7 oder mehr Schneidezähne. Von 36 Bull-Mastiffs zeigten nur 3 eine abnorme Zahnzahl. Bei 23 kontrollierten Mastiffs trat keine Abweichung der Incisivizahl auf.
H. Trolldenier. 425.

**4-64/11-0023** Michel, G.; Leipzig, Karl-Marx-Univ., Veterin.-Anatom. Inst. **Zum Bau des Reizbildungs- und Erregungsleitungssystems bei Haus- und Wildschwein.** Arch. exp. Veterinärmed. **17** (1963) Nr. 5. S. 1049-1080. — 10 Abb., 24 Lit.

Die Untersuchungen wurden an über 100 Schweineherzen der Rassen Deutsches veredeltes Landschwein und Deutsches Edelschwein sowie an 26 Wildschweinherzen durchgeführt. Die spezifischen Fasern beim Hausschwein zeigen sowohl im Sinusknoten als auch im Atrioventricularknoten eine im Vergleich zu anderen Huftieren relativ dichte Anordnung. Der Durchmesser der spezifischen Fasern beim Hausschwein ist zwischen den Abschnitten des Systems sowie auch zwischen den einzelnen Fasern in einem bestimmten Abschnitt sehr unterschiedlich. Das Reizbildungs- und Erregungsleitungssystem besitzt beim Haus- und Wildschwein grundsätzlich die gleiche Ausbildung. Die Fasern der Anfangsabschnitte des Atrioventricularsystems sind beim Wildschwein dünner, die der Endabschnitte dagegen im allgemeinen etwas dicker. Im übrigen lassen sich zwischen dem Reizbildungs- und Erregungsleitungssystem des Haus- und Wildschweines keine auffallenden unterschiedlichen Merkmale feststellen.
R. Berg. 500.

**4-64/11-0024** Vitums, A.; Pullman, Washington State Univ. **Die Anastomosen zwischen der Pfortader und dem Hohlvenensystem unter Berücksichtigung ihrer funktionellen Bedeutung bei den Haustieren, insbesondere beim Hund.** Berliner Münchener tierärztl. Wschr. **76** (1963) Nr. 16. S. 335-339. — 3 Abb., 42 Lit. Zus. in Engl., Franz., Span.

Es können 2 Hauptgruppen der portocavalen Anastomosen, nämlich die Kommunikationen zwischen der V. portae und V. cava cranialis sowie jene zwischen V. portae und V. cava caudalis unterschieden werden. Die erste Hauptgruppe befindet sich zwischen den Cardiawurzeln der V. gastrica sinistra und den Speiseröhrenwurzeln der V. azygos. Sie werden als cardiooesophageale Anastomosen bezeichnet. Zur zweiten Hauptgruppe gehören die Magen-Zwerchfell-, die Duodenal-, die Segelnetz-, die linken Colon- und die Mastdarmanastomosen. Die funktionelle Bedeutung der portocavalen Anastomosen besteht in ihrer Fähigkeit, notfalls unter Erweiterung ihrer Lumina, das Pfortaderblut direkt unter Umgehung der Leber in das Hohlvenensystem weiterleiten zu können. Funktionell gesehen sind die Segelnetzanastomosen die wichtigsten portocavalen Kommunikationen beim Hund.

R. Berg. 510.

**4-64/11-0025** Blin, P.-C.; Alfort/Seine, École Nat. Vétérin. Plasticité et dynamique vasculaires. „La circulation collatérale expérimentale". **(Plastizität und Dynamik der Gefäße. „Der experimentelle Kollateralkreislauf".)** Écon. Méd. animales **4** (1963) Nr. 5. S. 273-319. — 7 Abb., 166 Lit.
Bei der vorliegenden Arbeit handelt es sich um ein Übersichtsreferat mit Berücksichtigung umfangreicher Literatur. Nach der Definition der Begriffe Plastizität und Dynamik werden in 6 Kapiteln folgende Details abgehandelt: 1. Die Manifestationen des Kollateralkreislaufes. Hier wird besonders der Kollateralkreislauf der Arterienstämme (Kopf-Halskreislauf und Kreislauf der Häute) sowie der Eingeweide (Verdauungs-, Respirations-, Harn- und Drüsenapparat) berücksichtigt. 2. Die Eigenschaften des Kollateralkreislaufes. 3. Die Art der Bildung der Kollateralwege. 4. Die Entwicklungsfaktoren des Kollateralkreislaufes. 5. Die Gesetze des Kollateralkreislaufes. 6. Die praktischen Aspekte des Kollateralkreislaufes. Bei der Darlegung der Fakten werden das Hausgeflügel, die Haussäugetiere, der Mensch und die Nagetiere berücksichtigt. R. Berg. 510.

**4-64/11-0026** Baumel, Julian J.; Omaha, Nebr., Creighton Univ., School of Med. Vertebral-dorsal carotid artery interrelationships in the pigeon and other birds. **(Wechselbeziehungen der vertebralen und dorsalen A. carotis bei der Taube und anderen Vögeln.)** Anatom. Anz. **114** (1964) Nr. 2. S. 113-130.

510.

**4-64/11-0027** Barone, R. Observations sur le faisceau cortico-pontique chez les équidés. **(Beobachtungen über den Fasciculus corticoponticularis bei den Equiden.)** Bull. Soc. Sci. vétérin. Méd. comparée Lyon **65** (1963) Nr. 3. S. 135-140. — 4 Abb.
Im Hinblick auf die Erforschung der Bahnen der Großhirnrinde der Equiden wurden die anatomischen Folgen der Abtragung des sigmoiden Cortex und seiner Umgebung an 4 Pferden, davon 2 Ponys, untersucht. Beim ersten Tier ist die sigmoide Cortexregion, der größte Teil der Umgebung der Kreuzfurche bis zum Übergang auf die mediale Hemisphärenfläche im Bereich der Splenialfurche entfernt worden. Beim zweiten Tier wurde die mediale Hemisphärenfläche belassen, die Abtragung erfolgte oral und kaudal, wurde aber ganz besonders lateral bis in die Nähe der akzessorischen Kreuzfurche erweitert. Beim dritten Tier wurde der chirurgische Eingriff im lateralen Bereich des sigmoiden Cortex bis zur Lateralfurche (Sulcus praesylvius — suprasylvius) vorgenommen. Beim vierten Tier wurde der obere Teil des Gyrus sylvicus, ein großer Teil des Gyrus ectosylvicus und ein kleiner Teil des Gyrus ectosagittalis abgetragen. Die Degenerationen fanden sich stets im Brachium posterior der Capsula interna, in unmittelbarer Umgebung ihres Knies. Das Feld war undeutlich begrenzt, zum größten Teil waren die Grenzen verwischt.

R. Berg. 545.

**4-64/11-0028** Fox, M. W.; Bar Harbor, Me., Hamilton Stat. Gross structure and development of the canine brain. **(Makroskopische Anatomie und Entwicklung des Hundegehirns.)** Amer. J. veterin. Res. **24** (1963) Nr. 103 S. 1240-1247. — 10 Abb., 2 Tab., 11 Lit. Zus. in Interlingua.

An 42 Hunden von 5 Rassen mit unterschiedlichen Inzuchtgraden und Ausmaßen hinsichtlich der phänotypischen Gleichheit wurde die makroskopische Anatomie des Gehirns untersucht. Gewicht, Länge, Breite, Volumen und Gyrusmuster wurden festgestellt. Ähnliche Aufnahmen wurden zusammen mit der Bestimmung der prozentualen Trockensubstanz und der prozentualen Gewichtszunahme gemacht. Körpergewicht-Gehirngewicht-Beziehungen weisen auf Rassenunterschiede hin. Die Untersuchungen über die Entwicklung des Hundegehirns haben ergeben, daß die strukturelle Reife bis zu einem Alter von 6 Wochen rasch verläuft, dann mehr graduell. Die Sylvische Furche ist zum Zeitpunkt der Geburt nur gering entwickelt. Die Längenzunahme des Gehirns ist mit einer Vergrößerung der Frontal- und Occipitalregionen verbunden. Breitenzunahmen sind mit der Vertiefung der Sylvischen Furche gekoppelt. R. Berg. 545.

**4-64/11-0029** Junge, Friedhelm; München, Univ., Inst. für Tierzucht, Vererbungs- und Konstitutionsforsch. **Volumenmessungen am Euter der Ziege und ihre Beziehungen zur Milchleistung.** Diss. München **1963** 49 S. — 3 Abb., 8 Tab., 45 Lit.

In der Arbeit wurde an 74 gesunden, einheitlich gehaltenen bunten deutschen Edelziegen die Beziehung zwischen der Volumengröße des milchgefüllten Ziegeneuters und der Milchleistung untersucht. Das Eutervolumen wurde direkt nach der Wasserverdrängungsmethode und nach der Gallschen Methode, welche mit einem biegsamen und formbeständigen Drahtgeflecht die Euterform nachbildet und dann mit einem wassergefüllten Plastikbeutel den Inhalt feststellt, sowie indirekt aus Euterlängen-, Breiten- und Tiefenmaßen ermittelt. Bei 18 geschlachteten Ziegen wurden am exenterierten Euter die Meßwerte überprüft und das Volumen des milchgefüllten bzw. des entleerten Organs und die Eutervolumendifferenz in Beziehung zur Milchleistung gesetzt. Die Größe des milchgefüllten Euters erwies sich als brauchbarstes Maß mit folgenden Werten: Zur Eutermilchmenge $r = 0{,}7227$, zur Tagesmilchmenge $r = 0{,}7004$ und zur Laktationsabschnittsmilchleistung $r = 0{,}7220$. Die Meßgenauigkeit der Eutervolumenbestimmung ergab mit $r = 0{,}9858$ (Gallsche Methode) bzw. $r = 0{,}9952$ (Wasserverdrängungsmethode) die Brauchbarkeit beider Methoden. Zwischen direkt bestimmter Größe des gefüllten Euters und Milchleistung wurden für die Gesamtzahl der Versuchstiere Korrelationswerte zwischen $r = 0{,}7654$ und $r = 0{,}8672$ gefunden. Aus linearen Eutermaßen ermittelte Indexwerte und Milchleistung ergaben Korrelationen von $r = 0{,}6374$ und $r = 0{,}8799$. Die engste Beziehung zwischen gefülltem Eutervolumen und Milchleistung bestand in der 20. Laktationswoche. E. Krause. 610.

**4-64/11-0030** Riesenberg, Horst. **Ein neues Mikroskop-Spiegelobjektiv mit großem Arbeitsabstand.** Jenaer Rdsch. **1964** Sonderh. Leipziger Frühjahrsmesse S. 40-43. — 7 Abb., 4 Lit.

Das neue Objektiv ist vom katadioptrischen Typ, d. h. die Strahlen durchsetzen spiegelnde und brechende Flächen. Die Hauptwirkung erfolgt durch den großen Konkavspiegel und den kleinen Konvexspiegel, so daß das neue Objektiv nach seinem grundsätzlichen Aufbau in die Reihe der Zweispiegelsysteme einzuordnen ist. Neben der bildfehlerverbessernden Eigenschaft schlechthin ist der Einfluß auf die Bildfeldebnung und die Erreichung eines auch konstruktiv zu verwirklichenden großen Objektivabstandes besonders hervorzuheben. R. Berg. 710.

**4-64/11-0031** Kiss, F. **Mobilisierter Filter-Kondensor.** Mikroskopie [Wien] 18 (1963) Nr. 9/10. S. 288-291. — 3 Abb., 14 Lit. Zus. in Engl.

Die Zeit für die allgemeine Einführung des dreidimensionalen mikroskopischen Sehens ist gekommen. Der vom Vf. vor Jahren konstruierte 3 D-Kondensor wird von einem Teil der Forscher für kompliziert und unsicher gehalten.

Hinter dieser Meinung verbirgt sich aber auch Bequemlichkeit und oberflächliche Fachkenntnis. Auf Grund dieser Einwände und im Interesse der weiteren optischen Entwicklung des Mikroskops wird ein neuer mobilisierter Filter-Kondensor beschrieben. Er beruht auf folgenden Prinzipien: 1. Die Überbeleuchtung bewirkenden zentralen Strahlen müssen mittels zentraler Diaphragmen (zentraler Flecken) ausgeschlossen werden. 2. Die belassenen peripheren Strahlen müssen mit einem zirkulären Filter solcher Art modifiziert werden, daß helle und dunkle Ringe das Objekt zirkulär beleuchten oder beschatten. 3. Jedem Beleuchtungselement (den Kondensorlinsen, dem Filter, dem Spiegel) muß eine selbständige Bewegung ermöglicht werden, so daß bisher unbewegliche Beleuchtung im Interesse des gewünschten Bildes in der Hand des Untersuchers gleichsam elastisch wird. D. Lindner. 710.

**4-64/11-0032** Bernhardt, Heinz. **Neue Achromate für die Durchlichtmikroskopie.** Jenaer Rdsch. **1964** Sonderh. Leipziger Frühjahrsmesse S. 39-40. — 4 Abb., 1 Tab.
Die bisherigen Achromate wurden zum Teil noch nach Rechnungen gefertigt, die schon einige Jahrzehnte alt sind. Es hatte sich als nachteilig erwiesen, daß die bisherigen Achromate andere Abgleichlängen hatten als die Planachromate. Folgende Objektive wurden entwickelt und werden gefertigt: Achromat 3,2/0,10 160/— ; 6,3/0,16 160/— ; 10/0,25 160/— ; 16/0,32 160/0,17; 40/0,65 160/0,17; HI 100/1,25 160/0,17; HI 100/1,25 160/0,17 mit Irisblende. Die Bildqualität der neuentwickelten Achromate ist gegenüber den alten Objektiven verbessert worden, so daß etwas größere Objektfelder ausgenutzt werden können. Die freien Arbeitsabstände entsprechen denen der bisherigen Objektive. R. Berg. 710.

**4-64/11-0033** Eberle, P.; Nijmegen, Nederland, R. K. Univ. **Eine einfache Methode, von mikroskopischen Quetschpräparaten das Deckglas zu entfernen.** Mikroskopie [Wien] **18** (1963) Nr. 9/10. S. 257-262. — 8 Tab., 5 Lit. Zus. in Engl.
Die neue Methode besteht als folgenden Vorgängen 1. Einlegen des Materials für etwa 10 Min. in 50%ige Essigsäure. 2. Zerkleinern der auf den Objektträger gebrachten kleinen Mengen des Gewebes mit einem Skalpell. 3. Zufügen eines Tropfens 50%iger Essigsäure. 4. Auflegen des Deckglases. Man drückt es stark genug an, ohne das Objekt zu zerstören. 5. Man bringt das Präparat mit dem Deckglas nach unten horizontal auf 2 Glasstäbe von etwa 5 mm im Durchmesser, die sich in einer etwa 1 cm hoch mit 50%iger Essigsäure gefüllten Wanne befinden. Innerhalb von 1-5 Min. trennt sich das Deckglas vom Objektträger. 6. Das mit dem Objekt behaftete Glas wird über 20%ige Essigsäure ins Wasser überführt oder mittels diverser Alkoholstufen zur Einbettung hochgeführt. Das Material bleibt fast vollständig (90-100%) auf der gewünschten Glasoberfläche haften. Jene Glasfläche, auf welcher das Objekt nicht haften soll, muß mit Eiweißglycerin überzogen sein. Die Glaswaren nicht in Bichromatschwefelsäure, sondern in einem modernen Haushaltswaschmittel reinigen! D. Lindner. 710.

**4-64/11-0034** Hooss, Eckhardt; Frankfurt/M., Johann-Wolfgang-Goethe-Univ., Inst. für Kinemat. Zellforsch. **Ein thermoelektrisches Gerät zur Kühlung und Heizung im Bereich von —3 °C bis +50 °C für Durchströmungstische.** Mikroskopie [Wien] **18** (1963) Nr. 9/10. S. 269-272. — 2 Abb., 1 Lit. Zus. in Engl.
Es wird ein Gerät beschrieben, das auf elektrischem Wege Kühl- und Heizaufgaben auf dem Objekttisch zufriedenstellend löst. Die Apparatur arbeitet mit einem neuzeitlichen thermoelektrischen Element und ist für Temperaturen von —3 °C bis +50 °C geeignet. Die eingestellte Temperatur wird auf $\pm ^1/_{20}$ °C genau eingehalten. Technische Daten müssen im Original nachgesehen werden. D. Lindner. 710.

**4-64/11-0035** Thormann, A. und Busch, K. Th.; Leipzig, Karl-Marx-Univ., Hirnforsch.-Inst. **Markscheidendarstellung am Celloidinschnitt.** Mikroskopie [Wien] 18 (1963) Nr. 9/10. S. 280-284. — 3 Abb., 8 Lit. Zus. in Engl.
Eine elektive Darstellung der Markscheiden am Celloidinmaterial war bisher nur durch Blockimprägnation gegeben. Durch eine Modifikation der Gefrierschnittmethode von Schröder wird erreicht, daß Markscheiden auch am Celloidinschnitt geschwärzt werden können. Es wird wie folgt verfahren: 1. Anfertigung von Celloidinschnitten (20-50 $\mu$) und Auffangen in 70%igem Alkohol. 2. Abspülen in Leitungswasser. 3. Schnellbeize nach Weigert, 48 Std. bei 37°C. 4. Abspülen in Leitungswasser. 5. 1%ige alte (mindestens $^1/_4$ Jahr) Hämatoxylinlösung, 48 Std. bei 37°C. 6. Abspülen in Leitungswasser. 7. Frisch hergestellte 0,5%ige Kaliumpermanganatlösung, 1-2 Min. bis zur Braunfärbung. 8. Abspülen in Leitungswasser. 9. Differenzieren in Oxalsäure-Natriumsulfit-Lösung, bis sich histologische Strukturen klar und geschwärzt darstellen (ca. 1 Min.). 10. Abspülen in Leitungswasser. 11. Alkoholreihe (70 bis 96%ig), Karbolxylol 1:3, Xylol, Balsam. Der Vorteil gegenüber dem Schröderschen Verfahren besteht darin, daß es möglich ist, einwandfreie und vollständige Schnitte verschiedener Dicke beliebig großer Blöcke, eventuell in Serie, auch zum Nachweis anderer Strukturen an Nachbarschnitten vorwiegend großen Materials zu bearbeiten. D. Lindner. 710.

**4-64/11-0036** Murgatroyd, L. B.; Zürich, Kantonspital, Pathol. Inst. Some salient points in the preparation of a new methyl green pyronin-stain and its use in cytology and histology. **(Über einige vorteilhafte Punkte einer neuen Methylgrün-Pyronin-Färbung und ihre Anwendung in der Cytologie und Histologie.)** Mikroskopie [Wien] 18 (1963) Nr. 9/10. S. 285-287. — 4 Lit. Zus. in Dtsch.
Es wurden die Färbemethoden nach Hopman und Long und Taylor geprüft und festgestellt, daß sie unnötig langwierig in ihrer Ausführung sind. In der vorliegenden Arbeit wird deshalb eine Technik beschrieben, die im Hinblick auf Routineuntersuchungen cytologischer Präparate zufriedenstellend, einfach und schnell ist. Bei der Vorbereitung dieser Färbung sind einige wichtige Punkte zu beachten. Die Farbstoffe sollen von hoher Qualität sein und in hoher Reinheit vorliegen. Die Verdünnungen der Stammlösungen ist entsprechend der Methode von Trevan und Sharrock vorzunehmen. Um eine größtmögliche Differenzierung zu erreichen, ist das Pyronin G dem Pyronin B vorzuziehen. Der Puffer stellt einen wichtigen Bestandteil der Färbung dar und muß sehr sorgfältig zubereitet werden. Er besteht aus einer Citronensäurelösung (pH 5,0) mit einigen im Original nachzulesenden Zusätzen. Die Stammlösungen sind mehrere Monate haltbar, jedoch das Waschen mit Chloroform von Zeit zu Zeit erhöht die Haltbarkeit. Die eigentliche Farblösung zerfällt sehr rasch, weshalb es sich empfiehlt, jede Woche eine frische Lösung zuzubereiten, um die Garantie für das Erhalten bester Präparate zu haben. Die Fixierung erfolgt für 10 Min. im Carnoy-Gemisch. Nach der Fixierung werden die Schnitte 10 Min. unter fließendem Wasser gewaschen und danach 6 Min. in der Methylgrün-Pyronin-Lösung gefärbt. D. Lindner. 710.

**4-64/11-0037** Seitz, Hanns M. und Bachmann, Rudolf; München, Univ., Inst. für Histol. und Exp. Biol. **Beitrag zur Anwendung der Histidinreaktion nach Landing und Hall in der Modifikation von Bachmann und Seitz.** Acta histochem. [Jena] 17 (1964) Nr. 5/8. S. 208-221. 710.

**4-64/11-0038** Movčan, O. T.; Suchumi, Inst. für Exp. Pathol. und Therapie der Akad. der Med. Wiss. der UdSSR. Skorost' protekanija mitoza v ėpitelii rogovicy golodajuščich životnych. **(Die Geschwindigkeit des Ablaufs der Mitose im Hornhautepithel hungernder Tiere.)** Bjulleteń ėksperimental'noj biologii

i mediciny, Moskva **57 (29)** (1964) Nr. 1. S. 95-98. — 3 Tab., 9 Lit. Zus. in Engl.
Bei Ratten, die 2, 3 bzw. 7 Tage gehungert hatten, wurde der Ablauf der Mitose im Hornhautepithel verfolgt. Im Vergleich zu normalen Tieren trat bei Ratten, die 2 bzw. 3 Tage gehungert hatten, keine Veränderungen der Zahl der Mitosen und der Zeitdauer des Mitoseablaufs (Interkinese = 55 min) ein. Bei Tieren, die 7 Tage gehungert hatten, wurde dagegen eine Verminderung der Zahl der Mitosen festgestellt, die hauptsächlich auf einer Verlängerung der Interkinese (58 min) zurückzuführen ist. E. Grün. 730.

**4-64/11-0039** Waleewa, Ch. G.; Kasan, UdSSR, Med. Inst. **Vergleichend-anatomische Untersuchungen über die Mikromorphologie des Nervenapparates der Niere. 2. Mitt. Zur Morphologie des Nervenapparates der Niere bei Reptilien.** Anatom. Anz. **112** (1963) Nr. 2. S. 165-171. — 6 Abb., 4 Lit.
Zur Feststellung von Nervenelementen in den Nieren der Reptilien wurde die Imprägnierung mit Silbersalzen, hauptsächlich nach den Methoden von Bielschowsky-Gros und Bielschowsky-Gros-Lawrentiew, angewandt. Die Hauptmasse der Nervenstämme tritt mit den Nierengefäßen in die Niere ein. Sie bilden ein gemeinsames breitösiges Nervengeflecht, das auf den Wänden der Harnröhrchen, der Gefäße und zwischen diesen in dem dort gelegenen Bindegewebe lagert. Mitunter begleiten die Nervenfasern die Verzweigungen der Nierengefäße an ihren Wänden entlang bis an die Kapillarschlingen des Glomerulus. Im allgemeinen stellen die im Nierenparenchym befindlichen Nervenendigungen Verzweigungen von dünnen, marklosen Fasern auf den Wänden der Harnröhrchen dar. Es sind auch typische Endapparate vorhanden, d. h. freie receptorische Endigungen, welche dadurch gebildet werden, daß die dickeren Nervenfasern sich zu dünnen Terminalia verzweigen, die an ihren Endigungen mit deutlichen kleinen Ösen versehen sind. In der Marksubstanz der Niere ist der Nervenapparat hauptsächlich durch einzelne dünne Nervenfasern vertreten, die meistenteils an den Harnröhrchen entlang verlaufen. R. Berg. 850.

**4-64/11-0040** Freytag, U.; Hannover, Tierärztl. Hochschule, Inst. für Tierhyg. und Geflügelkrankh. **Einfluß wechselnder Temperaturen auf das histologische Bild der Nebenniere beim Huhn.** Dtsch. tierärztl. Wschr. **71** (1964) Nr. 8. S. 212-216. — 1 Abb., 2 Tab., 27 Lit. Zus. in Engl.
Durch den Übergang zur Intensivhaltung der Hühner ist die Umwelt wesentlich umgestaltet worden. Das Stallklima beeinflußt nicht nur die Leistung, sondern auch den Gesundheitszustand bzw. den Ablauf von Krankheiten in der Herde. An und für sich spielen sog. Faktorenkrankheiten beim Huhn eine beachtliche Rolle. In Versuchen, durch die die Wirkung von Temperaturschwankungen auf den gesunden Organismus von Hühnern ermittelt werden soll, werden histomorphologische Untersuchungen der Nebennieren vorgenommen. Als Versuchstiere dienen 19 weiße Leghornhennen und 2 -hähne im Alter von 4 Mon. und 16 rebhuhnfarbige Italienerhennen und 5 -hähne von eineinhalb Jahren. Sie werden anfangs 3 Wochen in einem Stall mit Klimaanlage bei + 15 °C und 70% relativer Luftfeuchtigkeit gehalten, später 18 Tage lang Temperaturschwankungen zwischen +25 °C und −4 °C ausgesetzt. Von den Nebennieren der in bestimmten Zeitabschnitten getöteten Hühner werden Gefrier- und Paraffinschnitte angefertigt, mit Sudan III und Hämatoxylin-Eosin und Azan gefärbt. Bei allen Versuchstieren beider Rassen und beider Lebensalter werden durch den Einfluß der Temperaturschwankungen Veränderungen in den Hauptsträngen der Nebennieren, nicht aber an den Zwischensträngen, hervorgerufen. Während die chromatinreichen dunklen Zellen abnehmen, tritt eine Vermehrung der Zellen mit feinstrukturiertem, aufgelockertem Plasma und hellem Kern auf. Am Ende der Versuche — nach 18 Tagen — ist eine stärkere Abnahme der Fettsubstanzen im

gesamten Organ zu beobachten. Die Kernvolumina nehmen ständig zu. Außerdem kommt es zu einer Vergrößerung und Vermehrung der Nucleoli in den hellen Hauptstrangzellen. Die Aktivierung der Nebennierenrinde erhöht sich sowohl mit der Länge der Versuchsdauer als auch der Häufigkeit der Temperaturschwankungen, ohne daß morphologische Anzeichen einer Erschöpfung der Leistung des Nebennierenrindenparenchyms eintreten.

E. Tempel. 910.

**4-64/11-0041** Smollich, A.; Berlin, Dtsch. Akad. der Wiss., Inst. für Vergleichende Pathol. **Der Einfluß der DCA- und ACTH-Behandlung auf die Kerngröße der Nebennierenrinde des Sumpfbibers.** Z. mikroskop.-anatom. Forsch. **70** (1963) Nr. 3. S. 315-329. – 5 Abb., 2 Tab., 29 Lit.

Es wurden 7 männliche Sumpfbiber untersucht. Die Untersuchungen haben ergeben, daß eine längere Behandlung mit Desoxycorticosteronacetat geeignet ist, die großen Schwankungen des qualitativen und quantitativen „Normbildes" der Nebennierenrinde von *Myocastor coypus* weitgehend auszugleichen. Auf diese Weise werden Verhältnisse geschaffen, von denen in der experimentellen Rindenmorphologie ausgegangen werden kann. Hinsichtlich der Reaktion der Nebennierenrinde auf die ACTH-Behandlung weist Vf. darauf hin, daß sich die Rindenstimulierung quantitativ-morphologisch am stärksten im peripheren und zentralen Rindenbereich, im Bereich des „äußeren" und „inneren Transformationsfeldes", auswirkt. Abschließend wird festgestellt, daß die dargelegten Ergebnisse im Sinne der Vorstellungen von Tonutti über die Morphokinese der Nebennierenrinde zu deuten sind.

R. Berg. 910.

**4-64/11-0042** Horváth, E., Kiszely, G. und Mészáros, Sr.; Budapest, Landeszentrale für Künstl. Befrucht.; Szeged, Med. Univ., Inst. für Biol.; Budapest, Forsch.-Inst. für Tierzucht. **Histologische Beobachtungen über Regelungseinrichtungen der Blutversorgung der inneren weiblichen Geschlechtsorgane des Rindes.** Berliner Münchener tierärztl. Wschr. **77** (1964) Nr. 8. S. 158-161.

Es werden die den zyklischen Durchblutungsänderungen der weiblichen Geschlechtsorgane zugrundeliegenden morphologischen Verhältnisse der Blutgefäße beschrieben. Im Ovar steigert sich die Blutzufuhr während der Follikelreifung bis zur Ovulation. Zu diesem Zeitpunkt sind die Arterien und Venen maximal erweitert, Schließvorrichtungen sind nicht nachzuweisen. In der Gelbkörperphase geht die Blutzufuhr zurück. Das Lumen der kleineren Markarterien wird kleiner, ihre Wand bildet longitudinal angeordnete, kissenartige Verschlußeinrichtungen aus. Die Arteriolen der Rinden- und Marksubstanz sind dagegen erweitert. Ihre innere Mediaschicht besteht aus longitudinal angeordneten, modifizierten Muskelelementen (modifizierte Epitheloidzellen nach Clara), die auf Grund ihrer großen Kontraktilität das Gefäßlumen verschließen können. Während das Lumen dieser Arteriolen in der Follikelphase geschlossen ist, öffnet es sich um den Zeitpunkt der Ovulation, wobei die Gefäße stark erweitert sind. Einer zyklischen Morphokinese unterliegt auch das Endothel der Prä- und Postkapillaren. Der periodischen Durchblutungsänderung im Bereich der Tube, des Uterus und der Vagina liegen gleichfalls Umbauvorgänge an den Blutgefäßen zugrunde. Die Proliferationsphase ist durch eine Hyperämie charakterisiert, die in der anschließenden Sekretionsphase zurückgeht. Der Wechsel zwischen Hyperämie und Durchblutung im Ruhezustand geht mit einer periodischen Volumenänderung der weiblichen Geschlechtsorgane einher. A. Smollich. 970.

**4-64/11-0043** Castoldi, Gian Luigi und Ricci, Nicola; Ferrara, Univ., Ist. di Patol. Spec. Med. e Metodol. Clin. Su alcuni aspetti morfologici e quantitativi delle cariocinesi nel tessuto endoteliale del coniglio. **(Über morphologische und quantitative Erscheinungen der Mitosen an den Endothelien des**

**Kaninchens.)** Arch. ital. Anatom. Embriol. **68** (1963) Nr. 4. S. 339-355. — 7 Abb., 1 Tab., 28 Lit. Zus. in Engl., Franz., Dtsch.
Nach eingehender Besprechung der einschlägigen Literatur weisen Vff. auf die besondere Bedeutung der neuesten morphologischen Untersuchungsergebnisse über das Verhalten der Endothelien hin. In vorliegender Arbeit wurden Untersuchungen an den Gefäßendothelien des Kaninchens vorgenommen. Die Kaninchen waren mit Colchicin behandelt worden. Die Ergebnisse wurden mittels der „stripping"-Methode erzielt. Vff. haben das Auftreten verschiedener Mitosen an den Endothelien der Aorta und der V. cava des Kaninchens beobachten können. Die Untersuchungsergebnisse werden im Hinblick auf einige Theorien über die Endothelzellerneuerung sowie die Erneuerung anderer differenzierter Gewebe diskutiert. R. Berg. 970.

**4-64/11-0044** Chouinard, L. A.; Quebec City, Quebec, Laval Univ., Fac. of Med. Evidence for the lysosomal nature of the PAS-positive granules in the Purkinje cell of the cerebellar cortex in the adult cat. **(Beweis für die lysosomale Natur der PAS-positiven Granula in den Purkinjeschen Zellen der Kleinhirnrinde bei der adulten Katze.)** Canad. J. Zool. **42** (1964) Nr. 1. S. 103 bis 112. — 6 Abb., 36 Lit.
Für die Untersuchungen standen 26 adulte Katzen (16 ♂, 10 ♀) im Gewicht von 2-3 kg zur Verfügung. Die adulte Katze weist in ihren Purkinjeschen Zellen der Kleinhirnrinde PAS-positive Granula auf, die mehr oder weniger zufällig im Perikaryon und den primären dendritischen Verzweigungen verteilt liegen. Es sind Beweise erarbeitet worden, daß diese Granula enzymatische Aktivitäten darstellen, wie sie für cytoplasmatische Organzellen, bekannt als Lysosome, charakteristisch sind. Die Granula weisen einen hohen Spiegel an saurer Phosphatase, Ribonuclease, Desoxyribonuclease und Arylsulfatase auf. Die elektronenmikroskopischen Untersuchungen erbrachten, daß die PAS-positiven Granula solide Organellen darstellen, die für Lysosomen charakteristische ultrastrukturelle Züge besitzen. R. Berg. 1010.

**4-64/11-0045** Kuźmina, S. V. O spinal'nom čuvstvitel'nom komponente nižnego bryžeečnogo uzla. **(Spinale afferente Innervation des Ganglion mesentericum craniale.)** Doklady Akademii nauk SSSR, Moskva **153 (31)** (1963) Nr. 3. S. 731-732. — 1 Abb., 1 Tab., 10 Lit.
Bei zwei Katzen (♂) gleichen Gewichts wurde das Ganglion mesentericum craniale beiderseits entfernt. Fünfzehn Tage nach der Operation wurden alle Spinalganglien entnommen, nach Carnou fixiert, in Paraffin eingebettet, in Serien geschnitten und mit Toluidinblau gefärbt. Jeder zehnte Schnitt wurde auf das zahlenmäßige Vorkommen von Neuronen mit Degenerationserscheinungen geprüft. Degenerierende Neuronen wurden in einem großen Teil der Spinalganglien (von $T_5$ bis $S_6$) nachgewiesen. Ihre maximale Anzahl fällt auf $T_{10}$ bis $S_2$, mit dem Höchstwert bei $L_5$. Die Innervation des Ganglion mesentericum craniale ist polysegmentär. Die Hauptmenge der Nervenfasern kommt jedoch von den Spinalganglien, die am nächsten gelegen sind.
D. Lindner. 1030.

**4-64/11-0046** Fowler, G. H. und Calhoun, M. Lois; East Lansing, Michigan State Univ. The microscopic anatomy of developing fetal pig skin. **(Die mikroskopische Anatomie der sich entwickelnden fetalen Schweinehaut.)** Amer. J. veterin. Res. **25** (1964) Nr. 104. S. 156-164. — 21 Abb., 30 Lit.
Das Untersuchungsmaterial bestand aus 14 Schweinefeten (Yorkshire), die 4 verschiedene Altersstufen repräsentierten (30-35, 50-53, 72-74 und 95 Tage des fetalen Lebens). Die Epidermis stellt bei 30-35 Tage alten Feten ein 2-5-Zellschichtenstadium dar. Sie war im Bereich der Schnauze, Backen und Zehen dicker als an anderen Körperstellen. Bei 50-53 Tage alten Feten stieg die Zahl der Zellschichten auf 5-10, und das Stratum spinosum findet sich ausgebildet vor. Das Stratum corneum tritt bei 72-74 Tage alten Feten auf.

Bei 95 Tage alten Feten ist die Epidermis voll ausgebildet. Das Corium 30-35 Tage alter Feten setzt sich hauptsächlich aus mesenchymalem Bindegewebe zusammen. Kleine Blutgefäße und auch Blutinseln enthalten kernhaltige Erythrocyten. Bereits bei 50-53 Tage alten Feten ist die Unterteilung in das oberflächlicher gelegene Stratum papillare und das tiefer gelegene Stratum reticulare vorhanden. Es treten viele junge Fibroblasten auf, die die Haarfollikel konzentrisch umgeben. Zwischen den Haarfollikeln befinden sich kollagene Bindegewebsfasern, die ein Netzwerk bilden. Bei 95 Tage alten Feten sind alle Bestandteile des Coriums wie bei adulten Tieren ausgebildet. R. Berg. 1080.

**4-64/11-0047** Smith, Jerry L. und Calhoun, M. Lois; East Lansing, Michigan State Univ. The microscopic anatomy of the integument of newborn swine. **(Die mikroskopische Anatomie des Integuments neugeborener Schweine.)** Amer. J. veterin. Res. **25** (1964) Nr. 104. S. 165-173. — 18 Abb., 19 Lit.

Das Untersuchungsmaterial wurde 12 neugeborenen Schweinen aus 16 verschiedenen Bereichen des Integuments entnommen. Die absolute Hautdicke beträgt 0,5 mm im Bereich der Vulva, bis zu 3,5 mm im Bereich der Rüsselscheibe. Die Haut war entlang des Rückens am dicksten, dünner lateral und ventral und am dünnsten medial und lateral des Carpus und Tarsus. Die Haare zeigten in den meisten Fällen eine Dreiergruppierung, jedoch wurden Variationen zwischen 2 und 6 beobachtet. Nur 1 Haar entfällt auf 1 Follikel. „Folliculäre Falten" befanden sich sowohl unter als auch über der Talgdrüsenöffnung. Die Talgdrüsen waren rudimentär. 6 umgeben jeweils ein Tasthaar. Alle Angaben werden mit den beiden Rassen Duroc-Hampshire und Duroc-Yorkshire verglichen. R. Berg. 1080.

**4-64/11-0048** Böhm, R. Tuková tkáň v kůži kura domácího. **(Fettgewebe in der Haut des Haushuhns.)** Sborník Vysoké Školy zemědělské Brně, Řada B **1963** Nr. 4. S. 473-485. — 12 Abb., 4 Tab., 17 Lit. Zus. in Russ., Dtsch.

Vf. verfolgte das Vorkommen und Aussehen des Fettgewebes in der Haut verschiedener Körperregionen von gut und schlecht ernährten Haushühnern. Bei gutem Ernährungszustand verwandelt sich die tiefe Hautschicht in ein Fettgewebe, bei schlechterem Ernährungszustand kommt dagegen ein solches Fettgewebe überhaupt nicht oder nur in beschränktem Umfange vor. Beim Haushuhn wird als Corium die ganze Haut betrachtet. Bei schlechter ernährten Tieren befinden sich im Fettgewebe zahlreiche, aus präformierten Lobuli des Bindegewebes stammende plurivacuoläre Zellen. Die Fettzellen bei besser genährten Tieren sind durchschnittlich um 39% größer als bei schlecht ernährten. In verschiedenen Körperregionen sind diese Zellen bei einzelnen Tieren von verschiedener Größe. Die Fettzellen der Nacktteile sind um 10 bis 18% kleiner als in der Federflur. ČSSR/ÚVTI. 1080.

**4-64/11-0049** Gorbunov, V. M.; Moskau, Sewerzow-Inst. für Tiermorphol. der Akad. der Wiss. der UdSSR. Voloknistye struktury v strome moločnoj železy u vzroslych životnych i ėmbrionov krupnogo rogatogo skota. **(Faserige Strukturen im Stroma der Milchdrüse bei Embryonen und geschlechtsreifen Rindern.)** Izvestija Akademii nauk SSSR. Serija biologičeskaja, Moskva **28** (1963) Nr. 6. S. 892-898. — 3 Abb., 14 Lit. Zus. in Engl.

Die Milchdrüse von erwachsenen Rindern ist reich an faserigen Strukturen. Die Menge der elastischen Fasern ist, besonders im Vergleich zur fetalen Milchdrüse, beträchtlich. Elastische Fasern treten im 4. Monat des fetalen Lebens auf. Sie finden sich in den von den Drüsenanlagen abgelegeneren Schichten des Bindegewebes, ferner zwischen und in den Fettläppchen sowie an der Peripherie der Milchdrüsen. Gegen Ende des fetalen Lebens wurde im wesentlichen eine ähnliche Anordnung der elastischen Fasern festgestellt.

Die Differenzierung der Kollagen- und Retikulinfasern geschieht ebenfalls schon im 4. Monat des fetalen Lebens. Die Kollagenfasern liegen etwas von Drüsenanlagen entfernt zwischen den Fettläppchen und an der Peripherie der Drüse. Die Retikulinfasern sind sowohl dicht an den Drüsenanlagen als auch in der Nachbarschaft der Kollagenfasern und in den Fettläppchen vorhanden. Die Menge der Kollagen- und Retikulinfasern nimmt mit dem Alter zu, die Lage aber ändert sich nicht. D. Lindner. 1090.

**4-64/11-0050** Wild, A.; Hohenheim, Landwirtsch. Hochschule, Inst. für Tierheilkunde, Tierklin. **Untersuchungen über den Aufbau der Placenta fetalis des Rindes und ihre Auswirkung auf die Gesundheit des Kalbes.** Zbl. Veterinärmed., R. B **11** (1964) Nr. 1. S. 60-89. — 14 Abb., 2 Tab., 206 Lit.

Es wird eingehend der Zusammenhang zwischen dem Aufbau der Placenta fetalis und der Lebenskraft und Gesundheit der Kälber erörtert. Dabei konnte nach Untersuchung an 110 Placenten der Einfluß der Größe der Cotyledonenfläche auf die Anfälligkeit der Kälber gegenüber dem infektiösen Darmkatarrh und der ansteckenden Bronchopneumonie sicher nachgewiesen werden. Die Placenten der erkrankten Kälber zeigen immer eine Cotyledonenfläche, die unter der Durchschnittsgröße aller Placenten liegt (Ausnahmen bilden nur Placenten mit ausreichend Hilfscotyledonen auf dem Chorion laeve). Die Untersuchung der Placenta gibt daher einen Einblick in das Stoffwechselpotential des Kalbes vor der Geburt, gibt Hinweise auf die Widerstandskraft und ermöglicht so eine Prognose hinsichtlich der Anfälligkeit gegenüber diesen Aufzuchtkrankheiten. Eine medikamentöse Behandlung der erkrankten Kälber befriedigte nicht. Dagegen erwies sich die Injektion von je 40 ml Alttierblut nach der Geburt und am 10. Tag als sehr günstig. Durch Untersuchungen des Chorions und durch die zweimalige prophylaktische Injektion bei den anfälligen Kälbern konnten die Kälberverluste in dem untersuchten Bestand von 18,06% auf 9,20% vermindert werden.
G. Michel. 1150.

**4-64/11-0051** Gernеke, William Henry; Onderstepoort, Veterin. Res. Inst. The embryological development of the pharyngeal region of the sheep. **(Die embryonale Entwicklung der Regio pharyngica des Schafes.)** Onderstepoort J. veterin. Res. **30** (1963) Nr. 2. S. 191-250. — 39 Abb., 87 Lit.

Beim Merinoschaf sind vier Schlundtaschen und ein ultimobranchialer Körper, der sehr enge Beziehungen zur letzten Tasche aufweist, ausgebildet. Die Entwicklung der zweiten und dritten Schlundtasche sowie des Komplexes IV wird beschrieben und diskutiert. Der Komplex IV erreicht das Ectoderm nicht. Ein Thymus II besteht nur für 2 oder 3 Tage. Das Halsbläschen IV trägt zur Bildung des Thymus III bei. Der ultimobranchiale Körper nimmt an der Schilddrüsenbildung teil, während Reste von ihm als Epithelcysten in der adulten Schilddrüse erhalten bleiben. Derart aberrierendes Schilddrüsengewebe kann zur Bildung neuer Follikel führen oder pathologischen Veränderungen unterliegen. Die mögliche Rolle, die das Mesoderm oder seine Derivate bei der Bildung der Schilddrüse, des Thymus und des ultimobranchialen Körpers spielen, wird diskutiert. R. Berg. 1150.

**4-64/11-0052** Fox, M. W.; Bar Harbor, Me., Jackson Lab. Postnatal ontogeny of the canine eye. **(Postnatale Ontogenie des Hundeauges.)** J. Amer. veterin. med. Assoc. **143** (1963) Nr. 9. S. 968-974. 1150.

**4-64/11-0053** Leeson, C. Roland und Leeson, Thomas S.; Kingston, Queens's Univ.; Toronto, Ontario, Canada., Univ. The postnatal development of the Ductus epididymidis in the rat. **(Die postnatale Entwicklung des Ductus epididymidis bei der Ratte.)** Anatom. Anz. **114** (1964) Nr. 2. S. 159-167.
1150.

**4-64/11-0054** Leeson, Thomas S. und Leeson, C. Roland; Toronto, Ontario, Canada, Univ.; Kingston, Queens's Univ. An electron microscope study of the postnatal development of the Ductus epididymidis in the rat. **(Eine elektronenmikroskopische Untersuchung der postnatalen Entwicklung des Ductus epididymidis bei der Ratte.)** Anatom. Anz. **114** (1964) Nr. 2. S. 168-180. 1150.

---

**4-64/11-0055** *Beery, Friedrich.* **Untersuchungen über die Entwicklung der Motilität und die histologische Differenzierung des Kleinhirns bei der Katze in den ersten Lebenswochen.** Diss. Veterinärmed. Fak. Bern. 1963. (25 S.) 8°. (Diss. 9625)

## III. PHYSIOLOGIE, PHYSIOLOGISCHE CHEMIE

**4-64/11-0056** Eneström, Sverker; Gothenburg, Sweden, Univ. Suction technique for sedimentation of body fluid cells. **(Ansaugtechnik zur Sedimentation von Zellen von Körperflüssigkeiten.)** Acta pathol. microbiol. scand. **59** (1963) Nr. 4. S. 473-480. – 2 Abb., 28 Lit.

Es wird eine einfache und schnelle Ansaugtechnik-Methode zur Konzentration von Zellen in zellarmen Körperflüssigkeiten beschrieben. Das Verfahren hat den Vorteil, daß eine Vorfixation unterbleiben kann, die Zellen geschont werden und die flüssige Phase für weitere Untersuchungen zur Verfügung steht. H. Gürtler. 1220.

**4-64/11-0057** Dawson, R. M. C., Ward, P. F. V. und Scott, T. W.; Babraham, Cambridge, A. R. C. Inst. of Animal Physiol. A micro-artificial rumen for isotopic experiments. **(Ein künstlicher Kleinstpansen für Isotopenversuche.)** Biochem. J. **90** (1964) Nr. 1. S. 9-12. – 4 Abb., 13 Lit.

Ein künstlicher Kleinstpansen wird mit Hilfe von radioaktiv markierten Verbindungen auf seine Funktionstüchtigkeit überprüft. Die Untersuchungen werden mit 60 ml Panseninhalt von definiert gefütterten Schafen durchgeführt. Die Pansen-Mikroorganismen werden vorher gegen reinen Pansenliquor desselben Tieres dialysiert, um essentielle Wachstumsstoffe abzutrennen. Damit wird eine Ansammlung von Stoffwechselendprodukten während der Versuche im künstlichen Pansen verhindert. Im einzelnen werden die Bildung freier Fettsäuren aus Cellulose, die Freisetzung von löslichem Stickstoff aus Proteinen und die Hydrierung ungesättigter Fettsäuren in dem künstlichen Kleinstpansen überprüft. H.-A. Ketz. 1220.

**4-64/11-0058** Boling, E. A.; Boston, Mass., Tufts Univ., School of Med., Boston Veterans Adm. Hospital. A flame photometer with simultaneous digital readout for sodium and potassium. **(Ein Flammenphotometer mit gleichzeitiger Digitalablesung für Natrium und Kalium.)** J. Lab. clin. Med. **63** (1964) Nr. 3. S. 501-510. 1220.

**4-64/11-0059** Cardinet, George H., Fowler, Murray E. und Tyler, Walter S.; Davis, Univ. of California, School of Veterin. Med. Heart rates and respiratory rates for evaluating performance in horses during endurance trail ride competition. **(Die Herz- und Atemfrequenz bei der Ermittlung der Leistungsfähigkeit von Pferden bei Gelände-Reitwettbewerben.)** J. Amer. veterin. med. Assoc. **143** (1963) Nr. 12. S. 1303-1309. – 3 Abb., 3 Tab.

Bei 35 Pferden wurde die Beeinflussung der Herz- und Atemfrequenz durch einen Reitwettbewerb bestimmt. Der Geländeritt ging innerhalb 2 Tagen über eine Distanz von 48 Meilen. Nachmittags wurde eine Pause von 30 und abends eine Pause von 60 Min. eingelegt, 12 dieser Pferde waren nicht in der Lage, diesen Ritt bis zum Ende durchzustehen. Die leistungsschwächeren Tiere zeigten eine höhere Herz- und Atemfrequenz und ein niedrigeres Verhältnis der Herz- zur Atemfrequenz als die leistungsstärkeren Pferde. Dieses wurde sowohl bei der Messung unmittelbar nach der Belastung als auch nach den Ruhepausen festgestellt. Die Messungen der Herz- und Atemfrequenz werden als objektive Kriterien für die Feststellung der Leistungsfähigkeit von Pferden für Geländeritte betrachtet. W. Laue. 1270.

**4-64/11-0060** Klingberg, F., Pickenhain, L. und Gelbrich, D.; Leipzig, Karl-Marx-Univ., Neurol.-Psychiatr. Klin. **Registrierung der Atmung bei der frei beweglichen Ratte im chronischen elektrophysiologischen Experiment.** Acta biol. med. german. [Berlin] **12** (1964) Nr. 5. S. 619-622. 1270.

**4-64/11-0061** Paulet, Georges; Rennes, Fac. Mixte de Méd. et de Pharmac. Le contrôle nerveux du mouvement respiratoire: sur l'existence d'une régulation viscérale de la respiration. **(Die Kontrolle der Atembewegung über die Nervenbahnen. Über die Existenz einer Regulierung der Atmung von seiten der Bauchorgane.)** J. Physiol. [Paris] **55** (1963) Nr. 5. S. 611-624. — 6 Abb., 14 Lit. Zus. in Engl.

Es ist bekannt, daß ein Zug an den inneren Organen der Beckenhöhle, an den Nn. spanchnici und andere Reizungen der Bauchorgane eine Atembeschleunigung hervorrufen. Vf. will klären, ob diese Atembeschleunigung eine einfache Reaktion auf schmerzhafte Reizungen oder ein Teilstück der nervösen Regulation der Atmung darstellt. An 18 Hunden, die erst mit 0,08 g Chloralose i. v. und anschließend mit intravenöser Dauerinfusion von 0,4 mg/kg/mn schwach und anhaltend betäubt worden sind, wird an Nierenbecken und Blase, Magen, Dünndarm und Gallenblase die Wirkung einer Reizung dieser Organe auf die Atmung untersucht. Diese Organe werden durch Einführung von Kautschukballons, die mit Wasser von 37 °C unter bestimmten Überdruck aufgefüllt werden, gedehnt und gereizt. Die Dehnung der Eingeweide des oberen Bauchbereiches, Magen, Gallenblase, Nierenbecken, bewirkt bisweilen eine leichte Erhöhung der Atemfrequenz, vermindert aber hauptsächlich den thorakalen Anteil zugunsten des abdominalen Anteils der Atembewegungen. Das Volumen bleibt unverändert. Diese Reaktion zeigt sich 30-70 Sek. nach der Stimulierung. Die Reizung der Eingeweide im mittleren und untereren Bauchbereich, Dünndarm und Blase, vermehrt im Gegensatz zu den Organen des Oberbauches den thorakalen Anteil. Die Wirkung tritt schneller, 5-15 Sek. nach der Reizung, auf. Die verschiedenen Organe des Bauches übermitteln also den Atmungszentren Informationen, die eine Änderung der Atembewegung hervorrufen können. K. Preißler. 1280.

**4-64/11-0062** Blaxter, K. L. und Joyce, J. P.; Ayr, Hannah Dairy Res. Inst. The accuracy and ease with which measurements of respiratory metabolism can be made with tracheostomized sheep. **Die Genauigkeit und Leichtigkeit, mit der Messungen des Gasstoffwechsels bei Schafen mit Tracheotubus durchgeführt werden können.)** Brit. J. Nutrit. **17** (1963) Nr. 4. S. 523-537. — 4 Abb., 5 Tab., 11 Lit.

Es werden Methoden zum Anlegen einer Tracheafistel zur Gewinnung von Exspirationsluft zwecks $CO_2$- und $O_2$-Analyse beim Schaf beschrieben. Beim Stehen im Stoffwechselkäfig wird bei Schafen ein geringgradiger Anstieg des $O_2$-Verbrauches infolge des erhöhten Energieverbrauches gemessen. Im einzelnen wird aufgezeigt, daß die Bestimmung des $O_2$-, $CO_2$- und $CH_4$-Stoffwechsels bei Tieren mit Tracheotubus exakter möglich ist als im abgeschlossenen Stoffwechselkäfig, in dem die durch den Ructus nach außen abgebenen Pansengase die Werte für den Gasstoffwechsel in Abhängigkeit von der Fütterung und von den Verdauungsvorgängen im Pansen verfälschen. H.-A. Ketz. 1290.

**4-64/11-0063** Bayer, A.; Berlin-Dahlem, Univ., Inst. für Veterin.-Physiol. **Die Anwendung von Dehnungsmeßstreifen zur fortlaufenden Registrierung des Lidschlages, der Kautätigkeit und Pulsfrequenz am Rinde über längere Zeit.** Berliner Münchener tierärztl. Wschr. **77** (1964) Nr. 2. S. 31-32. — 3 Abb., 1 Lit.

Es wird eine Methode zur Registrierung des Lidschlages, der Kautätigkeit und der Pulsfrequenz mit Hilfe von Dehnungsmeßstreifen aus V 2 AStahlblech (0,05 mm) beschrieben. Die Dehnungsmeßstreifen werden an geeigneten Stellen auf die rasierte und entfettete Haut mit Spezialklebern befestigt. Zur Registrierung der Pulsfrequenz wird der Dehnungsmeßstreifen direkt auf eine vorgefeilte Fläche zwei Finger vor dem Ansatz geklebt. Der so angebrachte Dehnungsmeßstreifen ist mehrere Wochen für Messungen der Pulsfrequenz brauchbar. Die Behinderung des aufgestellten Tieres durch die dünnen, mit Gummizeug vom Horn abgespannten Kabel ist gering.
H.-A. Ketz. 1320.

**4-64/11-0064** Belz, J., Müller-Traut, H. und Runck, H. **Vorschläge zur Lösung des Problems der Übertragung des EKG-Kurvenverlaufs auf die Lochkarte.** Arzneimittel-Forsch. **14** (1964) Nr. 3. S. 230-235. — 4 Abb., 4 Lit. Zus. in Engl.

Vff. stellen einen Versuch zur Diskussion, mit dem maschinellen Lochkartenverfahren das EKG so aufzubereiten, daß es ohne große Schwierigkeiten und mit optimaler Aussagekraft ausgewertet werden kann. Es werden sehr detailliert die einzelnen Zeilen und Lochkartenspalten mit den in ihnen untergebrachten Begriffen besprochen. Vff. wollen versuchen, das bei der Lebensversicherung anfallende Material mit in diese medizinische Statistik einzubauen. Mit diesen Verfahren können auf Grund des großen statistischen Materials und der damit verbundenen guten Aussagekraft neue Wege in der Diagnostik und damit auch der Therapie der Kreislauferkrankungen beschritten werden. W. Richter/Kleinmachnow. 1340.

**4-64/11-0065** Renner-Mada, F. H. **Beitrag zur statistischen Auswertung von Elektrokardiogrammen mit Hilfe der Lochkarte.** Arzneimittel-Forsch. **14** (1964) Nr. 3. S. 235-237. — 2 Abb., 1 Lit. Zus. in Engl.

Mit Hilfe von maschinellen Lochkarten wurden EKG-Auswertungen vorgenommen. Die EKG-Hauptkarte enthielt die EKG-Werte, während eine zweite, sogenannte Ergänzungskarte, Daten des Patienten beinhaltet (Alter, Größe, Gewicht, Beruf, Kinder, Stand, Krankheiten usw.). Mit dieser Methode wurde die Grundlage zu einer umfangreichen, statistischen Auswertung geschaffen. Hervorgehoben werden muß dabei, daß mit dieser Methode die Möglichkeit besteht, die verschiedensten Probleme miteinander zu korrelieren. Wichtig ist, daß eine große Anzahl Lochkarten zur Auswertung vorliegt, da die Genauigkeit der statistischen Aussage mit der Menge des Materials zunimmt. W. Richter/Kleinmachnow. 1340.

**4-64/11-0066** Winne, Dietrich; Tübingen, Univ., Pharmakol. Inst. **Eine theoretische Betrachtung zur Capillarpermeabilität.** Pflügers Arch. ges. Physiol. Menschen Tiere **278** (1963) Nr. 4. S. 374-382. — 45 Lit.

In einer theoretischen Betrachtung werden aus den Gleichungen für den Substanztransport durch die Capillarwand die Maße für die Kapillarpermeabilität, die Filtrationskonstante und für den Kapillarpermeabilitätskoeffizienten abgeleitet und im Zusammenhang mit der Porentheorie erläutert. Dabei wird auf die Beziehungen zwischen Änderungen des Kapillarlumens, den dabei möglichen Strukturwandlungen der Poren und deren Auswirkungen auf die berechneten Größen hingewiesen. H.-A. Ketz. 1352.

**4-64/11-0067** Baquoi, E.; München, Univ., Pathol. Inst. **Der Einbau von radioaktiv markiertem Phosphat als Anzeiger für die Stoffwechsellage der Leber.** Atompraxis **10** (1964) Nr. 3. S. 134-137. — 1 Tab., 17 Lit.

Bei insgesamt 300 Ratten (180 g, beiderlei Geschlechts) wird der Einfluß von Cytostatica, von Lebergiften, von biologischen Substanzen, einer Ganzkörperbestrahlung und einer partiellen Hepatektomie auf den Einbau von $^{32}P$ in das Lebergewebe untersucht. Bei der Prüfung einer Reihe von Cytostatica wird der höchste Wert für die $^{32}P$-Aufnahme nach Endoxan ermittelt. Lebergifte bewirken ebenfalls eine Steigerung der $^{32}$P-Aufnahme im Lebergewebe. Blutserum normaler unbehandelter sowie partiell hepatektomierter Ratten hat keinen Einfluß auf die P-Aufnahme. Trockenzellpräparate fetaler Lebern haben eine Steigerung der P-Aufnahme zur Folge. 12 Std. nach Ganzkörperbestrahlung steigt die P-Aufnahme in der Leber an. Eine Erhöhung der P-Aufnahme um 41,5% im Restlebergewebe wird nach partieller Hepatektomie beobachtet. H.-A. Ketz. 1366.

**4-64/11-0068** Dhar, D. N. und Singh, K. S.; Mukteswar-Kumaon, Uttar Pradesh, Post-Graduate Coll. of Animal Sci. Histochemical studies on liver in dicrocoeliasis. **(Histochemische Untersuchungen der Leber bei Dicrocoeliasis.)** Indian J. veterin. Sci. Animal Husbandry **33** (1964) Nr. 3. S. 142 bis 151. — 9 Abb., 2 Tab., 26 Lit.

Mit Hilfe zahlreicher verschiedener histochemischer Methoden wurde das Verhalten der Kohlenhydrate, Lipide, Pigmente, des Calciums und des Bindegewebes in mit *Dicrocoelium* befallenen Lebern von Rindern untersucht. Dabei konnten folgende Veränderungen festgestellt werden: In den Leberzellen war ein vollständiger Verlust an Glykogen und eine Anhäufung von Fett eingetreten. In den befallenen Gallengängen konnte Glykogen noch nachgewiesen werden; ebenfalls bestand eine erhöhte Schleimproduktion. Lipofuscin und Hämosiderinpigmente waren stark vermehrt. Lipofuscin konnte dabei hauptsächlich in den Leberzellen rund um die Zentralvene und in der Nähe der befallenen Gallengänge angetroffen werden. Außerdem wurde ein unbekanntes Pigment nachgewiesen, welches sowohl im Lumen als auch im Endothel der Portalgefäße sowie extracellulär in den Leberläppchen zu finden war. Das Bindegewebe der Gallengangswände bestand hauptsächlich aus Kollagen. Eine Calcifikation der befallenen Gallengänge und des interlobulären Bindegewebes war in keinem Fall festzustellen. E. Grün. 1366.

**4-64/11-0069** Ischakov, Z. A. Želčevydelitel'naja funkcija pečeni v uslovijach vysokoj temperatury. **(Die Gallensekretion der Leber bei hoher Temperatur.)** Uzbekskij biologičeskij žurnal, Taškent **7** (1963) Nr. 7. S. 66-69. — 2 Tab., 10 Lit. Orig.: russ., Ausz.: usbek.

An Hunden mit Kanülen im Gallengang, durch die die Galle außerhalb des Versuches in den Darm gelangte, wurde die Gallensekretion unter normalen Bedingungen und bei hoher Temperatur (31-36 °C) untersucht. Im Vergleich zu den Kontrolltieren fiel bei den dem Sonnenlicht ausgesetzten Tieren die Gallensekretion in der 2. Stunde ab und blieb über einige Stunden, auch nach Überführung in den Schatten, gesenkt. G. Pose. 1366.

**4-64/11-0070** Kneta, Z. Soderžanie mikroėlementov v miokarde. **(Spurenelementgehalt im Myocard.)** Izvestija Akademii nauk Latvijskoj SSR, Riga **1963** Nr. 9. S. 115-122. — 3 Tab., 17 Lit. Orig.: russ., Ausz.: lett.

Es wurden der Eisen-, Zink-, Kupfer-, Mangan- und Kobaltgehalt in Herzmuskulatur, Skelettmuskulatur und Leber von Menschen, Schweinen, Rindern (Kühen und Kälbern), Schafen und Kaninchen untersucht. Das Myocard des Menschen zeigte einen etwas höheren Eisen- (6,45 mg%) und Cobaltgehalt (5,5 $\gamma$%) als das der untersuchten Tierarten (Fe zwischen 4,69 mg% beim Schaf und 6,32 mg% beim erwachsenen Rind, Co zwischen 2,4 $\gamma$% beim Schaf und 4,6 $\gamma$% beim Schwein). Kälber der verschiedenen Rinderrassen hatten im Gegensatz zu den erwachsenen Rindern praktisch die gleichen Spurenelementkonzentrationen in den untersuchten Organen aufzuweisen wie Schafe. Insgesamt gesehen zeichneten sich Eisen-, Zink-, Kupfer- und Mangankonzentrationen im Myocard durch eine gewisse Beständigkeit aus, während die Kobaltkonzentration größeren Schwankungen unterworfen war. Die Herzmuskulatur des Menschen und der untersuchten Tierarten zeigte höhere Eisen-, Kupfer- und Mangankonzentrationen als die Skelettmuskulatur. Bei Zink und Kobalt war das Verhältnis umgekehrt. Der Spurenelementgehalt in der Leber war deutlich höher als der in der Muskulatur. Einzelwerte müssen den Tabellen entnommen werden. S. Willer. 1372.

**4-64/11-0071** Conrad, Karin; Hannover, Tierärztl. Hochschule, Physiol. Inst. **Das Körperwasser und seine Anteile bei Saugferkeln.** Diss. Hannover **1963** 38 S. – 11 Abb., 4 Tab., 91 Lit.

Bei 16 Saugferkeln mit einem Gewicht von 0,7-26,2 kg wurde das Gesamtkörperwasser teils direkt durch Desiccation, teils indirekt mittels der Antipyrinmethode bestimmt. Die Ergebnisse beider Methoden stimmen befriedigend überein. Mit zunehmendem Körpergewicht nahm das Gesamtkörperwasser nach der Formel $y = 76{,}709 - 0{,}403\,x$ kg ab. Die Bestimmung des extracellulären Wassers (EZW) aus dem Natriumthiosulfat-Verteilungsraum wurde an 12 Ferkeln im Gewicht von 0,96-24,2 kg vorgenommen. Neugeborene und 1-2 Tage alte Ferkel haben den niedrigsten Plasmaeiweißgehalt und die höchsten EZW-Werte; das EZW (in %) nimmt bei wachsenden Ferkeln nach der Formel $y = 48{,}04\ \mathrm{kg}^{-0{,}1937}$ ab. Die Veränderungen des EZW sind in erster Linie vom Körpergewicht abhängig; eine direkte Beziehung zum Alter ist nur bei den Einzeltieren zu erkennen. Der Gewichtsverlust nach dem Absetzen beruht am 1. Tag zu durchschnittlich 83% auf einer Abnahme des extracellulären Wassers. Die Ausscheidungsgeschwindigkeit von Natriumthiosulfat durch die Nieren ist bei neugeborenen Ferkeln und bis zu einem Alter von 2-3 Tagen äußerst gering. Die Halbwertszeit des Plasmaspiegels beträgt 11-16 Std. Bei 6 Tage alten Ferkeln liegt die Eliminationsgeschwindigkeit ähnlich wie bei erwachsenen Tieren. Das intracelluläre Wasser wurde aus der Differenz zwischen GKW und EZW errechnet; das IZW nimmt mit steigendem Körpergewicht absolut und relativ zu (von 28% bei 1 kg schweren Ferkeln auf etwa 39% bei 4 kg schweren), um sich einem Endwert bei etwa 42% zu nähern. E. Kolb. 1380.

**4-64/11-0072** Dalton, Rodger G.; Glasgow, Univ. Water diuresis in cattle. **(Die Wasserdiurese beim Rind.)** Brit. veterin. J. **120** (1964) Nr. 2. S. 69-77. – 7 Abb., 5 Tab., 5 Lit.

Hinsichtlich der diuretischen Reaktion auf die orale Applikation von Wasser gibt es beim Rind beträchtliche Unterschiede. Beim Hund beginnt die Diurese frühestens 40 Min. nach der Wasseraufnahme und erreicht ihren Höchstwert nicht vor der 50. Min. Bei 5 Hunden war die maximale Diurese durchschnittlich 102 Min. nach der Wasseraufnahme erreicht. Eine mit dem Rinde vergleichbare, an bestimmten Phasen gebundene Variation der Diurese war beim Hunde nicht zu beobachten. In der vorliegenden Untersuchung dauerte es beim Rind bis zum Beginn der Diurese durchschnittlich 45 ± 30 Min. nach der Wasseraufnahme, und der Höchstwert wurde nach 150 ± 60 Min. erreicht. Nach Adolph (1943) besteht beim Hund zwischen der zur vollständigen Diurese notwendigen Zeitspanne $t$ und der aufgenommenen Wassermenge $L\ H_2O$ (ausgedrückt in % zum Körpergewicht) eine Beziehung, die er in der Gleichung $t = 1{,}3 + L\ H_2O$ ausdrückt. Bei den untersuchten Kühen betrug die tägliche Wasseraufnahme 18 l, bzw. 3-4% des Körpergewichtes. Nach der Formel von Adolph braucht der Hund zur Exkretion einer $H_2O$-Menge, die 3-4% des Körpergewichtes beträgt, 4,3-5,3 Std. Bei den Kühen dauerte es mehr als 6 Std. Die Diurese beim Rind verläuft also protrahierter als beim Hund. Die nachgewiesenen Differenzen können nur auf der unterschiedlichen Wasserabsorption des Verdauungskanales der beiden Tierarten beruhen. H. Busse. 1400.

**4-64/11-0073** Seebandt, Ingrid; Hannover, Tierärztl. Hochschule, Physiol. Inst. **Isolierung, Charakterisierung und Identifizierung heterozyklischer und aromatischer Harninhaltsstoffe nach oralen Skatolgaben beim Schwein.** Diss. Hannover **1963** 55 S. – 7 Abb., 5 Tab., 50 Lit.

Nach Verfütterung von 38 g Skatol an Versuchsschweine wurden ca. 120 l Harn gesammelt und mit dem Ziel, einige papierchromatographisch nachweisbare Skatol-Stoffwechselprodukte präparativ zu isolieren, aufgearbeitet. Zunächst erfolgte eine Anreicherung der heterocyclischen und aromatischen Harnbestandteile durch Adsorption an Kohle und Elution mit ammoniakalischem, wäßrigem Butanol. Anschließend wurde das Rohprodukt nach einem neuen Verfahren der kontinuierlichen Extraktion durch Gradienten mit nachgeschalteter Verteilungschromatographie an einer Kieselgursäule unter Verwendung von Petrolaether, Benzol, Chloroform, Essigester, Aceton, Aethanol, Aethanol-Wasser (1:1) und Wasser in ineinander übergehenden Gradienten vorgetrennt. Aus den mit Chloroform und Essigester extrahierten Anteilen wurde Indol-3-Carbonsäure isoliert und durch Schmelzpunkt- und Mischschmelzpunktbestimmung identifiziert. Aus den mit Essigester-Aceton extrahierbaren Anteilen wurden 2 Substanzen in kristalliner Form isoliert, die Stoffwechselprodukte des Skatols sind, mit Diazoreagenz eine orange bzw. violette Farbe bilden, aber keine Indol-Reaktionen mehr geben. Die Summenformel der einen Substanz konnte zu $C_9H_{10}O_4$ ermittelt werden. Aus den mit Aceton und Alkohol extrahierbaren Anteilen wurde eine weitere Substanz, vermutlich Skatoxylschwefelsäure, durch mehrfache Verteilungschromatographie weitgehend angereichert. 12 neue DAB- und diazopositive Substanzen wurden papierchromatographisch charakterisiert. Hiervon konnten 3 mit p-Hydroxybenzoesäure, m-Hydroxybenzoesäure und Homovanillinsäure identifiziert werden. Die Rf-Werte für 6 Lösungsmittel von 22 authentischen Phenolsäuren, die als Vergleichssubstanzen dienten, wurden tabelliert. Die Hauptmenge des Kohleeluates war nicht mit freien Phenolsäuren und Indolderivaten identisch. Die chemische Natur dieser Fraktionen blieb ungeklärt.
E. Grün. 1400.

**4-64/11-0074** Drahovský, D., Winkler, A. und Škoda, J.; Bratislava, Cancer Res. Inst.; Prague, Czechoslov. Acad. of Sci., Inst. of Org. Chem. and Biochem. Increased urinary pseudouridine excretion in rats following irradiation. **(Die erhöhte Pseudouridinausscheidung mit dem Harn bei bestrahlten Ratten.)** Nature [London] **201** (1964) Nr. 4917. S. 411-412. — 2 Abb., 7 Lit.
Weibliche Wistarratten (150-180 g) werden einer Ganzkörperbestrahlung von 18,9 r/Min. bei einer Entfernung von 100 cm bei 200 kV, 15 mA und bei Benutzung eines 0,5 mm Kupferfilters ausgesetzt. Nach einer Gesamtdosis von 600 r wird innerhalb 24 Std. nach der Bestrahlung die höchste Pseudouridinausscheidung mit dem Harn gemessen. Sie liegt bei 0,8 mg Pseudouridin im 24-Stundenharn. An dem folgenden 2. und 3. Tag nach der Bestrahlung sinkt der Pseudouridinwert im Harn auf 25% des Maximalwertes ab. Die Pseudouridinausscheidung mit dem Harn ist direkt abhängig von der Strahlendosis. Die Bedeutung der Befunde im Hinblick auf die Frühdiagnose von Strahlenschäden wird diskutiert. H.-A. Ketz. 1400.

**4-64/11-0075** Kihlström, J. E.; Uppsala, Sweden, Univ., Inst. of Zoophysiol. Cyclic phenomena in the sexual functions of the bull. **(Ein zyklisches Phänomen in den Sexualfunktionen des Bullen.)** Acta physiol. scand. **59** (1963) Nr. 4. S. 370-377. — 3 Abb., 3 Tab., 7 Lit.
Eine statistische Auswertung der Spermamerkmale und des Fruchtbarkeitsindex von 10 Bullen, die für die künstliche Besamung Verwendung fanden, ergab zyklisch wiederkehrende Veränderungen. Neun von 10 Bullen zeigten im Fruchtbarkeitsindex einen Zyklus von auftretenden Minima, dessen Gleichmäßigkeit mit zunehmendem Alter abnahm. Im Hinblick auf das Volumen des ersten Ejaculates (es wurde in der Regel zwei-, manchmal dreimal innerhalb von 20 Min. im Abstand von 7 Tagen abgesamt) zeigten 7 Bullen signifikante periodische Veränderungen. Auch die Anzahl der Spermien pro

Ejaculat variierte periodisch. Die mittlere Dauer des Zyklus lag bei 2,9 Wochen. G. Gürtler. 1450.

**4-64/11-0076** Black, D. L., Duby, R. T. und Riesen, J.; Amherst, Univ. of Massachusetts. Apparatus for the continuous collection of sheep oviduct fluid. **(Gerät für die kontinuierliche Sammlung von Eileitersekret beim Schaf.)** J. Reproduct. Fertility **6** (1963) Nr. 2. S. 257-260. — 2 Abb., 2 Lit.
Im Hinblick auf quantitative und biochemische Untersuchungen der Sekretionsprodukte der Eileiter, die zur Klärung verschiedener Fragen des Eizellen- und Spermienmilieus in der Konzeptionszeit wünschenswert sind, konstruierten Vff. ein Gerät für die kontinuierliche Sammlung größerer Mengen Eileitersekrets. Das Gerät besteht im wesentlichen aus 4 Teilen: Eileiterschlauch, Sammelbehälter, Druckausgleichsventil, Aspirationsschlauch. Es wird auf der äußeren Haut angenäht und gestattet dem Träger freie Beweglichkeit. Ein Diagramm von der Sekretionsleistung an 35 aufeinanderfolgenden Tagen zeigt, daß ein Eileiter während der Brunst 0,085 ml/Std., im Dioestrum 0,01 ml/Std. Sekret produziert. W. Rommel. 1450.

**4-64/11-0077** Goswami, Ajit, Kar, Amiya B. und Chowdhury, S. R.; Lucknow, India, Centr. Drug Res. Inst. Uterine lipid metabolism in mice during the oestrous cycle: effect of ovariectomy and replacement therapy. **(Der Fettstoffwechsel des Uterus bei der Maus im Brunstzyklus. Wirkung der Ovarektomie und der Wiederherstellungstherapie.)** J. Reproduct. Fertility **6** (1963) Nr. 2. S. 287-295. — 6 Tab., 21 Lit.
Zu verschiedenen Zyklusstadien sowie nach Ovarektomie und Wiederherstellungstherapie des Zyklus wurden die Fettbestandteile im Uterus der Maus bestimmt. Während der natürlichen und künstlichen Brunst waren Totalfett und Triglyceride im Vergleich zum Dioestrum vermindert, Phospholipide vermehrt (Progesteron hatte reziproke Wirkung besonders auf die Konzentration der Triglyceride). Die Cholesterinkonzentration blieb verhältnismäßig konstant. Die vermehrte Synthese von Phospholipiden unter Oestrogeneinfluß ist ein Zeichen für anabole Prozesse und Zellwachstum (Proteinsynthese). Unter Oestrogeneinwirkung zeigten die Fettsäurekomponenten der Fettbestandteile herabgesetzte Jodwerte und erhöhte Sättigung (besonders die Triglycerid- und Phospholipidfraktionen). W. Rommel. 1450.

**4-64/11-0078** Lazarov, J. und Todorov, D. Izmenenija v količestvoto na letlivite mastni kiselini i mlečnata sekrecija na dojni kravi pri zamjana na grubite i sočnite furaži v dažbata sŭs silaž. **(Veränderungen in der Menge der flüchtigen Fettsäuren und der Milchsekretion der Kühe beim Ersatz des Rauh- und Saftfutters durch Silage.)** Izvestija na Instituta po životnovŭdstvo „Georgi Dimitrov" — Kostinbrod, Sofija **19** (1963) S. 45-54. — 6 Tab., 23 Lit. Zus. in Russ., Engl.
Mit drei Kühen im dritten Laktationsmonat wurden Versuche durchgeführt — in zwei Perioden zu je 24 Tagen —, die durch eine zehntägige Übergangsperiode getrennt waren. Die Ration der Kühe bestand in der ersten Versuchsperiode aus 8 kg Heu, 10-15 kg Maissilage, 1 kg Melasse, 2 kg Trockenschnitzel und einem Kraftfuttergemisch (Sonnenblumenschrot, Mais- und Gerstenschrot); im Laufe der zweiten Periode wurden Heu, Melasse und Rübenschnitzel durch Maissilage ersetzt. Die Ergebnisse (die Angaben für die zweite Periode in Klammern) waren folgende: flüchtige Fettsäuren im Panseninhalt 10,08 bis 11,03 (6,50-7,97) mmol/100 ml des flüssigen Panseninhaltes; Verhältnis zwischen ihnen: Essigsäure 58,92-60,45 (61,26-62,13) mol%, Propionsäure 19,81-21,62 (16,44-18,48) mol%, Buttersäure 19,54-19,74 (20,23-22,19) mol%, Zahl der Bakterien im Panseninhalt 23800-36020 (4600-11837) Mill./mol, Tagesdurchschnittsmilchmenge 15,0-19,3 (14,7-18,33) kg, Fettgehalt der Milch 3,60-3,72 (3,88-3,92)%, Raigert-Meisl-Zahl 20,27-24,32 (25,77 bis 30,40). NRB/ZSNTI. 1470.

**4-64/11-0079** Larson, Bengt Y.; Stockholm, Königl. Tierärztl. Hochschule. **Der Stärkeabbau im Pansen bei Fütterung gekeimtem Getreides. 2. Mitt. Fütterungsversuche mit Malz und mit gekeimten Getreide.** Z. Tierphysiol., Tierernähr. Futtermittelkunde 18 (1963) Nr. 4. S. 209-215. — 2 Abb., 10 Lit. 1. Mitt. vgl. LZ. Abt. IV 8 (1963) Nr. 12. S. 2490.

4 Schafe mit permanenten Pansenfisteln erhielten über 2-3 Wochen eine Ration aus 100 g Mischgetreideschrot sowie Heu und Stroh ad libitum. Anschließend wurde das Schrot gegen die gleiche Menge gemahlenen Malzes ausgetauscht. Daraufhin wurde die Schrotmenge auf täglich 500 g gesteigert und bei 2 Tieren die Hälfte des Schrotes wiederum gegen Malz ausgetauscht. Die Malzfütterung hatte eine Erniedrigung des pH-Wertes und eine Erhöhung der Gesamtfettsäuremenge zur Folge, ohne daß es zur Ausbildung einer Indigestion kam. Beim Vorliegen einer alkalischen Indigestion hatte eine Malzzugabe ebenfalls eine Steigerung der Fettsäurebildung und eine Senkung des pH-Wertes zur Folge. Damit verbunden war eine Besserung des Allgemeinbefindens und des Appetits. Die Verabreichung von Malz wird bei Fällen von „alkalischer Indigestion" empfohlen; seine diätetische Wirkung wird auf den im Vergleich zu gewöhnlichem Getreide erhöhten Amylasegehalt zurückgeführt.

H. Gürtler. 1510.

**4-64/11-0080** Dawbarn, Mary C., Forsyth, Heather und Kilpatrick, Diana; Adelaide, Univ., C. S. I. R. O., Animal Products Res. Foundation. Pantothenic acid and vitamin $B_{12}$ in the liver of sheep. **(Der Panthothensäure- und Vitamin-$B_{12}$-Gehalt der Schafleber.)** Austral. J. exp. Biol. med. Sci. 41 (1963) Nr. 1. S. 1-16. — 2 Abb., 10 Tab., 14 Lit.

Bei insgesamt 10 Schafen wird der Pantothensäure- und Vit.-$B_{12}$-Gehalt der Leber in Abhängigkeit von dem Kobaltgehalt des Futters untersucht. Während eines 6 Mon. dauernden Kobaltmangels sinkt der Vit.-$B_{12}$-Gehalt der Leber von 1,05 $\mu$g/g bis auf 0,12 $\mu$g/g. Gleichzeitig steigt der Pantothensäuregehalt des Lebergewebes. Wird im Anschluß an die Mangelperiode für 2 Mon. wieder Kobalt verabreicht, so steigt der Vit.-$B_{12}$-Gehalt der Leber auf 0,46 $\mu$g/g an, während der Pantothensäuregehalt wieder absinkt. Zwischen dem Anstieg bzw. Abfall der Pantothensäurekonzentration und den Veränderungen des Vit.-$B_{12}$-Gehaltes im Lebergewebe in Abhängigkeit von der Kobaltversorgung besteht eine statistisch gesicherte Korrelation. H.-A. Ketz. 1595.

**4-64/11-0081** Schwandke, H.; Potsdam-Rehbrücke, Inst. für Ernähr. der Dtsch. Akad. der Wiss. zu Berlin. **Das Schicksal der Tocopherole im tierischen Organismus.** Nahrung 8 (1964) Nr. 4. S. 340-350. 1630.

**4-64/11-0082** Allen, S. H. G., Kellermeyer, R. W., Stjernholm, R. L. und Wood, Harland G.; Cleveland, O., Western Reserve Univ., School of Med. Purification and properties of enzymes involved in the propionic acid fermentation. **(Die Reindarstellung und die Eigenschaften von Enzymen, die an der Propionsäure-Umsetzung beteiligt sind.)** J. Bacteriol. 87 (1964) Nr. 1. S. 171-187. — 6 Abb., 4 Tab., 49 Lit.

Chromatographische Verfahren zur Abtrennung und Reinigung der Enzyme Phosphotransacetylase (PTA), Acetylkinase (AK), Malatdehydrogenase (MDH) und Coenzym-A-Transferase (CoA-T) werden angegeben. Die Reinheit der gewonnenen Enzyme wurde durch Ermittlung der Homogenität in der Ultrazentrifuge und der spezifischen Aktivität überprüft. PTA war 85% rein, mit einer spezifischen Aktivität von 27,1 ($\mu$Mol Substratumsatz/Min./mg Protein), AK war ein homogenes Protein mit einer spezifischen Aktivität von 531, MDH war ebenfalls homogen mit einer spezifischen Aktivität von 938, CoA-T war 56% rein (bisher beste Reinigung!), mit einer spezifischen Aktivität von 42,6. Das pH-Optimum der Enzyme lag zwischen pH 6,5 und 7,8. Bei der Übertragung des CoA vom Succinyl-CoA auf das Acetat wurden folgende

Michaeliskonstanten ermittelt: für Succinyl-CoA $K_m = 1{,}3 \times 10^{-4}$ M, für Acetat $K_m = 7{,}0 \times 10^{-3}$ M. Bei der Übertragung des CoA vom Succinyl-CoA auf Propionat betrugen sie wie folgt: für Succinyl-CoA $K_m = 6{,}8 \times 10^{-5}$ M, für Propionat $K_m = 6{,}2 \times 10^{-4}$ M. Ferner werden Methoden zur enzymatischen Herstellung von Methylmalonyl-CoA, Malonyl-CoA, Propionyl-CoA, Acetyl-CoA und Succinyl-CoA angegeben. Die Rolle der isolierten Enzyme bei der Umsetzung der Propionsäure sowie die möglichen Mechanismen, die für die hohe ATP-Ausbeute aus Glukose verantwortlich sind, werden diskutiert. E. Grün. 1680.

**4-64/11-0083** Goodcase, G. D., Cornelius, C. E. und Freedland, R. A.; Davis, Univ. of California, School of Veterin. Med. Plasma and tissue arginase activities in exotic animal species. **(Aktivität von Plasma- und Gewebe-Arginase bei exotischen Tierarten.)** Cornell Veterinarian **54** (1964) Nr. 1. S. 50 bis 57. 1680.

**4-64/11-0084** Ewy, Z. Badania nad czynnością tarczycy zwierząt roślinożernych. **(Die Tätigkeit der Schilddrüse bei Pflanzenfressern.)** Przegląd Hodowlany **31** (1963) Nr. 7/8. S. 43-44.
Auf der Isotopenarbeitsstelle im Institut für Zootechnik und des Lehrstuhls für Tierphysiologie der WSR in Krakow wurden Untersuchungen über die Tätigkeit der Schilddrüse durchgeführt. Zweck der Untersuchungen war das Erkennen des physiologischen Optimums der Schilddrüsentätigkeit in Zusammenhang mit dem Stoffwechsel und der Leistungsfähigkeit. Berücksichtigt wurden Einfluß der Umweltstemperatur, Einheiten in Futter und Wasser, Einfluß der pflanzl. Goitrogene und anderer Hormone. Wenn die Tiere aus einer Temp. von +1 °C in eine Temp. von +19 °C gebracht werden, wird das Freiwerden des Schilddrüsenhormons um das Doppelte beschleunigt. Ein Absinken der Körpertemperatur, z. B. bei der Schafschur, erhöht wesentl. die Schilddrüsentätigkeit. Die Versuche über den Einfluß der pflanzl. Goitrogene auf die Schilddrüsentätigkeit haben gezeigt, daß Rüben am stärksten kropfbildend wirken. Die Verabreichung von Stilboestrol, das auf die Schilddrüse wirkt, verursacht ein Ansteigen der Eiweißfunktion im Blutplasma und beschleunigt die Ausnutzung der Schilddrüsenhormone. Wollen wir das Tempo der Gewichtszunahmen erhöhen, müssen wir den Tieren große Mengen Stilboestrol verabreichen. PRL/CBR. 1730.

**4-64/11-0085** Fitko, R. Współzależności tarczycowo-gonadotropinowe u owiec. **(Die wechselseitige Abhängigkeit zwischen Schilddrüse und Keimdrüse bei Schafen.)** Med. weteryn. **19** (1963) Nr. 9. S. 527-535. – 6 Abb., 1 Tab., 47 Lit.
Die Erscheinung des Antagonismus von Schilddrüse und Keimdrüse, die vom Vf. in früheren Arbeiten festgestellt wurde, wurde gegenwärtig an Schafen bestätigt. Schafen wurde 30 Tage hindurch täglich subcutan 500 IE Serum trächtiger Stuten (PMS) verabreicht. Eine der Versuchsgruppen erhielt außerdem täglich 500-1500 mg eines Präparates, das die Schilddrüsentätigkeit reduzierte, und zwar 30 Tage lang (4-Methyl-2-Thiourazyl). Bei geschlachteten Tieren, bei denen die Schilddrüsentätigkeit nicht reduziert wurde, wuchs das Gewicht von Gebärmutter, Eierstöcken, Schilddrüse und Nebenschilddrüse allerdings in geringerem Grade als bei den Tieren mit reduzierter Schilddrüsentätigkeit; in den Eierstöcken konnte man eine verstärkte Ovulation und 4 Follikelcysten und 6 Gelbkörpercysten feststellen (bei Schafen, die Thiourazyl erhielten, war die Anzahl der Cysten wesentlich größer). In beiden Schafgruppen war das Gewicht der Nebenniere kleiner als normalerweise. Der Versuch hat gezeigt, daß Hypothyreoidismus bei Schafen die Entwicklung und das Ausreifen der Graafschen Follikel, eine Hypertrophie der Organe und das Auftreten vor allem von Luteincysten hervorruft.
PRL/CBR. 1730

**4-64/11-0086** Kerkof, Paul R., Long, Peter J. und Chaikoff, I. L.; Berkeley, Univ. of California. In vitro effects of thyrotropic hormone. I. On the pattern of organization of monolayer cultures of isolated sheep thyroid gland cells. **(In vitro-Effekte des thyreotropen Hormons. 1. Mitt. Die Veränderung der Beschaffenheit von Einschichtkulturen isolierter Schilddrüsenzellen vom Schaf.)** Endocrinology **74** (1964) Nr. 2. S. 170-179. — 6 Abb., 2 Tab., 14 Lit.
Schilddrüsenzellen von Schafen wurden mit Hilfe eines kontinuierlichen Trypsinisierungsverfahrens isoliert und als Einschichtkultur mit und ohne Zusatz von thyreotropem Hormon (TSH aus der Rinderhypophyse) gezüchtet. Die Zellkulturen ohne TSH-Zusatz verblieben im Verlaufe von 7 Tagen unverändert. Die Zugabe von TSH bewirkte jedoch eine Reorganisation der Zellkulturen, d. h. eine Zunahme von Zellstrukturen, die denen einer intakten Schilddrüse entsprachen. Diese Reorganisation erfolgte, nachdem TSH 2-3 Tage auf die Zellen eingewirkt hatte. Sie war nicht nach Zugabe von ACTH, Insulin oder Rinderplasmaalbumin zu beobachten. Nach Zugabe von luteotropem bzw. follikelstimulierendem Hormon konnte ebenfalls eine Reorganisation der Zellkulturen festgestellt werden, die jedoch auf das Vorhandensein von TSH in diesen Präparaten zurückgeführt werden konnte.
E. Grün. 1730.

**4-64/11-0087** Ushimi, Chuzo und Yoshida, Nobuyuki; Tokyo, Nat. Inst. of Animal Health. Studies on the effect of thyroid on vitamin A metabolism. I. Effect of desiccated thyroid on the level of vitamin A in various tissues of rats and goats. **(Untersuchungen über den Einfluß der Schilddrüse auf den Vitamin-A-Stoffwechsel. 1. Mitt. Der Einfluß von getrockneter Schilddrüse auf den Vitamin-A-Gehalt verschiedener Gewebe von Ratten und Ziegen.)** Jap. J. veterin. Sci. 25 (1963) Nr. 6. S. 355–361. — 8 Tab., 36 Lit. Orig.: jap., Ausz.: engl.
Nach s. c. Injektion von getrockneter Schilddrüse (1-5 mg tägl. über eine Woche) erfolgt bei Ratten eine Abnahme des Vit.-A-Gehaltes der Leber, die bei Verabreichung der größten Dosis hoch signifikant ist. Bei diesen Tieren ist der Vit.-A-Gehalt der Leber, Nieren und Lunge geringer als bei Ratten, die hohe oder normale Dosen bzw. kein Vit. A erhielten. In gleicher Weise ist nach Verabreichung der getrockneten Schilddrüse bei ovar- und adrenalektomierten Tieren eine deutliche Abnahme des Vit.-A-Gehaltes dieser Organe festzustellen. Bei Ziegen ist eine Verminderung des Vit.-A-Gehaltes der Leber und eine zeitweilige Erhöhung des Plasma-Vit.-A-Spiegels zu beobachten. Gleichzeitig nimmt bei ihnen der Vit.-C- und Cholesteringehalt der Nebennieren zu, der $O_2$-Verbrauch derselben aber ab. E. Grün. 1730.

**4-64/11-0088** Rosenberg, Lawson L., Goldman, Max, La Roche, Gilles und Dimick, M. K.; Berkeley, Univ. of California. Thyroid function in rats and chickens, equilibration of injected iodide with existing thyroidal iodine in Long-Evans rats and White Leghorn chickens. **(Die Schilddrüsenfunktion von Ratten und Hühnern. Das Gleichgewicht zwischen injiziertem Jod und vorhandenem Schilddrüsenjod bei Long-Evans-Ratten und Weißen Leghorns.)** Endocrinology **74** (1964) Nr. 2. S. 212-225. — 12 Abb., 4 Tab., 32 Lit.
Jodzusatz zu einer jodarmen Diät führt zu einer Erhöhung des zirkulierenden anorganischen $^{127}$J sowohl bei Ratten als auch bei Hühnern. Eine signifikante Zunahme des proteingebundenen $^{127}$J ist nur bei Ratten, nicht aber bei Hühnern festzustellen. Der Jodgehalt der Schilddrüse erhöht sich bei allen Tieren um das 3-4fache. Die Aufnahmerate von $^{127}$J in die Schilddrüse war bei Ratten nach der Jodzufütterung gleich hoch, bei Hühnern jedoch 5fach höher als bei Jodmangelratten. Es tritt eine deutliche Änderung der relativen Proportionen an Jodaminosäuren im Schilddrüsen-Jodprotein auf, wobei die Verteilung bei Ratten und Hühnern, die eine Diät gleichen Jodgehalts erhielten, völlig gleich war. Kurze Zeit nach der Injektion von $^{131}$J ist bei Jodmangeltieren Monojodtyrosin stärker als Dijodtyrosin markiert, bei Jod-

zufütterung tritt jedoch der umgekehrte Effekt ein. In jedem Falle entsprach die relative Verteilung des Schilddrüsen-$^{131}$J der des $^{127}$J. Die Resultate zeigen, daß die Jodierungs- und Dejodierungsreaktionen in der Schilddrüse kontinuierlich erfolgen. Dies wiederum bedingt die funktionelle Homogenität der Hauptmenge des Jodproteins der Schilddrüse. E. Grün. 1730.

**4-64/11-0089** Shaw, K. E. und Nichols, R. E.; Madison, Univ. of Wisconsin. Plasma 17-hydroxycorticosteroids in calves — the effects of shipping. **(Der Einfluß eines Schiffstransports auf die 17-Hydroxycorticosteroide im Plasma von Kälbern.)** Amer. J. veterin. Res. **25** (1964) Nr. 104. S. 252-254. — 2 Tab., 7 Lit. Zus. in Interlingua.
Bei 95 Kälbern wurde unmittelbar nach der Ankunft des Schiffstransports der 17-Hydroxycorticosteroidgehalt des Plasmas bestimmt und sein Verhalten über 4 Wochen verfolgt. Obwohl der Durchschnittswert dieser Bestimmungen (4,63 $\mu$g/100 ml) nicht wesentlich von dem nicht transportierter Kälber (4,51 $\mu$g/100 ml) abwich, ergab sich doch eine signifikant andere Verteilung der Einzelbestimmungen: Bei nicht transportierten Kälbern lagen $^2/_3$ aller Werte zwischen 2-8 $\mu$g/100 ml, bei den transportierten aber $^2/_3$ aller Werte über oder unter diesem Bereich. Sowohl die Einzel- als auch die Durchschnittswerte waren in der 1. Woche niedrig, in der 3. Woche erhöht und in der 4. Woche normal. Beide Geschlechter reagierten gleich. Es bestand keine Beziehung zwischen der Höhe der Corticosteroidwerte und einer Erhöhung der Körpertemperatur. Die Abweichungen des Corticosteroidspiegels nach dem Transport sind der Ausdruck einer Antwortreaktion auf eine Stress-Situation. E. Grün. 1745.

**4-64/11-0090** Saba, G. C., Saba, P., Carnicelli, A. und Marescotti, V.; Pisa, Italia, Univ., Ist. di Patol. Med. Diurnal rhythm in the adrenal cortical secretion and in the rate of metabolism of corticosterone in the rat. I. In normal animals. **(Der tägliche Rhythmus in der corticalen Adrenalsekretion und in der Metabolisierungsrate der Corticosterone bei der Ratte. 1. Mitt. Bei normalen Tieren.)** Acta endocrinol. [Copenhagen] **44** (1963) Nr. 3. S. 409-412. 1745.

**4-64/11-0091** Saba, G. C., Carnicelli, A., Saba, P. und Marescotti, V.; Pisa, Italia, Univ., Ist. di Patol. Med. Diurnal rhythm in the adrenal cortical secretion and the rate of metabolism of corticosterone in the rat. II. Effects of hypothalamic lesions. **(Der tägliche Rhythmus in der corticalen Adrenalsekretion und in der Metabolisierungsrate der Corticosterone bei der Ratte. 2. Mitt. Wirkungen von hypothalamischen Verletzungen.)** Acta endocrinol. [Copenhagen] **44** (1963) Nr. 3. S. 413-415. — 1. Mitt. vgl. vorst. Titel. 1745.

**4-64/11-0092** Abidov, A. A.; Regions-Inst. für Exp. Med. der Akad. der Wiss. der Usbek. SSR. Vysšaja nervnaja dejatel'nost' u sobak i uroveń sachara krovi pri izmenennom puti postuplenija gormonov podželudočnoj železy v sistemu vorotnoj veny. **(Höhere Nerventätigkeit und Blutzuckerspiegel von Hunden bei verändertem Eintritt der Pankreashormone in das System der Portalvene.)** Uzbekskij biologičeskij žurnal, Taškent **7** (1963) Nr. 3. S. 42-44. — 1 Abb., 9 Lit. Orig.: russ., Ausz.: usbek.
Nachdem an Hunden ein System bedingter Nahrungsreflexe auf einen Stereotyp bedingter Reize ausgearbeitet worden war, wurde die V. pancreatico duodenalis abgebunden oder ihre Mündung aus der Portalvene in die V. cava inferior verlegt und die höhere Nerventätigkeit und der Blutzuckerspiegel untersucht. Während des ersten Monats nach der Operation ist der Blutzuckerspiegel etwas erhöht, während er nach 6 Wochen unterhalb der Norm liegt und nach 2 Monaten das Ausgangsniveau erreicht. Die höhere Nerventätigkeit wird beeinträchtigt. Die Veränderungen unterscheiden sich bei den einzelnen Tieren. G. Pose. 1750.

**4-64/11-0093** Lepkovsky, S., Nalbandov, A. V., Dimick, M. K., McFarland, L. Z. und Pencharz, R.; Berkeley, Univ. of California; Urbana, Univ. of Illinois; Davis, Univ. of California, School of Veterin. Med. Growth and reproduction of depancreatized chickens. **(Wachstum und Fruchtbarkeit bei Hühnern ohne Pankreas.)** Endocrinology **74** (1964) Nr. 2. S. 207 bis 211. — 1 Abb., 2 Tab., 8 Lit.
Nach Entfernung des Pankreas legen Hühner keine Eier mehr, wobei eine Atrophie der Ovarien und des Eileiters eintritt; Schilddrüse und Nebennieren bleiben aber normal. Die gleichen Beobachtungen sind nach Durchtrennung des Hypophysenstiels zu machen. Diese Veränderungen sind daher als Ausdruck der mangelnden Absonderung gonadotroper Hormone infolge von Unterernährung anzusehen. Die Behandlung mit gonadotropem Hormon (PMS) stimuliert zwar das Wachstum von Ovar und Eileiter, führt aber nicht zur Eiproduktion, da LH (bzw. HCG) fehlt, welches unbedingt notwendig ist. Durch Zufütterung von 20% rohem Rinderpankreas können diese Veränderungen aufgehoben und eine Eiablage erzielt werden. Bei männlichen Tieren ist nach der Pankreatektomie anfangs eine Hemmung des Wachstums des Kammes zu beobachten, der jedoch 7 Mon. p. op. die gleiche Größe wie bei gesunden Tieren hat. Gleichfalls wird eine Hemmung der Spermiogenese beobachtet, die durch Verabreichung von Rinderpankreas aufgehoben werden kann. E. Grün. 1750.

**4-64/11-0094** Vorherr, H.; Frankfurt/M., Univ.-Frauenklin. **Zur Frage des Oxytocin-Vasopressin-Antagonismus an der Diurese bei Mensch und Tier.** Klin. Wschr. **42** (1964) Nr. 4. S. 198-201. — 3 Abb., 1 Tab., 5 Lit.
In Versuchen an Ratten wird gezeigt, daß Vasopressin und Oxytocin die Wasserdiurese hemmen und zum Zeitpunkt der maximalen Antidiurese die renale Natrium- und Kaliumausscheidung vermindern. 15-30 mE Oxytocin beeinflussen bei Versuchspersonen die Wirkung einer intravenösen Injektion von 5 mE Vasopressin ebensowenig wie eine entsprechende Menge physiol. Kochsalzlösung. Aus den Versuchsergebnissen wird geschlossen, daß zwischen beiden Hypophysenhinterlappenhormonen kein Antagonismus besteht.
H.-A. Ketz. 1755.

**4-64/11-0095** Cross, R. B., Thornton, W. M. und Tweddell, E. D. The effect of vasopressin on water and electrolyte excretion by the sheep. **(Die Vasopressinwirkung auf die Wasser- und Elektrolytausscheidung beim Schaf.)** Austral. J. exp. Biol. med. Sci. **41** (1963) Nr. 6. S. 629-636. — 6 Abb., 8 Lit.
Bei insgesamt 5 erwachsenen Schafen wird der Einfluß von 40 mE Vasopressin auf die Wasser-, Natrium-, Kalium- und Chloridausscheidung untersucht. 10 Min. nach der Injektion beginnt der Anstieg der Kalium-, Chlorid- und Natriumausscheidung, der 30 Min. nach der Injektion sein Maximum erreicht hat. Nach 60 Min. sind im allgemeinen die Ausgangswerte wieder erreicht. Vasopressin wirkt antidiuretisch, wenn ein verdünnter Harn ausgeschieden wird und verursacht einen geringen Anstieg des Harnflusses, wenn die Harnmolarität über 1000 $\mu$osmol/ml liegt. H.-A. Ketz. 1755.

**4-64/11-0096** Gale, Charles C. und Larsson, Börje; Stockholm, Kungl. Veterinärhögskolan; Uppsala, Sweden, Gustaf Werner Inst. for Nuclear Chem. Radiation induced „hypophysectomy“ and hypothalamic lesions in lactating goats. **(Durch Bestrahlung herbeigeführte Hypophysektomie und Hypothalamusläsionen bei laktierenden Ziegen.)** Acta physiol. scand. **59** (1963) Nr. 4. S. 299-318. — 11 Abb., 1 Tab., 36 Lit.
Innerhalb von 10 Tagen nach einer Bestrahlung von 25-30 krad auf die Hypophysenregion wird bei in der Laktation stehenden Ziegen ein Abfall der Milchleistung auf 20% des Ausgangswertes vor der Bestrahlung gemessen. Bei 2 Ziegen wird mit Beginn des Milchabfalles gleichzeitig ein Diabetes insipidus beobachtet. Die tägliche Verabreichung von Prolactin, STH, ACTH,

Trijodthyronin und Insulin führt zum Wiederanstieg der Milchleistung bis auf 60% des Ausgangswertes. Bei 3 laktierenden Ziegen wird ein Abfall der Milchleistung auf 30-40% des Ausgangswertes und bei einer Ziege Haarausfall als Folge der Bestrahlung beschrieben. H.-A. Ketz. 1755.

**4-64/11-0097** Kanematsu, S., Hilliard, J. und Sawyer, C. H.; Los Angeles, Univ. of California, Brain Res. Inst.; Long Beach, Calif., Veterans Adm. Hospital. Effect of reserpine on pituitary prolactin content and its hypothalamic site of action in the rabbit. **(Wirkung von Reserpin auf den pituitären Prolactinumfang und seine hypothalamische Wirkung beim Kaninchen.)** Acta endocrinol. [Copenhagen] **44** (1963) Nr. 3. S. 467-474. 1755.

**4-64/11-0098** Rosenkrantz, Harris und Ilievski, Vladimir; Worcester, Mass., Mason Res. Inst. Estimated testosterone requirements of the castrated male dog. **(Geschätzter Testosteron-Bedarf des kastrierten männlichen Hundes.)** Amer. J. veterin. Res. **25** (1964) Nr. 104. S. 47-51. 1765.

**4-64/11-0099** Lerner, Leonard J. und Bianchi, Albert; New Brunswick, N. J., Squibb Inst. for Med. Res. An improved chick comb androgen assay. **(Eine verbesserte Androgenprobe am Hühnerkamm.)** Acta endocrinol. [Copenhagen] **44** (1963) Nr. 3. S. 389-397. 1765.

**4-64/11-0100** Lerner, Leonard J., Bianchi, Albert, und Dzelzkalns, Margaret; New Brunswick, N. J., Squibb Inst. for Med. Res. A sensitive anti-androgen assay: antagonism of locally applied androgen by A-norprogesterone inuncted on the chick comb. **(Eine empfindliche Anti-Androgen-Probe. Antagonismus von lokal angewandtem Androgen und A-Norprogesteronen, die auf den Hühnerkamm eingerieben werden.)** Acta endocrinol. [Copenhagen] **44** (1963) Nr. 3. S. 398-402. 1765.

**4-64/11-0101** Mosebach, K.-O., Dirscherl, W. und El-Attar, T.; Bonn, Univ., Physiol.-Chem. Inst. **Die initiale Metabolisierung von Testosteron-4-$^{14}$C in der Ratte. I.** Acta endocrinol. [Copenhagen] **44** (1963) Nr. 3. S. 416-429. 1765.

**4-64/11-0102** Ingram, D. L., McLean, J. A. und Whittow, G. C.; Ayr, Hannah Dairy Res. Inst. The effect of heating the hypothalamus and the skin on the rate of moisture vaporization from the skin of the ox (Bos taurus). **(Die Wirkung einer Erwärmung des Hypothalamus und der Haut auf die Feuchtigkeitsabgabe durch die Haut beim Rind [Bos taurus].)** J. Physiol. [London] **169** (1963) Nr. 2. S. 394-403. — 2 Abb., 1 Tab., 11 Lit.
Bei insgesamt 5 Bullenkälbern (8-12 Mon. alt) wird der Einfluß einer isolierten Erwärmung des Hypothalamus auf 41,5 °C für 3 Min. und verschiedenartiger künstlicher Erwärmung der Haut auf die Feuchtigkeitsabgabe untersucht. Bei künstlicher Erwärmung des Hypothalamus kommt es unabhängig von der Ausgangshauttemperatur im Bereich des Brustkorbes und der Unterschenkel zur Erhöhung der Feuchtigkeitsabgabe. Wird die Durchblutung der Extremitäten unterbrochen, so bleibt die durch Erwärmung des Hypothalamus auslösbare Steigerung der Feuchtigkeitsabgabe im Bereich der Unterschenkel aus. Eine ähnliche Erhöhung der Feuchtigkeitsabgabe wird nach örtlicher Infrarotbestrahlung sowie nach intravenöser Injektion von Priscol beobachtet. Adrenalin bewirkt eine Steigerung der Feuchtigkeitsabgabe bei gleichzeitiger Senkung der Hauttemperatur. Aus den Versuchsergebnissen wird geschlossen, daß eine Steigerung der Feuchtigkeitsabgabe durch die Haut im allgemeinen mit der verstärkten Hautdurchblutung einhergeht. Die erhöhte Feuchtigkeitsabgabe bei Drosselung der Hautdurchblutung nach Adrenalininjektion wird mit einer spezifischen Wirkung des Adrenalins auf die Schweißdrüsen erklärt. H.-A. Ketz. 1770.

**4-64/11-0103** Gale, Charles C.; Stockholm, Sweden, Kungl. Veterinärhögskolan. Non-essential role of prolactin in the hormonal restoration of lactation in goats with radio requency hypothalamic lesions. **(Die nichtessentielle Bedeutung des Prolactins bei der hormonalen Wiederherstellung der Laktation bei Ziegen mit Radiofrequenzläsionen im Hypothalamus.)** Acta physiol. scand. **59** (1963) Nr. 3. S. 269-283. — 8 Abb., 1 Tab., 27 Lit.
Hypothalamusläsionen mit Hilfe elektrophysiologischer Methoden führen bei 3 von 4 Ziegen zum schnellen Einsetzen eines Diabetes insipidus und zum Rückgang der Milchsekretion auf 15-30% des Ausgangswertes. Die Verabreichung von ACTH, STH, T3 und Insulin hat den Wiederansteig der Milchsekretion auf die Ausgangswerte zur Folge. Nach Zerstörung der hypothalamischen Zentren, die einen regulierenden Einfluß auf die Milchsekretion ausüben, ist kein Abfall der Prolactinausschüttung nachweisbar. Die Entwicklung des durch Hypothalamusläsionen bedingten Diabetes insipidus ist gekennzeichnet durch ein schnelles Einsetzen von einer Polyurie und Polydipsie, eine Zwischenphase und durch eine Phase eines permanent gesteigerten Flüssigkeitsstoffwechsels bei gleichzeitigem Nachlassen der Milchsekretion. Aus den Versuchsergebnissen wird geschlossen, daß die Prolactinausschüttung durch übergeordnete Zentren gehemmt wird und keine primäre Rolle bei der hormonalen Steigerung der Milchsekretion spielt. H.-A. Ketz. 1770.

**4-64/11-0104** Žerebcov, P. I., Solncev, A. I. und Muchina, N. A. Ob uglevodnom obmene v rubce žvačnych životnych. **(Über den Kohlenhydratstoffwechsel im Pansen der Wiederkäuer.)** Izvestija Timirjazevskoj sel'skochozjajstvennoj akademii, Moskva **1963** Nr. 4. S. 134-143. — 1 Abb., 31 Lit. Zus. in Engl.
Vff. berichten über den Kohlenhydratstoffwechsel im Pansen der Wiederkäuer und über die Rolle der Kohlenhydratfütterung für die Fett- und Milchzuckerbildung. Weiterhin wird das Problem der Energieversorgung der Wiederkäuer diskutiert. I. Müller. 1810.

**4-64/11-0105** Wagner, H., Martinčić, T. und Wagner, O.; Basel, Univ., Physiol. — Chem. Inst. **Beeinflussung der Körperfettzusammensetzung durch das Nahrungsfett beim Kalb.** Helv. physiol. pharmacol. Acta **21** (1963) Nr. 4. S. 374-380. — 8 Tab., 7 Lit. Zus. in Engl.
Die Lipidzusammensetzung bei dreiwöchigen und dreimonatigen Kälbern wurde mit derjenigen von Rindern verglichen. Im Depotfett der Kälber ist die Myristinsäure vermehrt, die Stearinsäure vermindert. Der Gehalt an Myristinsäure wird dem Milchfett zugeschrieben, das diese zu 9% enthält. Im Gegensatz hierzu wird beim Rinde die in den Futterlipiden reichlich enthaltene Linolensäure in den Depots nicht angereichert. Zahlreiche Autoren vermuten eine Hydrierung der letzteren im Pansen zu Stearinsäure und erklären damit die höhere Konzentration dieser Verbindung im Depotfett. Erwachsene Rinder zeigen in ihren Fettstoffwechsel ein von anderen Säugern abweichendes Verhalten, das beim jungen Tier noch nicht wesentlich in Erscheinung tritt. Ernährungsphysiologisch ist die um die Hälfte niedrigere Konzentration der Stearinsäure im Depotfett der Kälber von Bedeutung, da Fette, wie z. B. der Rindertalg, die diese Säure vermehrt enthalten, beim Menschen den Cholesterinspiegel im Blut erhöhen. H. Busse. 1830.

**4-64/11-0106** Ferrando, R., Catsaounis, N. und Papasteriades, A.; Alfort/Seine, France, École Nat. Vétérin.; Salonique, Grèce, Univ., Fac. Vétérin. Digestibilité et assimilation du magnésium du foin de lurzerne chez le mouton. **(Die Verdaulichkeit und die Aufnahme des Mg im Luzerne-Heu beim Hammel.)** Recueil Méd. vétérin. **139** (1963) Nr. 12. S. 1005-1009. — 1 Tab., 9 Lit. Zus. in Engl., Span.
Es wird über die Bilanz der aufgenommenen und ausgeschiedenen Mg-Mengen bei Hammeln berichtet. Nur 25-26% des in Luzerne-Heu vorhandenen Mg

sind für die Tiere verfügbar. Wird das Mg jedoch als Mg-Sulfat ($MgSO_4 \cdot 7\,H_2O$) verabreicht, ist es zu 39,5-70% verwertbar. Für die Bekämpfung der Hypomagnesämie ist dieser Gesichtspunkt von Bedeutung. Die wesentlichen Mg-Reserven im Tierkörper befinden sich in seinem Skelett. In den Knochen erwachsener Tiere ist das Element jedoch in geringerem Uufange mobilisierbar, als im Skelett von Jungtieren. Desgleichen kommt es vor, daß normale erwachsene Tiere und Tiere mit einer Hypomagnesämie den gleichen Mg-Wert im Blute aufweisen. H. Busse. 1850.

**4-64/11-0107** Stockmaier, Helmut; München, Univ., Tierärztl. Fak., Inst. für Pharmakol., Toxikol. und Pharmaz. **Über die Beeinflussung der renalen Calcium- und Phosphatausscheidung.** Diss. München **1963** 36 S. — 5 Abb., 5 Tab., 69 Lit.

Bei 180-200 g schweren Albinoratten wird der Einfluß einer intravenösen Vit.-$D_3$-Lösung (6000 IE pro Std.) auf die renale Calcium- und Phosphatausscheidung untersucht. In der 2., 4. und 5. Std. nach Beginn der Infusion liegt die Phosphatkonzentration des zugehörigen Stundenharnes bei den Versuchstieren signifikant höher als bei den Kontrolltieren (0,6 ml physiol. NaCl-Lösung pro Std.). Die absolut ausgeschiedene Phosphatmenge ist gegenüber den Kontrolltieren bereits innerhalb der 1. Std. der Dauerinfusion erhöht, erreicht in der 2. Std. ihr Maximum und bleibt bis zur 5. Std. signifikant höher. Eine signifikante Beeinflussung der renalen Calciumausscheidung wird während der Vit.-$D_3$-Dauerinfusion nicht beobachtet. Vit. $D_3$ besitzt in angegebener Dosierung einen geringgradigen diuretischen Effekt. Aus den Versuchsergebnissen wird geschlossen, daß die Nierenwirkung des Vit. $D_3$ bei angegebener hoher Dosierung gegenüber der Nebenschilddrüsen dämpfenden Wirkung überwiegt. H.-A. Ketz. 1850.

**4-64/11-0108** Gutschow, Klaus; München, Univ., Tierärztl. Fak., Inst. für Pharmakol., Toxikol. und Pharmaz. **Über die Beeinflussung der renalen Calcium- und Phosphatausscheidung durch Citronensäure.** Diss. München **1963** 35 S. — 5 Abb., 5 Tab., 69 Lit.

Bei 180-220 g schweren Albinoratten wird der Einfluß einer siebenstündigen intravenösen Dauerinfusion einer Natriumcitratlösung (2,96%ig), 0,6 ml pro Std.) auf die renale Calcium- und Phosphatausscheidung untersucht. Die Citratinfusion hat eine Erhöhung der absoluten Calcium- und Phosphatausscheidung, eine Erhöhung der Harncalciumkonzentration sowie eine Steigerung der Diurese zur Folge. Die Erhöhung der renalen Calciumausscheidung wird als Folge einer Knochencalciummobilisierung in Form eines löslichen Calcium-Citrat-Komplexes gedeutet. H.-A. Ketz. 1850.

**4-64/11-0109** Hennig, A. und Anke, M.; Jena, Friedrich-Schiller-Univ., Inst. für Tierernähr. **Kadmium — Antimetabolit des Eisens und Zinks.** Arch. Tierernähr. **14** (1964) Nr. 1. S. 55-57. — 2 Tab., 6 Lit. Zus. in Russ., Engl.

Bei Versuchen an Mastschweinen wurde nachgewiesen, daß eine Cadmiumzulage zum Futter eine Parakeratose auslöste bzw. die klinischen Symptome verstärkte. In vorliegenden Untersuchungen erhielten Schweine über einen Zeitraum von 96 Tagen jeweils täglich 160 mg Cadmium als Cadmiumchlorid verabreicht. Die Cadmiumapplikation veränderte den Zinkgehalt des Tierkörpers nicht wesentlich, nur der Zinkgehalt der Borsten wurde deutlich reduziert; in der Niere wurde eine Erhöhung des Zn-Gehaltes ermittelt. Dagegen wurde der Eisengehalt der Knochen, der Schilddrüse, des Dünndarms und der Niere deutlich reduziert. Das Cadmium ist somit als Antimetabolit des Fe aufzufassen. Der Kupfer- und Phosphoranteil der einzelnen Organe wurde durch die Cadmiumzulage nicht gerichtet verändert. Die Ca-Deponierung in den Knochen wurde durch Cadmium geringfügig reduziert.

Die Cadmiumzulage hatte ferner eine gewisse Vergrößerung des Durchmessers der Nucleoli in den Leberzellen zur Folge, die jedoch nicht signifikant war.
E. Kolb. 1870.

**4-64/11-0110** Rautenberg, Werner, Simon, Eckhart und Thauer, Rudolf; Bad Nauheim, Max-Planck-Ges., W. G. Kerckhoff-Inst.; Gießen, Univ., Physiol. Inst. **Die Bedeutung der Kerntemperatur für die chemische Temperaturregulation beim Hund in leichter Narkose. 1. Mitt. Isolierte Senkung der Rumpfkerntemperatur.** Pflügers Arch. ges. Physiol. Menschen Tiere 278 (1963) Nr. 4. S. 337-349. — 3 Abb., 3 Tab., 30 Lit.
Bei insgesamt 39 Schäferhundbastarden beiderlei Geschlechts (15-29 kg) wird der Einfluß der Rumpfkerntemperatur auf die Wärmeregulation untersucht. Bei weitgehender Wärmeisolierung des Kopfes wird durch isolierte Senkung der Rumpfkerntemperatur Kältezittern ausgelöst. Die Gehirn- und Hauttemperatur lag dabei im normalen bzw. leicht erhöhten Bereich. Gleichzeitig wird ein Anstieg der Wärmebildung registriert. Aus den Versuchsergebnissen wird geschlosssen, daß im Körperinneren extracerebrale kältesensible Substrate vorhanden sein müssen, die an der Regulierung der chemischen Wärmebildung beteiligt sind. H.-A. Ketz. 1890.

**4-64/11-0111** Rautenberg, Werner, Simon, Eckhart und Thauer, Rudolf; Bad Nauheim, Max-Planck-Ges., W. G. Kerckhoff-Inst.; Gießen, Univ., Physiol. Inst. **Die Bedeutung der Kerntemperatur für die chemische Temperaturregulation beim Hund in leichter Narkose. 2. Mitt. Isolierte Senkung der Hirntemperatur.** Pflügers Arch. ges. Physiol. Menschen Tiere 278 (1963) Nr. 4. S. 350-360. — 3 Abb., 2 Tab., 18 Lit. 1. Mitt. vgl. vorst. Ref.
Bei insgesamt 12 Hunden (16,5-29,0 kg) wird der Einfluß der isolierten Senkung der Hirntemperatur bei normaler bzw. leicht erhöhter Rumpfkern- und Hauttemperatur auf die Wärmeregulation untersucht. In vier Versuchen hatte die isolierte Hirnkühlung Kältezittern und eine Steigerung des Sauerstoffverbrauches zur Folge. In acht Versuchen trat unter gleichen Versuchsbedingungen kein Kältezittern und keine Veränderung des Sauerstoffverbrauches auf. Die unterschiedlichen Versuchsergebnisse werden diskutiert.
H.-A. Ketz. 1890.

**4-64/11-0112** Simon, Eckhart, Rautenberg, Werner und Thauer, Rudolf; Bad Nauheim, Max-Planck-Ges., W. G. Kerckhoff-Inst.; Gießen, Univ., Physiol. Inst. **Die Bedeutung der Kerntemperatur für die chemische Temperaturregulation beim Hund in leichter Narkose. 3. Mitt. Einfluß der Hirntemperatur auf die Wärmeproduktion bei innerer und äußerer Kältebelastung.** Pflügers Arch. ges. Physiol. Menschen Tiere 278 (1963) Nr. 4. S. 361-373. — 4 Abb., 2 Tab., 18 Lit. 2. Mitt. vgl. vorst. Ref.
Bei 16,5-28,0 kg schweren Hunden wird der Einfluß der Hirntemperatur auf die Wärmeregulation in Abhängigkeit von äußerer und innerer Unterkühlung untersucht. Eine Senkung der Hirntemperatur bei gleichzeitiger Kältebelastung des Rumpfkernes und der Haut führt zur Verstärkung des Kältezitterns und zur weiteren Steigerung der Wärmebildung. Die Erhöhung der Hirntemperatur hat eine Hemmung des extracerebral ausgelösten Kältezitterns und eine Verminderung der Wärmebildung zur Folge. Aus den Versuchsergebnissen wird geschlossen, daß die Auslösung einer gesteigerten Wärmebildung bei Kältebelastung durch das Zusammenwirken peripherer und zentraler Faktoren erfolgt. H.-A. Ketz. 1890.

**4-64/11-0113** Schülke, B. und Lötsch, D.; Berlin, Humboldt-Univ., Inst. für Veterin.-Physiol. **Über den Einfluß von o-Methoxyphenylglycerinäther (My 301) auf die Erregbarkeit des M. gastrocnemius von Rana esculenta.** Acta biol. med. german. [Berlin] 12 (1964) Nr. 3. S. 347-353. — 3 Abb., 8 Lit.
Bei 60 g schweren Exemplaren von *Rana esculenta* wird der Einfluß von o-Methoxyphenylglycerinaether (My 301) auf Rheobase, Chronaxie und den

Faktor a der Weiß-Hoor-Weg'schen Reizformel am M. gastrocnemius untersucht. Auf Grund des Anstiegs der Rheobase, des Faktors a und der Chronaxie wird eine Herabsetzung der direkten Erregbarkeit der peripheren Muskulatur bei *Rana esculenta* durch My 301 geschlossen. H.-A. Ketz. 1900.

**4-64/11-0114** Pfeiffer, Wolfgang; Zürich, Univ., Zool.-Vergleichend. Anatom. Inst. **Geruchs- und Geschmacksstoffe im Leben der Tiere.** Naturwiss. Rdsch. **17** (1964) Nr. 1. S. 5-11. — 100 Lit.
In zusammenfassender Übersicht wird auf die biologische Bedeutung der Geruchs- und Geschmacksstoffe im Leben der Tiere eingegangen. Besondere Berücksichtigung finden die anziehenden und abstoßenden Wirkungen bestimmter Verbindungen, die Riechleistungen bei den Tieren, die Bedeutung bestimmter Stoffe für die Nahrungssuche und Nahrungsaufnahme, für die Fortpflanzung, für die Verständigung sowie für den Kampf ums Dasein. H.-A. Ketz. 1960.

**4-64/11-0115** Appelberg, B. und Kosary, I. Z.; Stockholm, Sweden, Veterinärhögskolan. Excitation of flexor fusimotor neurones by electrical stimulation in the red nucleus. **(Erregung der „flexor fusimotor neurones" durch elektrische Reizung im Nucleus ruber.)** Acta physiol. scand. **59** (1963) Nr. 4. S. 445-453. — 5 Abb., 10 Lit.
Vff. untersuchten nach einer ähnlichen Methodik wie in einer vorangegangenen Arbeit (vgl. Acta physiol. scand. **55** [1962] 150-159) die Wirkung einer unterschiedlich starken elektrischen Reizung im Gebiet des Nucleus ruber auf die efferenten „fusimotorischen" Fasern und die afferenten Muskelspindelfasern von Beuge- und Streckmuskeln der Beckengliedmaße der Katze. Dabei ergab die Reizung des dorsalen Teiles des Nucleus ruber einen hemmenden Einfluß auf die „fusimotorischen" Neurone sowohl der Strecker als auch der Beuger. Dies resultiert in einer Senkung der statischen Entladung dieser Muskelspindeln. Die Reizung des ventralen Teiles des Nucleus ruber ruft allgemein eine reziproke Wirkung mit Hemmung der Spindeln der Strecker und Anregung der Spindeln der Beuger hervor, wobei die anregende Wirkung empfindlicher gegenüber der Narkose ist und durch Vertiefung derselben unterdrückt werden kann. Die Ergebnisse werden vor allem im Vergleich zu den vorangegangenen Untersuchungen diskutiert. G. Michel. 2020.

**4-64/11-0116** Inada, Schichiro, Sugano, Shigeru und Ibaraki, Teisuke; Tokyo, Univ., Fac. of Agric. Electromyographic study on denervated muscles in the dog. **(Elektromyographische Untersuchung an denervierten Muskeln beim Hund.)** Jap. J. veterin. Sci. **25** (1963) Nr. 6. S. 327-336. — Orig.: engl. 2020.

**4-64/11-0117** Opel, H.; Beltsville, Md., A.R.S., U. S. Dep. of Agric. Premature oviposition following operative interference with the brain of the chicken. **(Vorzeitige Eiablage nach einem operativen Eingriff am Gehirn von Hühnern.)** Endocrinolgy **74** (1964) Nr. 2. S. 193-200. — 1 Abb., 3 Tab., 13 Lit.
Die elektrische Reizung des präoptischen Bereichs des Gehirns von Hühnern bewirkt die vorzeitige Ablage des zweiten Eies einer 2-Eier-Sequenz, wenn sie 4-25 Std. vor der Eiablage erfolgt. Die Häufigkeit der vorzeitigen Eiablage erhöht sich von 25 Std. (16%) bis zu 7 Std. (100%). Durch Untersuchungen in der Periode der maximalen Antwort auf die Reizung konnte gezeigt werden, daß die Reaktion nicht vom Verlauf des Stromes oder dem Sitz der Elektroden, sondern nur vom operativen Eingriff am Gehirn abhängig ist. Durch eine Pentobarbital-Narkose tritt keine Beeinträchtigung der Reaktion ein. Bei 70% der Tiere, die 21 Std., und bei 92% der Tiere, die 7 Std. vor der Eiablage elektrisch gereizt wurden, trat die Eiablage zwischen $10^{00}$ vormittags und Mittag ein. Die während dieses Zeitraums gelegten Einer waren 2-5 Std.

zu zeitig abgelegt worden. Die Rolle eines noch nicht erfaßten physiol. Tagesrhythmus bei der zeitlichen Begrenzung der Periode der vorzeitigen Eiablage wird diskutiert. E. Grün. 2020.

**4-64/11-0118** Roldán, E. und Weiss, T.; Prague, Czechoslov. Acad. of Sci., Inst. of Physiol. Excitability changes of the reticular ascendent activating system during sleep cycle in the rabbit. **(Veränderungen der Reizbarkeit des aufsteigenden reticulären Aktivierungssystems während des Schlafes beim Kaninchen.)** Arch. int. Physiol. Biochim. [Liège, Belgique] **71** (1963) Nr. 4. S. 518-527. — 3 Abb., 2 Tab., 10 Lit.

Bei nichtnarkotisierten, freibeweglichen Kaninchen werden EEG-Ableitungen mit Hilfe von implantierten Elektroden während des Schlafes registriert. Der Schlaf beginnt mit Aktionsstromwellen von langsamem Rhythmus und hoher Amplitude im Neocortex, im Hippocampus und in der Formatio reticularis. Nach den ersten 10-20 Min. wird ein Abfalll der Erregbarkeit des reticulären Aktivierungssystems beobachtet. In der zweiten Phase des Schlafes mit einer Dauer von etwa 3-4 Min. sind aus dem Hippocampus typische Thetawellen (4-6 pro Sek.) ableitbar, während das EEG des Neocortex eine Desynchronisation aufweist. In dieser Periode ist das Tier durch Reizung des reticulären Systems nicht aufweckbar. Im weiteren Verlauf des Schlafes treten dann wieder Aktionsstromwellen mit hoher Amplitude und niedriger Frequenz auf. Dabei nimmt die Erregbarkeit des reticulären Systems wieder zu. H.-A. Ketz. 2020.

**4-64/11-0119** Shepherd, G. M.; Oxford, Univ. Responses of mitral cells to olfactory nerve volleys in the rabbit. **(Die Reaktionen der Mitralzellen auf Aktionsstromsalven des Riechnerven beim Kaninchen.)** J. Physiol. [London] **168** (1963) Nr. 1. S. 89-100. — 6 Abb., 15 Lit.

Die Mitralzellen des Bulbus olfactorius reagieren bei narkotisierten Kaninchen auf jede Entladung des Riechnerven. Die extracellulär ableitbaren „Riesen-Aktionsstromkurven" gleichen antidromen Impulsen, wie sie nach einem Schock im lateralen Tractus olfactorius auftreten. In einigen Fällen werden typische A- und B-Komponenten sowohl bei orthodromen als auch bei antidromen Impulsen registriert. Orthodrome Entladungen, die zu schwach sind, um intracelluläre mit Mikroelektroden ableitbare Aktionspotentiale auszulösen, verursachen eine langanhaltende Blockade von antidromen Impulsen. H.-A. Ketz. 2020.

**4-64/11-0120** Phillips, C. G., Powell, T. P. S. und Shepherd, G. M.; Oxford, Univ. Responses of mitral cells to stimulation of the lateral olfactory tract in the rabbit. **(Reaktionen der Mitralzellen auf Reizung des lateralen Tractus olfactorius beim Kaninchen.)** J. Physiol. [London] **168** (1963) Nr. 1. S. 65-88. — 9 Abb., 31 Lit.

Bei narkotisierten Kaninchen werden elektrophysiologische Untersuchungen an Mitralzellen mit Hilfe von Mikroelektroden durchgeführt. Die Mitralzellen werden an Hand ihrer antidromen Reaktion nach Reizung des lateralen Tractus olfactorius identifiziert. Weitere Einzelergebnisse siehe Originalarbeit. H.-A. Ketz. 2020.

**4-64/11-0121** Klingberg, F. und Pickenhain, L.; Leipzig, Karl-Marx-Univ., Neurol.-Psychiatrische Klin. **Veränderungen des ECG, der kortikalen hervorgerufenen Potentiale und der Startle-Reaktionen bei Ratten während der Ausarbeitung eines bedingten Fluchtreflexes.** Acta biol. med. german. [Berlin] **12** (1964) Nr. 5. S. 552-567. 2020.

**4-64/11-0122** Seipelt, H. und Wolff, K.; Halle/S., Martin-Luther-Univ. Halle-Wittenberg, Pharmakol. Inst. **Über den Einfluß von jahrelang eingehaltenen Zucht- und Pflegebedingungen auf die 24-Stunden-Rhythmik der**

**Spontanmotilität von Albinomäusen.** Z. Versuchstierkunde 4 (1964) Nr. 1/2. S. 17-24. 2090.

---

4-64/11-0123 *Fellenberg, Roland Louis von.* **Das glykolytische Enzymmuster von Leber, Niere, Skelettmuskel, Herzmuskel und Großhirn bei Ratte und Maus.** Diss. Veterinärmed. Fak. Bern. 1962. (S. 335-350) 8°. (Diss. 9624)

## IV. RADIOBIOLOGIE

**4-64/11-0124** Bruyere, P. Médecine vétérinaire et sciences nucléaires. Introduction à la radiobiologie et aux techniques radioisotopiques. 1[re]partie. **(Veterinärmedizin und Kernwissenschaften. Einführung in die Radiobiologie und die Technik der Radioisotope. 1. Mitt.)** Ann. Méd. vétérin. [Bruxelles] **107** (1963) Nr. 6. S. 383-430. – 3 Abb., 7 Tab., 12 Lit.
Nach einer Einführung unter Herausstellung der zukünftigen Bedeutung der Radioaktivität geht Vf. ausführlich auf das Phänomen der Radioaktivität und die Begriffe der Kernphysik ein. Er behandelt die Radioaktivität allgemein, den Aufbau des Atomkerns, die stabilen und instabilen Isotope unter Beachtung der natürlichen und künstlichen Isotope. Ferner werden die Maßeinheiten der Energie und der Radioaktivität unter Zugrundelegung der einzelnen Strahlungsarten dargelegt. Die letzten Abschnitte befassen sich mit den Kernreaktionen und der Herstellung der künstlich radioaktiven Isotope. Neue Erkenntnisse sind in dem Artikel nicht enthalten.
G. Mehlhorn. 2120.

**4-64/11-0125** Mauranges, P. Rayonnements ionisants et santé. **(Ionisierende Strahlung und Gesundheit.)** Écon. Méd. animales 4 (1963) Nr. 6. S. 396-403. – 1 Lit.
Vf. geht nach einer allgemeinen Einführung auf die biologische Wirkung der ionisierenden Strahlung ein und erklärt die enzymatischen Vorgänge bei der Einwirkung von radioaktiver Strahlung auf lebendes Substrat. Als Strahlenquellen nennt er die natürliche Strahlung, die medizinische Bestrahlung, die berufliche Bestrahlung und Bestrahlungen der Menschen im täglichen Leben. Ferner weist er noch auf Strahlenquellen hin, die durch die kriegerische Anwendung der ionisierenden Strahlung entstehen können. Die Ausführungen gehen nicht über allgemeine Darlegungen hinaus.
G. Mehlhorn. 2150.

**4-64/11-0126** Wisecup, William G.; San Francisco, Calif., U. S. Naval Radiol. Defense Lab. Fallout and livestock – some observations on the situation as it appears today. **(Fallout und Viehbestand — einige Bemerkungen zur gegenwärtigen Lage.)** J. Amer. veterin. med. Assoc. **140** (1962) Nr. 3. S. 236-240. – 1 Abb., 3 Tab., 29 Lit.
Vf. schildert die Bildung und die Merkmale des Fallout sowie die Gefahren für den Viehbestand. Die Spaltprodukte, die bei einer nuclearen Detonation entstehen, stellen ein Gemisch von ca. 200 Isotopen von 35 Elementen dar. Für den Viehbestand entsteht dadurch die Gefahr der äußeren Bestrahlung sowie der Aufnahme radioaktiver Stoffe in das Innere des Organismus. Die radioaktiven Teilchen können sich auf der Körperoberfläche der Tiere ablagern und sonnenbrandähnliche Verbrennungen hervorrufen. Die äußere Bestrahlung bewirkt eine Strahlenkrankheit, die meist zum Tode führt oder bei Schlachttieren eine Minderung der Fleischqualität entstehen läßt. Aufgenommene radioaktive Stoffe bringen die Gefahr der Erkrankung des Tieres selbst mit sich oder lassen die Gefahr der Aufnahme radioaktiver Stoffe durch den Menschen bei Genuß von Lebensmitteln, die von diesen Tieren gewonnen wurden, entstehen. Tierschutzräume zu bauen ist zu kostspielig. Vf. tritt dafür ein, die Tiere in Stallungen einzusperren und für einen genügenden Futtervorrat zu sorgen. Nach 48 Std. soll die akute Periode vorbei sein. Nachdem die akute Periode vorbei ist, sollen die betroffenen Tiere mit Wasser

abgewaschen werden. Die Dächer der Ställe sind ebenfalls mit Wasser abzuspritzen. Für die Behandlung der Strahlenkrankheit der Tiere gibt es keine spezifischen Arzneimittel. Milch von Tieren, die radioaktive Stoffe aufgenommen haben, ist nicht vom Menschen zu verbrauchen.
G. Mehlhorn. 2150.

**4-64/11-0127** Michon, G. und Jeannaire, L.; Fontenay aux Roses, Centre d'Étude Nucléaires. Essai d'étude de la contamination du cheptel par l'iode 131 dans des conditions naturelles. **(Versuch einer Feststellung der Verseuchung von Rindern mit radioaktivem $^{131}$J unter natürlichen Bedingungen.)** Bull. Acad. vétérin. France [N. S.] **36** (1963) Nr. 7. S. 311-315. – 1 Abb., 2 Tab., 11 Lit.

Nach einer Serie nuclearer Explosionen im Herbst 1961 sollte experimentell geklärt werden, wie hoch in der Milch von Kühen der Gehalt an $^{131}$J sei. Unterlagen über den Stoffwechsel radioaktiver Elemente bei den großen Haustieren sind bisher knapp, weil die hierfür benötigten Spezialstallungen meist fehlen und das Tiermaterial entsprechend teuer ist. Die Gehaltswerte an radioaktivem $^{131}$J wurden im Futter, der Milch und den Schilddrüsen der Versuchskühe bestimmt. Nach einer Stabilisierung nahmen die $^{131}$J-Werte im Futter im Verlaufe von 8 Tagen ab. Zwischen der Nahrung und den Tieren entwickelte sich langsam ein Gleichgewichtszustand, während die durchschnittliche Aktivität der Milch länger als 15 Tage anstieg. Zwischen der Verseuchung des Futters und dem Gehalt an radioaktivem Jod bestand eine nachweisliche Beziehung. Abgesehen von dem Meßfehler bei Versuchsende kann man unterstellen, daß in einem Liter Milch 1% der täglich aufgenommenen $^{131}$J-Menge enthalten war. Andere Autoren haben bei allerdings anderer Fütterung Werte von 3% ermittelt. Diese Differenzen beruhen wahrscheinlich auf der schlechten Futterqualität im vorliegendem Versuch und individuellen Unterschieden im Stoffwechsel des verwendeten Tiermaterials. Im Verhältnis zur Bedeutung des Futters für die radioaktive Verseuchung beim Rind kann die Rolle des Wassers und der Luft vernachlässigt werden. Die nach der Schlachtung der Kühe und ihrer Kälber in den Schilddrüsen festgestellten $^{131}$J-Werte sind in Tabelle II angegeben.
H. Busse. 2150.

**4-64/11-0128** Sansom, B. F., Garner, R. J. und West, L. C.; Compton, Newbury, Berks., Inst. for Res. on Animal Diseases, A. R. C. Some clinical observations on cows following the administration of radium-224 and calcium-45. **(Einige klinische Beobachtungen an Kühen nach einer Verabreichung von Radium-224 und Calcium-45.)** Veterin. Rec. **76** (1964) Nr. 1. S. 1-3. – 2 Tab., 9 Lit.

Nach einer gemischten oralen Dosis von 24 mc $^{224}$Ra und 5 mc $^{45}$Ca an 2 Kühe verweigerten diese das Futter und litten 3 Tage lang an Verstopfung. Die Tiere waren völlig wiederhergestellt, bevor eine intravenöse Dosis von 4 mc $^{224}$Ra und 2 mc $^{45}$Ca verabreicht wurde, die ähnliche Symptome, jedoch ohne Verstopfung hervorrief. Beide Dosen erzeugten eine vorübergehende Neutropenie und einen leichten aber ständigen Abfall der Thrombocyten beginnend mit der 1. Woche nach der oralen Dosis und andauernd bis 2 Mon. nach der intravenösen Dosis.
G. Mehlhorn. 2150.

**4-64/11-0129** Čenčev, I. Vlijanie na joniziraštata radiacija vŭrchu infekcijata i imuniteta. II. Vlijanie na joniziraštata radiacija vŭrchu pasivnija imunitet pri červenkata po svinete. **(Der Einfluß der ionisierenden Strahlung auf die Infektion und Immunität. 2. Mitt. Der Einfluß der ionisierenden Strahlung auf die passive Immunität bei Schweinerotlauf.)** Izvestija na Veterinarnija institut za zarazni i parazitni bolesti, Sofija 8 (1963) S. 11-15. – 12 Lit.

Es wurden Versuche mit 120 weißen Mäusen durchgeführt, die gruppenweise der Einwirkung von Röntgenstrahlen ausgesetzt wurden: I. Gruppe — 250 r, II. Gruppe — 190 r. Jede Gruppe wurde in Untergruppen unterteilt und mit einer 48stündigen Bouillonkultur des Stammes *Erysipelothrix insidiosa* „Witosch" in einer Dosis von 0,02 ml am 2. Tage nach der Bestrahlung (I. Untergruppe), am 4. Tage (II. Untergruppe) und am 6. Tage (III. Untergruppe) infiziert. Allen Mäusen wurde eine halbe Stunde vor der Ansteckung ein spezifisches Antirotlaufserum in einer Dosis von 0,02 ml (der ersten Hälfte jeder Untergruppe) und 0,12 ml (der zweiten Hälfte jeder Untergruppe) injiziert. Es wird festgestellt, daß die Wirkungskraft des spezifischen Antirotlaufserums nach der Strahlenschädigung bedeutend geringer wurde. Sogar die sechsfache Vergrößerung der Serumdosis war nicht imstande, 50% der Versuchstiere zu schützen, wenn die Ansteckung bei einer Strahlenschädigung (250 r) erfolgte. NRB/ZSNTI. 2150.

**4-64/11-0130** Winchell, H. S., Pollycove, Myron, Loughman, W. D. und Lawrence, J. H.; Berkeley, Univ. of California. Autologous bone marrow transplantation studies in dogs irradiated by $Y^{90}$-DTPA urine-recycling technic. **(Transplantationsuntersuchungen mit autologem Knochenmark bei durch $^{90}$Y-DTPA bestrahlten Hunden; „urine-recycling technic".)** Blood **23** (1964) Nr. 1. S. 44-52. — 2 Abb., 1 Tab., 6 Lit. Zus. in Interlingua.

Hunde (6 Mon. und 2 Jahre alt) wurden durch Verabreichung von $^{90}$Y-DTPA (Diethylene triamine pentaacetic acid) einer Bestrahlung ausgesetzt. Ferner erhielten sie täglich 600000 Einheiten Penicillin sowie 0,75 Gm Streptomycin für die Dauer von 4 Wochen nach der Bestrahlung. Vor der Bestrahlung war jedem Hund Knochenmark entnommen und konserviert worden. Das autologe Knochenmark wurde einmal bei nichtnarkotisierten Hunden intravenös verabreicht oder bei narkotisierten Hunden in die A. femoralis injiziert. Vff. konnten feststellen, daß es mit Transplantationen von autologem Knochenmark möglich ist, das Leben von letalbestrahlten Hunden zu erhalten. Im Gegensatz zu den Ergebnissen bei Bestrahlungen mit äußeren Strahlenquellen zeigten die mit $^{90}$Y-DTPA und autologem Knochenmark behandelten Tiere keine frühzeitige Rückkehr der zirkulierenden Lymphocyten. G. Mehlhorn. 2150.

**4-64/11-0131** Winchell, H. S., Anderson, A. C. und Pollycove, Myron; Berkeley, Univ. of California; Davis, Univ. of California, School of Veterin. Med. Radiation-induced hemorrhagic diathesis in dogs unassociated with thrombycytopenia: Association with an intravascular protein-polysaccharide particle. **(Strahleninduzierte hämorrhagische Diathese bei Hunden ohne Thrombocytopenie. Verbindung mit einer intravasculären Protein-Polysaccharid-Substanz.)** Blood **23** (1964) Nr. 2. S. 186-192. — 2 Abb., 1 Tab., 9 Lit. Zus. in Interlingua.

Hunden zwischen 6 Mon. und 2 Jahren wurde $^{90}$Y-DTPA (diethylene-triamine penta-acetic acid) verabreicht. Vff. konnten feststellen, daß bei den Hunden keine signifikante Thrombocytopenie auftrat. Nichtsdestoweniger zeigten die Tiere bei der Sektion eine stark ausgeprägte härmorrhagische Diathese. Es zeigte sich ferner, daß bei Hunden, die bei der Sektion eine gerade noch feststellbare hämorrhagische Diathese aufwiesen, eine intravasculäre Polysaccharid-Substanz nachzuweisen war. Diese Substanz hatte die gleichen Eigenschaften, wie sie zum ersten Mal von Andersen nach systematischen Bestrahlungen von Hunden mit Röntgenstrahlen festgestellt wurde. Sie konnte von ihm vor allem in den Läsionen von Thrombocytopenie-Purpura nachgewiesen werden. G. Mehlhorn. 2150.

**4-64/11-0132** Jusupov, A. A.; Inst. für Biophysik des Min. für Gesundheitswes. der UdSSR. Nekotorye osobennosti raspredelenija stroncija-90 v skelete sobak posle odnokratnogo i dlitel'nogo vvedenija. **(Einige Besonderheiten der Verteilung von Strontium-90 im Skelett von Hunden nach einmaliger und anhaltender Verabreichung.)** Uzbekskij biologičeskij žurnal, Taškent **7** (1963) Nr. 4. S. 35-36. — 6 Lit. Orig.: russ., Ausz.: usbek.

An 18 Hunde im Alter von über zwei Jahren und einem Gewicht von 10-20 kg, wurde an 9 Tiere im gleichen Verhältnis mit Yttrium-90 eine einmalige Gabe von je 0,15 $\mu$g/kg Strontium-90 und an die weiteren 9 Tiere in 6-7 und 24 Monaten je 0,002 $\mu$c/kg Strontium-90 verabreicht. Die Untersuchungen wurden nach Tötung der Tiere mit autoradiographischen Methoden geführt. Sowohl bei einmaliger Verabreichung als auch bei anhaltender Applikation verteilt sich $^{90}$Sr ungleichmäßig in den verschiedenen Abschnitten des Unterkiefers. Die Konzentration ist in den Schneidezähnen höher als in den Backzähnen. $^{90}$Sr sitzt vorwiegend im Dentin, während es im Zahnschmelz fast fehlt. In Wirbeln und im Brustbein ist die Verteilung bei beiden Anordnungen nahezu gleichmäßig. In den langen Röhrenknochen ist der $^{90}$Sr-Gehalt in den Epiphysen am höchsten, jedoch ist der Unterschied bei anhaltender Verabreichung weniger ausgeprägt. Insgesamt kann festgestellt werden, daß bei anhaltender Verabreichung die Unterschiede in der Verteilung des $^{90}$Sr in den einzelnen Abschnitten des Knochengewebes weniger ausgeprägt sind als bei einmaliger Applikation. G. Mehlhorn. 2150.

**4-64/11-0133** Cavins, John A., Scheer, Stuart C., Thomas, E. Donnall und Ferrebee, Joseph W.; Cooperstown, N. Y., Columbia Univ. The recovery of lethally irradiated dogs given infusions of autologous leukocytes preserved at −80 °C. **(Die Heilung von letal bestrahlten Hunden durch Infusion von bei -80 °C konservierten autologen Leukocyten.)** Blood **23** (1964) Nr. 1. S. 38-43. — 2 Abb., 1 Tab., 15 Lit. Zus. in Interlingua.

Neun gesunde Bastardhunde wurden einer 1200 r Ganzkörperbestrahlung bei 4-5 r/Min. Dosisleistung unterzogen. Danach wurde ihnen eine Infusion von 2,12 bis 20 × 10$^{9}$ autologen Leukocyten i. v. verabreicht, welche vorher bei −80 °C konserviert worden waren. Die Konservierung erfolgt in 10%igem Dimethyl-sulfoxid. 3 Hunde überlebten die Bestrahlung mit verzögerter, aber vollständiger hämatopoetischer Regeneration. 3 Hunde zeigten eine beginnende Knochenmark-Regeneration, starben jedoch 3-4 Wochen nach der Bestrahlung. 3 Hunde, denen weniger als 6 × 10$^{9}$ Zellen verabreicht wurden, starben innerhalb von 21 Tagen. Die Zahl der infundierten Leukocyten stellte den kritischen Faktor dar, da keine Hunde überlebten, die weniger als 9 × 10$^{9}$ Zellen erhalten hatten. Es stellte sich heraus, daß mit peripheren Blutzellen die Wiederherstellung der Knochenmarkfunktion in bestimmten Grenzen möglich ist. G. Mehlhorn. 2150.

**4-64/11-0134** Appelgren, L.-E., Hansson, E. und Schmiterlöw, C. G.; Stockholm, Sweden, Roy. Veterin. Coll. Localization of radioactivity in the superior cervical ganglion of cats following injection of C$^{14}$-labelled nicotine. **(Lokalisation der Radioaktivität im oberen Hals-Ganglion der Katzen nach einer Injektion von mit $^{14}$C markiertem Nicotin.)** Acta physiol. scand. **59** (1963) Nr. 4. S. 330-336. — 4 Abb., 20 Lit.

Katzen wurden narkotisiert und danach alle Zweige der Carotiden, mit Ausnahme derjenigen, die das obere Halsganglion versorgen, abgebunden. Es wurde 0,5 mg $^{14}$C-Nicotin mit einer Aktivität von 40 $\mu$c, gelöst in 0,2 ml physiol. NaCl, verabreicht. Das obere Halsganglion wurde 5 Min. nach der Applikation entfernt und in 3 Teile geteilt. Diese wurden sofort mittels der Gefriertrocknung konserviert. Außerdem wurde ein Versuch an 2 Jungkatzen ausgeführt, bei denen nach beschriebener Versuchsanordnung auch das Ganglion nodosum, das obere Halsganglion und die angrenzenden Nervenstämme entfernt wurden. Die Untersuchungen erfolgten auf autoradiographischem und mikroautoradiographischem Wege. Die Untersuchungen ergaben, daß sich

fast alle Radioaktivität in den Ganglionzellen ablagerte, während die übrigen Zellen und das angrenzende Gewebe kaum Aktivität aufwiesen. Es war ferner beachtenswert, daß einige Ganglionzellen mehr Radioaktivität speicherten als andere. Die Ursachen werden ausführlich diskutiert.
G. Mehlhorn. 2150.

**4-64/11-0135** Moreng, R. E. und Hollister, K. W.; Fort Collins, Colorado State Univ. Morphology and hatching power of the developing chick embryo following x-irradiation. **(Morphologie und Brutkraft des sich entwickelnden Hühnerembryos nach einer Röntgenbestrahlung.)** Proc. Soc. exp. Biol. Med. **114** (1963) Nr. 1. S. 99-103. — 2 Abb., 5 Tab., 7 Lit.

Eier von einzelnen ausgesuchten Leghornhennen wurden täglich gesammelt, nach einheitlicher Größe sortiert und gesäubert. Sie wurden in einem Kühlraum bei 7,2 °C 10 Tage gelagert. Jeweils 48 Eier wurden zur Behandlung ausgewählt und gekennzeichnet sowie zu je 16 Stück bestrahlt, Strahlendosis 85,3 r/Min. Die Bestrahlungsdosis lag zwischen 400-1100 r. Die Bestrahlung erfolgte zwischen dem 0-13. Tag der Embryonalentwicklung. Zur Feststellung des Weiterlebens der Embyonen wurden die Eier am 3., 10. und am 19. Tag vor dem Schlüpfen durchleuchtet. Vff. konnten ein Ansteigen der Anomalien morphologischer Art, ähnlich denen, die gewöhnlich beim Hausgeflügel gefunden werden, feststellen. Bei den Höchstdosen traten Verkümmerungen, Krallen- und Extremitätendeformierungen sowie Unterkieferveränderungen auf. Der Schlüpfprozentsatz behandelter Embryonen nahm mit der Dosis stark ab. Ferner konnte ein Zusammenhang zwischen dem Schlupfgewicht und der verabreichten Dosis festgestellt werden, indem die mit höheren Dosen bestrahlten Tiere ein höheres Gewicht aufwiesen, was mit dem Überleben von nur kräftigen Embryonen erklärt wird.
G. Mehlhorn. 2150.

**4-64/11-0136** Zijaev, Š. I.; Inst. für Biophysik des Min. für Gesundheitswes. der UdSSR. Sravnitel'noe izučenie skorosti očiščenija krovi ot radioaktivnogo kolloidnogo serebra $Ag^{110}$ pri vnutrivennom vvedenii ego zdorovym krolikam i krolikam pri razvitii karcinomy Brouna-Pirsa. **(Vergleichsstudium der Geschwindigkeit der Blutreinigung von radioaktivem kolloidalen Silber $^{110}Ag$ bei intravenöser Applikation an gesunde Kaninchen und an Kaninchen bei Entwicklung des Brown-Pearce-Tumors.)** Usbekskij biologičeskij žurnal, Taškent **7** (1963) Nr. 4. S. 40-42. — 1 Tab., 13 Lit. Orig.: russ., Ausz.: usbek.

Von 35 Kaninchen (♂) wurden bei 25 als Versuchsgruppe der Brown-Pearce-Tumor durch Injektion von 0,5 ml 10%iger Tumorsuspension in den Hoden hervorgerufen. Allen Tieren wurde radioaktives kolloidales Silber $^{110}Ag$ in einer Dosis von 0,13 $\mu$c/kg Kgw. verabreicht. Die Entnahme des Blutes zur Aktivitätsbestimmung erfolgte 5, 10, 20, 30, 40, 50, 60, 90 Minuten und 24 Stunden nach der Injektion. Das radioaktive kolloidale Silber verschwindet sowohl bei der Kontrollgruppe als auch bei den mit Tumor behafteten Tieren im Verlaufe der ersten 1½-2 Stunden aus der Blutbahn. Mit stärkerer Entwicklung des Geschwulstprozesses verschwinden die kolloidalen Teilchen schneller aus dem Blut. G. Mehlhorn. 2150.

**4-64/11-0137** Mirachmedov, A. K.; Inst. für Kernphysik der Akad. der Wiss. der Usbek. SSR. Gistochimičeskaja charakteristika raspredelenija ribonukleinovoj (RNK) i dezoksiribonukleinovoj (DNK) kislot v semennike krys posle oblučenija gamma-lučami $Co^{60}$. **(Histochemische Charakteristik der Ribonuclein- [RNK] und Desoxyribonuclein-[DNK]Säure im Hoden von Ratten nach der Bestrahlung mit Gamma-Strahlen von $^{60}Co$.)** Uzbekskij biologičeskij žurnal, Taškent **7** (1963) Nr. 4. S. 55-58. — 3 Abb., 18 Lit. Orig.: russ., Ausz.: usbek.

Vf. bestrahlte 45 weiße geschlechtsreife Ratten (♂) mit einem Gewicht von 150 g und darüber bei Haltung unter gleichen Laborbedingungen mit einer Gamma-Anlage in der Dosis von 400 r bei 33 r/Sek. Die bestrahlten Tiere wurden nach 1, 3, 4 Tagen, nach 1 und 2 Wochen und nach 1, 2, 3 Monaten post irrad. durch Dekapitation getötet. Für die Untersuchungen wurden die üblichen histochemischen Untersuchungen verwendet. Das Gewicht der Hoden verringerte sich mit der Zeit nach der Bestrahlung. Ein Minimalgewicht der Hoden wurde 2 Monate nach der Exposition beobachtet. Einen Tag post expos. zeigten sich Erweiterung der Blutgefäße, Anhäufung von Lymphocyten und geringe Blutungen. Die Kerne der Spermatogonien sind reich an Chromatin, die Kerne der Spermatocyten sind rund, das Cytoplasma kaum sichtbar. In den Kernen der Spermatiden verringert sich der Chromatingehalt. Die Verringerung des Chromatins nimmt in den folgenden Tagen zu. Die Kerne vacuolisieren. Die Interstitialzellen vergrößern sich. Nach 4 Tagen treten degenerative Veränderungen und Vacuolisierung des Cytoplasmas der Sertolizellen und anderer Zellelemente auf. In den ersten zwei Wochen werden ferner eine Verringerung der Epithelschicht, Vacuolisierung der Wandschicht des Epithels, zahlenmäßige Vermehrung der Sertolizellen sowie der Interstitialzellen in einzelnen Hodenkanälchen festgestellt. Diese Prozesse dehnen sich bis zum 30. Tag aus. Die degenerativen Veränderungen dehnen sich bis zum Verschwinden des Keimepithels und zur Verödung der Kanälchen bis zum 60. Tag aus. Nach etwa 3 Monaten beginnt eine teilweise Regeneration der Epithelzellen. Die Hyperplasie der Interstitialzellen bleibt erhalten. Die Veränderungen der Ribonucleinsäure und Desoxyribonucleinsäure laufen parallel zu den histologischen Strukturveränderungen der Fortpflanzungszellen. G. Mehlhorn. 2150.

**4-64/11-0138** Anonym. **Radioaktive Verseuchung tierischer Produkte.** Kraftfutter **47** (1964) Nr. 2. S. 58-59.
Es wird die von einem Mitarb. des US-Landwirtschaftsministeriums 1962 dargelegte Meinung über die Gefahren und Abwehrmaßnahmen gegenüber radioaktivem Fallout aus Atombombentests und aus einem evtl. Atombombenangriff zusammengefaßt wiedergegeben. Es wird auf die geringen Gefahren hingewiesen, die bisher durch den radioaktiven Niederschlag aus den Atombombentests vorhanden sind. Schwierigere Probleme würden nach einem nuclearen Angriff auftreten. Hühner sollen nach einem solchen Angriff noch am ehesten zur Frischfleischversorgung dienen können. Einfachste Abschirmung gegenüber der äußeren Bestrahlung mindert die Schädigungen schon sehr herab. Sie kann schon durch Einsperren des Viehs in Ställe erreicht werden. 3 m Heuballen bieten denselben Schutz gegenüber Gammastrahlung wie 30 cm Erdschicht. Die Farmer sollten Pläne zur geschützten Unterbringung der Tiere ausarbeiten und vorbereiten. Bei mit radioaktiven Stoffen kontaminiertem Futter entsteht die Gefahr der inneren Schädigung. Bedeutung kommt den Isotopen $^{90}$Sr, $^{137}$Cs, $^{131}$J zu. Um Gegenstände von der Kontamination zu befreien, muß wie bei der Beseitigung von Staub vorgegangen werden. Die radioaktiven Stoffe werden auch mit der Milch und mit den Eiern wieder ausgeschieden. Die Tiere sollten deshalb die ersten 60 Tage nach dem Angriff mit abgedecktem Futter ernährt werden.
G. Mehlhorn. 2160.

**4-64/11-0139** Mauranges, P. Aliments et radiations ionisantes. **(Nahrungsmittel und radioaktive Ionisation.)** Écon. Méd. animales **4** (1963) Nr. 6. S. 392-395. — 1 Tab.
Nach einer kurzen Behandlung der physikalischen, chemischen, biochemischen und biologischen Wirkungen der ionisierenden Strahlung auf die Nahrungsmittel weist der Vf. daraufhin, daß die Möglichkeiten der Anwendung der ionisierenden Strahlung zur Konservierung der Nahrungsmittel noch nicht

restlos abgeschätzt werden können. Prinzipiell wäre es möglich, die Bestrahlung zur Sterilisierung und Pasteurisierung anzuwenden; ferner könnten Parasiten wie z. B. Trichinen damit vernichtet werden. Außerdem kann mit der ionisierenden Strahlung eine Abtötung von Insekten und eine Keimhemmung bei Pflanzen erreicht werden. Eine Beantwortung der Frage nach der Unschädlichkeit der bestrahlten Nahrungsmittel erfolgte bisher noch nicht in genügendem Maße. Ein bevorzugter Einsatz wäre denkbar bei der Anwendung von kleinen Dosen (weniger als 100 krad) bei gleichzeitiger Kombination mit anderen Konservierungsmitteln, vornehmlich der Tiefkühlung. Für die industrielle Anwendung sind noch eine größere Anzahl von Untersuchungen notwendig. G. Mehlhorn. 2160.

**4-64/11-0140** Jarvis, Anita A., Brown, J. R. und Arnott, D. R.; Toronto, Canada, Univ., School of Hyg.; Guelph, Agric. Coll. Influence of age of radioactive fallout material upon its deposition in milk and vertical distribution in soil. **(Der Einfluß des Falloutalters auf die Ablagerung in der Milch und die vertikale Verteilung im Boden.)** J. Dairy Sci. **47** (1964) Nr. 1. S. 68-73. — 5 Tab., 12 Lit.
In Fortsetzung einer Versuchsreihe vom Frühjahr und Sommer 1961 wurden nach Wiederaufnahme der Bombentests im Herbst des gleichen Jahres Milchproben von 8 Kühen, Gras und Boden auf $^{89}Sr$ und $^{90}Sr$ untersucht, um den Weg und die Reihenfolge des Erscheinens der Radionuclide im Biozyklus zu veranschaulichen. Anhand der stark erhöhten $^{89}Sr$ und $^{90}Sr$-Werte im Gras in den ersten 2 Mon. nach Freiwerden des Fallout und der konstanten Werte im Boden konnte nachgewiesen werden, daß die Kontamination der Pflanzen auf dem direkten Weg über die oberflächlichen Teile vonstatten geht. Als Ergebnis der Bodenuntersuchungen wurde eine Abnahme der Radiokontamination in vertikaler Richtung festgestellt. Die Kontamination der Milch wurde anhand des $^{90}Sr$ und Ca-Gehaltes und der $^{90}SU$-Werte bestimmt. Im Vergleich mit den Werten vom Aug. 1961 konnte im Okt. ein starker Anstieg verzeichnet werden, die Anwesenheit von $^{89}Sr$ deutete auf frischen Fallout. Die Radioisotope erschienen schon nach 6 Wochen in der Milch. Vff. geben eine exakte tabellarische Aufstellung der Versuchswerte und eine Beschreibung der Probenaufarbeitung. M. Worseck. 2160.

**4-64/11-0141** Dubrovina, Z. V. und Belova, O. M. Perechod stroncija-90 iz moloka v otdel'nye moločnye produkty pri različnom technologičeskom processe ich polučenija. **(Der Übergang von $^{90}Sr$ aus der Milch in die einzelnen Milchprodukte bei verschiedenen technologischen Prozessen ihrer Gewinnung.)** Gigiena i sanitarija, Moskva 28 (1963) Nr. 1. S. 105-108. — 3 Tab., 4 Lit. Aus: Dok.-Dienst Kernforsch. u. Kerntechn.
Mit der Milch einer Kuh, die $^{90}Sr$ appliziert erhielt, wurden Untersuchungen über den relativen Übergang von Ca, Sr stabil und $^{90}Sr$ aus der Milch in Sahne, Magermilch, Casein, Butter und Buttermilch bei einem Standardaufbereitungsverfahren sowie über den relativen Übergang von Ca und $^{90}Sr$ aus der Milch in Quark, Casein und Käse bei drei verschiedenen Verfahren der Milchverarbeitung durchgeführt. Das $^{90}Sr/Ca$-Verhältnis ist in allen Milchprodukten unabhängig vom Verarbeitungsverfahren praktisch dasselbe wie in der Milch. Das gleiche gilt auch für das $(Sr_{stabil}/Ca)$-Verhältnis. Der absolute Gehalt an $^{90}Sr$ und Ca ist in den verschiedenen Milchprodukten sehr unterschiedlich. Der Übergang von $^{90}Sr$, $Sr_{stabil}$ und Ca aus der Milch in die Sahne beträgt 4-5%, derjenige von der Milch in die Butter weniger als 1%. Bei der Verarbeitung der Magermilch zu Casein und Molke gehen etwa 20-25% der Elemente in das Casein und 60-70% in die Molke über. Die spezifische $^{90}Sr$-Aktivität der einzelnen Milchprodukte hängt ferner von der Art der Milchverarbeitung ab. Bei der normalen Säuerung ist sie im Quark, Casein und im Käse nur halb so hoch wie die spezifische Aktivität der Milch. Bei der

Fällung mit Lab ist sie jedoch 2-3mal und bei der Fällung mit $CaCl_2$ 5mal höher als in der Milch. Der geringste prozentuale Übergang des $^{90}Sr$ (aber auch des Ca) von der Milch in die Milchprodukte erfolgt demnach bei der normalen Säuerung, der größte bei der Fällung mit $CaCl_2$.
H. Reißig. 2160.

**4-64/11-0142** Morre, Jean und Richou, Lucien. Mise en évidence de composés carbonylés dans les viandes irradiées aux rayons gamma. **(Nachweis von Kohlenstoffverbindungen im Fleisch, das mit Gamma-Strahlen bestrahlt worden ist.)** Bull. Acad. vétérin. France [N. S.] **36** (1963) Nr. 8. S. 349-359. — 2 Abb., 1 Tab., 4 Lit.
Bei der Bestrahlung von Fleisch mit ionisierenden Strahlen entstehen Aldehyde wie Glyoxal und Malonaldehyd. Die Produktion von zusammengesetzten Kohlenwasserstoffen ist nicht spezifisch für die Bestrahlung. Bei Bestrahlung mit hohen Dosen können Geruchsabweichungen auftreten, die ebenfalls auf Aldehyde zurückzuführen sind. Vff. beschreiben den Nachweis von 2 Di-Aldehyden Glyoxal und Malonaldehyd in bestrahltem Fleisch. Mit Hilfe einer kolorimetrischen Methode lassen sich die beiden Di-Aldehyde in Extrakten mit Trichloressigsäure differenzieren. Die Untersuchung quantitativer und qualitativer Art des Spektrums gewisser Wellenlängen erlaubt die Identifizierung und Dosierung dieser Di-Aldehyde. Folgende Reagentien werden dazu verwendet: 2-Thiobarbitursäure (TBA), empfohlen von Smith und Mitarb., und 3-Methyl-2-Benzo-Thiazolon-Hydrazon (MBTH). Diese beiden Reagentien sind außerordentlich empfindlich, so daß in 1 l Mikrogramme des Produktes ermittelt werden können. Die technischen Einzelheiten der Bestrahlung des Fleisches mit Dosen von 0,5, 1 und 2 Megarad sowie der Nachweismethoden der beiden Di-Aldehyde mit den 2 oben genannten Reagentien werden eingehend geschildert und an Hand von Diagrammen und einer Tabelle erläutert. Das MBTH erweist sich als geeigneter als das TBA.
E. Tempel. 2160.

**4-64/11-0143** Mauranges, P.; Strasbourg, Fac. de Méd., Inst. de Physique Biol. Mesures de la contamination radio-active des aliments. **(Messungen der radioaktiven Kontamination der Nahrungsmittel.)** Écon. Méd. animales **4** (1963) Nr. 6. S. 386-391.
Vf. faßte die Resultate zahlreicher Messungen der radioaktiven Verseuchung von Nahrungsmitteln zusammen und kam zu folgenden Ergebnissen: Die Wirkung der nuclearen Versuchsdetonationen in den Jahren 1958 und 1959 auf den Grad der radioaktiven Verseuchung war groß. Sie zeigte sich vor allem in der Verseuchung der Milch und der Futtermittel. Nach Einstellung der Versuchsdetonationen ist ein progressiver Rückgang zu verzeichnen. Die 1960 gefundenen Reste sind unbedeutend. Große Unterschiede zeigten sich bei Messungen in gleichen Zeitperioden in den verschiedenen Landstrichen. Es kann daraus die Schlußfolgerung gezogen werden, daß die klimatischen Einflüsse auf die Höhe der radioaktiven Verseuchung einen Einfluß haben.
G. Mehlhorn. 2170.

**4-64/11-0144** Wierny, A. Radioizotopy i ich zastosowanie w badaniach zootechnicznych. **(Radioisotope und ihre Anwendung bei zootechnischen Untersuchungen.)** Przegląd Hodowlany **31** (1963) Nr. 7/8. S. 38-40. — 22 Lit.
Die Errungenschaften der modernen Physik gestatten die Verwendung von Radioisotopen in der Zootechnik. Es fanden z. B. Anwendung: die Methode der Isotopenverdünnung, die Methode der Autoradiographie u. a. Radioisotope, die für die Untersuchungen der durchschnittlichen Umwandlung verwendet wurden, haben gezeigt, daß der beste Bestandteil für die Milchsynthese Glukose ist. Da aber in 100 g Blut kaum 60 mg Glukose vorhanden sind, muß die Kuh die Glukose aus Essig-, Propion- und Buttersäure bilden, die wiederum Produkte der im Pansen vor sich gehenden Fermentation sind.

Untersucht wurde auch die Eignung verschiedener Ausgangsmaterialien für die Synthese der organischen Milchbestandteile. Es wurde festgestellt, daß sich $CO_2$ für diese Synthese am wenigsten eignet. Für die Milchzuckersynthese eignet sich am besten Glukose, am schlechtesten Essigsäure, die sich wiederum für die Milchfettsynthese eignet. In der Caseinsynthese war die Ameisensäure am aktivsten. Es wurden auch Versuche durchgeführt über die Verwendung von Ionisierungsstrahlen, um eine Mutation hervorzurufen. Bis jetzt wurden bei den Tieren nur negative Merkmale festgestellt, und zwar bei den Küken fehlender Flaum, verkürzter oberer Schnabelteil, fehlendes Auge, anomale Entwicklung der Beine usw. PRL/CBR. 2190.

**4-64/11-0145** Marcinowski, H. J. **Radionucliden-Produktion für medizinische Zwecke.** Medizinal-Markt **10** (1962) Nr. 6. S. 266-268. — 1 Tab., 2 Lit. Aus: Dok.-Dienst Kernforsch. u. Kerntechn.

In diesem informatorischen Bericht weist Vf. auf den großen Aufschwung hin, den die Anwendung der Radioaktivität auf den medizinischen Gebieten Therapie, Diagnostik, Physiologie und Arzneimittelforschung durch künstliche Radionuclide erhielt. Es wird auf die verschiedenen Herstellungsmethoden für künstliche Radionuclide und auf einige Anwendungsmöglichkeiten eingegangen. Nach Angabe des Vf. werden von rund 800 bekannten Radionucliden ungefähr 200 (mehr als 1000 markierte Verbindungen) von den Produzenten auf Vorrat oder Bestellung hergestellt. Der prozentuale Anteil der Medizin am Radionucliden-Verbrauch in den einzelnen Ländern ist im allgemeinen groß, aber auf relativ wenige Radionuclide beschränkt. In einer Tabelle sind 16 in der Medizin häufig verwendete Nuclide mit Strahlenart und -energie, physikalischer und effektiver Halbwertzeit, Gefahrenklasse, Herstellungsreaktion, Verunreinigungen, Hauptanwendungsgebieten und Preisen (nach UKAEA, Amersham, von 1961) zusammengestellt.

K. Wagner. 2190.

**4-64/11-0146** Gyé-Jacquot. Élevage et industries alimentaires sous la ménage nucléaire. **(Die nucleare Gefährdung der Tierzucht und der Nahrungsmittelindustrie.)** Écon. Méd. animales **4** (1963) Nr. 6. S. 369-385.

Vf. beschäftigt sich mit der direkten Auswirkung einer nuclearen Detonation, mit den Wirkungen der radioaktiven Reststrahlung, ferner mit den Verhaltensmaßregeln im Falle einer direkten Einwirkung auf die Tierbestände und die gelagerten Nahrungsmittel. Er geht weiterhin auf die Maßnahmen gegen die Wirkung der radioaktiven Reststrahlung und des radioaktiven Niederschlags ein. Außerdem behandelt Vf. auf lange Sicht vorbereitete vorbeugende Maßnahmen. In der Zusammenfassung wird herausgestellt, daß die Gefahren im Falle der strategischen Anwendung von nuclearen Waffen sehr groß sind, da es zu einer Vernichtung des gesamten nationalen Viehbestandes kommen kann. Die weiteren Darlegungen der Zusammenfassung beschäftigen sich mit politischen Erwägungen der Nützlichkeit der Anwendung von Kernwaffen. G. Mehlhorn. 2190.

**4-64/11-0147** Ahrensburg Christensen, Ebbe und Holm, Niels W.; Copenhagen, Statens Seruminst.; Risø, Denmark, Res. Establishment. Inactivation of dried bacteria and bacterial spores by means of ionizing radiation. **(Inaktivierung von getrockneten Bakterien und Bakteriensporen vermittels der ionisierenden Strahlung.)** Acta pathol. microbiol. scand. **60** (1964) Nr. 2. S. 253-264. — 9 Abb., 1 Tab., 22 Lit.

Vff. untersuchten die Strahlenresistenz von getrockneten Bakterien und Bakteriensporen. Sie verwendeten folgende Stämme: *B. subtilis*, *B. globigii*, *B. pumilus*, *Staphylococcus aureus*, *Micrococcus radiodurans* ($R_1$), *Micrococcus radiodurans* (S 8), *Corynebacterium*. Die sporenbildenden Stämme wurden auf Agarplatten gezüchtet. Nach der Incubation wurden die Platten bei 37 °C für 48 Std., im Dunkeln für 96 Std. aufbewahrt (bei 20 °C) und anschließend im Vacuum (1-2 mm Hg) getrocknet. *Staphylococcus aureus* wurde auf Blutagar gezüchtet, während die übrigen Stämme auf TGY-Agar gezogen wurden. Nach der Bestrahlung wurden die Mikroorganismen in Serumbouillon suspendiert und auf Blutagar oder TGY-Agar angezüchtet. Die Platten mit den bestrahlten Kulturen wurden bis zu 14 Tagen beobachtet, die Bouillonkulturen bis 30 Tage, in einigen Versuchen bis zu 60 Tagen. Die Bestrahlung erfolgte mit einer Kobaltquelle und mit einem Elektronenbeschleuniger. Die Bestrahlungsdosen lagen zwischen 1.0 bis 7.0 Mrad. Die Resistenz des Subtilisstammes variierte von Versuchsanordnung zu Versuchsanordnung, war aber über ein Jahr konstant in der Reinkultur. Die Subtilissporen, die die Bestrahlung überlebten, blieben unbeeinflußt von der Lagertemperatur zwischen 0-37 °C. Tageslichtbestrahlung zwischen 1 und 5 Tagen rief bei den Sporen keine Reaktivierung hervor. Einer der Radioduransstämme hatte einen Inaktivierungsfaktor von weniger als 10 nach der Bestrahlung mit 2,5 Mrad. Die Ergebnisse sind sehr anschaulich in Kurven dargestellt. G. Mehlhorn. 2190.

**4-64/11-0148** Berdjis, Charles C., Gochenour jun., William S. und Henderson, Joshua E.; Fort Detrick, Frederick, Md., U. S. Army Med. Unit. Modification of anthrax by ionizing radiation. **(Die Modifikation von Anthrax durch ionisierende Strahlung.)** J. infect. Diseases **113** (1963) Nr. 3. S. 219-227. — 9 Abb., 1 Tab., 7 Lit.
43 Hunde beiderlei Geschlechts wurden in 2 Versuchsgruppen und 2 Kontrollgruppen eingeteilt. Die Versuchsgruppen zu je 10 Tieren erhielten eine Röntgenbestrahlung und wurden mit Milzbrand infiziert. Die Infektion erfolgte bei einer Gruppe 3 Tage nach der Bestrahlung. Die Kontrollen wurden entweder nur bestrahlt oder nur infiziert. Die Bestrahlungsdosen betrugen 125 r, 250 r oder 325 r einer Ganzkörperbestrahlung, Dosisleistung 68 r/Min., Abstand 100 cm. Die Tiere wurden mit 2 Dosiseinheiten Milzbrandsporen infiziert ($5 \times 10^4$ oder $1 \times 10^6$). Die Infektion erfolgte subcutan. Vff. konnten feststellen, daß die Milzbrandinfektion verbunden mit der Bestrahlung 11 von 13 Hunden tötete. Bestrahlte Tiere starben nicht, wenn bei der Bestrahlung die Hinterextremitäten geschützt wurden. Die alleinige Milzbrandinfektion führte nicht zum Tod. Bei den Versuchstieren mit kombinierter Bestrahlungs-Infektion führte im allgemeinen eine massive Septicämie mit verspätet ausgebildeter Phlegmone zum Tode der Tiere, unabhängig von der Dosis der Milzbrandsporen. Die histopathologisch feststellbaren Reaktionen waren hämorrhagischer Natur und arm an Entzündungserscheinungen, ferner reich an Bacillen und Bakterienthromben. Die normale Resistenz des Hundes gegenüber dem Milzbrand wurde demnach durch die Bestrahlung herabgesetzt. G. Mehlhorn. 2190.

## V. VERHALTENSFORSCHUNG

**4-64/11-0149** Blendinger, W. **Möglichkeiten und Aufgaben einer tiermedizinischen Psychologie.** Dtsch. tierärztl. Wschr. **70** (1963) Nr. 14. S. 388 bis 394.
Für das Betreiben der Psychologie in der Tiermedizin gibt es ideelle und praktische Erwägungen. Psychologische Kenntnisse sind seit jeher für den Umgang mit Tieren für den Tierarzt notwendig. Von entscheidender Bedeutung ist die Psychologie für die Erziehung und Ausbildung der Tiere. Tierpsychologie ist notwendig für eine sinnvolle Betätigung des Tierschutzes. Tiermedizinische Psychologie ist notwendig aus Gründen der sog. Psychosomatik. In der Psychopathologie harrt eine Fülle ungelöster Probleme der Erforschung. Von zunehmender Bedeutung ist die psychische Beurteilungslehre. Es wird festgestellt, daß kaum Zweifel darüber bestehen, daß ein Denk-

vermögen bei vielen Tierarten vorhanden ist. Sie nehmen mit Hilfe von Wahrnehmung und Gedächtnis eine Folgerung vor, erwerben damit ein Wissen und haben ein Bewußtsein. R. Berg. 2200.

**4-64/11-0150** Taylor, E. L. The place of animal behaviour studies in veterinary science. **(Der Platz der Verhaltensforschung der Tiere in der Veterinärmedizin.)** Veterin. Rec. **74** (1962) Nr. 18. S. 521-524. — 1 Tab., 4 Lit. Eine der Aufgaben der Verhaltensforscher besteht darin, auf der Grundlage eines völligen objektiven Standpunktes das instinktive Verstehen der Tiere zu analysieren, in Worte zu fassen und so dazu beizutragen, damit die Verhaltensforschung bei den Tieren ein Teil unserer wissenschaftlichen Tradition werden kann. Es werden mehrere Beispiele für die Anwendung der Verhaltensforschung bei den Haussäugetieren gebracht. So haben sich interessante Punkte bei der Untersuchung des Verhaltens der Rinder auf der Weide ergeben. Rinder meiden z. B. Gras, das sich in der Nähe von Faeces befindet; sie sind in der Lage kleinste Faecalmengen wahrzunehmen, die mit dem Auge nicht mehr festgestellt werden konnten. Darüber hinaus werden Ausführungen über das Verhalten der Haussäugetiere in heißem Klima, über Psychologie oder Physiologie und über die Aspekte der Forschung in vergleichender Hinsicht gemacht. R. Berg. 2200.

**4-64/11-0151** Adler, Helmut E.; Yeshiva, Univ., Amer. Museum of Natural History. Sensory factors in migration. **(Sinnesfaktoren bei der Wanderung.)** Animal Behaviour **11** (1963) Nr. 4. S. 566-577. — 13 Abb., 84 Lit. Die Untersuchung der Wanderung beinhaltet Spezialprobleme im Hinblick auf eine Orientierung über lange Strecken. Die vorliegende Arbeit hat sich zum Ziel gesetzt, die Grenzen zu bestimmen, welche die Sinneskapazitäten jeder Theorie über die Vogelwanderung und den Fischzug auferlegen. Die Untersuchungen gestatten folgende Schlußfolgerungen: Die gegenwärtigen Theorien über die komplette Navigation verlangen Sinneskapazitäten, die weit über jene, die experimentell bestimmt wurden, hinausreichen. Die Möglichkeit der Orientierung an Himmelskörpern kann besonders über kurze Entfernungen demonstriert werden. In Verbindung mit anderen Grenzen und Zufallsuntersuchungen kann sie als Methode verwendet werden. Statistische Theorien stimmen nicht mit der positiven Erscheinung des Richtungsfindens überein, versprechen aber andererseits eine Erklärung, wenn andere Hinweise über das Richtungsverhalten fehlen. Einige Tatsachen, die nicht mit bereits bekannten Fakten übereinstimmen, lassen die Möglichkeit offen, daß noch unentdeckte Details bei der Wanderung eine Rolle spielen. R. Berg. 2200.

**4-64/11-0152** Schauenburg, Gudula und Scheurmann, Elke. **Versuche über das Erkennen von Bildern durch Hunde.** Z. Tierpsychol. **19** (1962) Nr. 6. S. 723-727. — 9 Abb., 1 Lit. Zus. in Engl. 53 Hunderüden und 31 Hündinnen verschiedener Rasse und Herkunft wurden drei lebensgroße, einseitig bemalte (z. T. stilisierte) Hundebilder in 10-30 m Abstand gezeigt. Die Reaktionen einiger Tiere werden ausführlich geschildert. Es zeigte sich, daß einige Hunde die Attrappen überhaupt nicht beachteten; andere dagegen stutzten nach dem Erkennen der Bilder, näherten sich diesen und „begrüßten" sie artgemäß. Bei der Geruchskontrolle der Bilder bevorzugten die Hündinnen die Nasenregion der Attrappen vor der Schwanzregion, die Rüden bevorzugten dagegen die Schwanzregion vor der Nasenregion. Nach der optischen und olfactorischen Kontrolle der nichtbemalten Rückseite der Bilder wandten sich die Hunde sofort ab und verloren jedes Interesse. Die Versuche ergaben ferner, daß die am stärksten stilisierte Hundeattrappe von den Tieren am wenigsten beachtet wurde. Die Vff. kamen zu dem Schluß, daß Hunde ebenso wie Pferde (vgl. Grzimek 1943) in der Lage sind, im ebenen, unbewegten Bild ihre Artgenossen zu erkennen, wobei Attrappen, die besonders hundeähnlich sind, die stärksten Reaktionen auslösen. Das Verhalten von zwei Silberfuchsfähen und drei Hauskatzen beim Anblick der Hundeattrappen wird kurz geschildert. H. Knappe. 2200.

**4-64/11-0153** Thomas, J. **Über das Verhalten von Hauskatzen in verschiedenen Situationen.** Prakt. Tierarzt **19** (1964) Nr. 19. S. 206-207. 2200.

---

**4-64/11-0154** *Rheingold, Harriet,* Ed. **Maternal behavior in mammals.** New York: Wiley. 1963. (357 S.) $ 8.75.

## VI. PATHOLOGIE, PATHOLOGIE DER VIRUSKRANKHEITEN, FUNKTIONELLE PATHOLOGIE

**4-64/11-0155** Binns, Wayne, James, Lynn F., Shupe, James L. und Everett, George; Logan, Utah, Animal Disease and Parasite Res. Div. A congenital cyclopian-type malformation in lambs induced by maternal ingestion of a range plant, Veratrum californicum. **(Angeborene Einäugigkeit bei Lämmern, bedingt durch die Zuführung von Veratrum californicum an die Muttertiere.)** Amer. J. veterin. Res. **24** (1963) Nr. 103. S. 1164-1175. — 9 Abb., 5 Tab., 9 Lit. Zus. in Interlingua.
Der Einfluß der Verfütterung von *Veratrum californicum* (Kalifornischer Germer) (I), einer einkeimblättrigen Pflanze, die zur Familie der Liliengewächse gehört, an Mutterschafe und deren Nachkommen wurde untersucht. Die Lämmer der verschiedensten Herden zeigten 1-25% Einäugigkeit, wobei eine große Variationsbreite innerhalb der einzelnen Jahre sowie der verschiedenen Bergregionen bestand. Die Mutterschafe erhielten (I) in frischem und grünem Zustand bzw. von verschiedenen Bergregionen. Blätter und Stiele von (I) zeigten unterschiedliche Toxizität zwischen den einzelnen Bergregionen, wobei unbekannt ist, ob dafür die einzelnen Bodenarten oder die unterschiedliche Feuchtigkeit verantwortlich sind. Chemische Analysen zeigten, daß braune Blätter einen starken Alkaloidabfall aufweisen. Nahmen die Mutterschafe bis zu 10 Tagen nach der Gestation (I) auf, so zeigte der Fetus keinerlei Veränderung; bei Aufnahme bis zu 15 Tagen zeigten die Lämmer den hohen Prozentsatz an Einäugigkeit. Wurde die Fütterung bis zu 30 Tagen nach der Gestation fortgesetzt, so starben die Feten ab und zeigten hochgradige Mißbildungen. H. Liebenow. 2625.

**4-64/11-0156** Badtke, G., Degenhardt, K.-H. und Stengel, H.; Halle/S., Martin-Luther-Univ. Halle-Wittenberg, Augenklin.; Frankfurt/M., Johann-Wolfgang-Goethe-Univ., Inst. für Humangenetik und Vergleichende Erbpathol. **Untersuchungen zur Frage teratogener Wirkungen des Thalidomids im Tierversuch.** Z. Versuchstierkunde **4** (1964) Nr. 1/2. S. 25-31. 2630.

**4-64/11-0157** Asling, C. W.; Berkeley, Univ. of California. Teratogenic effects of pteroylglutamic (Folic) acid deficiency in rats. **(Teratogene Wirkung von Pteroylglutamin [Folin-]säuremangel bei Ratten.)** Int. Z. Vitaminforsch. [Bern] **34** (1964) Nr. 1. S. 132-133.
Die Nachkommen von Rattenmüttern, die während der Trächtigkeit zwei bis zehn Tage lang einer derartigen Mangeldiät ausgesetzt waren, zeigten verschiedene angeborene Abnormitäten. Bei Verabreichung zwischen 7. und 10. Tag trat völlige Resorption der Feten ein. Zwischen 9. und 12. Tag wurden verschiedene Mißbildungen nahezu sämtlicher Organsysteme gesehen. Das Ausmaß der Mißbildungen hängt vom Zeitpunkt des Beginns der Mangelfütterung ab. Je später sie einsetzt, desto geringer sind die Schäden. Nach dem 13. Tag trat keine Wirkung mehr ein, desgleichen nicht vor der Implantation des Embryos am 7. Tag. W. Seffner. 2630.

**4-64/11-0158** Squire, Robert A.; Ithaca, Cornell Univ., New York State Veterin. Coll. Hematopoietic tumors of domestic animals. **(Hämatopoetische**

**Tumoren bei Haustieren.)** Cornell Veterinarian **54** (1964) Nr. 1. S. 97-150. – 16 Abb., 208 Lit.
Ziel der Arbeit ist es, einen allgemeinen Überblick über die Neoplasmen der blutbildenden Organe der Haustiere zu geben und die bisher auf diesem Gebiet bestehenden Kenntnisse zusammenzufassen. Tumoren bei Mäusen und Hühnern wurden nicht einbezogen. Es wird die lymphatische Leukose der Rinder, Hunde, Katzen, Pferde, Schweine, Schafe, Ziegen, Affen, Kaninchen und Chinchillas gesondert abgehandelt, und dabei finden sich jeweils Abschnitte über Vorkommen, Ätiologie, Symptome, Hämatologie und Pathologie. Weiter wird behandelt die Hodkinsche Krankheit, besonders bei Hunden, die leukämische Reticuloendotheliose bei Rindern, Hunden und Katzen und die myeloischen Leukosen. Letztere kommen bei Hunden und Katzen vor, und auch bei Schweinen, Kaninchen und Rindern sind einzelne Fälle beschrieben worden. Plasmazelltumoren wurden wiederholt beim Hund, vereinzelt bei Rind, Katze, Pferd, Schwein und Kaninchen beschrieben. Erythroblastische Tumoren sind ebenfalls selten und wurden bei Hunden, Katzen und Schweinen beschrieben. W. Seffner. 2690.

**4-64/11-0159** Safarov, K. M. und Mamedov, T. A. Zlokačestvennyj otek matki u ovec. **(Bösartige Geschwülste des Uterus bei Schafen.)** Veterinarija, Moskva **40** (1963) Nr. 8. S. 43-46.
Vff. beobachteten in einigen Schafherden besonders im Frühjahr viele Aborte (bis zu 50% der Muttertiere!) besonders bei Erstlingsschafen. Einige Mutterschafe und fast alle Feten starben. Der Abort kündigte sich klinisch durch Temperaturerhöhung, Inappetenz, Apathie und Durchfall an. Pathologisch-anatomisch zeigten sich geschwulstartige Veränderungen der Uteri sowie ähnliche Gebilde auch an anderen Organen. Als Erreger werden *Cl. perfringens*, *Bact. oedematiens maligni* und *Vibrion septique* genannt. Diese wurden entweder einzeln oder auch gemischt gefunden. Bei einer Zweitinfektion mit Paratyphus waren die Zahlen der Aborte und der gestorbenen Mutterschafe besonders hoch. Im internationalen Schrifttum wurden ähnliche Mitteilungen gefunden. Zur Prophylaxe und zur Therapie werden Antibiotica, über mehrere Tage hinweg angewandt, als erfolgversprechend beschrieben. E. Werner. 2715.

**4-64/11-0160** Saunders, L. Z. und Barron, C. N.; Washington, Armed Forces Inst. of Pathol.; Philadelphia, Univ. of Pennsylvania, School of Veterin. Med. Intraocular tumours in animals. IV. Lymphosarcoma. **(Intraoculäre Tumoren bei Tieren. 4. Mitt. Lymphosarkom.)** Brit. veterin. J. **120** (1964) Nr. 1. S. 25-35. – 22 Abb., 1 Tab., 23 Lit. 3. Mitt. vgl. 4-64/06-0182.
Den in der Literatur bekannten intraoculären Lymphosarkomen, die ausführlich referiert werden, werden acht eigene Fälle bei Hunden und zwei bei Katzen zugefügt. Das Auge war sämtlich sekundär betroffen. Klinisch kam es meistens zum Glaukom. Die neoplastische Infiltration der Cornea kann klinisch als infektiöse Keratitis mißgedeutet werden. Jeder Fall wird einzeln beschrieben. Bei vier Hunden und einer Katze waren beide Augen betroffen. Siebenmal waren Iris und Ciliarkörper gemeinsam betroffen, fünfmal daneben die Choroidea; die Netzhaut war dreimal, die Sklera fünfmal und Bindehaut sowie Cornea je zweimal betroffen. Es handelte sich sechsmal um den lymphatischen Typ und dreimal um den Reticulumzelltyp. Drei der Fälle wurden nur histologisch diagnostiziert. W. Seffner. 2719.

**4-64/11-0161** Case, Marvin T.; Urbana, Univ. of Illinois, Coll. of Veterin. Med. Malignant melanoma in a pig. **(Bösartiges Melanom bei einem Schwein.)** J. Amer. veterin. med. Assoc. **144** (1964) Nr. 3. S. 254-256. – 8 Abb., 4 Lit.
Die wenigen bisher bei Schweinen gefundenen Melanome sind gutartig. Aus diesem Grunde wird ein Fall von bösartigem Hautmelanom bei einem

5 Wochen alten Schwein ausführlich beschrieben. Es handelt sich um ein ca. 7 cm großes erhabenes schwarzes Gebilde seitlich des Afters, das bereits zur Zeit der Geburt als ein 1 cm großer erhabener Herd zu sehen war. Der zugehörige oberflächliche Inguinallymphknoten war infolge Metastasenbildung 4,5 cm groß. Weitere Metastasen wurden in Nieren, Leber, Herz, Lunge, Gehirn, Skelettmuskeln und verschiedenen anderen Lymphknoten gefunden. Der Pigmentgehalt der Tumorzellen schwankte stark. Blut- und Lymphgefäßwände waren mitunter diffus mit Tumorzellen infiltriert.
W. Seffner. 2719.

**4-64/11-0162** Nielsen, Svend W. und Aflosmis, James; Storrs, Univ. of Connecticut. Canine perianal gland tumors. **(Zirkumanaldrüsentumoren bei Hunden.)** J. Amer. veterin. med. Assoc. **144** (1964) Nr. 2. S. 127-135. — 10 Abb., 7 Tab., 19 Lit.

Zirkumanaldrüsentumoren bei Hunden stehen nach Mastzellentumoren und Mammatumoren bei Hunden an dritter Stelle in der Häufigkeit. 85% der untersuchten 300 Zirkumanaldrüsentumoren betrafen männliche Tiere. Cocker-Spaniels waren zwei- bis dreimal häufiger betroffen als ihrem Anteil an der Hundepopulation entspricht. Zwei Drittel der betroffenen Hunde waren zwischen acht und zwölf Jahre alt. Die Tumoren lagen vorwiegend gut abgekapselt und eng mit der darüber liegenden Oberhaut verbunden als eiförmige solide Gebilde in der Analhaut. Ein multizentrischer Ursprung war nur gelegentlich wahrzunehmen. Nur zehn der Tumoren waren bösartig und nur zwei führten zur Metastasenbildung. Bei zwei Tumoren handelte es sich um gemischtzellige. W. Seffner. 2719.

**4-64/11-0163** Willson, John E. und Brown, Donald E.; Maywood, N. J., Chas. Pfizer & Co, John L. Smith Memorial for Cancer Res.; Hackensack, Hospital; New York, N. Y., Columbia Univ. Malignant perianal gland tumor with metastasis in a dog. **(Bösartiger Tumor der Zirkumanaldrüsen mit Metastasen bei einem Hunde.)** J. Amer. veterin. med. Assoc. **144** (1964) Nr. 4. S. 389-394. — 7 Abb., 15 Lit.

Bei einem acht Jahre alten männlichen Spürhund wurde ein etwa 2,5 cm großer Tumor dorsal des Anus vorgefunden, Innerhalb einer Woche verschlechterte sich der Allgemeinbefund des Tieres stark. Bei der Sektion wurde ein $14 \times 8 \times 6$ cm großer Tumor im Becken gefunden, der Colon und Harnröhre komprimiert und dadurch zu einer starken Harnstauung mit nachfolgender Blasenentzündung geführt hatte. Die histologische Untersuchung ergab, daß es sich um eine Metastase eines Perianalcarcinoms handelte. Als Besonderheit wurden hornperlenähnliche Zellnester sowohl im Primärtumor als auch in der Metastase gesehen. W. Seffner. 2719.

**4-64/11-0164** Sastry, Ganti A. und Padmanabha, Rao, S. Tirupathi, Andhra Veterin. Coll. Carcino-sarcoma in a bullock. **(Carcinosarkom bei einem jungen Ochsen.)** Indian veterin. J. **41** (1964) Nr. 1. S. 16-17. 2720.

**4-64/11-0165** Alexander, A. F. und Jensen, Rue; Fort Collins, Colorado State Univ., Coll. of Veterin. Med. Pulmonary arteriographic studies of bovine high mountain disease. **(Untersuchungen zur Pulmonalarteriographie bei der Hochgebirgskrankheit der Rinder.)** Amer. J. veterin. Res. **24** (1963) Nr. 103. S. 1094-1097. — 2 Abb., 11 Lit.

An normalen Rindern und solchen mit klinischen Erscheinungen der Hochgebirgskrankheit wurden postmortal Arteriographien (A.) der Lunge durchgeführt. Im Vergleich zu den Kontrollen wurde eine allgemein herabgesetzte Verzweigung des Gefäßbaumes gefunden. Die Technik der A. wird genau beschrieben. Es wurden mit einem Injektionsdruck von 50 mm Hg bei gesunden Tieren Gefäße von 30 $\mu$ Durchmesser, bei kranken Tieren nur solche von 500 $\mu$ Durchmesser sichtbar gemacht. Als Ursache hierfür wird erhöhter präkapillärer Strömungswiderstand angesehen. W. Seffner. 2760.

**4-64/11-0166** Alexander, A. F. und Jensen, Rue; Fort Collins, Colorado State Univ., Coll. of Veterin. Med. Pulmonary vascular pathology of bovine high mountain disease. **(Pathologie der Lungengefäße bei der Hochgebirgskrankheit der Rinder.)** Amer. J. veterin. Res. **24** (1963) Nr. 103. S. 1098 bis 1111. — 14 Abb., 63 Lit. Zus. in Interlingua. Vgl. vorst. Ref.
Nach einer umfangreichen Literaturübersicht wird die Methodik ausführlich beschrieben. Die Lungen von 24 Tieren wurden untersucht. Die histologische Untersuchung ergab vorwiegend eine Muskelhypertrophie der muskelhaltigen Arterien und Arteriolen. Außerdem lagen Intimaläsionen in Form von Zellwucherungen, Intimaelastose und Fibroelastose vor. In etwa der Hälfte der Fälle wurden Thrombosen verschiedenen Grades und Mineralisationen der elastischen Arterien gefunden. Vereinzelt trat Wucherung der Adventitia von verschiedenartigen Lungenarterien auf. W. Seffner. 2760.

**4-64/11-0167** Alexander, A. F. und Jensen, Rue; Fort Collins, Colorado State Univ., Coll. of Veterin. Med. Pulmonary vascular pathology of high altitude-induced pulmonary hypertension in cattle. **(Pathologie der Lungengefäße bei in großer Höhe erzeugtem Lungenüberdruck.)** Amer. J. veterin. Res. **24** (1963) Nr. 103. S. 1112-1122. — 11 Abb., 29 Lit. Zus. in Interlingua. Vgl. vorst. Ref.
20 1-jährige Rinder, die in einer Höhe von 1200 m aufgezogen worden waren, wurden in eine Höhe von 3300 m verbracht. Der Druck in den Lungenarterien wurde mittels Herzkatheters gemessen. Er stieg von etwa 30 mm Hg bereits nach 2 Mon. auf 45-70 mm und nach 4 Mon. auf 55-100 mm an, während er bei in 1700 m gehaltenen Kontrollen keine Erhöhung zeigte. Auf Grund der gefundenen Druckerhöhung wurde eine Unterteilung in mittelgradigen und schweren Überdruck getroffen. Klinisch wurde in schweren Fällen allgemeine Schwäche, Unterhautödem, Ascites und Dyspnoe gesehen. Histologisch wurde eine Mediahypertrophie der muskelhaltigen Arterien und Arteriolen gesehen. Aus der Muskelhypertrophie resultierte eine Verengung der Lumina. Es bestanden positive Beziehungen zwischen der Stärke der Druckerhöhungen und der Stärke der Muskelhypertrophie, die quantitativ gemessen wurde. In einigen Fällen wurde in den elastischen Arterien Intima-Elastose und -Fibroelastose gesehen, desgleichen Thrombose und Wucherungen der Adventitia. W. Seffner. 2760.

**4-64/11-0168** Nolan, V. J. und Henigan, M. J.; Singapore, Turf Club, Straits Racing Association. An aneurysm with thrombus and rupture of the aorta in a three-year-old TB gelding. **(Ein Aneurysma mit Thrombus und Zerreißung der Aorta bei einem drei Jahre alten TB Wallach.)** Veterin. Rec. **76** (1964) Nr. 11. S. 298-299. 2760.

**4-64/11-0169** Oka, Takenori; Sakai, Univ. of Osaka Prefecture, Coll. of Agric. Pathological studies on hyaline degeneration in the central artery of the splenic follicle in dogs. **(Pathologische Untersuchungen über die hyaline Degeneration in den Zentralarterien der Milzfollikel des Hundes.)** Jap. J. veterin. Sci. **25** (1963) Nr. 4. S. 251-261. — 16 Abb., 33 Lit. Zus. in Engl. Orig.: jap., Ausz.: engl.
Unter 171 Hunden im Alter von 80 Tagen bis 18 Jahren fanden sich bei 88 (51,5%) hyaline Degenerationen in den zentralen Follikelarterien. Die Veränderungen waren unabhängig vom Geschlecht der Tiere, wurden aber bei älteren Tieren häufiger festgestellt. Häufig waren diese Degenerationen bei Carcinom, Diabetes, Pyometra, Nierenerkrankungen und Dirofilariasis anzutreffen. Die frühesten Symptome fanden sich zwischen Endothel und Membrana elastica interna. Darauf kam es zur Zunahme mit Vorwölbung

des Endothels in das Lumen und Durchdringung der Media und Adventitia. Es wird ein besonders häufiger exzentrischer Typ von oft gemischt auftretenden zirkulären, reticulären, obstruktiven und fibroelastischen Typen unterschieden. Beim Hund proliferieren argentaffine Fibrillen in die hyaline Substanz während beim Menschen kollagene und elastische Fasern in arteriosklerotische Veränderungen einwuchern. Die histochemischen Eigenschaften der hyalinen Substanz entsprechen denen beim Menschen und weichen nur quantitativ hinsichtlich der Fibrin- und Fettfärbbarkeit ab.

C.-H. Becker. 2760.

**4-64/11-0170** Friedman, Meyer, Byers, Sanford und George, Shirley St.; San Francisco, Mount Zion Hospital, Med. Center, Harold Brunn Inst. Cortisone and experimental atherosclerosis. Effects upon administration. **(Cortison und experimentelle Atherosklerose.)** Arch. Pathol. 77 (1964) Nr. 2. S. 142-158. — 17 Abb., 4 Tab., 18 Lit.

Zur Prüfung der Möglichkeit einer atheroskleroseverhütenden Wirkung des Cortisons wurde 32 jungen Kaninchen eine Spirale aus Aluminiumlegierung zum Zwecke der Erzeugung einer Thrombose in die Bauchaorta eingelegt. 12 von diesen Kaninchen erhielten eine mit 2% Cholesterin und 2% Baumwollsaatöl angereicherte Diät sowie 5mal wöchentlich je 5 mg Cortison i. m. 3 Mon. lang. 15 Kaninchen erhielten während des gleichen Zeitraumes nur die Fettdiät. Die restlichen 5 Kaninchen wurden als Kontrollen normal gefüttert. Nach 3 Mon. wurden 24 überlebende Kaninchen getötet. Die Untersuchung ergab eine eindrucksvolle antiatherogene Wirkung des Cortisons. So zeigten 5 von den 8 mit Cortison behandelten Kaninchen an der Aorta keine Atherosklerose, die übrigen 3 Tiere nur einen eng begrenzten Herd im aufsteigenden Teil der Aorta. Demgegenüber wiesen die nicht mit Cortison behandelten fettreich ernährten Kaninchen alle Grade einer Aortenatherosklerose auf, die bei 8 Tieren schwer und ausgedehnt war. Die Analyse des Cholesteringehaltes der nicht atherosklerotisch veränderten Aortenpartien ergab jedoch bei den mit Cortison behandelten Kaninchen einen höheren Cholesteringehalt als bei den unbehandelten fettreich ernährten Tieren. Bei der mikroskopischen Untersuchung fanden sich allerdings geringe oder fast gar keine cellulären Infiltrationen der fettreichen Intima und Media der Aorta und der Äste der A. coronaria bei den mit Cortison behandelten Kaninchen, im Gegensatz zu den unbehandelten fettreich ernährten Tieren, bei denen eine reichliche Zellansammlung bestand. Außerdem befand sich bei den mit Cortison behandelten Kaninchen ein weit größerer Anteil von nicht absorbierten Metallteilen und ein größerer Cholesteringehalt an der betreffenden Stelle in der Aorta als bei den unbehandelten Tieren mit fettreicher Diät. — Zur Prüfung einer Cortisonwirkung auf einen thromboatherosklerotischen Prozeß in der V. cava caud. erhielten 30 Kaninchen eine Spirale in dieses Gefäß eingelegt. Hiervon bekamen 15 Kaninchen 5 mg Cortison i. m. 5mal wöchentlich sowie eine an Cholesterin reiche Diät. Die übrigen 15 Kaninchen erhielten nur die Diät. Nach 4 Wochen wurden 3 mit Cortison behandelte und 4 unbehandelte Tiere getötet, nach 8 Wochen die noch überlebenden 8 mit Cortison behandelten und 7 unbehandelten Tiere. Die Untersuchung ergab, daß bei den mit Cortison behandelten Kaninchen die thromboatherosklerotischen Herde in der V. cava caud. weniger abgegrenzt und ausgeprägt waren und meist eine größere Menge von Metallteilchen enthielten als bei den nur mit der Diät gefütterten Tieren. — Zur Prüfung der Cortisonwirkung auf das Wachstum und die Fettaufnahme eines Granulationsgewebes erhielten 6 Kaninchen eine mit ganz feinen Poren versehene Kapsel von 0,3 ml Inhalt in die retroperitoneale Faszie, nachdem die Tiere 2 Mon. lang eine cholesterinreiche Diät erhalten hatten. 3 von diesen Kaninchen bekamen 5mal wöchentlich 5 mg Cortison 4 Wochen lang. Die Untersuchung nach der Tötung der Tiere ergab, daß bei den mit Cortison behandelten Tieren wesentlich weniger Gewebe in die eingelagerte Gewebskapsel hineingewachsen war und dieses Gewebe weniger Fett und Fibroblasten enthielt als bei den nur fettreich ernährten Kaninchen. – Zur Prüfung, ob Cortison die Abscheidung von Cholesterin aus dem Blutplasma verhindert, erhielten 5 sehr junge Kaninchen 5 mg Cortison täglich 14 Tage lang. Danach bekamen sie zusammen mit 4 Kontrolltieren 18-20 $\mu$ Cholesterin-4-$^{14}$C in 2 ml Olivenöl mit der Magensonde. Nach der Tötung konnte ein signifikanter Unterschied im Cholesteringehalt der Aorta bei den beiden Tiergruppen nicht festgestellt werden. – Abschließend stellen Vff. fest, daß ihre Versuchsergebnisse zeigen, daß das Wachstum des Atheroms durch Cortison verhindert oder stark verzögert wird, was therapeutischen Versuchen neue Wege eröffnet.

D. Matthias. 2760.

**4-64/11-0171** Mikulásková, J. und Linèt, O.; Prag, ČSSR, Forsch.-Inst. für Naturarzneimittel. **Weitere histochemische Studien über den Einfluß von Dehydroepiandrosteron auf die experimentelle Atheromatose bei Kaninchen.** Acta biol. med. german. [Berlin] **12** (1964) Nr. 5. S. 602-605.

2760.

**4-64/11-0172** Brodey, R. S.; Pennsylvania, Univ. Vascular tumors of the canine spleen. **(Gefäßtumoren der Milz des Hundes.)** Mod. veterin. Pract. **45** (1964) Nr. 2. S. 39-46. – 4 Abb., 2 Tab.

Primärtumoren oder knotige Hyperplasie der Milz sind bei alten Hunden häufig. Hämangiome rufen nur geringe unspezifische Symptome hervor, während andere eine Vielzahl klinischer Bilder bedingen. Gefäßtumoren haben eine bessere Prognose als Fibrosarkome oder maligne Lymphome. Unter 31 primären Milztumoren befanden sich 27 Hämangiosarkome oder Hämangiome. Das Durchschnittsalter der betreffenden Hunde lag bei 10 Jahren. Die Tumoren sind frei beweglich und liegen in der mittleren oder hinteren Abdominalregion. Die meisten enthalten blutgefüllte Hohlräume; daher ist eine Rupturgefahr bei der Palpation zu beachten. Anämie und mechanische Einflüsse des Tumors bilden klinische Syndrome. Lebermetastasen verursachen Kachexie, knotige Hepatomegalie, Ascites und Ikterus. Bei der Blutuntersuchung sind erythropoetische Reaktionen überwiegend nachweisbar. Röntgenologisch kann der Milztumor evtl. kaudal der Leber als geschlossene oder vielgelappte Masse nachgewiesen werden. Vor Ausführung der Splenektomie sollen die Bauchorgane sorgfältig auf Metastasen untersucht werden. Der Primärtumor streut gewöhnlich über die Milz- und Pfortader in die Leber und zum Herzen. Die Entfernung der Milz erfolgt durch einen paramedianen oder medianen Schnitt, der groß genug gehalten sein muß. Eine iatrogene Ruptur erzeugt zusätzlichen Blutverlust und Aussaat von Tumorzellen auf das Peritonaeum. Ein Blutdruckabfall entsteht bei der Hervorlagerung des Milztumors durch Füllung der bis dahin komprimierten Eingeweide. Einzelne Ligaturen sind sofort an den Milzvenen zur Verhinderung der Tumorzellabschwemmung zu legen. Komplikationen nach der Splenektomie bestehen in Hämorrhagien, Verletzung des Pankreas, Magenperforation durch lokale Ischämie, akute Hämobartonellose und Piroplasmose.

H. Trolldenier. 2765.

**4-64/11-0173** Rajya, B. S. und Singh, C. M.; Mathura, India, Uttar Pradesh, Coll. of Veterin. Sci. and Animal Husbandry. The pathology of pneumonia and associated respiratory disease of sheep and goats. I. Occurrence of jagziekte and maedi in sheep and goats in India. **(Die Pathologie von Pneumonie und anderen Krankheiten der Atmungsorgane bei Schafen und Ziegen. 1. Mitt. Das Vorkommen von Jagziekte und Maedi bei Schafen und Ziegen in Indien.)** Amer. J. veterin. Res. **25** (1964) Nr. 104. S. 61-67. – 16 Abb., 1 Tab., 19 Lit. Zus. in Interlingua.

Bei der Untersuchung der Lungen und Mediastinallymphknoten von 2196 Schafen und 3956 Ziegen, die von verschiedenen Schaf- und Ziegenfarmen und von Schlachthöfen im Staat Uttar Pradesh (Indische Union) stammten, wurden bei 5 Schafen und 3 Ziegen die typischen Veränderungen der Jagziekte (multiple Lungenadenomatose) festgestellt. 6 Schafe und 4 Ziegen zeigten vorwiegend Veränderungen von Maedi, einer chronischen Pneumonie, mit Alveolarzellhyperplasie und 10 Schafe sowie 11 Ziegen eine Kombination von Jagziekte und Maedi. Die pathologisch-anatomischen und histologischen Befunde werden beschrieben. Es ist damit zum ersten Mal über das Vorkommen von Jagziekte bei Ziegen und von Maedi bei Schafen und Ziegen in Indien berichtet worden. W. Wittig. 2770.

**4-64/11-0174** Wittig, W. und Beer, J. **Die Enterotoxämien und infektiösen Enteritiden des Schweines.** Dresden, Veterinäruntersuchungs- u. Tiergesundheitsamt Dresden Plan-Nr.: 520015 3-15/2. 3 S. Abschlußber. (21/4. 1964). — 2 Anlagen.

Bei der Coli-Enterotoxämie bestehen zwischen den im Darmkanal auftretenden OK-Gruppen und den path.-anat. Befunden signifikante Beziehungen. Dysbacterie und Enterotoxämie konnten durch Kochen und Brühen des Futters und Einschalten von Hungertagen nicht sicher verhütet werden. Bei Verabreichung von Sulfathiazol im Futter trat die Dysbacterie in einigen Versuchsgruppen erst nach der Behandlung auf. In anderen Gruppen kam es zu Dysbacterie durch sulfathiazolresistente *E. coli* während der Behandlung. Verluste konnten durch die Behandlung nur beschränkte Zeit vermieden werden. — Untersuchungen über die Ätiologie der Coli-Enterotoxämie der jungen Saugferkel (Coliruhr) ergaben, daß bei dieser Krankheit *E. coli*-Typen auftraten, die alle das L-Antigen 88 besitzen. 2775.

**4-64/11-0175** Červený, C. und Kaman, J. Vesica fellea divisa u králíka domácího. **(Vesica fellea divisa beim Hauskaninchen.)** Sborník Vysoké Školy zemědělské Brně, Řada B **1963** Nr. 4. S. 429-432. — 2 Abb., 7 Lit. Zus. in Russ., Dtsch.

Es wird eine abnormale Form der Gallenblase beschrieben, die bei einem Kaninchen gefunden wurde. Am Ventralrand der Gallenblase befand sich ein Einschnitt, der durch die Mitte der Gallenblase in Form einer Rinne verlief, die für ein Hindernis zeugte. Das Studium der Gallenblasenhöhle, ihrer Gänge geschah nach der Korrosionsmethode. Es handelte sich um eine geteilte und tief gespaltene Gallenblase Vesica fellea divisa (nach der Klassifikation von Boyden). ČSSR/ÚVTI. 2775.

**4-64/11-0176** Penny, R. H. C., Osborne, A. D. und Wright, A. I.; Bristol, Univ., Dep. of Veterin. Med. Foot lesions in pigs: a slaughterhouse survey. **(Fußerkrankungen bei Schweinen: eine Schlachthausuntersuchung.)** Veterin. Rec. **75** (1963) Nr. 47. S. 1227-1235. — 15 Abb., 5 Tab., 27 Lit.

Auf 2 Schlachthöfen wurden 3195 Schlachtschweine im Bacongewicht auf moderhinkeartige Veränderungen an den Klauen untersucht. An den beiden Schlachthöfen wiesen 64,1 bzw. 65,6% der Schweine Veränderungen an mindestens einer Klaue auf. Die äußeren Klauen waren häufiger als die inneren betroffen, besonders an den Hintergliedmaßen. Fünf öfter auftretende Typen von Veränderungen an verschiedenen Stellen der Klauen wurden neben einer kleineren Anzahl seltenerer Erkrankungen beobachtet. Meist waren mehrere Klauen gleichzeitig betroffen. Bei einem der 5 häufigeren Typen von Veränderungen wurde bei der kulturellen Untersuchung oft *Fusiformis necrophorus* und gelegentlich *Corynebacterium pyogenes* nachgewiesen, während bei den anderen in Ausstrichen ein Bakteriengemisch mit vielen grampositiven Kokken festgestellt wurde. Bei 31 Schweinen, die daraufhin untersucht wurden, erwiesen sich die äußeren Klauen im Durchschnitt als länger und

breiter als die inneren. Klinische Untersuchungen weisen darauf hin, daß die festgestellten Klauenveränderungen Ursache von Lahmheit sein können. Ursache und Bedeutung der Veränderungen werden diskutiert.
W. Wittig. 2785.

**4-64/11-0177** Sofrenović, und Bollwahn, W.; Hannover, Tierärztl. Hochschule, Klin. für Kleine Klauentiere und Forensische Med.; Ambulator. Klin.; Inst. für Pathol. **Vergleichende klinisch-pathomorphologische Untersuchungen des Harnapparates beim Schwein.** Dtsch. tierärztl. Wschr. **70** (1963) Nr. 22. S. 635-641. — 6 Abb., 3 Tab.
Nach einer kurzen Zusammenstellung des nicht sehr umfangreichen Schrifttums berichten die Vff. von ihren eigenen Untersuchungen an 40 Schweinen. Bei diesen Tieren handelte es sich fast ausschließlich um Klinikpatienten mit unterschiedlichen Erkrankungen, besonders Muttersauen nach Schwergeburten. Vff. vergleichen den Reststickstoff des Plasmas, den Harnbefund und teilweise den Bluthamstoff mit dem klinischen, pathologisch-anatomischen und histologischen Bild. Sie konnten dabei keine Beziehungen zwischen dem Reststickstoff und den Nierenbefunden feststellen, obwohl sie besonderen Wert auf genaue histologische Einteilung legten. Auffallend waren die vielen Blasen- und Nierenentzündungen bei den Sauen. Vff. kommen zu der Schlußfolgerung, daß zu einer genauen Diagnostik der Nierenveränderungen am lebenden Tier viele Laboruntersuchungen herangezogen werden müssen, und daß Veränderungen, die durch diese Untersuchungen festgestellt werden, nicht in jedem Falle auch histologisch zu sehen sind. E. Werner. 2790.

**4-64/11-0178** Kramer, Rolf P.; Hannover, Tierärztl. Hochschule, Inst. für Pathol. **Histologische Untersuchungen über die senile Involution der Milchdrüsen von Hündinnen.** Diss. Hannover **1963** 44 S. — 4 Abb., 1 Tab., 63 Lit.
Es wurden die Milchdrüsen von 81 getöteten Hündinnen verschiedener Rassen im Alter von 1 bis 17 Jahren histologisch untersucht. Es konnte ein ausgesprochener Mammazyklus nachgewiesen werden. $^2/_3$ der Hündinnen von 1 bis 7 Jahren hatten eine derartige Ausdehnung des Drüsengewebes, wie sie bei anderen Tieren nur während der Gravidität vorkommt. Bei $^3/_4$ der Hündinnen im Alter von 8 bis 17 Jahren bestand eine Atrophie des Drüsengewebes. Eine senile Involution der Mamma kommt sehr häufig, aber nicht mit absoluter Regelmäßigkeit vor, so daß sich auch keine gesetzmäßige Altersabhängigkeit feststellen läßt. Vom 6. Lebensjahr an wurden häufig Epithelhypertrophien und Geschwulstbildungen beobachtet.
H. Kronberger. 2805.

**4-64/11-0179** Martini, Ernesto und Sagri, Pier Domenico; Bologna, Univ., Ist. die Anatomia Normale Veterin. Osservazioni anatomiche su di un caso di polidattilia anteriore e posteriore destra in Equus caballus. **(Anatomische Beobachtungen eines Falles von Polydactyla anterior et posterior dextra bei einem Pferd.)** Nuova Veterin. **39** (1963) Nr. 11. S. 337-343. — 5 Abb., 24 Lit. Zus. in Engl., Franz.
Es handelt sich um die kasuistische Mitteilung bekannter Tatsachen einer Polydactyla anterior und posterior dextra beim Pferd. R. Berg. 2810.

**4-64/11-0180** Gupta, R. B., Fincher, M. G. und Bruner, D. W.; Ithaca, New York State Veterin. Coll. A study of the etiology of foot-rot in cattle. **(Untersuchungen zur Ätiologie der Fußfäulnis beim Rind.)** Cornell Veterinarian **54** (1964) Nr. 1. S. 66-77. — 1 Abb., 3 Tab., 23 Lit.
Die Fußfäulnis (Pododermatitis suppurativa) wird gewöhnlich während der Wintermonate und bei älteren Milchkühen beobachtet, die unter intensiven Landwirtschaftsbedingungen gehalten werden. Morastige, feuchte Standplätze ebenso wie harter Fußboden und grobkörniger Sand prädisponieren die Tiere für diese Erkrankung. Versuche, die Erkrankung durch Verwen-

dung von Reinkulturen der von den Läsionen gezüchteten Mikroorganismen (Streptokokken, Staphylokokken, Corynebakterien, *Spherophorus necrophorus*, grampositive und gramnegative Stäbchen, *Geotrichum*) zu reproduzieren, verliefen ergebnislos, jedoch ein Gemisch von den isolierten, gramnegativen, fusiformen Bakterien (ähneln dem *S. necrophorus*, unterscheiden sich jedoch färberisch!) zusammen mit Staphylokokken war in der Lage, ebenso wie die direkte Übertragung von Fußmaterial, die Erkrankung hervorzurufen. Die Staphylokokken allein ebenso wie aus dem veränderten Fußmaterial hergestellte bakterienfreie Filtrate verursachten nicht die Erkrankung. Die Möglichkeit, daß außerdem Spirochäten eine ursächliche Rolle spielen, wird erörtert. P. Kielstein. 2815.

**4-64/11-0181** Wechsler, Wolfgang; Köln-Merheim, Max-Planck-Inst. für Hirnforsch. **Elektronenmikroskopische Befunde am atrophischen Skelettmuskel der Ratte nach chronischer Mangelernährung.** Naturwissenschaften **51** (1964) Nr. 4. S. 91-92. — 1 Abb., 12 Lit.

Zur Erzeugung einer Hungeratrophie der Skelettmuskulatur wurden Albinoratten einer chronischen eiweißfreien Ernährung ausgesetzt, indem sie nach mehrtägigem absoluten Hunger Polyvitaminpräparate und reine Dextrose im Überschuß erhielten. Es trat danach ein Gewichtsverlust von maximal 42% auf. Die lichtmikroskopische Untersuchung der Unterschenkel-, Rücken- und Bauchmuskulatur ergab einen wechselnden Muskelschwund. Im Elektronenmikroskop fiel als wichtigster Befund eine Verschmälerung der Myofibrillen bis auf über die Hälfte der Norm auf. Quantitative Bestimmungen ergaben eine numerische Reduktion des Filamentebestandes der Fibrillen atrophischer Muskelfasern. Die Zahl der interfibrillär gelegenen Mitochondrien schien mäßig rarefiziert. Der von der Fibrillenperipherie zentralwärts fortschreitende Abbau von Filamenten dürfte auf einen geordneten und gesteuerten Abbau der spezifischen fibrillären Muskelproteine sämtlicher Myofibrillen einer Muskelfaser zurückgehen. Die hierbei frei werdenden Aminosäuren können zur Deckung des Eiweißumsatzes anderer lebenswichtiger Organe verwendet werden. D. Matthias. 2815.

**4-64/11-0182** Palmer, A. C. und Spratling, F. R.; Cambridge, School of Veterin. Med. Schwannoma of the intracranial part of the right vagus nerve in a heifer. **(Schwannom des intracranialen Teiles des rechten Vagusnerven bei einer Färse.)** Brit. veterin. J. **120** (1964) Nr. 3. S. 105-109. — 9 Abb., 9 Lit.

Bei einem 13 Mon. alten Rind entwickelten sich innerhalb von 3 Wochen schwere Koordinationsstörungen mit ständiger Rechtsdrehung des Kopfes, Nystagmus, später teilweiser Paralyse der rechten Gliedmaßen, die schließlich die Tötung erforderte. Es handelte sich um einen länglichen, markiglappigen Tumor, der sich rechtsseitig im Kleinhirn-Brückenwinkel befand. Histologisch lagen spindelige, pallisadenbildende Zellen vor, die keine Mitosen aufwiesen. Im Gegensatz zu dem im humanmedizinischen Schrifttum bekannt gewordenen intracranialen Schwannom ging der vorliegende Tumor nicht vom N. acusticus, sondern offenbar vom N. vagus aus. Klinische Vagusausfallsymptome fehlten, vermutlich weil der linke Vagusnerv intakt geblieben war. C.-H. Becker. 2826.

**4-64/11-0183** Zimmermann, G.; Bochum, Schlacht- und Viehhof. **Hydrops universalis congenitus bei einem Kalb.** Schlacht- u. Viehhof-Ztg. **64** (1964) Nr. 3. S. 108-109. — 3 Abb., 2 Lit. Zus. in Franz.

Bei einem Rinderfetus mit einem Gewicht von sechs kg und einer Länge von 53 cm, dessen Alter nicht angegeben ist, ist die gesamte Haut 4-5 cm stark ödematös verdickt. Im Kehlgangsbereich lag eine Kammerung der Umfangsvermehrung vor. In der Bauchhöhle wurden 300, in der Brusthöhle 140 ml Flüssigkeit gefunden. Die Extremitäten waren stark verkürzt und ungleich groß. Fruchtwasser und Cotyledonen waren ohne Veränderungen. An die Befundbeschreibung schließen sich einige Erörterungen über die Ursache an. W. Seffner. 2826.

**4-64/11-0184** Kuba, Noboru, Ono, Yutaka und Fukushima, Toyokazu; Hyogo, Coll. of Agric. Histopathological studies on so-called kuwazu disease (cobalt deficiency) in cattle in Japan. I. Findings of main organs and tissues. **(Histopathologische Studien über die sog. „Kuwazu"-Krankheit [Kobaltmangel] bei Rindern in Japan. 1. Mitt. Organ- und Gewebsbefunde.)** Jap. J. veterin. Sci. **25** (1963) Nr. 6. S. 363-374. — 16 Abb., 4 Tab., 52 Lit. Orig.: engl., Ausz.: jap.
Auf Grund histopathologischer Untersuchungen an fünf Fällen von spontaner und experimenteller sog. „Kuwazu"-Krankheit bei Rindern, die bisher in Australien, Neuseeland, Kenia, Amerika und Japan zur Beobachtung kam und klinisch mit Anorexie, Allotriophagie, Ataxie, Anämie und Marasmus einhergeht, kommen Vff. zu dem Schluß, daß die erhobenen Organ- und Gewebsbefunde weitgehende Ähnlichkeit mit solchen bei Kobaltmangel erkennen lassen. Die auffälligsten Veränderungen bestehen in einer Atrophie aller Organe. Außerdem finden sich Hämosiderose der Milz, fettige Degeneration der Leber und der Nebennierenrinde, Degeneration der Keimepithelien in den Hoden und Proliferation der Schleimhautepithelzellen in den Vormägen. Bei täglicher peroraler Applikation von 60 mg Kobaltchlorid über einen Zeitraum von 291 Tagen zeigte ein Tier die Erscheinungen einer Kobaltvergiftung. K. Potel. 2830.

**4-64/11-0185** Kelly jun., E. W.; Detroit, Wayne State Univ., Detroit Receiving Hospital. Tetrahydroxyquinone (THQ) effects on sponge implants in the albino rat. **(Die Wirkung von Tetrahydroxyquinon [THQ] auf Schwammimplantate bei der Albinoratte.)** Arch. Pathol. **77** (1964) Nr. 3. S. 317-323. — 4 Abb., 3 Tab., 3 Lit.
60 weiblichen Albinoratten wurden Stückchen eines Polyvinylschwamms in die Unterhaut beider Flanken implantiert. Die Tiere wurden in 6 Gruppen eingeteilt. Die Ratten der 1. Gruppe erhielten 4 Wochen 2mal täglich 0,3 mg Oestron, ihre Tötung erfolgte 30 Tage nach Versuchsbeginn. Die Tiere der 2. Gruppe wurden als Kontrollen ebenfalls nach 30 Tagen getötet. Die Tiere der 3. Gruppe bekamen außer Oestron noch 4 Wochen lang 2mal wöchentlich 5 mg THQ und wurden 60 Tage nach Versuchsbeginn getötet. In der folgenden Gruppe blieben die Ratten 30 Tage lang unbehandelt und bekamen erst danach 2mal wöchentlich 4 mg THQ 4 Wochen lang. In der 5. Gruppe erhielten die Ratten nach 30 Tagen 2mal wöchentlich 0,3 mg Oestron 4 Wochen lang. Die 6. Gruppe enthielt die unbehandelten Kontrolltiere, die wie die Tiere der vorangegangenen 2 Gruppen nach 60 Tagen getötet wurden. Oestron und THQ wurden i. p. verabreicht. Nach der Tötung der Tiere wurden die implantierten Schwämme entnommen und histologisch untersucht. Dabei wurde festgestellt, daß bei mit Oestron behandelten Tieren eine Zunahme der Zellzahl, des jugendlichen kollagenen Gewebes sowie der Metachromasie der Grundsubstanz im neugebildeten Gewebe zu verzeichnen war. All das wird durch THQ verhindert, das bei mit Oestron behandelten Tieren im Gewebe Veränderungen bewirkte, die einem jugendlichen Gewebe entsprachen. Wenn THQ erst 30 Tage nach der Schwammimplantation gegeben wurde, bewirkte es nicht so reifes Gewebe, wie erwartet. Während Oestron eine schnelle Reifung des Gewebes zu bewirken scheint, ruft THQ die gegenteilige Wirkung hervor. D. Matthias. 2830.

**4-64/11-0186** Ohshima, Kan-ichi und Miura, Sadao; Morioka, Iwate Univ., Fac. of Agric. Pathological study on so-called battery disease in the chicken with special reference to the pathogenesis of skin lesions. **(Pathologische Untersuchung der sog. Batterie-Krankheit der Küken im Hinblick**

**auf die Pathogenese der Hautveränderungen.)** Jap. J. veterin. Sci. **25** (1963) Nr. 5. S. 277-287. — 19 Abb., 2 Tab., 12 Lit. Orig.: engl., Ausz.: jap.
In einem Geflügelbetrieb werden 10000 Kreuzungs-Hähnchenküken von Rockhorn für Mastzwecke gehalten. Sie werden als 8 Tage alte Tiere zu je 1000 Stück gekauft. Die Mast erfolgt in Batterien, sobald sie 2 Wochen alt sind. Sie erhalten ein Standardfutter. Im Alter von 3-4 Wochen erkrankt eine Herde und zeigt Inappetenz, Traurigkeit usw. Innerhalb von 2-3 Tagen entstehen hämorrhagische Ödeme in der Subcutis im Bereiche der Unterseite der Flügel, vereinzelt des Nackens, Kopfes und der Beine. 24 Fälle werden eingehend bakteriologisch, pathologisch-anatomisch und histologisch untersucht. Makroskopisch weisen die inneren Organe kaum Veränderungen auf. In fast allen Lebern und Milzteilen werden eine allg. Atrophie, Erweiterung der Lymphgefäße und in einzelnen Fällen Nekroseherde nachgewiesen. Es besteht bei vielen Tieren eine Lungenkongestion, die teilweise mit einem Ödem verbunden ist. Geflügelpockenveränderungen werden an der Zunge, Kamm und Beinen festgestellt. Das Corium der Haut weist die sinnfälligsten Veränderungen auf: Nekroseherde, Infiltration von heterophilen Zellen, Hyperämie, Ödem, Auftreten von Histiocyten. 3 Tiere werden bakteriologisch untersucht und dabei *Staphylococcus aureus* in den Hautveränderungen, Leber, Milz und Nieren in Reinkultur ermittelt. Es wird angenommen, daß primär Geflügelpocken vorhanden waren, die unter dem Einfluß von *Staphylococcus aureus* zu den gen. Hautveränderungen geführt haben. Teilweise ist es bei den Küken durch eine Coccidiose zu einer Resistenzminderung gekommen.
E. Tempel. 2966.

**4-64/11-0187** Poležaev, L. V., Achabadze, L. V., Muzlaeva, N. A. und Javič, M. P.; Sewerzow-Inst. für Tiermorphol. der Akad. der Wiss. der UdSSR. Stimuljacija regeneracii myšcy serdca u krolikov i sobak. **(Stimulierung der Herzmuskelregeneration beim Kaninchen und beim Hund.)** Doklady Akademii nauk SSSR, Moskva **153 (31)** (1963) Nr. 6. S. 1450-1453. — 22 Lit.
Bei 126 Kaninchen (♂, 2,5-4 kg) und 41 Hunden (2-5 Jahre alt) wurden experimentelle Läsionen am Myocard gesetzt. Im einzelnen kamen umschriebene Elektrodiathermokoagulationen der linken Herzkammerwand bzw. Abtrennung der Herzspitze und Ersatz des Gewebeverlustes durch Myocardgewebe eines anderen Tieres zur Anwendung. Das entsprechende Implantat war vor der Operation mit 1%iger wässeriger Trypanblaulösung behandelt worden. Nach der Operation wurde die Anregung der Regeneration mittels eines Myocardhydrolysates versucht, bei gleichzeitiger Behandlung mit Inhibitoren der Narbenbildung (Pyrogenal, Trypsin, Milzextrakt). Die besten Ergebnisse konnten bei den Kaninchen durch Anwendung von Trypsin bzw. Trypsin mit Hydrolysat erzielt werden. Die Koagulationsversuche an Hunden zogen keine Regenerationserscheinungen nach sich. Bessere Ergebnisse wurden bei diesen Tieren in den Versuchen mit Entfernung der Herzspitze ermittelt. D. Lindner. 3012.

## VII. BAKTERIOLOGIE, HYGIENE

**4-64/11-0188** Hromadka, A.; Wien, Kaiser-Franz-Joseph-Spital, Pathol.-Bakteriol. Inst. **Über die Brauchbarkeit kochsalzfreier Endo-Platten zur Schwärmhemmung von Proteus in der Stuhlkultur.** Festschr. Wiener tierärztl. Mschr. **1964** S. 337-340. 3290.

**4-64/11-0189** Ambrosius, Herwart und Lehmann, Rosmarie; Leipzig, Univ., Zool. Inst. **Poikilotherme Wirbeltiere als Versuchstiere beim Studium des Wirkungsmechanismus immunologischer Adjuvantien.** Acta biol. med. german. [Berlin] **12** (1964) Nr. 5. S. 615-618.
Vff. impften Zwergwelse (*A. nebulosus*) i. m. mit inaktiv. Schweineserum, welches allein oder zusammen mit Freundschen Adjuvans verabreicht wurde.

Die ersten Antikörper waren nach etwa 20 Tagen zu beobachten. Im Gegensatz zu der mit reinem Serum behandelten Versuchstiergruppe lag der HA-Titer bei den unter Adjuvanszusatz sensibilisierten Welsen wesentlich höher und blieb länger bestehen. Griechische Landschildkröten (*T. hermanni*), denen inaktiv. Schweineserum rein oder in Form von Aluminiumpräzipitat s. c. appliziert wurde, entwickelten keine Titerunterschiede. Die ersten Antikörper traten jedoch bei den mit Aluminiumpräzipitat geimpften Tieren bereits nach 20, bei den Kontrollen erst nach 50 Tagen auf. Das Freundsche Adjuvans und die Aluminiumpräzipitation scheinen sich somit in ihrem Wirkungsmechanismus zu unterscheiden. Vff. sehen in den poikilothermen Versuchstieren geeignete Objekte für das Studium der Adjuvantienwirkung.
G. Train. 3300.

**4-64/11-0190** Clarke, R. T. J.; Palmerston North, New Zealand, Massey Univ., Coll. of Manawatu. The cultivation of some rumen oligotrich protozoa. **(Die Kultivierung einiger oligotricher Protozoen des Pansens.)** J. gen. Microbiol. **33** (1963) Nr. 3. S. 401-408. — 1 Tab., 21 Lit.

Die Kultivierung von *Eremoplastron bovis*, *E. brevispinum*, *Entodinium longinucleatum*, *E. ovinum*, *Eudiplodinium maggii* und verschiedener *Epidinium*-Arten gelang als Mischkultur über 7 Mon. in einem Medium, das aus Reisstärke, getrocknetem und gemahlenem Raygras (*Lolium perenne*), Mineralsalzlösung und Pansensaft von einer Kuh nach Fütterung mit Rotklee bestand. Der Zusatz von Antibiotica war nicht erforderlich. Alle 24 Std. wurde Nährmedium nachgefüllt, alle 48 Std. wurde es erneuert. $Na_2S$ hemmte den Stoffwechsel der Protozoen in Konzentrationen über 0,01%. Reinkulturen wurden von *Epidinium ecaudatum* und *Eremoplastron bovis* erhalten. Für biochemische Untersuchungen wurden größere Protozoenmengen in einer näher beschriebenen Apparatur gezüchtet. W. Goldbach. 3370.

**4-64/11-0191** Toškov, A., Gagov, I., Manolova, N. u. a. Dejstvie na njakoi veštestva vŭrchu antimikrobnite svojstva na kokoši embrioni. **(Die Wirkung einiger Substanzen auf die antibakteriellen Eigenschaften von Hühnerembryonen.)** Izvestija na Mikrobiologičeskija institut. Bŭlgarska akademija na naukite, Sofija **15** (1963) S. 97-101. — 2 Tab., 8 Lit. Zus. in Russ., Engl.

Es wurde festgestellt, daß von allen Bestandteilen der Hühnerembryonen nur das Eier-Eiweiß antibakterielle Eigenschaften aufweist. Den höchsten Titer besitzt das Eiweiß unbebrüteter Eier. Während der Brut verringert der Titer sich vom 1. bis 4. Tage, danach vergrößert er sich wieder, wobei er vom 9. bis 13. Tage fast gleich bleibt. Das Antikoagulans Naganol verringert die antibakteriellen Eigenschaften des Eiweißes in vitro in der Regel um eine Stufe (oder 50%) bei Verdünnung mit dem Koeffizienten 2, während die Antikoagulantien Assutol und Liquoid sie in gleichem Grade oder stärker herabsetzen, aber nicht in allen Versuchen. Diese Eigenschaft der Koagulantien, die antibakterielle Aktivität nicht nur des Blutes sondern auch des Eies oder, genauer gesagt, des Eiweißes im Hühnerei zu senken, ermöglicht es, sie zur Erleichterung der Vermehrung schwer kultivierbarer und nicht kultivierbarer Viren sowie zur Verbesserung der Ovohämokultur zu verwenden. NRB/ZSNTI. 3370.

**4-64/11-0192** Kapitanaki, M. V. und Fedorčenko, E. A. K voprosu ob ustojčivosti mikrobov k antibiotikam. **(Zur Problematik der Antibioticaresistenz unter den Mikroben.)** Veterinarija, Moskva **40** (1963) Nr. 12. S. 49-52. — 1 Tab.

In systematischen Untersuchungen überprüften Vff. das Verhalten frisch isolierter pathogener Bakterien gegenüber den gebräuchlichen Antibiotica. Von 59 *E. coli*-Stämmen verhielten sich 32 Chlortetracyclin-resistent, was seinen Ausdruck auch in schlechten Therapieerfolgen fand. Diese Stämme waren gleichzeitig für Mycerin und Colimycin sensibel. Salmonellen (aus Küken, Enten und Kälbern isoliert) waren dagegen stark tetracyclinempfindlich, obwohl auch hier Ausnahmen nachweisbar waren. Letztere werden im Zusammenhang mit unbefriedigenden Behandlungserfolgen diskutiert. Rotlauf- und Milzbranderreger sowie einige Streptokokken wiesen konstante Eigenschaften gegenüber den Antibiotica auf. Es wird die ständige Kontrolle der Antibioticasensibilität bei jedem Neuausbruch einer Infektion gefordert. Die epizootiologische Bedeutung der antibioticaresistenten Varianten ist keinesfalls als geklärt anzusehen, insbesondere die Bedeutung der Kreuzresistenz. Vff. fordern eine kritische Sichtung des Einsatzes von Antibiotica in den Futtermitteln. Für Routineuntersuchungen wird der Plättchentest auf festen Nährböden als ausreichend erachtet. Die industriell hergestellten Plättchen müssen jedoch periodisch an bekannten Testkulturen geprüft werden, da Herstellung und Lagerung oft einen negativen Einfluß ausüben.

W. Bathke. 3370.

**4-64/11-0193** Munch-Petersen, E. und Boundy, C. A. P. Culture media for rumen bacteria: A cop small appraisal. **(Kulturmedien für Pansenbakterien. Eine kritische Einschätzung.)** Zbl. Bakteriol., Parasitenkunde, Infektionskrankh. Hyg., I. Abt., Orig. **191** (1964) Nr. 4. S. 512-524.
Vergleichende Untersuchungen mit 8 verschiedenen Kulturmedien ergaben, daß die Verwendung von Pansenflüssigkeit im Nährboden für das maximale Wachstum von Pansenbakterien nicht erforderlich ist. Die an manchen Techniken (Verdünnung, Begasung) geübte Kritik erwies sich als nicht gerechtfertigt. Untersucht wurde die Pansenflora vom Schaf und von der Kuh. Bei gleichem Futter lag die Keimzahl bei der Kuh höher. Unterschiede in Art und Verteilung der einzelnen Keime ergaben sich nicht.

W. Goldbach. 3400.

**4-64/11-0194** Timpl, R.; Wien, Hanusch-Krankenhaus. **Untersuchungen zur Präzipitation und Isolierung von Antikörpern gegen Prokollagen und Parent Gelatine.** Z. Immunitäts- u. Allergieforsch. **125** (1963) Nr. 5. S. 373-382.
Bis zu den Untersuchungen von Watson und Maurer im Jahre 1954 galten Kollagen und Gelatine als nicht antigen. Seitdem haben sich mehrere Autoren mit der Herstellung entsprechender Antiseren beschäftigt. Vf. berichtet über 3 gegen Prokollagen bzw. Parent Gelatine gerichtete Kaninchenseren, welche die letztere in Form einer typischen Antigen-Antikörper-Reaktion präzipitierten. Durch den Abbau der Fällungen mit Kollagenase konnten die Antikörper rückgewonnen werden. Hydroxamkollagen wurde nur von den gegen Parent Gelatine gerichteten Kaninchenseren präzipitiert. Vf. zieht hieraus Rückschlüsse auf den molekularen Feinbau der Kollagene.

G. Train. 3400.

**4-64/11-0195** Dudman, W. F.; Canberra, Australia, Div. of Plant Industry. Unsuitability of gelatine for immune diffusion in plates. **(Unbrauchbarkeit von Gelatine für die Immundiffusion in Platten.)** Nature [London] **201** (1964) Nr. 4923. S. 995-997. — 4 Abb., 4 Lit.
In Versuchen mit Antigenen aus *Rhizobium meliloti* und den entsprechenden Kaninchen-Antiseren konnte gezeigt werden, daß bei Verwendung von Agar für die Präzipitation im Gel 6 Präzipitationsstreifen auftraten, bei der Anwendung von 3 verschiedenen Gelatinen (2 und 3%ig) zweier Herstellungsfirmen dagegen nur ein Präzipitationsstreifen gefunden wurde. Auch in weiteren detaillierten Versuchen waren bei Gelatine stets weniger Präzipitationsstreifen ausgeprägt als bei Agar. Eine ausreichende Erklärung für diese Erscheinung läßt sich noch nicht geben. Die Ergebnisse sprechen gegen eine Verwendung von Gelatine anstelle von Agar für die Präzipitation im Gel. Mischungen von Gelatine und Agar, bei einem hohen Agaranteil, haben sich jedoch als brauchbar erwiesen. G. Scheibner. 3400.

**4-64/11-0196** Rice, Christine E.; Hull, Quebec, Canada Dep. of Agric. Animal Diseases Res. Inst. The effect of unheated bovine serum on the complement-fixing activity of heat-inactivated bovine antiserum with homologous antigen. V. Residual complement activity. **(Die Wirkung nicht-erwärmten bovinen Serums auf die Komplementbindungsaktivität in wärmeinaktiviertem bovinem Antiserum mit homologem Antigen. 5. Mitt. Restkomplementaktivität.)** Canad. J. comparat. Med. veterin. Sci. 27 (1963) Nr. 12. S. 295-300. — 4. Mitt. vgl. 4-64/05-0310.
Die Komplementbindungstests dreier verschiedener Antigen-bovinen Antikörpersysteme, zweier antibakterieller und eines Antivirussystems wurden mit und ohne Zusatz normalen bovinen Serums durchgeführt. Am Ende der Fixierungsperiode wurden alle Mischungen auf Ganzkomplementaktivität und auf die vier Komplementkomponenten getestet unter Verwendung der gewöhnlichen Rohreagenten R1-R4. Die erhöhte Fixierung in Mischungen, die bovinen Serumzusatz enthalten, spiegeln eine stärkere Abnahme der Aktivität der 2. und 4. Komponente wieder als in Antigen-bovinen Antikörpermischungen ohne zugefügtes Komplement. Die Abnahme der Aktivität der ersten Komponente war relativ gering, und die Tests für die 3. Komponente waren noch nicht übereinstimmmend. G. Godglück. 3400.

**4-64/11-0197** Morenz, J. und Rommel, L.; Magdeburg, Med. Akad., Inst. für Med. Mikrobiol. und Epidemiol. **Untersuchungen über einige Fehlerquellen bei der Komplementbindungsreaktion.** Z. ges. Hyg. Grenzgebiete **10** (1964) Nr. 2. S. 148-161.
Vff. untersuchten die Wirkung von Inaktivierungsfehlern und irregulären Amboceptor-, Ionenstärke- und pH-Konzentrationen auf das Komplement und damit auf Empfindlichkeit und Resultat der KBR. Die mathematischen Beziehungen zwischen Amboceptor- und Komplementkonzentrationen innerhalb eines bestimmten Hämolysegrades wurden als hyperbolische Kurve bestimmt. Höhere Amboceptorverdünnungen führen zu sprunghaft steigendem Komplementverbrauch, wobei unterhalb eines bestimmten kritischen Punktes die Kurve zu einer gleichseitigen Hyperbel wird. Starke Amboceptorkonzentrationen erhöhen die Empfindlichkeit der KBR, allerdings ist der dann auftretende HA-Faktor zu beachten. Für die Bestimmung des Amboceptor-End- und Gebrauchstiters wird die 100%ige Hämolyse als Kriterium empfohlen. pH-Wertschwankungen haben keinen wesentlichen Einfluß auf das Komplement, dagegen bestehen zwischen diesem und der Salzkonzentration gravierende logarithmische Beziehungen. Die übliche Pufferverdünnung von 1:5 stellt somit einen Kompromiß zwischen möglichst starker Komplementwirkung und vermiedener Spontanhämolyse dar. Der antikomplementäre Faktor der Patientenseren kann in der Regel ebenso wie deren Eigenkomplement durch Inaktivierung ausgeschaltet werden. Eine Wiederholung der Erhitzung ist nach längerer Lagerung der Seren vorzunehmen.
G. Train. 3400.

**4-64/11-0198** Turner, K. J. und Rowley, Derrick; Adelaide, South Australia, Univ. Opsonins in pig serum and their purification. **(Opsonine aus Schweineserum und ihre Reinigung.)** Austral. J. exp. Biol. med. Sci. **41** (1963) Nr. 6. S. 595-613.
Die in Schweineserum enthaltenen Opsonine gegen *Salmonella typhimurium* C 5 werden durch präparative Stärkegelelektrophorese, Säulenchromatographie an DEAE-Cellulose und Adsorption an gereinigten Zellwandpräparaten der spezifischen Organismen gewonnen. Die Stärkegelelektrophorese liefert zwei Fraktionen mit Opsonin-Aktivität, eine starke Fraktion im Bereich der langsamen $\beta$-Globuline und eine schwächere im Albuminbereich. Die durch Chromatographie an DEAE-Cellulose abgetrennten Opsonine enthalten zusätzlich Aktivität gegen *Escherichia coli* 2206 und *Listeria monocytogenes* und agglu-

tinieren Mäuseerythrocyten. Durch Absorption von Schweineserumeiweiß an Zellwänden von *S. typhimurium* und anschließende Elution werden für diese Organismen spezifische Opsonine erhalten. Der höchste Grad an physikochemischer Homogenität wird erzielt, wenn der Adsorption-Elution an Zellwänden die chromatographische Reinigung folgt. Das so erhaltene Präparat erweist sich als 19 S-Makroglobulin mit $\beta$-Globulinbeweglichkeit. 10% der ursprünglichen Aktivität werden wiedergefunden. Bezogen auf 1 mg Protein beträgt die Aktivität des Präparates das 100fache derjenigen des Ausgangsserums. J. Müller. 3400.

**4-64/11-0199** Podliachouk, L. und Kaminski, M. (unter techn. Mitarb. von Frémont, M.-Ch. und Jeanne-Rose, M.); Paris, Inst. Pasteur, Centre d'Étude des Groupes Sanguins des Animaux. Études immunologiques sur les équidés. **(Immunologische Untersuchungen bei Equiden.)** Ann. Inst. Pasteur **106** (1964) Nr. 3. S. 497-501. – 1 Abb., 15 Lit. Zus. in Engl.

Von 3000 Pferden, 300 Mauleseln, 100 Eseln und 1 Maultier werden Blutproben zur Untersuchung entnommen. Sie stammen aus Frankreich, Polen, Deutschland, Französisch-Äquatorial-Afrika und Tunis. Die immunochemischen Untersuchungen werden mit Hilfe der Immunelektrophorese durchgeführt. Für den Vergleich der einzelnen Fraktionen wird die Agargelpräzipitation mit doppelter Diffusion herangezogen. Die charakteristischen Eigentümlichkeiten vom Pferd und Esel sind entweder an die Erythrocyten-Antigene oder an das Vorhandensein oder die Abwesenheit einer Sero-Esterase gebunden. Es ergeben sich Variationen quantitativer Art, die die Beweglichkeit der Seroalbumine und die Höhe der Heteroagglutinine betreffen. Die nicht vorhandenen immunologischen Unterschiede der Seroproteine bei Pferd und Esel beweisen deren nahe Verwandtschaft. Durch Kreuzung erhalten die lebensfähigen Hybriden (Maulesel, Maultier) die Eigenschaften beider Eltern, so daß sich bei den Seroproteinen keine Unterschiede bei den einzelnen Equiden ergeben. E. Tempel. 3430.

**4-64/11-0200** Wostmann, B. S. und Olson, G. B.; Notre Dame, Ind., Univ. Precipitating antibody production in germfree chicken. **(Präzipitinproduktion in keimfrei aufgezogenen Küken.)** J. Immunology **92** (1964) Nr. 1. S. 41-48.

Normal erbrüteten sowie keimfrei aufgezogenen Leghornhühnern im Alter von etwa dreieinhalb Monaten wurden je 40 mg/kg Rinderalbumin i. v. injiziert. Vff. stellten fest, daß die Antikörperproduktion der keimfrei aufgezogenen Küken langsamer in Gang kam als die der Kontrollen, beide Versuchstiergruppen jedoch am 8. Tag p. i. das Maximum erreichten. Infolge des zunächst geringen Potentials an sensibilisierbaren Zellen lag die Antikörperkonzentration bei keimfrei aufgezogenen Küken anfangs um die Hälfte niedriger als bei Kontrollen, doch änderte sich das Verhältnis bald zugunsten der erstgenannten Gruppe. In beiden Fällen war die Zunahme des Gammaglobulingehaltes etwa gleich und betrug zum Zeitpunkt der höchsten Präzipitinausschüttung ca. 300-400 mg/100 ml. Die mit Hilfe von radioaktivem Glycin bestimmte Lebensdauer der Gammaglobulinfraktion ließ keine Unterschiede zwischen beiden Gruppen erkennen, doch schien die Zirkulationsdauer des Präzipitinanteils bei keimfrei aufgezogenen Küken länger anzudauern als bei normal erbrüteten Kontrollen. Trotz seiner vergleichsweise geringeren Kapazität wurde das RES der keimfrei aufgezogenen Küken zu einer vollwertigen Antikörperproduktion angeregt. G. Train. 3430.

**4-64/11-0201** Fuks, B. B., Konstantinova, I. V., Stefanovič, L. E., Luk'janova, I. G., Cygankov, L. I., Kolaeva, S. G., Krass, I. M. und Vańko, L. V. Specifičeskij biosintez antitel, vyzvannyj ribonukleinovoj kislotoj iz limfatičeskich uzlov i selezenki immunnych krolikov. **(Über eine**

**spezifische, durch die RNS der Lymphknoten und der Milz von immunisierten Kaninchen hervorgerufene Biosynthese der Antikörper.)** Doklady Akademii nauk SSSR, Moskva **153 (31)** (1963) Nr. 2. S. 485-488. — 3 Abb., 20 Lit.
Nachdem 44 Kaninchen einen Monat lang mit Serumalbumin von Bullen und dem Freundschen Stimulans (Vaselin, Lanolin und geschwächte TBC-Bazillen) immunisiert worden waren, enthielten sie nach 3-5 Wochen eine weitere stimulierende Serumalbumininjektion. Drei Tage später wurden die Tiere getötet. Anschließend gewann man RNS aus Lymphknoten und der Milz. In zwei darauf folgenden Versuchsserien wurde durch die Verwendung der RNS die Bildung von Antikörper hervorgerufen. Das gelang zunächst mittels Injektionen von 10-20 mg RNS aus vorher immunisierten Kaninchen in den Sohlenballen nichtimmunisierter Tiere. Darüber hinaus bildeten sich Antikörper nach intraperitonealer Injektion von Zellsuspensionen, die mit RNS bearbeitet worden waren. Die Zellsuspensionen stammten aus den Lymphknoten derselben nichtimmunisierten Kaninchen. Demzufolge enthält die Gesamt-RNS immunisierter Kaninchen eine Fraktion, in der alle Eigenschaften der Antikörper kodiert sind. D. Lindner. 3430.

**4-64/11-0202** Ose, E. E., Barnes, L. E. und Berkmann, R. N.; Greenfield, Ind., Eli Lilly and Co. Experimental evaluation of an avirulent oral erysipelas vaccine. **(Experimentelle Auswertung einer oralen Rotlaufvaccine.)** J. Amer. veterin. med. Assoc. **143** (1963) Nr. 10. S. 1084-1089. —6 Tab., 4 Lit.
Der Rotlauf-Stamm 31 (avirulent), apathogen für Schweine, Mäuse, Puten und Schafe, wurde bei der oralen Vaccination von Schweinen als wirksam befunden. 88% aller oral vaccinierten Tiere (166 von 188) erwiesen sich gegenüber einer nachfolgenden intramuskulären bzw. percutanen Infektion als immun. Ein gewisser Immunitätsgrad war bereits 7 Tage nach der Vaccination festzustellen, noch stärker aber nach 14 Tagen und hielt 25 Wochen an. Antibioticazusätze im Futter beeinträchtigten den Vaccinationserfolg nicht. Der Stamm konnte aus vaccinierten Schweinen nicht wieder herausgezüchtet werden und wurde auch nicht durch Kontakt übertragen. Th. Hubrig. 3490.

**4-64/11-0203** Weisser, Wolfgang; München, Univ., Tierärztl. Fak., Inst. für Mikrobiol. und Infektionskrankh. der Tiere. **Eperimentelle Untersuchungen über die Wirksamkeit eines Parainfluenza-3-Lebendimpfstoffes bei Kälbern.** Diss. München **1963** 38 S. — 6 Tab., 76 Lit.
Bei Bestandsuntersuchungen auf das Vorkommen von hämagglutinationshemmenden Antikörpern (HAH) gegenüber dem Myxovirus Parainfluenza-3 (PI-3) erbrachten von insgesamt 364 Kälberseren 90% positive und 10% negative Resultate. Bei Impfungen mit einer Zellkultur-Lebendvaccine (intranasal und intramuskulär) zeigten vorwiegend solche Tiere einen Antikörperanstieg, die zuvor einen niedrigen Ausgangstiter (1:4 bis 1:32) hatten. Bei hohen Ausgangstitern war keine bemerkenswerte Vermehrung zu beobachten. 2 Mon. nach der Impfung war bei 67% der Tiere der HAH-Titer wieder abgesunken. Auf eine Zweitimpfung reagierten von 151 Kälbern 59% mit einem erneuten Anstieg. K.-H. Pehl. 3490.

**4-64/11-0204** Williamson, W. T., Tove, S. B. und Speck, M. L.; Raleigh, North Carolina State, Univ. of North Carolina. Extracellular proteinase of Streptococcus lactis. **(Eine extracelluläre Proteinase von Streptococcus lactis.)** J. Bacteriol. 87 (1964) Nr. 1. S. 49-53. — 4 Abb., 2 Tab., 13 Lit.
Eine 120fache Reinigung eines von *Str. lactis* stammenden extracellulären proteolytischen Enzyms wurde durch Ammonsulfat-Fraktionierung, Ca-Phosphat-Gel-Behandlung und Chromatographie an DEAE-Cellulose erzielt. Der optimale pH-Wert des gereinigten Enzyms lag bei pH 8,5. Die Hitzestabilität war ziemlich hoch: nur 32% der Aktivität gingen bei einstündiger Erhitzung

auf 98 °C verloren. Durch Hemmung mit p-Chloromercuribenzoat konnte nachgewiesen werden, daß freie SH-Gruppen für die Aktivität des Enzyms notwendig sind. Dagegen konnte mit Di-isopropyl-fluorophosphat keine Hemmung erzielt werden. E. Grün. 3560.

**4-64/11-0205** Ravin, Arnold W. und Sa, Joscelyn D. H. de; Rochester, N. Y., Univ. Genetic linkage of mutational sites affecting similar characters in pneumococcus and streptococcus. **(Genetische Verkettung mutierter Eigenschaften, welche ähnliche Merkmale bei Pneumococcus und Streptococcus zur Folge haben.)** J. Bacteriol. **87** (1964) Nr. 1. S. 86-96. – 1 Abb., 10 Tab., 23 Lit.

Es ist bekannt, daß durch Conjugation, Transduktion und Transformation genetisches Material übertragen werden kann. Die Interspecies-Transformation ist im allgemeinen weniger effektiv als die Intraspecies-Transformation. In den vorliegenden Untersuchungen wurde mit streptomycinempfindlichen Pneumokokken (Wildtyp) und spontan entstandenen -resistenten Mutanten sowie einem hämolysierenden Streptokokkenstamm der H-Gruppe und dessen streptomycinresistenten Mutanten gearbeitet. Durch Interspecies-Transformation wurden DNA-Determinanten, welche Streptomycinresistenz bei Pneumokokken bedingten, als allel mit den DNA-Determinanten erkannt, welche auf Streptokokken die Streptomycinresistenz übertrugen. Transformationen zwischen *Streptococcus* und *Pneumococcus* sind nicht durch Episomen bedingt. Es treten vielmehr Rekombinationen ein, bei welchen genetisches Material der Wirtsspecies durch solches der Donatorspecies ersetzt und damit eine ähnliche Funktion übertragen wird. W. Kuhlmann. 3560.

**4-64/11-0206** Das, S. K. und Chatterjee, G. C.; Calcutta, India, Calcutta Univ. Pyrithiamine adaptation of Staphylococcus aureus. II. Tricarboxylic acid cycle and related enzymes. **(Pyrithiamin-Adaptation bei Staphylococcus aureus. 2. Mitt. Tricarbonsäurezyklus und entsprechende Enzyme.)** J. Bacteriol. **86** (1963) Nr. 6. S. 1157-1164. – 9 Abb., 2 Tab., 34 Lit. 1. Mitt. vgl. LZ. Abt. IV **8** (1963) Nr. 6. S. 1198.

In zellfreien Extrakten eines Laborstammes von *Staphylococcus aureus* konnte nach Pyrithiamin-Adaptation (Methodik in der 1. Mitt. beschrieben) sowohl eine Stimulierung des Tricarbonsäurezyklus als auch eine Aktivitätssteigerung der Isocitrat-, Glutamat-, Malat- und Succinat-Dehydrogenasen sowie der Katalase nachgewiesen werden. Außerdem waren Malatsynthetase, Isocitratase und als deren Reaktionsprodukt Glyoxalat im adaptierten Stamm festzustellen. Ein wesentlicher Aktivitätsunterschied zwischen dem beim adaptierten Stamm und beim Ursprungsstamm gefundenen reduzierten Nicotinsäureamid-adenin-dinucleotid (NADH) sowie dem reduzierten Nicotinsäureamid-adenin-dinucleotid-phosphat (NADPH) war nicht zu erkennen. Sowohl bei dem Ausgangsstamm als auch bei dem adaptierten waren weder Lactat-Dehydrogenase nach NADH-cytochrom-c-Reduktase oder NADPH-cytochrom-c-Reduktase nachzuweisen. W. Kuhlmann. 3565.

**4-64/11-0207** Hash, John H., Wishnick, Marcia und Miller, Philip A.; Pearl River, N. Y., Amer. Cyanamid Co. Formation of „protoplasts" of Staphylococcus aureus with a fungal n-acetylhexosaminidase. **(Bildung von Protoplasten bei Staphylococcus aureus durch Pilz-N-acetylhexosaminidase.)** J. Bacteriol **87** (1964) Nr. 2. S. 432-437. – 4 Abb., 3 Tab., 16 Lit.

Nach Einwirkung von N-acetylhexosaminidase, einem Enzym von *Chalaropsis*, auf *Staphylococcus aureus* in einer Konzentration von 100 $\mu$g/ml wurden Protoplasten gebildet. Es konnte somit gezeigt werden, daß auch bei den lysozymresistenten Staphylokokken Protoplasten entstehen. Daß es sich tatsächlich um Protoplasten handelte, geht u. a. daraus hervor, daß diese keine Kolonien bilden und auch keine Zellwand regenerieren konnten.

W. Kuhlmann. 3565.

**4-64/11-0208** Borchardt, Kenneth A. und Pierce jun., William A.; New Orleans, La., Tulane Univ., School. of Med. In vitro phagocytosis of Staphylococcus aureus with special reference to a possible antiphagocytic function of coagulase. **(In-vitro-Phagocytose bei Staphylococcus aureus unter besonderer Berücksichtigung der möglicherweise vorhandenen Antiphygocytosewirkung der Koagulase.)** J. Bacteriol. 87 (1964) Nr. 2. S. 311-315. — 2 Tab., 22 Lit.

Die Frage, ob ein Zusammenhang zwischen der Koagulasebildung und der Virulenz von *Staphylococcus aureus* besteht, ist vielfach erörtert und dennoch nicht eindeutig beantwortet worden. Vff. gingen insbesondere dem Problem der vermuteten Antiphagocytosewirkung der Staphylokokkenkoagulase nach, wobei sie mit den Phagentypen 81 und 42 D des *Staph. aureus* arbeiteten. In-vitro-Phagocytoseversuche mit polymorphkernigen Kaninchen-Leukocyten ließen nicht den Schluß zu, daß die Koagulase in irgendeiner Weise die Phagocytose der Staphylokokken beeinträchtigt. W. Kuhlmann. 3565.

**4-64/11-0209** Smith, Doyle C., Foltz, V. D. und Lord, T. H.; Manhattan, Kansas State Univ. Demonstration of induced synergistic hemolysis by „Nonhemolytic" Staphylococcus species. **(Nachweis der induzierten synergistischen Hämolyse durch „nichthämolysierende" Staphylococcus-Arten.)** J. Bacteriol. 87 (1964) Nr. 1. S. 188-195. — 4 Abb., 6 Tab., 4 Lit.

Nicht selten sind nach 18- bis 24stündiger Bebrütung der Subkulturen hämolysierender Staphylokkokken keine Hämolysen mehr wahrzunehmen. Erst nach weiterer Incubation treten um die Kolonien dieser Subkulturen wieder Hämolysezonen auf, die jedoch schmaler als die des Ausgangsstammes sind und oft nur einen Teil der Kolonie umfassen. Vff. versuchten, dieses eigenartige Verhalten zu klären, indem sie mit 6 koagulase-positiven Stämmen arbeiteten, welche um die Kolonie eine schmale, starke Hämolysezone und anschließend eine breitere aber schwächere 2. Hämolysezone zeigten. 13 weitere Stämme waren koagulasenegativ und wiesen derartige Zonen nicht auf. Wenn Keime der nichthämolysierenden Stämme in der Nähe der hämolysierenden Staphylokokken wuchsen, so traten bei den ersteren teilweise ausgebildete Hämolysen auf. Dieser Synergismus ist auf das Zusammenwirken des in der 2. Zone lokalisierten Faktors Z hämolysierender Staphylokokken und des Faktors T der nichthämolysierenden Staphylokokken zurückzuführen. W. Kuhlmann. 3565.

**4-64/11-0210** Marucci, Americo A.; Syracuse, State Univ. of New York. Mechanism of action of staphylococcal alpha-hemolysin. I. Some factors influencing the measurement of alpha-hemolysin. **(Wirkungsweise des Staphylokokken-alpha-Hämolysins. 1. Mitt. Über einige Faktoren, welche die Alpha-Hämolysin-Bestimmung beeinflussen.)** J.Bacteriol. 86 (1963) Nr. 6. S. 1182 bis 1188. — 4 Abb., 4 Tab., 14 Lit.

Voraussetzung für die Wertigkeitsbestimmung des alpha-Hämolysins ist eine einwandfreie Methodik. Es gelang Vf., ein zwar langwieriges aber exaktes Bestimmungsverfahren an Kaninchen-Erythrocyten zu entwickeln, welches zu reproduzierbaren Ergebnissen führt. Die Wirkung des alpha-Hämolysins ist in starkem Maße von der Temperatur abhängig. So werden die Erythrocyten bei 37 °C schnell gelöst, aber bei dieser Temperatur erfolgt auch schnell eine Inaktivierung. Umgekehrt tritt bei 0 °C praktisch keine Inaktivierung ein, doch die Lysisrate ist dann auch nur gering. Die Größe des Reaktionsvolumens ist ohne Bedeutung, wenn nur das Verhältnis der Zellen zur Hämolysinkonzentration nicht geändert wird. In Analogie zum „Prozent-Gesetz" bei der Phagenhemmung durch spezifisches Antiserum ist auch die Menge der durch eine bestimmte Konzentration des alpha-Hämolysins gelösten Erythrocyten unabhängig von der im Reaktionsgemisch vorhandenen Zellen. W. Kuhlmann. 3565.

**4-64/11-0211** Marucci, Americo A.; Syracuse, State Univ. of New York. Mechanism of action of staphylococcal alpha-hemolysin. II. Analysis of the kinetic curve and inhibition by specific antibody. **(Wirkungsweise des Staphylokokken-Alpha-Hämolysins. 2. Mitt. Analyse der kinetischen Kurve und der Hemmung durch spezifische Antikörper.)** J. Bacteriol. **86** (1963) Nr. 6. S. 1189-1195. – 7 Abb., 3 Tab., 10 Lit. 1. Mitt. vgl. vorst. Ref.

Vf. unterbreitet eine Hypothese über die Alpha-Hämolysin-Wirkung auf Erythrocyten. Bevor es zur Lysis kommt, muß zunächst eine Bindung zwischen dem Alpha-Hämolysin und den Erythrocyten mit daraus resultierender Zellschädigung erfolgen. Danach findet in den Erythrocyten eine temperaturabhängige Reaktion statt, die zum Verlust des Hämoglobins führt. Der Zusatz spezifischer Antikörper zum Reaktionsgemisch ergab eine zeitabhängige Wirkung des Antihämolysins, denn bei gleichzeitiger Mischung der Erythrocyten mit dem Alpha-Hämolysin und dem Antihämolysin trat keine Lysis ein. Bei verzögertem Antihämolysin-Zusatz wurden mehr oder weniger viele Erythrocyten gelöst, wobei allein die Zeit bis zum Wirkungseintritt des Antihämolysins ausschlaggebend war. W. Kuhlmann. 3565.

**4-64/11-0212** Lachowski, E., Krzyżanowski, S. und Wawrzkiewiczowa, K. Próby odróżniania laseczki wąglika od laseczek rzekomo-wąglikowych przy pomocy precypitacji w żelu. **(Die Unterscheidung des Milzbrandbacillus vom Pseudo-Milzbrandbacillus mittels Präzipitation in Agar.)** Med. weteryn. **19** (1963) Nr. 8. S. 447-453. – 9 Abb., 2 Tab., 12 Lit.

In der Serodiagnostik spielt die Unterscheidung des Milzbrandbacillus von ähnlichen milzbrandverdächtigen Bazillen eine große Rolle. Untersucht werden die Unterscheidungsmöglichkeiten *B. anthracis* von *B. cereus*, *B. subtilis* und *B. megaterium* mit Hilfe der Präzipitation in Agar. Für die Untersuchungen benutzte man hochwertiges Serum Ascoli-Dessau oder Kaninchenserum, das durch Hyperimmunisierung gewonnen wurde. Die Untersuchungsergebnisse zeigen, daß die Kaninchenseren ausschließlich mit homologen Antigenen präzipitierten, während das Serum Ascoli-Dessau auch mit heterologen Antigenen eine positive Reaktion gab. Die eigentliche Untersuchung wurde mit demselben Material durchgeführt. Als richtungsgebend wurde das Ergebnis angesehen, das nach dreitägiger Incubation bei 25 °C in der feuchten Kammer abgelesen wurde. Die durchgeführten Versuche zeigten, daß die Präzipitation in Agar es ermöglicht, den Milzbrandbacillus schnell und sicher zu unterscheiden. PRL/CBR. 3570.

**4-64/11-0213** Wilson, J. B. und Russell, Kay E.; Madison, Univ. of Wisconsin. Isolation of Bacillus anthracis from soil stored 60 years. **(Die Isolierung von B. anthracis aus einer 60 Jahre aufbewahrten Bodenprobe.)** J. Bacteriol. **87** (1964) Nr. 1. S. 237-238.

Im Institut für Bakteriologie der Universität Wisconsin, Madison, wurde eine mit Gummistopfen verschlossene Flasche aufgefunden, die laut Aufschrift eine bei 38 °C getrocknete Erdbodenprobe mit *B. anthracis* aus dem Jahre 1902 enthielt. 0,5 g der staubförmigen Erde wurden in 20 ml steriler physiol. Kochsalzlösung suspendiert und je 1 ml dieser Suspension 5 Meerschweinchen intraperitoneal injiziert. Ein Meerschweinchen starb nach 48 Std., während die übrigen überlebten. Die bakterioskopische Untersuchung des Herzblutes, der Leber und Milz des gestorbenen Meerschweinchens ergab grampositive große Keime mit Kapseln. In der Kultur auf „Trypticase Soy Agar" zeigten sich typische *B. anthracis*-Kolonien. Drei mit diesen Keimen infizierte Meerschweinchen starben innerhalb 48 Std. Die Bazillen wuchsen auf Schafblutagar ohne Hämolyse und ergaben eine positive „Perlenketten"-Reaktion. Die Untersuchung zeigte, daß *B. anthracis* in getrockneter Erde, bei Zimmertemperatur aufbewahrt, 60 Jahre lebensfähig bleibt. E. Kunter. 3570.

**4-64/11-0214** Adler, H. E.; Davis, Univ. of California, School of Veterin. Med. A comparison of some characteristics of mycoplasma var. mycoides and mycoplasma gallisepticum. **(Vergleich einiger Charakteristica von Mycoplasma var. mycoides und Mycoplasma gallisepticum.)** Amer. J. veterin. Res. **25** (1964) Nr. 104. S. 243-245. — 8 Lit.

*M. mycoides* wächst gut in Bouillon mit Zusatz von Rinderserum, *M. gallisepticum* bevorzugt Bouillon mit Pferdeserumzusatz. In flüssigen Nährmedien bildet *M. mycoides* filamenttragende Formen aus; die Filamente lassen sich nicht nach Klieneberger-Nobel färben. *M. gallisepticum* bildet im Gegensatz dazu nur coccoide Formen aus, die sich gut färberisch darstellen lassen. Hämagglutinierende Eigenschaft bildet nur *M. gallisepticum* gegenüber Erythrocyten vom Küken aus. *M. mycoides* agglutiniert weder Erythrocyten vom Küken noch vom Rind. *M. mycoides* weist einen höheren Kohlenhydratgehalt als *M. gallisepticum* auf. Hitzebehandlung zerstört das *M. gallisepticum*-Antigen, nicht aber das Antigen für serologische Reaktionen von *M. mycoides*. Kochextrakte von *M. mycoides* eignen sich zur Präzipitation mit Immunserum, mit gleicher Methode hergestelltem Extrakt von *M. gallisepticum* und spezifischem Immunserum mißlingt die Präzipitation. Gute Immunseren erhielt Vf. vom Esel.

D. Schimmel. 3625.

**4-64/11-0215** Noel, J. K., Volt, H. M. de und Faber, J. E.; College Park, Univ. of Maryland. Identification of Mycoplasma gallisepticum in lesion tissue by immunofluorescence. **(Der Nachweis von Mycoplasma gallisepticum im veränderten Gewebe durch Immunofluoreszenz.)** Poultry Sci. **43** (1964) Nr. 1. S. 145-149. — 3 Abb., 11 Lit.

Da sich eine Luftsackinfektion in einer Herde sehr rasch ausbreitet, wurde ein schnelles und spezifisches diagnostisches Verfahren versucht. Zum Nachweis der Geflügel-PPLO bei einer Luftsackinfektion erwies sich die Anwendung fluoreszierender Antikörper als geeignet. In 19 Fällen natürlicher Luftsackinfektionen konnten deutlich fluoreszierende, gelblich-grüne coccoide Zellen mit einem Durchmesser von ungefähr 0,1 bis 0,3 $\mu$ beobachtet werden. Die PPLO konnten ebenso im Sinusexsudat von Puten und in Filtraten homogenisierter Gewebe beobachtet werden. Th. Hubrig. 3625.

**4-64/11-0216** Ross, Richard F. und Switzer, William P.; Ames, Iowa State Univ. of Sci. and Technol., Coll. of Veterin. Med., Veterin. Med. Res. Inst. Comparison of isolates of mycoplasma hyorhinis by indirect hemagglutination. **(Isolierung von Mycoplasma hyorhinis durch indirekte Hämagglutination.)** Amer. J. veterin. Res. **24** (1963) Nr. 100. S. 622-627. — 2 Tab., 21 Lit.

Eine indirekte Hämagglutination wurde für diese spezielle Untersuchung entwickelt. Gewaschene Schaf-Erythrocyten modifiziert mit Antigenen von erwärmten *M. hyorhinis*-Zellsuspensionen wurden mit hyperimmunem Antiserum vom Huhn, Kaninchen und Schwein in einer Verdünnung bis zu 1:640 appliziert. Niedrigere Serumverdünnungen von zwei Ferkeln mit natürlicher Infektion agglutinierten *M. hyorhinis* antigenmodifizierte Erythrocyten. Negative Ergebnisse wurden erhalten mit Serum von 36 anderen Ferkeln, die natürlich oder experimentell infiziert waren.

H. Schützler. 3625.

**4-64/11-0217** Fowler, Richard C., Coble, Don W., Kramer, Norman C. und Brown, Thomas McP.; Washington, George Washington Univ., School of Med. Starch gel electrophoresis of a fraction of certain of the pleuropneumonia-like group of microorganisms. **(Stärke-Gel-Elektrophorese eines bestimmten Teils der PPLO-Gruppe der Mikroorganismen.)** J. Bacteriol. **86** (1963) Nr. 6. S. 1145-1151. — 2 Abb., 1 Tab., 13 Lit.

Die Ergebnisse lassen auf Grund des Vorhandenseins unterscheidbarer Proteine erwarten, daß die bekannten serologischen Gruppen in weitere Untertypen aufgeteilt werden können. Th. Hubrig. 3625.

**4-64/11-0218** Lampen, J. Oliver, Gill, James W., Arnow, Peter M. und Magana-Plaza, I.; New Brunswick, N. J., State Univ., Inst. of Microbiol. Inhibition of the pleuropneumonia-like organism Mycoplasma gallisepticum by certain polyene antifungal antibiotics. **(Hemmung des PPLO-Organismus Mycoplasma gallisepticum durch bestimmte fungistatische Polyen-Antibiotica.)** J. Bacteriol. **86** (1963) Nr. 5. S. 945-949. — 3 Tab., 19 Lit.
Angaben über die Empfindlichkeit von *M. gallisepticum* gegenüber den verschiedensten fungistatischen Polyen-Antibiotica. Einzelheiten müssen im Original nachgelesen werden. Th. Hubrig. 3625.

**4-64/11-0219** Kerr, K. M., Mascoli, C. C., Olson, N. O. und Campbell, A.; Morgantown, West Virginia Univ., Med. Center, Coll. of Agric. Rapid specific agglutination of eaton agent (Mycoplasma pneumoniae). **(Schnelle spezifische Agglutination des Eaton-Agens [Mycoplasma pneumonia].)** J. Bacteriol. **87** (1964) Nr. 2. S. 478-479.
Nach Beschreibung der bisher gebräuchlichen Verfahren zur Diagnostik der primären atypischen Pneumonie (PAP) des Menschen, wird über Kreuzagglutinationen mit Rekonvaleszenten-Seren und Eaton-Agens bzw. aviären Mycoplasmaantigenen berichtet. PAP-Seren und Kaninchenreferenzseren agglutinierten lediglich das Eaton-Antigen, während eines von 3 aviären PPLO-Seren schwach das Eaton-Agens agglutinierte. Th. Hubrig. 3625.

**4-64/11-0220** Razin, S., Argaman, M. und Avigan, J.; Jerusalem, Israel, Hebrew Univ., Hadassah Med. School. Chemical composition of mycoplasma cells and membranes. **(Chemische Zusammensetzung von Mycoplasmen und ihren Zellmembranen.)** J. gen. Microbiol. **33** (1963) Nr. 3. S. 477-487. — 5 Tab., 56 Lit.
8 saprophytäre und parasitäre *Mycoplasma*-Stämme (3 Stämme *M. laidlawii, M. mycoides var. capri, M. mycoides var. mycoides, M. bovigenitalium, M. neurolyticum* und *M. gallisepticum*) wurden hinsichtlich ihrer chemischen Zusammensetzung getrennt nach unbehandelten Zellen und Zellmembranen untersucht. Alle Stämme wuchsen im gleichen Nährmedium und wurden nach der Anzüchtung dem gleichen Arbeitsgang unterworfen. Die gefundenen Werte für Protein-, Kohlenhydrat- (bis auf *M. gallisepticum*), RNS- und DNS-Gehalt bewegten sich für alle untersuchten Stämme im gleichen Bereich. Die parasitären Stämme wiesen einen höheren Lipoidgehalt auf, *M. gallisepticum* einen niedrigeren Kohlenhydratgehalt. Die einzelnen Werte bezogen auf Trockensubstanz bewegten sich in folgenden Bereichen: Proteine 54,0-62,7%, Lipoide 8,8-18,1%, Kohlenhydrate 2,9-8,1%, RNS 8,3-17,3% und DNS 4,0-7,2%. Der Cholesteringehalt bewegte sich bei den *M. laidlawii*-Stämmen zwischen 7,0 und 8,2%, die übrigen Stämme wiesen einen Gehalt von 20,1 bis 30,8%, bezogen auf Gesamtlipoidgehalt der Trockenmasse, auf. Die Zellmembranen enthielten bei annähernd gleichen Gehalt an Proteinen und Kohlenhydraten mehr Lipoide und weniger RNS und DNS als die unbehandelten Organismen. Der RNS- und DNS-Anteil sank nach wiederholtem Waschen mit deionisiertem Wasser, konnte aber durch diesen Prozeß nicht restlos entfernt werden. Der Membrananteil macht 35% der Gesamttrockenmasse aus. D. Schimmel. 3625.

**4-64/11-0221** Razin, S. und Rottem, S.; Jerusalem, Israel, Hebrew Univ., Hadassah Med. School. Fatty acid requirements of Mycoplasma laidlawii. **(Fettsäure-Bedürfnisse von Mycoplasma laidlawii.)** J. gen. Microbiol. **33** (1963) Nr. 3. S. 459-470. — 8 Abb., 34 Lit.

3 *Mycoplasma laidlawii*-Stämme kultivierten Vff. in einem außer der Rinderserum-Albumin-Fraktion V definiertem Medium bestehend aus anorganischen Salzen, Aminosäuren, Nucleosiden und Glukose. In ausgedehnten Untersuchungen prüften sie den Einfluß der Albumin-Fraktion V, der lipoidextrahierten Albumin-Fraktion V, verschiedener Fettsäuren und Tween 80 auf das Wachstum dieser *Mycoplasma*-Species. Die Vergleichbarkeit der Untersuchungsergebnisse wurde durch ein standardisiertes Inoculum und gleiche Titrationsanordnung erreicht. Als Indikator der Wachstumsintensität diente die gebildete Säure. Die Albumin-Fraktion V erwies sich als essentiell für *M. laidlawii*; steigende Konzentration im Nährmedium erhöhte die Wachstumsintensität. Diesen Effekt verlor die Fraktion nach Extraktion der Lipoide mit Aceton und Aethylendichlorid. Durch Zugabe des Lipoidextraktes zur Albumin-Fraktion V freien oder extrahierten Albumin-Fraktion V enthaltenden Bouillon konnte diese Fraktion substituiert werden. Ebenso vermag Ölsäure die Wirkung dieses noch nicht definierten Nährbodenbestandteiles ersetzen. Die Wirkung der Ölsäure war von der Konzentration in der Bouillon abhängig; die optimale Menge lag bei 20 $\mu$g/ml. Linolensäure 20 $\mu$g/ml, Linolsäure 100 $\mu$g/ml, Laurinsäure 50 $\mu$g/ml zeigten geringere Wirkung als Ölsäure, Palmitin- und Stearinsäure verhielten sich inaktiv. Bei Tween 80 konnte auch eine günstige Beeinflussung des Wachstums in Abhängigkeit der Konzentration beobachtet werden (Optimum um 0,01%). Tween 20, -40 und -60 wiesen in dieser Reihenfolge einen geringer werdenden Effekt auf. D. Schimmel. 3625.

**4-64/11-0222** Razin, S.; Jerusalem, Israel, Hebrew Univ., Hadassah Med. School. Osmotic lysis of mycoplasma. **(Osmotische Lysis von Mycoplasmen.)** J. gen. Microbiol. **33** (1963) Nr. 3. S. 471-475. — 4 Abb., 15 Lit.

Zu den Versuchen, Mycoplasmen in Lösungen geringen osmotischen Druckes zu lysieren, untersuchte der Autor 3 *M. laidlawii*-Stämme, *M. bovigenitalium*, *M. mycoides var. mycoides*, *M. neurolyticum*, *M. mycoides var. capri* und *M. gallisepticum*. Die Anzüchtung erfolgte in einem Nährmedium bestehend aus Bacto-Herz-Infus-Bouillon 12 g, Bacto-Pepton 5 g, Bacto-Hefe-Extrakt 5 g, Glukose 5 g, NaCl 2,5 g, $K_2HPO_4$ 1,7 g, Natriumdesoxyribonucleat 0,02 g, Bacto-PPLO-Serumfraktion 20 ml, Thalliumacetat 0,25 g, Penicillin G 300000 IE/l. Die zentrifugierten Bouillonkulturen wurden in 0,25 m NaCl-Lösung gewaschen und in gleicher Lösung resuspendiert. Die Lysis erfolgte in Röhrchen mit absteigenden NaCl-Konzentrationen (0,256 m bis 0,006 m). Durch Trübungsmessung bei 500 nm und Messung des Überstandes bei 260 nm sowie Phasenkontrast- und Elektronenmikroskopie wurde die osmotische Lysis beurteilt. Die *M. laidlawii*-Stämme und *M. bovigenitalium* erwiesen sich als empfindlich; die restlichen Stämme zeigten Resistenz gegen den absinkenden osmotischen Druck. Am empfindlichsten erwiesen sich die *M. laidlawii*-Stämme in der logarithmischen Wachstumsphase und wenn sie in Bouillon ohne Serum oder Cholesterin wuchsen.
D. Schimmel. 3625.

**4-64/11-0223** Hooser, Lawrence E., Davis, Eldon V., Moore, Marian L. und Siem, Robert A.; Phoenix, Ariz., U. S. Dep. of Health, Education and Welfare, Communicable Disease Center. Elimination of pleuropneumonia-like organisms from embryonic human lung tissue culture with tetracycline. **(Eliminierung der PPLO aus embryonaler menschlicher Lungengewebekultur durch Tetracyclin.)** J. Bacteriol. **87** (1964) Nr. 1. S. 237.

Tetracyclin in einer Menge von 20 $\mu$g/ml Gewebekulturmedium zeigte über 11 verschiedene Passagen hinweg keine kumulierende Toxizität. Derartige Kulturen wiesen nur während der ersten 2 Passagen PPLO auf, dann nicht mehr. Th. Hubrig. 3625.

**4-64/11-0224** Nikolov, P. Izučavanija vŭrchu antigennata struktura na Erysipelothrix rhusiopathiae. **(Untersuchungen über die antigene Struktur von Erysipelothrix rhusiopathiae.)** Izvestija na Mikrobiologičeskija institut. Bŭlgarska akademija na naukite, Sofija **15** (1963) S. 13-18. — 13 Lit. Zus. in Russ., Engl.

Untersucht wurde je ein Stamm von *Erysipelothrix rhusiopathiae* der Typen A und B sowie ein Stamm vom Typ N. Unabhängig von der Typenzugehörigkeit wurden in jedem Stamm je drei elektrophoretische Fraktionen festgestellt. Eine immunoelektrophoretische Untersuchung der gleichen Stämme mittels Agar-Gel-Präzipitation ergab, daß alle Stämme je zwei spezifische Antigene besitzen, während die Stämme vom Typ A und B je zwei typenspezifische Antigene aufweisen. NRB/ZSNTI. 3640.

**4-64/11-0225** Freeman, M. J., Segre, D. und Berman, David T.; Madison, Univ. of Wisconsin. Hypersensitivity in erysipelas arthritis of swine. I. Hypersensitization of swine with viable and nonviable erysipelothrix. **(Überempfindlichkeit bei der Rotlaufarthritis der Schweine. 1. Mitt. Hypersensibilisierung von Schweinen mit lebender und nicht lebender Erysipelothrix.)** Amer. J. veterin. Res. **25** (1964) Nr. 104. S. 135-144. — 8 Abb., 3 Tab., 26 Lit. Zus. in Interlingua.

In 3 Versuchen wurden jeweils mehrere Schweine durch mehrmalige Injektion von lebender oder nicht lebender *Erysipelothrix insidiosa* sensibilisiert. Der Grad der Sensibilisierung wurde an dem Titer der zirkulierenden kompletten *Erysipelothrix*-Antikörper und dem Grad der Anaphylaxie und der Hautsensibilität gegen das *E. insidiosa*-Antigen beurteilt. Nach der Tötung wurden insbesondere Gelenke und Herzen eingehend untersucht. Die Häufigkeit und Schwere der Veränderungen stand in einer gewissen Beziehung zu dem Ausmaß der Sensibilisierung. Die Veränderungen ähnelten denen bei anderen auf Überempfindlichkeit zurückzuführenden Erkrankungen. *Erysipelothrix* oder andere Erreger konnten aus den veränderten Gelenken nicht isoliert werden. Diese Befunde weisen darauf hin, daß Überempfindlichkeit gegen dieses Antigen bei der Entstehung der beobachteten pathologischen Veränderungen eine Rolle spielen kann. W. Wittig. 3640.

**4-64/11-0226** Freeman, M. J. und Berman, David T.; Madison, Univ. of Wisconsin. Hypersensitivity in erysipelas arthritis of swine. II. Hypersensitization of swine with sterile erysipelothrix antigens. **(Überempfindlichkeit bei der Rotlaufarthritis der Schweine. 2. Mitt. Hypersensibilisierung von Schweinen mit sterilen Erysipelothrix-Antigenen.)** Amer. J. veterin. Res. **25** (1964) Nr. 104. S. 145-150. — 8 Abb., 8 Lit. Zus. in Interlingua. 1. Mitt. vgl. vorst. Ref.

Von spezifischen Krankheitserregern freie Schweine wurden gegen die Antigene von *Erysipelothrix insidiosa* durch Injektion steriler *Erysipelothrix*-Antigene sensibilisiert. Die Veränderungen, besonders an der Synovialis der Gelenke und den Herzen, ähnelten denen bei Schweinen mit natürlichem Rotlauf. Die Häufigkeit und Schwere der Veränderungen standen in Beziehung zum Grad der Sensibilisierung. Intraarticuläre Injektionen von Antigen an Schweine, die vorher auf anderem parenteralen Weg mit homologem Antigen sensibilisiert worden waren, erhöhten die Schwere der pathologischen Veränderungen, wenn die Sektion 3 Tage nach der Injektion erfolgte, nicht dagegen bei Sektion 4 Wochen nach der Injektion. W. Wittig. 3640.

**4-64/11-0227** Freeman, M. J. und Berman, David T.; Madison, Univ. of Wisconsin. Hypersensitivity in erysipelas arthritis of swine. III. Passive transfer of hypersensitivity with immune serum. **(Überempfindlichkeit bei Rotlaufarthritis der Schweine. 3. Mitt. Passive Übertragung der Überempfindlichkeit mit Immunserum.)** Amer. J. veterin. Res. **25** (1964) Nr. 104. S. 151 bis 155. — 4 Tab., 8 Lit. Zus. in Interlingua. 2. Mitt. vgl. vorst. Ref.

Schweine wurden durch mehrfache Injektion gegen die Antigene von *Erysipelothrix insidiosa* sensibilisiert. Mit dem Serum dieser Schweine wurden nicht immune, von spezifischen Krankheitserregern frei Schweine passiv sensibilisiert. Nach verschieden langer Zeit wurde steriles *Erysipelothrix*-Antigen zum Nachweis der induzierten Sensibilität injiziert. Bei einigen Schweinen wurde nach i. v. Injektion des Antigens passive allgemeine Anaphylaxie festgestellt. Bei einem Teil der Schweine, besonders bei solchen, die das Antigen intraarticulär erhalten hatten, konnten histologisch Veränderungen der Synovialis wie nach mehrfacher Injektion von lebender oder nicht lebender *Erysipelothrix* oder sterilem *Erysipelothrix*-Antigen nachgewiesen werden. Bei den nicht sensibilisierten Kontrollen traten Synovialveränderungen seltener auf. W. Wittig. 3640.

**4-64/11-0228** Steel, K. J. und Cowan, S. T.; London, Centr. Public Health Lab.; Colindale, Nat. Collection of Type Cultures. Le rattachement de Bacterium anitratum, Moraxella lwoffii, Bacillus mallei et Haemophilus parapertussis au genre Acinetobacter Brisou et Prévot. **(Die Einordnung von Bacterium anitratum, Moraxella lwoffii, Bacillus mallei und Haemophilus parapertussis in die Gattung Acinetobacter Brisou und Prévot.)** Ann. Inst. Pasteur **106** (1964) Nr. 3. S. 479-483. — 21 Lit. Zus. in Engl.

Auf Grund der verschiedenen Bezeichnungen wäre anzunehmen, daß die 4 Keime verschiedenen Gruppen angehören. In Wirklichkeit weisen sie aber eine Reihe gleicher Eigenschaften auf. Sie sind unbewegliche, gramnegative Stäbchen, die gut aerob auf Nähragar ohne Zusatz von Blut oder Serum wachsen. Sie vermehren sich kaum oder gar nicht unter anaeroben Bedingungen. Außerdem sind sie katalase-positiv und oxydase-negativ. Sie greifen Zucker entweder durch Oxydation an oder bilden keine Säure auf deren Kosten. Brisou und Prévot haben die Gattung *Acinetobacter* geschaffen für *B. anitratum* und *Moraxella lwoffii*. Es wird vorgeschlagen, auch *Bacillus mallei* und *Haemophilus parapertussis* dazuzurechnen. *A. mallei* und *A. anitratus* greifen Zucker durch Oxydation an; ersterer reduziert Nitrate, letzterer nicht. Der urease-negative *A. lwoffii* und der urease-positive *A. parapertussis* greift die Zucker nicht an. E. Tempel. 3670.

**4-64/11-0229** Lipinska, R. K.; Moskau, Med. Setschenow-Inst. Vlijanie ul'trafioletovych lučej na degidraznuju aktivnost' bakterij kišečno-tifoznoj gruppy. **(Der Einfluß ultravioletter Strahlen auf die Dehydraseaktivität der Paratyphus-Enteritis-Gruppe.)** Gigiena i sanitarija, Moskva **28** (1963) Nr. 10. S. 19-23. — 2 Abb., 3 Tab., 4 Lit. Zus. in Engl.

In Analogie zu früheren Feststellungen mit chemischen Desinfektionsmitteln wurde der Einfluß von UV-Strahlen auf die Dehydraseaktivität von *E. coli*, *S. typhi* und *Sh. sonnei* geprüft, wobei die Dehydrasen der Glukose, des Aethylalkohols, des Glycerins, der Bernstein-, Glutamin-, Milch- und Pyroweinsäure, des Formaldehyds und der Ameisensäure getestet wurden. Die Bestrahlung erfolgte horizontal im Zylinder (22 °C) mit einer BUV 30P Lampe. Die UV-Strahlen führten zu einer deutlichen, der Einwirkungszeit direkt proportionalen Verminderung der Dehydraseaktivität. In direkter Beziehung zu dieser Erscheinung stand ebenfalls das Einsetzen der bakteriziden Wirkung der UV-Strahlen. Die Dehydrasen selbst verhalten sich unterschiedlich gegenüber den UV-Strahlen. Als beständiger erwiesen sich die Dehydrasen der Bernsteinsäure (*S. typhi*), der Glutaminsäure (Salmonellen) und des Aethylalkohols (*Sh. sonnei*) und bei allen geprüften Bakterien die Dehydrasen der Ameisen- und Milchsäure sowie der Glukose. Schlußfolgernd wird der direkte Zusammenhang zwischen der bakteriziden Wirkung und der Unterdrückung der Dehydraseaktivität durch die UV-Strahlen hervorgehoben. W. Bathke. 3720.

**4-64/11-0230** Khanna, P. N., Uppal, D. R. und Lall, J. M.; Mukteswar-Kumaon, Indian Veterin. Res. Inst. Studies on salmonellosis in Swiss albino mice (Mus musculus). **(Untersuchungen der Salmonellose bei Swiss-Albino-Mäusen [Mus musculus].)** Indian veterin. J. **41** (1964) Nr. 1. S. 10-16. – 4 Tab., 13 Lit.

In einer Zucht von 700 Swiss-Albino-Mäusen werden innerhalb einer Woche 70 Tiere infolge einer Infektion mit *Salmonella typhimurium* verloren. In den folgenden Wochen treten trotz umfangreicher Desinfektions- und hygienischer Maßnahmen weitere zahlreiche Todesfälle auf. Zur Ermittlung der Pathogenität werden Mäuse im Gewicht von 22-24 g intraperitoneal mit 1 ml der zehnfachen Verdünnung einer 48 Std.-Nährbouillon-Kultur infiziert. Sämtliche Mäuse sterben daran. Chemotherapeutische Versuche mit Sulfamezathin, Sulfaguanidin, Trinamid, Terramycin, Dihydrostreptomycin und Procain-Penicillin schlagen fehl. Anschließend werden sowohl äußerlich gesunde als auch infizierte Mäuse mit einer Formol- oder Aluminium-Präzipitat-Vaccine behandelt. Die Mortalität ist in der vaccinierten Gruppe höher als in der nicht vaccinierten Kontrollgruppe, wie dies bereits von Raettig beschrieben worden ist. Eine prophylaktische Vaccinierung gesunder Mäuse schützt gegen eine künstliche Infektion mit *S. typhimurium*.

E. Tempel. 3720.

**4-64/11-0231** Buchmeiser, R. und Otte, E.; Wien, Tierärztl. Hochschule. **Untersuchungen über die Spezifität des polyvalenten Salmonella-Phagen 0-1.** Mh. Tierheilkunde **15** (1964) Nr. 12. S. 324-327. – 2 Tab., 11 Lit.

Im Rahmen der Routinediagnostik wird heute das Verhalten der Bakterien gegenüber spezifischen Bakteriophagen neben kulturellen, morphologischen, biochemischen und serologischen Untersuchungsmethoden herangezogen. Durch die Einführung des *Salmonella*-Phagen 0-1 lassen sich die Salmonellen schneller differenzieren. Damit lassen sich auch fast alle selten auftretenden *Salmonella*-Arten bestimmen und solche, die in der Rauhform vorliegen. Nach dieser Methode werden 613 Stämme untersucht, von denen 302 frisch isoliert worden waren und 311 aus der Stammsammlung genommen wurden. Von 84 frisch isolierten Stämmen wurde einer nicht lysiert, der keiner Gruppe beigeordnet werden konnte. 4 von 183 Institutsstämmen ließen sich nicht erfassen: 2mal *S. pullorum-gallinarum*, 1 *S. cholerae suis* und 1 *S. minnesota*. Außerdem werden 346 andere Bakterienstämme auf die gleiche Weise untersucht. Dabei werden folgende Stämme ganz oder teilweise lysiert: 18 (23,6%) von 76 Stämmen des Genus *Paracolibactrum*, 10 von 40 *Proteus*-Stämmen (25%), 9 von 49 *Pseudomonas*-Stämmen. Selbstverständlich lassen sich diese Keime durch ihre typischen kulturellen Eigenschaften von Salmonellen unterscheiden. Wie bereits Fey u. a. betonen, genügt bei der Überprüfung von sog. Gelbkeimen nicht immer der *Salmonella* 0-1 Phage, sondern es müssen Faktorenseren sowie die biochemische Untersuchung herangezogen werden. Alte Institutsstämme versch. Bakterienarten werden häufiger als frisch isolierte Stämme der gleichen Art vom 0-1 Phagen lysiert.

E. Tempel. 3720.

**4-64/11-0232** Brede, H. D.; Bellville, South Africa, Univ. of Stellenbosch, Karl Bremer Hospital. Salmonella grabouw: 11:g, m, s, t:$z_{39}$, a new species. **(Salmonella grabouw: 11:g, m, s, t:$z_{39}$, eine neue Species.)** J. Bacteriol. 87 (1964) Nr. 2. S. 479-480. – 1 Tab.

Aus Stuhlproben einer 21jährigen europäischen Kindergärtnerin wird eine neue *Salmonella*-Species isoliert. Die Patientin litt an Diarrhoe ohne Fieber, an Tenesmus und Leukopenie. Die Krankheit ist mit Erfolg mit Sulfadiazin behandelt worden. Die biochemischen und serologischen Untersuchungsergebnisse werden eingehend besprochen. Der neue Typ hat die Seroformel

11:g, m, s, t:$z_{39}$. Er ist resistent gegen Penicillin, Erythromycin, Novobiocin, empfindlich gegen Chloramphenicol, Kanamycin, Neomycin, Tetracycline, Streptomycin und Nitrofurazon. E. Tempel. 3720.

**4-64/11-0233** Doneson, Ira N. und Shankel, Delbert M.; Lawrence, Univ. of Kansas. Mutational synergism between radiations and methylated purines in Escherichia coli. **(Mutationeller Synergismus zwischen Bestrahlungen und methylierten Purinen bei Escherichia coli.)** J. Bacteriol. 87 (1964) Nr. 1. S. 61-67. — 1 Abb., 2 Tab., 21 Lit.

Die Untersuchungen wurden an *Escherichia coli* B/r durchgeführt, die von Streptomycinempfindlichkeit zu starker Streptomycinresistenz mutierten. Ein synergistischer Effekt hinsichtlich der Entstehung von Mutationen wurde zwischen niedrigen Dosen von UV-Licht und den methylierten Purinen Coffein, Theophyllin und Theobromin nachgewiesen, wobei Coffein die stärkste und Theobromin die geringste Wirkung hatte. Ein großer Prozentsatz des synergistischen Effektes konnte durch Exposition der mit UV-Licht behandelten Zellen gegenüber weißem Licht vor der Exposition gegenüber den Purinderivaten verhindert werden. Der synergistische Effekt entstand nur dann, wenn die chemische Behandlung bald nach der Behandlung mit UV-Licht erfolgte. Bei Behandlung mit niedrigen Dosen UV-Licht und Röntgenstrahlen oder mit Röntgenstrahlen und den Purinderivaten wurde kein Synergismus beobachtet. Ein bestimmtes Wachstumsstadium der Keime war gegenüber dem synergistischen Effekt am empfindlichsten.

W. Wittig. 3730.

**4-64/11-0234** Malik, K. Porównanie wrażliwości na antybiotyki szczepów E. coli pochodzących od ludzi i zwierząt. **(Ein Vergleich der Empfindlichkeit der E. coli-Stämme menschlicher und tierischer Herkunft gegenüber den Antibiotica.)** Med. weteryn. **19** (1963) Nr. 9. S. 511-514. — 2 Tab., 22 Lit.

Bei der Behandlung von Bakterienkrankheiten spielt die Bestimmung der Empfindlichkeit der Mikroorganismen auf die einzelnen Antibiotica eine entscheidende Rolle. Für die Untersuchungen dienten die *E. coli*-Stämme aus den Exkrementen von Menschen und Tieren. Es wurden insgesamt 140 Stämme von Menschen und 140 Stämme von Tieren abgesondert. Mit diesen Stämmen wurden Antibiogramme mittels Fließpapierrollen mit folgenden Antibiotica zusammengestellt: Penicillin, Streptomycin, Chloromycetin, Aureomycin, Terramycin, Erythromycin, Tetracyclin und Neomycin. Die Ergebnisse wurden nach 18stündiger Incubation bewertet. Als Kriterium nahm man die Größe des Hemmungsstreifens: Durchschnitt über 30 mm, hoch empfindlich, 25 bis 29 mm mittelmäßig empfindlich, 20 bis 24 schwach empfindlich und 13 bis 19 mm resistent. Auf Grund der gewonnenen Antibiogramme wurden die Antibiotica in drei Gruppen eingeteilt: Eine starke Wirkung zeigen Neomycin, Terramycin, Tetracyclin und Chloromycetin; eine schwächere Wirkung zeigen Streptomycin und Aureomycin; ohne bakteriostatische Wirkung waren Penicillin und Erytromycin. PRL/CBR. 3730.

**4-64/11-0235** Wundt, Wilhelm; Tübingen, Univ., Hyg.-Inst. **Neuere experimentelle Untersuchungen als Grundlage zur Einteilung des Genus Brucella.** Zbl. Bakteriol., Parasitenkunde, Infektionskrankh. Hyg., I. Abt., Orig. **191** (1963) Nr. 1/3. S. 374-376.

Nach Meyer und Cameron lassen sich mit Hilfe der Warburg-Methodik deutliche Unterschiede in der Stoffwechselaktivität von *Br. melitensis*, *Br. abortus* und *Br. suis* gegen bestimmte Kohlenhydrate, Aminosäuren und deren Derivate nachweisen. Vff. untersuchte 98 Brucellenstämme verschiedener Art und Herkunft mit der von Meyer und Cameron angegebenen Methode. Als Substrate kamen vor allem l-Arabinose, d-Ribose, d-Xylose, l-Asparagin und l-Lysin zur Anwendung. Es wurden im allgemeinen die von Meyer und Cameron gefundenen Ergebnisse bestätigt. Diese Ergebnisse veranlaßten das Brucellen-Subkomitee unter dem Vorsitz von Stableforth folgenden Vorschlag für die Taxonomie des Genus *Brucella* auszuarbeiten: Die Species werden auf Grund der Stoffwechselmerkmale gegeneinander abgegrenzt, die klassischen Merkmale einschließlich der Antigenstruktur dienen der Kennzeichnung der Typen. Die Species *Br. melitensis* hat nach diesem Vorschlag ebenso wie die Species *Br. suis* 3 Typen, während die Species *Br. abortus* 9 Typen aufweist. Ein besonderer Vorteil dieser Einteilung ist, daß damit auch die bisher mehr oder weniger willkürlich eingeordneten sog. atypischen Stämme in eine der Stoffwechselgruppen eingegliedert werden können. G. Scheibner. 3740.

**4-64/11-0236** Hines, William D., Freeman, Bob A. und Pearson, Gary R.; Chicago, Ill., Univ. Production and characterization of brucella spheroplasts. **(Bildung und Eigenschaften von Brucella-Sphäroplasten.)** J. Bacteriol. 87 (1964) Nr. 2. S. 438-445. — 4 Abb., 4 Tab., 12 Lit.
Die Untersuchungen wurden mit *B. suis* 32 P, *B. abortus* 2308, 1279 und R 19 sowie *B. melitensis* 2452 durchgeführt. Die Bildung von *Brucella*-Sphäroplasten konnte mit 1,5 IE Penicillin G oder mit 2% Glycerin oder mit beiden Substanzen zusammen induziert werden. Den Sphäroplasten fehlte das Zellwand-Endotoxin. Sie reagierten jedoch mit Antiserum gegen Zellwand und ganze Bakterien. Phasenkontrastaufnahmen und elektronenmikroskopische Abbildungen ließen keine morphologischen Unterschiede zwischen den penicillin- und glycerin-induzierten Protoplasten erkennen. Die Glycerin- und Glycerin-Penicillin-Sphäroplasten waren gegenüber osmotischen Einflüssen empfindlich und vermehrten sich nicht. Nur ein geringer Prozentsatz dieser Sphäroplasten wandelte sich in die bakterielle Form um. Bei den Penicillin-Sphäroplasten trat ebenfalls keine Reproduktion auf, jedoch waren sie osmotisch unempfindlich. Die durch niedrige Penicillin-Konzentrationen induzierten Sphäroplasten zeigten eine signifikante Umwandlung in die bakterielle Form. Die Umwandlungsrate verringerte sich mit steigenden Antibiotica-Konzentrationen. Im Vergleich zu normalen *Brucella*-Bakterien wurden *Brucella*-Phagen von den Penicillin- und Glycerin-Sphäroplasten in vermindertem Maße adsorbiert. Bei den Penicillin- und Glycerin-Sphäroplasten war keine Adsorption von *Brucella*-Phagen zu beobachten. E. Kunter. 3740.

**4-64/11-0237** Münter, W.; Rostock, Univ., Inst. für Med. Mikrobiol. und Epidemiol. **Zur weiteren Charakteristik der Brucellaphagen.** Arch. exp. Veterinärmed. 18 (1964) Nr. 2. S. 449-453. — 3 Tab., 9 Lit.
22 *Brucella*-Phagen aus der Phagenkollektion von Parnas, Burdzy und Münter wurden auf ihr Verhalten gegenüber einem Antiserum (gegen den Phagen 212, Parnas) untersucht und bei 10 Phagen wurden die Thermoresistenz und Adsorptionsgeschwindigkeit festgestellt. Als Indikatorstamm diente der *B. abortus*-Stamm 12 (Parnas). Das in früheren Untersuchungen für alle 22 Phagen festgestellte gemeinsame Aktionsspektrum konnte bei 20 Stämmen durch die Versuche bestätigt werden. Alle 22 *Brucella*-Phagen wurden übereinstimmend durch das Antiserum neutralisiert. Hinsichtlich der Thermoresistenz bestand kein einheitliches Verhalten bei den 10 geprüften Stämmen: bei 60 °C wurden 8 Phagen um durchschnittlich 15,6% inaktiviert und bei 65° um durchschnittlich 72,1%. Bei 70 °C betrug die Überlebensrate für die 8 Phagen etwa 0,1% und für die beiden f 25-Stämme, die stets eine verminderte Thermoresistenz zeigten, etwa 0,005%. Die russischen Phagen P, 3 und Tb wurden am schnellsten adsorbiert, am langsamsten die Phagen f 01, f 25 s und f 25 t. Bei den Phagen p, Tb, 371 und f 01 lag die latente Periode zwischen 90 und 105 Min., die Anstiegsperiode bei etwa 40 Min. und die Berstungsgröße betrug etwa 120 Partikel je Bakterienzelle. Die zwei f 25-Stämme verhielten sich grundlegend anders: Latenzperiode etwa

70 Min., Anstiegsperiode 40-50 Min. und Berstungsgröße 47-52 Partikel/Bakterienzelle. Es konnte nicht geklärt werden, ob diese beiden Phagen echte Mutanten sind oder einen anderen Phagentyp darstellen. E. Kunter. 3740.

**4-64/11-0238** Ne'Eman, Leora und Jones, Lois M.; Beit Dagan, Veterin. Inst.; Madison, Univ. of Wisconsin, World Health Organization. The evaluation of the virulence of a recently isolated strain of Brucella melitensis (Y 85) for guinea pigs and pregnant sheep. **(Die Bestimmung der Virulenz eines kürzlich isolierten B. melitensis Stammes [Y 85] für Meerschweinchen und tragende Schafe.)** Refuah Veterinarith [Jerusalem] **20** (1963) Nr. 3. S. 174 bis 169. — 4 Tab., 7 Lit.

Je 4 tragende Schafe wurden mit $2{,}9 \times 10^4$, $2{,}9 \times 10^5$ und $2{,}9 \times 10^6$ Brucellen/ml conjunctival infiziert. Das Blut der Schafe wurde in Abständen von 14 Tagen in der Langsamagglutination (LA) und Komplementbindungsreaktion (KBR) untersucht. Der geprüfte *B. melitensis*-Stamm besitzt eine beträchtliche Pathogenität für Schafe. Die Infektion haftete bei 9 von 12 Schafen. Bei 7 Schafen bestand eine starke Ausbreitung der Brucellen in den Lymphknoten und Geweben. Ein Schaf absorbierte, fünf Schafe hatten infizierte Nachgeburten, und ein Schaf schied Brucellen in der Lochialflüssigkeit aus. Agglutinierende Antikörper traten zwei Wochen p. i. auf. Der LA-Titer stieg im Verlaufe der Beobachtungsperiode langsam an. Komplementbindende Antikörper wurden 2-4 Wochen nach dem Erscheinen der Agglutinine festgestellt. Die mit $2{,}9 \times 10^4$ Brucellen infizierten Schafe hatten einen LA-Titer von 1:10 und waren in der KBR negativ. Im Gegensatz zu Infektionsarten mit der Injektionskanüle erwies sich das Meerschweinchen für die conjunctivale Infektion mit dem virulenten *B. melitensis*-Stamm als wenig empfänglich. Die mit $2{,}5 \times 10^2$, $2{,}9 \times 10^3$ und $2{,}9 \times 10^4$ Brucellen/ml conjunctival infizierten Meerschweinchen zeigten keinerlei Anzeichen einer Infektion. Erst Dosen von $2{,}9 \times 10^5$ bzw. $2{,}9 \times 10^6$ Brucellen/ml führten zu schweren Infektionen der Lymphknoten und Milz der Meerschweinchen. Die für die conjunctivale Infektion der Meerschweinchen erforderliche Dosis war 20000mal größer als die subcutane Infektionsdosis und damit etwa von der gleichen Größenordnung wie die conjunctivale Infektionsdosis für Schafe. Die Untersuchungsergebnisse lassen die Möglichkeit erkennen, die Virulenz von *B. melitensis* für Schafe mit Hilfe der conjunctivalen Titration an Meerschweinchen zu bestimmen. E. Kunter. 3740.

**4-64/11-0239** Parnas, J., Sarnecka, B., Nowosad, A. und Ambrozy, St.; Lublin, Polen, Med. Akad. **Weitere Charakteristik der Brucellaphagen. Negative Kolonien.** Arch. Hyg. Bakteriol. **148** (1964) Nr. 3. S. 217-220. — 3 Abb., 1 Tab., 10 Lit.

Ausgehend von den zuerst bei Coliphagen beschriebenen negativen Kolonien wurden Untersuchungen über negative Kolonietypen bei *Brucella*-Phagen mit 6 polnischen, 5 russischen und 10 *Brucella*-Phagen von van Drimmelen, Pretoria, durchgeführt. In der Gruppe der polnischen Phagen war der Kolonietyp 6 oder „wt" (wild type) vorherrschend, mit Ausnahme des Phagen 371/XXIV, bei dem der Typ „wn" (wild type with opaque center) im Vordergrund stand. Auch bei den russischen Phagen stand der Typ „wt" an erster Stelle, gefolgt von dem Typ „wn". Andere Typen (r, rm, tu, tu-tu, tu-rm) traten in kleinerer Zahl auf, verschiedene fehlten vollständig. Eine ähnliche Verteilung der negativen Phagenkolonien wie bei den polnischen und russischen Phagen wurde auch bei den Phagen von van Drimmelen angetroffen. Andere als die bisher bei *Coli-*, *Shigella-*, Staphylokokken- und *Salmonella*-Phagen beschriebenen Plaque-Typen wurden nicht festgestellt. E. Kunter. 3740.

**4-64/11-0240** Jones, Lois M., Hendricks, J. B. und Berman, David T.; Madison, Univ. of Wisconsin. The standardization and use of the comple-

ment-fixation test for the diagnosis of bovine brucellosis, with a review of the literature. **(Standardisierung und Wert der Komplementbindungsreaktion bei der Diagnostik der bovinen Brucellose — mit einer Literaturübersicht.)** Amer. J. veterin. Res. **24** (1963) Nr. 103. S. 1143-1151.
Die Methodik der KBR sowie die diesbezügliche Literatur werden ausführlich besprochen. Anhand des internationalen Standards für Anti-*Brucella*-Serum wurde die Empfindlichkeit der Reaktion getestet und mit der Methode von Bürki verglichen. Weiterhin wurde der Einfluß der Inaktivierungstemperatur geprüft. Durch Inaktivierung bei 60 °C anstatt bei 56° für 30 Min. konnte eine antikomplementäre Aktivität, wie sie bei einzelnen Seren beobachtet wurde, zerstört oder reduziert werden. Bei Seren von Tieren, die auf Grund der Herdensituation höchstwahrscheinlich nicht infiziert waren, konnten durch eine Inaktivierung bei 60 °C niedere Titer von 1:10 oder 1:20 in der KBR zum Verschwinden gebracht werden. Die Kältebindung nach Kolmer war bei Seren mit höheren Titern der Wärmebindung gleichwertig. Einige Seren mit niedrigen Titern zeigten jedoch bei Wärme keine Komplementbindung, und bei vielen Seren war bei Wärmebindung der Endtiter um eine Verdünnungsstufe erniedrigt. Insgesamt wurden bei 1424 Blutproben aus 45 Herden die Ergebnisse der KBR mit denen der Standard-Röhrchenagglutination verglichen. Dabei wurde festgestellt, daß die KBR als zusätzliche Reaktion geeignet ist, in Problemherden infizierte Tiere zu ermitteln. H. Schwarz. 3740.

**4-64/11-0241** Rose, Joseph E., Roepke, Martin H. und Briggs, David R.; St. Paul, Univ. of Minnesota, Coll. of Veterin. Med. Physicochemical properties of nonspecific bovine seroagglutinins for Brucella abortus. **(Die physikalisch-chemischen Eigenschaften eines unspezifischen Seroagglutinins gegen Brucella abortus.)** Amer. J. veterin. Res. **25** (1964) Nr. 104. S. 118 bis 121. — 3 Tab., 16 Lit. Zus. in Interlingua.
Aus dem Serum von 7 Rindern wurde ein unspezifisches *Brucella*-Agglutinin isoliert und einige seiner physikalisch-chemischen Eigenschaften bestimmt. Die Agglutinine hatten Sedimentationskoeffizienten von 13,8-16,6 S. Der isoelektrische Punkt stand mit der Hitzestabilität der Agglutinine in Beziehung: Bei den hitzestabilen Agglutininen (56 °C, 18 Std.) lag (mit einer Ausnahme) der isoelektrische Punkt bei pH 4,7, bei den hitzelabilen aber bei pH 4,3. Die Aktivität der Agglutinine betrug 0,1-0,5 $\mu$g Protein/E Agglutinin. Das UV-Absorptionsmaximum lag in dem für Eiweiße typischen Bereich (276-280 nm). E. Grün. 3740.

**4-64/11-0242** Bakshi, S. N. und Narain, P. K.; Lucknow, Uttar Pradesh, Animal Husbandry Dep. A comparative study on standard tube test and heat inactivation test in the detection of specific and non-specific brucella agglutinins in the sera of cows and buffaloes. **(Vergleichende Untersuchungen über die Serumlangsamagglutination und den Hitzetest zum Nachweis von spezifischen und unspezifischen Brucella-Agglutininen im Serum von Kühen und Büffeln.)** Indian veterin. J. **41** (1964) Nr. 1. S. 6-10. — 2 Tab., 5 Lit.
Es wurden die Seren von 36 Kühen und 45 Büffeln mit einem Langsamagglutinations (LA)-Titer von 1:20 und höher sowie die Seren von 47 Kühen und 33 Büffeln mit einem LA-Titer von 1:10 vergleichend in der LA und im Hitzetest (HT) untersucht. Alle Seren mit einem LA-Titer von 1:160 und höher ergaben im HT positive Reaktionen. Von 15 Rinder- und 9 Büffelseren, die in der LA einen Titer von 1:80 aufwiesen, wurde je ein Serum vom Rind und Büffel im HT negativ. Von 17 Büffelseren mit einem LA-Titer von 1:40 zeigten 2 im HT einen Titer von 1:10 und 10 reagierten negativ. Die 47 Rinderseren mit einem LA-Titer von 1:10 waren im HT alle negativ. Von den 33 Büffelseren mit einem LA-Titer von 1:10 hatte nur ein Serum im HT einen Titer von 1:10, alle übrigen Seren erwiesen sich als negativ. Da der HT nur

spezifische Agglutinine anzeigt, wird empfohlen, den HT als Ergänzungsreaktion zur LA in die Serodiagnostik der Brucellose einzuführen.
E. Kunter. 3740.

**4-64/11-0243** Simpson, Charles F. und White, F. H.; Gainesville, Univ. of Florida. Ultrastructural variations between hooked and nonhooked leptospires. **(Ultrastrukturelle Veränderungen zwischen hakenförmigen und nichthakenförmigen Leptospiren.)** J. infect. Diseases **114** (1964) Nr. 1. S. 69 bis 75.

*Leptospira celledoni* und *L. hyos*, die im Dunkelfeld gestreckt oder hakenlos waren und *L. biflexa* und *L. pomona*, die Haken an den Enden aufwiesen, wurden zum Vergleich ihrer Morphologie elektronenmikroskopisch untersucht. Beide Formen hatten die gleiche Struktur. Ein Achsialfaden, eine Protoplasmaspirale mit einer sie umschließenden Scheide. Hakenlose Leptospiren hatten eine dichter entwickelte Scheide, wiesen engere Windungen der Plasmaspirale auf. Zwischen Protoplasmaspirale und Achsialfaden besteht eine engere Verbindung. Hakenlose Serotypen besitzen keine knollenförmigen Auftreibungen am Ende wie Leptospiren mit Haken. L. Stoll. 3790.

**4-64/11-0244** Klatt, M.; Gießen, Justus Liebig-Univ., Veterinärhyg. und Tierseuchen-Inst. **Die Leptospiren-Präzipitation im Agar-Gel-Diffusionsverfahren.** Berliner Münchener tierärztl. Wschr. **77** (1964) Nr. 9. S. 178-181. — 1 Tab., 27 Lit. Zus. in Engl.

Vf. untersuchte, ob der Präzipitationstest im Agar-Gel Möglichkeiten für die Serotypbestimmung der Leptospiren mit spezifischen Immunseren bietet. 7 selbst hergestellte stammspezifische Immunseren vom Kaninchen, 7 kommerzielle Immunseren verschiedener Serotypen und 3 positive Patientenseren wurden durch Fällung der Globuline fraktioniert und im Agar-Gel-Präzipitationstest kreuzweise gegen 12 Antigenstämme geprüft. Von den einzelnen Leptospiren-Serotypen wurden präzipitierende Antigene nach 5 verschiedenen Extraktionsverfahren hergestellt. Parallel zur Präzipitationsreaktion wurde die Agglutination-Lysisreaktion mit den 12 verwendeten Antigenstämmen durchgeführt und der Endtiter festgestellt. Ein Vergleich der Ergebnisse der Agglutination-Lysisreaktion und der Agar-Gel-Präzipitation zeigte weitgehende Übereinstimmung. Die Präzipitation war weniger empfindlich als die Agglutination-Lysisreaktion. Die präzipitierenden Antigene wurden bereits durch die Auflösung der Leptospiren unter der Einwirkung von Phenol wirksam. Die so bereiteten Antigene und Kochextrakte besaßen gegenüber mechanisch aufgeschlossenen Antigenen und Polysaccharid-Extrakten eine größere serologische Aktivität in der Präzipitation.
W. Fritzsch. 3790.

**4-64/11-0245** Veselinov, V., Delčev, Ch. und Bajl'ozov, D. Ustojčivost na leptospirite v životinski tŭkani pri sŭchranenie. **(Die Widerstandsfähigkeit der Leptospiren in tierischen Geweben bei der Aufbewahrung.)** Izvestija na Veterinarnija chigienen institut po životinski produkti, Sofija **3** (1963) S. 21-27. — 1 Abb., 14 Lit.

*L. pomona* bleibt in den Geweben von Meerschweinchen und Ratten 6 bis 7 Tage lebensfähig, in den Geweben von Kaninchen 13 Tage, *L. icterohaemorrhagiae* in den Geweben von Meerschweinchen und Ratten 7 bis 9 Tage. Die Gewebe wurden bei Temperaturen zwischen 3 und 5 °C aufbewahrt. Man führte Versuche durch, um die Lebensfähigkeit von Leptospiren in den Nieren von Schweinen zu ermitteln. Dabei stellte man fest, daß sie drei Tage nicht überschreitet. In den Geweben von Nieren und Herz bleiben die Leptospiren 13 Tage lebensfähig, in der Leber 12 Tage, in den Muskeln 9 Tage und in der Milz 8 Tage. Die relativ lange Lebensfähigkeit der Leptospiren in den Nierengeweben ist dadurch zu erklären, daß die pH-Konzentration in den Flüssigkeiten dieses Organs nur wenig schwankt und im Hinblick auf diese

Mikroorganismen im Bereich der unzureichenden Bakterizidität verbleibt. Es wird auf die Infektionsgefahr für Menschen hingewiesen, die mit Nieren von geschlachteten gesunden Schweinen, welche Infektionsträger sind, arbeiten und auf die Gefahr der Infektion von Tieren, die mit rohen Organen gefüttert werden. Es empfiehlt sich, eine strengere hygienische Beurteilung der Nieren scheinbar gesunder Schweine vorzunehmen, die aus Gebieten stammen, in denen die Leptospirose unter den Schweinen stark verbreitet ist.
NRB/ZSNTI. 3790.

**4-64/11-0246** Johnson, Russel C. und Rogers, Palmer; Minneapolis, Univ. of Minnesota. 5-fluorouracil as a selective agent for growth of leptospirae. **(5-Fluorouracil als selektives Mittel zum Wachstum der Leptospiren.)** J. Bacteriol. **87** (1964) Nr. 2. S. 422-426.
5-Fluorouracil, ein Abkömmling des Uracils, hat die Fähigkeit bakterielle Verunreinigungen in Leptospirenkulturen zu hemmen, ohne daß es zu größeren Wachstumsverminderungen bei den Leptospiren kommt. Verwendet wurden 50 μg/ml-1000 μg/ml FU im flüssigen Nährboden, ebenso im halbfesten Nährboden. Wie mit markiertem $^{14}C$ nachgewiesen werden konnte, wird FU in den Stoffwechsel von *L. pomona* nicht eingebaut. Bewährt hat sich ein FU-Zusatz bei Urinproben, die *L. canicola* enthielten und dann über die Kultur weiter gezüchtet wurden. L. Stoll. 3790.

**4-64/11-0247** Zeller, Max; Stuttgart, Staatl. Tierärztl. Untersuchungsamt. **Eine einfache Methode zum Nachweis von Botulinustoxinen und -bazillen.** Arch. Lebensmittelhyg. **15** (1964) Nr. 4. S. 84-87.
Vf. war bestrebt eine einfachere Methode zum Nachweis von Botulinustoxinen und -bazillen zu finden als in den von ihm angeführten Lehrbüchern angegeben ist. Im Gegensatz zu Mäusen erwiesen sich Meerschweinchen selbst für per os verabreichte Toxine des Typs B als hochempfindlich. Traubenzuckerhaltige Nährböden werden abgelehnt, da dort sehr rasch Zerfall der vegetativen Formen auftritt und die Versporung der Keime weitgehend verhindert wird. Es wird Leberbouillon nach Tarozzi und folgerichtig Leberblutagar empfohlen. 6 Botulismusfälle werden ausgewertet, es hat sich stets um rohen Schinken bzw. rohes Schweinefleisch gehandelt. In Nordwürttemberg werden bei Hausschlachtungen kaum mehr Blut- und Leberwürste geräuchert und gelagert. In 3 Fällen gelang der Toxinnachweis durch Verfütterung verdächtiger Fleischteile oder Extrakte, in den anderen 3 Fällen erst nach Züchtung der im Extrakt vorhandenen Bazillen, wobei Proben anderer genossener Lebensmittel stets negativen Befund hatten. Ein Fall wird in allen Einzelheiten genau beschrieben, es sind viele Besonderheiten bei der Arbeit zu beachten. Es ist zwecklos mikroskopische Präparate aus Extrakten oder flüssigen Nährböden anzufertigen, weil die Versporung und der teilweise Zerfall der Keime viel zu rasch und unterschiedlich erfolgt. Aus unbebrütetem Extrakt kann man den Erreger nicht isolieren, nur in seltenen Fällen auf festem Nährboden. Weitere Versuche galten der Frage, ob es möglich ist, die flüssigen Kulturen bei Zimmer- oder Brutschranktemperatur zu bebrüten; das muß verneint werden. Versiegeln der flüssigen Kulturen ist aber unbedingt erforderlich. Die Toxinwirkung von im Zeisslertopf bebrüteten Röhrchen ist stärker als bei versiegelten Röhrchen, die bei normaler Sauerstoffspannung bebrütet wurden. Selbst sporentragende Botulismuskeime können durch Hitzeeinwirkung von 80 °C für 3 Min. abgetötet werden. Aus Meerschweinchen, die nach Verabreichung einer toxinhaltigen Kultur gestorben sind, kann man den Erreger nicht isolieren, was einmal mehr beweist, daß Botulismus stets eine Intoxikations- und nie eine Infektionskrankheit ist. Bebrütungstemperatur muß 30 °C oder annähernd 30 °C betragen, bei Erstisolierung darf die Zeit von 4 Tagen nicht unterschritten werden. Sofort nach Öffnung des Zeisslertopfes sind von verdächtigen Kolo-

nien Grampräparate zu fertigen. Verdächtige Kolonien werden meist nur auf der mit 1-minütlich erhitzter Kultur beschickten Platte angetroffen.
W. Mathieu. 3815.

**4-64/11-0248** Muraschi, Thelma F. und Tompkins, Victor N.; Albany, New York State Dep. of Health. Somatic precipitinogens in the identification and typing of Listeria monocytogenes. **(Somatische Präzipitinogene zur Identifizierung und Typisierung von Listeria monocytogenes.)** J. infect. Diseases **113** (1963) Nr. 3. S. 151-154. — 1 Abb., 2 Tab., 10 Lit.
Der schon an anderer Stelle in der Literatur beschriebene Ouchterlony-Plattentest wird gegenüber der Agglutination wegen seiner klareren Ergebnisse zur Typisierung der Listerien für geeigneter befunden.
Th. Hubrig. 3845.

**4-64/11-0249** Lwoff, A.; Paris, Inst. Pasteur. Remarques sur les moraxella. **(Bemerkungen über Moraxella.)** Ann. Inst. Pasteur **106** (1964) Nr. 3. S. 483 bis 484. — 4 Lit. Zus. in Engl.
Auf Grund gemeinsamer Eigenschaften sollte man *Moraxella lacunata, M. duplex liquefaciens* und *non liquefaciens, M. lwoffii* und *lwoffii brevis, M. anitrata* und *M. lwoffii glucidolytica* in der Gattung *Moraxella* zusammenfassen. Trotzdem sie keine Geißeln besitzen, sind sie beweglich. Ihre Zellwand weist eine besondere Struktur auf; nur *M. anitrata* macht eine Ausnahme. *M. lwoffii* und *M. anitrata* zeigen eine enge Antigenverwandschaft, so daß alle Systematiker sie zur gleichen Gattung rechnen.
E. Tempel. 3850.

**4-64/11-0250** Irlenbusch und Bauer, Wilhelm. **Prüfung verschiedener Karenzzeiten auf Abwasserweiden unter Beachtung der Tiergesundheit (Karenzzeiten-Versuch).** Leipzig, Inst. Staatsveterinärkunde u. Veterinärhyg. Karl-Marx-Univ. Leipzig Plan-Nr.: 2154 69/3-11/1. 116 S. Abschlußber. (22/5. 1964). — 4 Exemplare.
Testrinder werden 3 Jahre auf mit Leipziger Abwasser beregnetem Grünland unter Einhaltung verschiedener Karenzzeiten (5, [7], 10 und 14 Tage) gehalten. Es entstehen durch Tuberkulinproben und Blutuntersuchungen erkennbare Veränderungen der Reaktionslage der Tiere, welche für die Aufrechterhaltung der staatlichen Attestierung als seuchenfrei unter Praxisbedingungen nicht förderlich sind. Es werden daher Postulate aufgestellt, deren Erfüllung eine bessere Erhaltung der Seuchenfreiheit garantiert. Zugleich werden abwasserhygienische, bakteriologische Untersuchungen gemacht, die zu wichtigen Keimbefunden führen. Die einschlägige Literatur wird kritisch gewürdigt. 3960.

**4-64/11-0251** Mehl, Otto; Hannover, Tierärztl. Hochschule, Inst. für Tierzucht und Vererbungsforsch. **Der Einfluß der Offenstallhaltung auf Gesundheit sowie Fruchtbarkeit von Milchkühen.** Diss. Hannover **1963** 54 S. — 25 Tab., 54 Lit.
Der Fragekomplex wurde in 6 Betrieben untersucht (3 Betriebe in Niedersachsen, 3 Betriebe in Ostholstein). Bei schlechter Einstreu und unbefestigten Ausläufen können Schäden und Erkrankungen orthopädischer Art auftreten. Bei extremer Kälte muß wegen gefrorenen Futters mit Indigestionen gerechnet werden. Das Geburtsgeschehen verlief leichter und komplikationsloser als bei Tieren in Anbindeställen. Purperale Erkrankungen waren selten und verliefen auffallend günstig. Im Gegensatz zu den ermittelten Werten anderer Versuchsansteller war bei den im Offenstall gehaltenen Tieren die Zwischenkalbezeit kürzer und die Merzungsquote sowie die Unfruchtbarkeit in den Offenstallherden niedriger als bei den Kontrolltieren. H. Busse. 3980.

**4-64/11-0252** Hilliger, H. G.; Berlin-Dahlem, Univ., Inst. für Veterin.-Hyg. **Der Tagesrhythmus von Temperatur und Feuchte der Luft eines Rinder-**

**stalles und seine Beziehungen zu diesen Werten bei der Außenluft.** Berliner Münchener tierärztl. Wschr. **77** (1964) Nr. 3. S. 43-46. – 4 Abb., 1 Tab., 12 Lit. Zus. in Engl.

Vf. hebt hervor, daß bei Temperatur- und Feuchtigkeitsmessungen im Stalle stets die Werte der Außenluft zu berücksichtigen sind. Eine objektive Beurteilung der Stalluft sei nur bedingt möglich, da man sich Augenblickswerte herausgreift, die sowohl einem Tages- als auch einem Jahresrhythmus unterliegen. Die in den eigenen Untersuchungen ermittelten Werte werden in ihrer Abhängigkeit von den beiden Rhythmen dargestellt und zu den gleichzeitig ermittelten Außenwerten in Beziehung gesetzt. Besondere Berücksichtigung fand die absolute Feuchte. Zur Verbesserung der Vergleichbarkeit von Stalluftmessungen wird vorgeschlagen, bei jeder Messung Datum und Stunde zu vermerken, die entsprechenden Werte der Außenluft zu bestimmen, zusätzlich zur relativen Feuchte die absolute Feuchte und die Differenz der absoluten Feuchte zwischen Außen- und Stalluft zu ermitteln. Die absolute Feuchte erscheint im Gegensatz zur relativen Feuchte im Stall geeigneter zu sein als die relative Luftfeuchte, da sie im Stall regelmäßig größer ist als in der Außenluft und nur im geringen Grade einem Tagesrhythmus unterliegt. Außerdem sind Doppel- oder Mehrfachmessungen anzustreben.

H. Busse. 3980.

**4-64/11-0253** Hanke, B. und Holitschek, H.; Rochlitz, Fachschule für Landwirtsch. **Belüftungssystem mit Zusatzheizung zur Verbesserung des Stallklimas in Ferkelställen.** Dtsch. Landwirtsch. **15** (1964) Nr. 1. S. 41-44. – 3 Abb., 1 Tab.

Die hohen Verlustziffern bei Ferkeln und die Wachstumshemmungen bei Mastschweinen werden in entscheidendem Maße durch unzweckmäßiges Stallklima verursacht. Zur Verbesserung der Stallklimaverhältnisse werden daher Warmluftanlagen verschiedener Typen angewendet. Es sind zu unterscheiden: a) Warmluftanlagen mit direkter Erwärmung der Luft, b) Warmluftanlagen mit indirekter Lufterwärmung. Bei den erstgenannten Warmluftanlagen liegt das Rohrsystem, durch das die frische Luft durch den Ofen strömt, direkt über dem Feuerraum. Ein Feuerschutz (Sieb) im Warmluftkanal unmittelbar hinter dem Ofen ist dabei unerläßlich. Bei Warmluftanlagen mit indirekter Erwärmung der Luft wird diese außerhalb des Feuerungsraumes durch Wärmestrahlung der Ofenwände erwärmt. Unter Beachtung der Brandschutzanordnung Nr. 10 (Gesetzblatt Nr. II, 70) wurden Sicherheitsvorkehrungen getroffen, die besagen, daß das Anbringen von Warmluftkanälen in landwirtschaftlichen Ställen unterhalb 1,5 m, gerechnet von der Oberkante des Fußbodens, nicht gestattet ist. Fünf Typen der Warmluftöfen sind mit Wärmeleistung und Herstellerfirma genannt. H. Busse. 3980.

## VIII. PHARMAKOLOGIE, TOXIKOLOGIE

**4-64/11-0254** Strub, Konrad M.; Zürich, Univ., Veterin.-Chirurg. Klin., Veterin.-Physiol. Inst. **Die Wirkung des Succinylcholins auf den Blutkreislauf und die Atmung beim Pferd.** Schweiz. Arch. Tierheilkunde **106** (1964) Nr. 3. S. 147-175.

An 10 Schlachtpferden wurde die Wirkung des peripher angreifenden synthetischen Muskelrelaxans Succinylcholin auf die Herztätigkeit und die Atmung geprüft. Während 28 Succinylcholin-Versuchen (Dosis 0,17 mg/kg Kgw.) wurden die Atmung, das Elektrokardiogramm und der Druck im großen Kreislauf oder der Druck in der rechten Herzkammer fortlaufend registriert. Dabei wurden am wachen oder nur schwach betäubten Pferd bedeutende Kreislauf- und Atemstörungen ermittelt. Die Herzfrequenz ist in den ersten Minuten stark erhöht und sehr unregelmäßig. Einzelne Schlagintervalle entsprechen einer Frequenz von 18 bis 300 Schlägen/Min. beim gleichen Tier.

Diese extremen Werte sind oft durch Extrasystolen und Atrioventrikular-Blockierungen bedingt. Der Blutdruck steigt im großen und kleinen Kreislauf sehr stark an. Es ist anzunehmen, daß die Kreislaufbelastung durch das Fallen beim Niederlegen noch verstärkt wird. Die Atemstörung ist erheblich und dauert oft sehr lange. Zuerst tritt meistens Apnoe auf, die über eine kurze, kompensatorische Hyperpnoe in der Mehrzahl der Fälle in einen mehr oder weniger ausgeprägten periodischen Atemtypus übergeht. — Weder auf Grund der Ruhe- und Belastungs-Elektrokardiogramme noch auf Grund der morphologischen Befunde konnte eine bleibende Herzschädigung festgestellt werden. Auch die Angst der Pferde muß als Ursache für die starke Kreislaufstörung in Betracht gezogen werden. Solange nicht geklärt ist, wie die schweren Kreislauf- und Atemstörungen vermieden werden können, muß vom Gebrauch des Succinylcholins zum Niederlegen von Pferden dringend abgeraten werden. Auch aus Gründen des Tierschutzes sollte wachen oder nur leicht betäubten Tieren kein Succinylcholin injiziert werden. O. Dietz. 4275.

**4-64/11-0255** Teunissen, G. H. B.; Utrecht, Reichsuniv., Veterinärmed. Fak., Klin. für Kleine Haustiere. **Atriumfibrillation, Ventrikel-Tachycardie und Procain-amid.** Kleintier-Prax. 8 (1963) Nr. 6. S. 140-144.
Hier wird die Wirkung des Procain-amid auf seine Wirksamkeit beim dekompensierten Herzen beschrieben. Es scheint nach einer Beobachtung von 5 Fällen der Digitalistherapie, auch unter Mitanwendung von Diuretica überlegen zu sein. Ebenfalls überwiegt die Procain-amid-Wirkung beim Vorhofflimmern des Herzens die der Chinidin-Sulfate. K.-P. Jaksztien. 4275.

**4-64/11-0256** Arndt, J. **Die Aerosoltherapie in der Kleintierpraxis und eine interessante Kombinationsmöglichkeit der Aeromatpumpe.** Kleintier-Prax. 8 (1963) Nr. 6. S. 175-176.
Es wird das Aeromat-Standard-S-Gerät beschrieben, das vorwiegend zur Behandlung der oberen und tieferen Luftwege dient. Bei einer Vernebelungsgröße von 0,5-5,0 $\mu$ entspricht dieses Gerät modernen Erwartungen. Vernebelt werden die Medikamente nach Indikation. Ein weiterer Vorteil liegt bei diesem Gerät, daß es möglich ist, unter Einschaltung einer Flasche Absaugungen von Blut, Sekreten usw. bei Operationen durchzuführen.
K.-P. Jaksztien. 4285.

**4-64/11-0257** Bartels, Hans-Georg. **Erfahrungen mit Hirudoid in der tierärztlichen Praxis.** Prakt. Tierarzt **45** (1964) Nr. 6. S. 254-255.
Hirudoid, ein Salbenpräparat des Luitpold-Werkes, München, enthält ein aus tierischen Organen isoliertes Heparinoid, das von der Haut leicht resorbiert wird. Vf. berichtet an Hand von 20 Fällen aus seiner Kleintierpraxis über die guten Behandlungserfolge mit diesem Präparat. Die Salbe wirkt ausgeprägt entzündungshemmend, fördert die Durchblutung und Resorption. Im erkranktem Gebiet tritt sehr bald Schmerzlinderung ein. Selbst bei längerer Anwendung lassen sich keine Reizungserscheinungen der Haut feststellen. Bemerkenswert ist der günstige Einfluß der Salbe auf Mastitiden bei der Scheinträchtigkeit der Hündin. Auf Grund der guten Behandlungsergebnisse empfiehlt Vf. die Salbe in der Veterinärmedizin.
Chr. Meinecke. 4300.

**4-64/11-0258** Cobb, R. W., Martin, A. R., Short, G. V. und Walley, J. K.; Alderley Park, Macclesfield, Ches., Imperial Chem. Ind. Ltd. Griseofulvin: Controlled field trials in the treatment of naturally occurring ringworm in calves. **(Griseofulvin. Überwachte Praxisversuche bei der Behandlung des natürlich auftretenden „Ringwurms" [Trichophytie] bei Kälbern.)** Veterin. Rec. **75** (1963) Nr. 8. S. 191-193. — 3 Tab., 9 Lit.
In 4 Farmen mit ausgebreiteter Trichophytie bei den Kälbern wurden Versuche durchgeführt. Die kleinste wirksame Dosis von Griseofulvin bei der

Behandlung waren 10 mg pro kg Kgw. täglich über 7 Tage. Das Präparat wurde entweder eingeweicht oder gemixt mit Futter oder Milch verabfolgt.
H. Schützler. 4300.

**4-64/11-0259** Bentele, W., und Paschke, H.; Altenkirchen/Westerwald, Kreisbullenstat. **Die Behandlung der Endometritis des Rindes mit einem neuen Chemotherapeuticum.** Tierärztl. Umschau **18** (1963) Nr. 12. S. 663-666. — 2 Tab., 10 Lit.
118 Endometritiden (75% $E_2$) und 3 Pyometren wurden mit Bacticin (Knoll), einer neuartigen Kombination zweier substituierter Glycinamide, die antimikrobielle, antiphlogistische und analgetische Wirkung besitzt, behandelt. Die Applikation erfolgte intrauterin, und zwar teils im Anschluß an die künstliche Besamung, teils während der Brunst, und wurde im Bedarfsfalle ($E_3$) 5-8 Tage später wiederholt. 79,3% der behandelten Tiere wurden trächtig. Die Behandlungsergebnisse bei Instillation des Mittels kurz nach der Besamung sowie bei Pyometra waren nicht befriedigend. Vff. halten dieses neue Chemotherapeuticum trotzdem für brauchbar. Im Hinblick auf erfolgreichere Behandlungen im Anschluß an die Besamung sind Versuche mit einer spermaverträglichen Zubereitung im Gange. W. Rommel. 4305.

**4-64/11-0260** Ronneberger, H.; Kiel, Tierklin. **Therapie mit anabolen Substanzen bei Kleintieren.** Berliner Münchener tierärztl. Wschr. **76** (1963) Nr. 24. S. 494-496.
Unter dem Einsatz von Cortison und seinen Derivaten treten häufig Schäden ein, da Eiweiß in Kohlenhydrate umgesetzt wird, gleichzeitig die Stickstoffausscheidung erhöht ist. Ebenfalls sind die Bilanzen von Calcium, Natrium und von Phosphaten negativ beeinflußt. Drei Präparate, die anabole Wirkung haben sollen, sind bei Kleintieren geprüft worden. In einer Zusammenstellung wird die 2-jährige Erfahrung in der Behandlung mit Primobolan, Durabolin und Oranabol eingeschätzt. Diese Substanzen sind anwendbar und wirken begünstigend in der Therapie bei allen anabolen Zuständen. Besonders günstige Ergebnisse erzielen sie bei Frakturen durch vermehrte Anlagerung von Calcium. K.-P. Jaksztien. 4320.

**4-64/11-0261** Delak, M. und Srbljić, S.; Zagreb, Veterin. Fak. Sveučilišta, Inst. za Morfol. i Fiziol. Usporedno istraživanje upliva heksaklorofena i heksakloretana u terapijskim dozama na kvantitet mlijeka u krava. **(Vergleichende Untersuchungen über den Einfluß therapeutischer Dosen von Hexachlorophen und Hexachloraethan auf die Milchleistung der Kuh.)** Veterin. Arh. [Zagreb] **33** (1963) Nr. 11/12. S. 312-320. — 3 Abb., 6 Tab., 11 Lit. Zus. in Engl., Franz.
Hexachlorophen beeinflußt bei einmaliger peroraler Verabreichung von 14-15 mg/kg Kgw. die Milchleistung der Kuh nur unwesentlich, während Hexachloraethan bei peroraler Gabe von 0,26-0,28 g/kg Kgw. (Dosis geteilt, an 2 aufeinanderfolgenden Tagen appliziert) eine deutliche Verringerung der Milchmenge verursacht. Die Überlegenheit des Hexachlorophens in der Fasciolosebekämpfung zeigt sich auch darin, daß es die Eigenschaften der Milch unverändert läßt, während Hexachloraethan sie für mindestens 3-4 Tage als menschliches Nahrungsmittel unbrauchbar macht. P. Schmidt. 4350.

**4-64/11-0262** Harman, Robert E., Meisinger, M. A. P., Davis, George E. und Kuehl jun., Frederick A.; Rahway, N. J., Merck & Co. Inc. The metabolites of indomethacin, a new antiinflammatory drug. **(Die Stoffwechselprodukte von Indomethacin, einer neuen entzündungshemmenden Substanz.)** J. Pharmacol. exp. Therapeut. **143** (1964) Nr. 2. S. 215-220. — 3 Abb., 2 Tab., 10 Lit.
Indomethacin ist die 1-(p-Chlorbenzoyl)-5-methoxy-2-methylindolessigsäure-(3). Es besitzt bei Menschen und Tieren entzündungshemmende, antipyreti-

sche und analgetische Wirkungen. Bei den vorliegenden Untersuchungen haben Hunde, Ratten, Kaninchen, Meerschweinchen und Affen Indomethacin-$^{14}C_{(2)}$ erhalten. Der gesammelte Urin der Tiere wird papierchromatographisch untersucht. Neben einer größeren Menge unveränderten Indomethacins findet man vor allem das O-Desmethyl- und das N-Deschlorbenzoylderivat. Die Ausscheidung mit dem Urin erfolgt rasch. R. Maune. 4355.

**4-64/11-0263** Genazzani, E. und Pagnini, G.; Naples, Italy, Univ., Inst. of Pharmacol. Binding capability of various sulfonamides to serums of different animal species. **(Die Bindungskapazität verschiedener Sulfonamide im Serum verschiedener Tierarten.)** Amer. J. veterin. Res. **24** (1963) Nr. 103. S. 1212-1216. — 3 Abb., 2 Tab., 31 Lit. Zus. in Interlingua.

Im gemischten Serum von je 5 gesunden Pferden, Schafen, Schweinen, Ochsen, Puten und Menschen wird durch Dialyse (Klotz 1946) die Bindungsfähigkeit von 5 Sulfonamiden (Sulfathiazol, Sulfadimethoxin, Sulfamethoxynpyrazin, Sulfisoxazol) ermittelt. Es bestehen zwar auch innerhalb der verwendeten Sulfonamide Unterschiede in der Bindungsfähigkeit an die verschiedenen Seren, jedoch ist der Unterschied zwischen den einzelnen Seren besonders deutlich. Die Bindungsfähigkeit sinkt bei 4 der Sulfonamide in der Reihenfolge Mensch, Ochse, Schaf, Schwein, Pferd und Pute ab, bei Sulfisoxazol bestehen nur geringe Unterschiede. Die Unterschiede lassen sich nicht nur durch den unterschiedlichen Albumingehalt begründen, sondern es müssen auch noch andere Faktoren eine Rollen spielen. R. Maune. 4385.

**4-64/11-0264** Mülling, M. und Benthien, H.-A.; Berlin-Dahlem, Univ., Klin. für Tiergeburtshilfe und Klauentierkrankh. **Erfahrungen mit der intrauterinen Anwendung von Aureomycin-Obletten beim Rind.** Tierärztl. Umschau **19** (1964) Nr. 5. S. 252-256.

Die erfolgreiche Therapie puerperaler Erkrankungen stellt an die Arzneimittel besondere Anforderungen, wobei desodorierende, keimhemmende und gewebsfreundliche Eigenschaften von größter Bedeutung sind. — Bei 809 Rindern werden Aureomycin-Obletten (Fa. Cyanamid, München) bei Retentio secundinarum, örtlicher und allgemeiner Intoxikation und Infektion sowie bei geburtshilflichen Eingriffen und Gebärmuttervorfällen überprüft. Bei Temperaturen bis 40,3° und fehlenden Allgemeinstörungen genügt die ein- oder zweimalige Applikation von 1-3 Obletten; in schwereren Fällen erweisen sich zusätzliche Gaben von Antibiotica und Sulfonamiden als nötig. — Die genannte Medikation bewirkt eine rasche Desodorierung, beseitigt Allgemeinstörungen zuverlässig, verhindert Milch- und Fleischverluste und erreicht eine ausreichende Keimhemmung. F. Schaetz. 4400.

**4-64/11-0265** Dozsa, Leslie und Olson, N. O.; Morgantown, West Virginia Univ., Agric. Exp. Stat. The effect of various antibiotics on the uterine mucosa of vibrio fetus-infected cows. **(Die Wirkung verschiedener Antibiotica auf die Uterusschleimhaut von mit Vibrio fetus infizierten Kühen.)** Amer. J. veterin. Res. **25** (1964) Nr. 104. S. 108-117.

Für die Untersuchungen wurden 30 Milchkühe im Alter von 3 bis 6 Jahren verwendet, die 3 bis 5 Mon. vor Versuchsbeginn abgekalbt hatten. Die Kühe wurden in 4 Gruppen geteilt. Vor der Infektion wurden 2mal Cervicalschleimproben für die bakteriol. Untersuchung und Biopsieproben für die histologische Untersuchung gewonnen. Nach 2 negativen Testen wurden die Kühe infiziert. Im Abstand von 9-10 Tagen wurden Schleim- und Schleimhautproben zur Kontrolle entnommen. Die Behandlung der Tiere begann 38 bis 45 Tage nach der Infektion, wenn die histologischen Veränderungen am stärksten ausgeprägt waren. Für die Behandlung wurden Chloromycin, Penicillin-Streptomycin-Gemisch, Dihydrostreptomycin-Diaethylstilboestrol-Penicillin-Gemisch und Oxytetracyclin sowohl in öliger als auch in wäßriger Form verwendet. Die Behandlung erfolgte sowohl in der Follikel- als auch in der Luteinphase, ohne das nennenswerte Unterschiede weder bakteriologisch noch histologisch festzustellen gewesen wären. Es bestehen keine Gründe für die Annahme, daß die Behandlungsergebnisse von der Phase des Zyklus abhängig sind. Desgleichen waren bei den öligen und wäßrigen Präparaten keine unterschiedlichen Behandlungsergebnisse zu erzielen, wobei die Therapeutica in den Uterus infundiert wurden. Mit den Präparaten Chloromycin, Streptomycin-Penicillin-Oestrogen- und Streptomycin-Penicillin-Kombination genügte eine einmalige Behandlung, um nach 40, 90 bzw. 110 Tagen eine vollständige Heilung zu erzielen. Von den mit Oxytetracyclin behandelten 3 Kühen gesundete nur 1 Tier, während die beiden anderen nochmals behandelt werden mußten. Es erweist sich die Notwendigkeit, daß bei Anwendung von Oxytetracyclin die Behandlung nach 24 bzw. 48 Std. zu wiederholen ist. Bei der histopathologischen Auswertung der Veränderungen des Endometriums erwies sich Chloromycin den anderen Präparaten ebenfalls überlegen. Erst 4wöchige negative Befunde nach der Behandlung rechtfertigen jedoch den Erfolg derselben. Die fortlaufenden histopathologischen Untersuchungen dienten als hilfreiche Kontrolle der bakteriol. Untersuchungen. Bei bereits ausgeheilten und abermals infizierten Tieren verschwanden die Erreger jedoch nach 30 Tagen wieder, und es setzte auf Grund der bestehenden Immunität Heilung ein.

H.-J. Kuller. 4400.

**4-64/11-0266** Gancarz, B., Hejłasz, Z. und Janiak, T. Kliniczna ocena chlorowodorku tetracykliny „Polfa". **(Klinische Prüfung des Tetracyclin-Chlorwasserstoffes „Polfa".)** Med. weteryn. **19** (1963) Nr. 8. S. 425-428. — 1 Abb., 2 Tab., 1 Lit.

Tetracyclin-Chlorwasserstoff ist ein Antibioticum aus der Tetracyclingruppe polnischer Produktion und unterscheidet sich von anderen ausländischen Präparaten durch die Pufferung mit Vit. C (eine Amp. enthält 250 mg Antibioticum und 750 mg Vit. C). In den Untersuchungen sollte festgestellt werden, wie lange sich im Blut von Pferden, Rindern, Schweinen und Hunden das therapeut. Niveau hält. Es wurden auch die kleinsten Antibioticadosierungen im Verhältnis zu den Mikroorganismen festgestellt, die aus bestimmten klinischen Fällen abgesondert wurden. Forschungsergebnisse: Das bakteriostatische Niveau des Präparats hält sich in Pferdeblut nach 2,5 mg/kg 10 Std., nach 5 mg 12 Std., nach 10 mg 16 Std.; bei Rindern nach 1 mg 14 Std., 2,5 mg 16 Std., 5 mg 18 Std.; bei Schweinen 1 mg 2 Std., 2,5 mg 8 Std., 5 mg 10 Std.; bei Hunden 1 mg 9 Std., 10 mg 14 Std. Am empfindlichsten von den Mikroorganismen erwies sich *Str. pyogenes* B. O. 90 und am wenigsten empfindlich war *Shigella flexneri* 85. Dieses Präparat bewirkt keinerlei Nebensymptome.

PRL/CBR. 4400.

**4-64/11-0267** Foote, R. H. und Gray, L. C.; Ithaca, N. Y., Cornell Univ., New York State Coll. of Agric. Effect of tranquilizers on libido, sperm production and in vitro sperm survival in dogs. **(Wirkung von Tranquilizern auf Libido, Samenproduktion und Lebensfähigkeit der Spermien in vitro beim Hund.)** Proc. Soc. exp. Biol. Med. **114** (1963) Nr. 2. S. 396-398. — 3 Tab., 8 Lit.

Da Untersuchungen über die Hemmwirkung der Neuroplegica auf die gonadotrope Aktivität der Hypophyse, so wie sie bei weiblichen Tieren an Hand der Ovulationshemmung beobachtet wird, bei männlichen Tieren noch fehlen, verabreichten Vff. Chlorpromazin und Promazin an Rüden und prüften deren Einfluß auf verschiedene Sexualfunktionen sowie Sperma. Libido und Beweglichkeit der Spermien blieben unbeeinflußbar, die Ejaculate indessen waren größer als bei unbehandelten. Deshalb wird angenommen, daß Neuroplegica die Funktion des Hypothalamus-Adenohypophysen-Gonadensystems beim Männchen nicht herabsetzen. Zusätze von Neuroplegica zu kon-

serviertem Sperma in Höhe von 200 $\mu$g/ml setzten die Beweglichkeit der Spermien nicht herab; erst größere Mengen wirkten spermatotoxisch.
W. Rommel. 4412.

**4-64/11-0268** Ronneberger, Hansjörg; Kiel, Tierklin. **Anwendung von Chlorprothixen (Rentovet(R), Taractan(R)) bei Katzen.** Prakt. Tierarzt **45** (1964) Nr. 5. S. 204-205.
Moderne Tranquilizer gehören zu dem unentbehrlichen Rüstzeug des Tierarztes, der sich vorwiegend mit Katzen und ihren Krankheiten beschäftigt. Die Besonderheiten dieser Tiere erfordern oft ein eigenes therapeutisches Vorgehen, so daß Erkenntnisse, die bei anderen Tierarten und am Menschen gewonnen werden, sich nicht so ohne weiteres übertragen lassen. Auf der Suche nach einem stark sedierenden Mittel wurde das Chlorprothixen geprüft. Chlorprothixen ist ein -2-Chlor-9-(dimethyl-amino-propyliden)-thioxanthen. Im Vergleich zu Chlorpromazin hat es die doppelte sympathicolytische und vierfache parasympathicolytische Wirkung. Das Präparat wird vorwiegend intramuskulär injiziert. Man verabreicht eine 1,5%ige Lösung. Als günstigste Dosierung bei der alleinigen Verwendung von Chlorprothixen erwiesen sich 0,2 ml/kg. Das Horner-Syndrom ist dabei deutlich ausgeprägt (Nickhaut bedeckt den halben Bulbus). Der Gang ist stark torkelnd, Sprünge sind unsicher. Die Katzen schnurren und sind zutraulicher als vor der Behandlung. Die Dosierungsbreite ist bei parenteraler Gabe sehr groß, denn 1,0 ml/kg wirkten noch nicht tödlich. Bekommen die Katzen Chlorprothixen per os, so kann das Gewicht geschätzt werden. Die Wirkungsdauer beträgt bei 0,2 ml/kg i.m. etwa 18 Std. Das Präparat zeichnet sich durch eine lange Dauer der Sedierung aus, was sich besonders bei manchen Operationen günstig auswirkt.
O. Dietz. 4412.

**4-64/11-0269** Biniec, W., Marcinkowski, K. und Raułuszkiewicz, S. Obserwacje nad działaniem fenactilu w przygotowaniu suk do narkozy w zabiegach położniczoginekologicznych. **(Phenactil zur Vorbereitung von Hündinnen bei der Geburt zwecks Narkose für einen gynäkologischen Eingriff.)** Zeszyty naukowe wyższej Szkoły rolniczej Wrocławiu, Weteryn. **14** (1963) Nr. 48. S. 155-166. — 1 Abb., 5 Tab., 15 Lit.
Die Prämedikation mit Abkömmlingen von Phenothiazin erlaubt die Verringerung der Menge von Narkotica und dadurch vermindert sie ihre Toxizität. Die Versuche führte man an Hündinnen in gutem Gesundheitszustand durch. Man verabreichte ihnen Phenactil in einer Lösung von 0,5% intravenös und intramuskulär in einer Menge von 1-20 mg pro Kilo des Körpergewichts. Die Beobachtungen, die man an gesunden Tieren durchführte, wurden mit den Ergebnissen der Anwendung von Prämedikation der Narkose von tragenden Hündinnen und bei schweren Geburten verglichen. Es wurden folgende Schlußfolgerungen gezogen: a) Phenactil gibt gewünschte Ergebnisse bei der Vorbereitung der Tiere für gynäkologisch-geburtshilfliche Maßnahmen, b) Phenactil intramuskulär verabreicht, wirkt erst nach einer gewissen Zeit und verursacht Nebenreaktionen, c) Phenactil intravenös angewandt, erlaubt, die gewünschte schnelle Wirkung ohne Nebenerscheinungen zu erzielen, d) Phenactil, verabreicht in sehr hohen Dosen, ist nicht für den Organismus schädlich.
PRL/CBR. 4415.

**4-64/11-0270** Cameron, N. W. und Fosgate, O. T.; Athens, Univ. of Georgia. Effects of oxytocin upon the reproductive tract of the lactating bovine. **(Wirkungen von Oxytocin auf den Genitaltrakt des laktierenden Rindes.)** J. Dairy Sci. **47** (1964) Nr. 1. S. 79-81. — 2 Tab., 7 Lit.
Der von anderen Autoren berichtete Zusammenhang zwischen Oxytocinabgabe und Gonadotropinsekretion im Brunstzyklus des Rindes veranlaßte Vff. zu Untersuchungen über den Einfluß von Oxytocin auf Uterusrückbildung, 1. Ovulation und 1. Brunst p. part. sowie auf die Konzeptionsrate. Von insge-

samt 24 multiparen, laktierenden Holstein- und Jersey-Kühen erhielt die eine Hälfte 42 Tage lang 200 bzw. 150 USP-Einheiten Oxytocin/Tier und Tag, die andere Hälfte blieb unbehandelt und diente als Kontrolle. Die behandelten bzw. unbehandelten Kühe hatten im Mittel ein Puerperium von 41 bzw. 42,7 Tagen; die erste Ovulation 27,5 bzw. 24,7 Tage p. part., die erste Brunst 41,3 bzw. 40,9 Tage p. part. Durch tägliche Injektionen von 400 USP-Einheiten Oxytocin am 1.-4. Zyklustag konnte die Zykluslänge nicht verändert werden. Die Konzeptionsraten wurden durch die Oxytocinapplikationen nicht beeinflußt. W. Rommel. 4420.

**4-64/11-0271** Elghamry, M. I., Hassan, A. und Zayed, S. M. A. D.; Cairo, Univ., Fac. of Veterin. Med.; Dokki, Cairo, Atomic Energy Establishment, Nat. Res. Center. Estrogenic substances from Egyptian Glycyrrhiza glabra. I. Separation and estimation of a highly potent estrogenic fraction. **(Oestrogene Stoffe aus der ägyptischen Glycyrrhiza glabra. 1. Mitt. Separation und Beurteilung einer hochaktiven oestrogenen Fraktion.)** Zbl. Veterinärmed., R. A **11** (1964) Nr. 1. S. 70-76. 4420.

**4-64/11-0272** Keith, R. K.; Yeerongpilly, Queensland, C.S.I.R.O. Efficiency of thiabendazole against some gastrointestinal helminths of cattle. **(Die Wirksamkeit von Thiabendazol gegen einige Magen-Darm-Würmer bei Rindern.)** Austral. veterin. J. **39** (1963) Nr. 7. S. 264-267. — 2 Tab., 14 Lit. Zus. in Engl.

Die Untersuchungen wurden an 80 Kälbern im Alter von 3-16 Mon. mit einem Körpergewicht zwischen 45,3 kg und 208,3 kg bei natürlicher und künstlicher Infektion durchgeführt. Thiabendazol (2-[4'thiazolyl]-benzimidazol) kam oral als eine vorgeschriebene Suspension (2,28 g/28,3 g Flüssigkeit) oder als eine 10 oder 25%ige wäßrige Suspension des reinen Wirkstoffes mit einem geringen Netzmittelzusatz in Dosen von 2,5 und 5,0 g/45,3 kg Kgw. zur Anwendung. Die Wirksamkeit des Präparates wurde durch einen Vergleich der Stärke der Eiausscheidung (Bestimmung nach der Methode von Roberts und O'Sullivan (1950) und Keith (1956)) über mehrere Wochen vor und nach der Behandlung ermittelt: hoch wirksam = Reduzierung der E.p.G. (E.p.G. = Eier/1 g Kot) um mehr als 80%, wirksam = Reduzierung um 60 bis 80%, unwirksam = Senkung um weniger als 60%. Hauptsächlich waren *Haemonchus placei, Cooperia spp.* (*C. pectinata, C. punctata*), *Oesophagostomum radiatum und Trichostrongylus axei* nachzuweisen, bei einigen Tieren auch *Bunostomum phlebotomum, C. oncophora, Ostertagia ostertagi, Nematodirus spp.* und *Moniezia benedeni*. Unverträglichkeitserscheinungen gegenüber Thiaben, dazol wurden bei den behandelten Kälbern und auch bei Versuchstieren denen bis zu 20,0 g/45,3 kg Kgw., z.T. wiederholt, verabreicht worden waren, nicht beobachtet. Das Präparat erwies sich als hoch wirksam gegen adulte *Haemonchus placei* in einer Dosierung von 2,5 g/45,3 kg Kgw., sowie gegen reife *Oesophagostomum radiatum, Cooperia punctata* und *C. pectinata* bei Applikation von 5,0 g/45,3 kg Kgw. Die höhere Dosis war auch gegen die juvenilen Formen dieser Arten wirksam. Bei Befall der Kälber mit *Bunostomum phlebotomum* und *Trichostrongylus axei* waren die E.p.G. nach Gabe von 5,0 g/45,3 kg Kgw. der Thiabendazolzubereitung um mehr als 80% vermindert, allerdings wurden diese Befunde nur an einem kleinen Tiermaterial erhoben. Gegen *Moniezia benedeni* hinterließ Thiabendazol auch bei Verabreichung von 5,0 g/45,3 kg Kgw. keine Wirkung. R. Ribbeck. 4460.

**4-64/11-0273** Whitten, L. K.; Private Bag, Wellington, Wallaceville Animal Res. Stat. Anthelmintics in the control of sheep parasites. **(Zur Anwendung von Anthelminthica in der Bekämpfung der Schafparasiten.)** New Zealand veterin. J. **11** (1963) Nr. 5. S. 116-117. — 1 Lit.

In Neuseeland finden als Wurmmittel Bepheniumsalze, organische Phosphorverbindungen, Methyridin, Thiabendazol sowie feinteiliges Phenothiazin

allein oder kombiniert mit anderen Verbindungen — zur Erhöhung der Wirksamkeit — Verwendung. Vf. bespricht ganz allgemein den Wert der Wurmkur und geht auf die Durchführung von Wurmbehandlungen in der Praxis ein. So kann der Einsatz von Wurmmitteln erfolgen zur Einengung des Parasitenbefalls als Routinemaßnahme oder aber als kurative bzw. prophylaktische Maßnahme. Auf die Bedeutung des Zeitpunktes für den Erfolg der Helminthenbekämpfung wird hingewiesen. In Neuseeland haben sich im Herbst durchgeführte Wurmkuren als Routinemaßnahme am besten bewährt. Auf den Einfluß von Befallstärke, Pathogenität des Parasiten, Wirksamkeit des Wurmmittels und Gesundheitszustand des Wirtstieres für den Erfolg kurativer Behandlungen bei akuten Helminthosen wird eingegangen. Es wird die Ansicht vertreten, daß im allgemeinen ein Überwintern infektiöser Entwicklungsstadien auf den Weiden nicht gegeben ist und daß Neuansteckungen im Frühjahr nach dem Weideauftrieb durch Eiausscheidungen von Parasitenträgern bedingt sind. Einer Wurmkur kurz vor dem Weideauftrieb wird daher große Bedeutung beigemessen. Als prophylaktische Maßnahmen finden die Behandlung der Muttertiere vor dem Ablammen sowie die Verabreichung geringer Phenothiazinmengen zur Minderung der Eiproduktion und der Larvenentwicklung bei den Helminthen Erwähnung. Vf. hält noch gründliche Untersuchungen der genannten Wurmmittel zur sicheren Ermittlung ihres günstigsten Einsatzes mit maximaler Wirksamkeit für notwendig.
S. Nickel. 4460.

**4-64/11-0274** Gordon, H.McL.; Glebem, New South Wales, Div. of Animal Health. Studies of anthelmintics for sheep: thiabendazole. **(Untersuchungen über Anthelminthica für Schafe. Thiabendazol.)** Austral. veterin. J. **40** (1964) Nr. 1. S. 9-18. — 2 Abb., 11 Tab., 38 Lit.
Das Anthelminthicum Thiabendazol (2-[4′-thiazolyl]-benzimidazol) wurde unter Praxisbedingungen auf seine Wirksamkeit gegen Magen-Darmnematoden bei Schafen geprüft. Die Dosis betrug 50 mg/kg Kgw. Mit Ausnahme von *Trichuris spp.* wurden sämtliche Nematoden in hohem Maße beeinflußt. Als besonders wertvoll kann die gute Wirkung des Präparates auf immature Stadien angesehen werden. Die Wurmeier zeigten bereits 2-3 Std. nach der Applikation keine Entwicklungsfähigkeit mehr, so daß gegen ein Austreiben der Schafe nach Ablauf dieser Zeitspanne keine Bedenken bestehen. Eine Schutzwirkung des Thiabendazol gegen Reinfektionen liegt nicht vor. Bei Verabreichung von Minimaldosen (0,3 g täglich über 14 Tage) verringerte sich die Eizahl im Kot um 98%; eine Wirkung auf die Entwicklung der Eier konnte jedoch nicht festgestellt werden. Im Vergleich mit anderen Anthelminthica (Phenothiazin, die organische Phosphorverbindung „Kempak" sowie eine Mischung von Phenothiazin und Phenzidol) zeigte Thiabendazol die beste Wirkung; lediglich die erwähnte Mischung hatte einen nahezu gleich hohen Effekt. Das Mastgewicht sowie die Wollproduktion wurden durch Thiabendazol-Behandlung sehr günstig beeinflußt. Der besondere Vorzug des Präparates zeigte sich bei der Anwendung gegen akute Helminthosen mit gehäuften Todesfällen. Während bei der Phenothiazin-Behandlung 12% Todesfälle auftraten, betrug die Mortalität nach Verabreichung von Thiabendazol nur 2%. Nach der Behandlung schwer erkrankter Tiere konnte eine erhebliche Appetitssteigerung festgestellt werden. R. Buchwalder. 4460.

**4-64/11-0275** Southcott, W. H.,; Armidale, New South Wales, C.S.I.R.O. Ovicidal effect of thiabendazole and its activity against immature helminths of sheep. **(Ovicider Effekt von Thiabendazol und seine Aktivität gegen immature Helminthen der Schafe.)** Austral. veterin. J. **39** (1963) Nr. 12. S. 452-458. — 3 Abb., 3 Tab., 10 Lit. Zus. in Engl.
Vf. prüfte Thiabendazol (2-[4-thiazolyl]-benzimidazol) in wäßriger Suspension auf seine Wirksamkeit gegen Wurmeier und Larvenstadien an antürlich und

künstlich mit intestinalen Würmern infizierten Merinofleischschafen und an Eikulturen. Der Autor fand, daß das Thiabendazol in einer Dosis von 50 bis 120 mg/kg oral verabreicht und in einer Dosis von 70 mg/kg in den Rumen injiziert die embryonale Entwicklung der Wurmeier schon 8 Std. nach der Behandlung vollständig behindert. Die Entwicklung der Eier bleibt im 24–26-Zellstadium oder im Morulastadium stehen und geht nicht weiter als bis zum Kaulquappenstadium. In einer Dosis von 120 mg/kg wirkt das Thiabendazol rascher und besser als das gebräuchliche Phenothiazin in einer Dosis von 750 mg/kg. Das Thiabendazol war wirksam gegen präadulte und adulte Stadien von *Haemonchus contortus*, *Ostertagia spp.* und *Trichostrongylus colubriformis*. Gegen *Oesophagostumum columbianum* war die höchste Wirksamkeit 12 Std. bis 28 Tage nach der Infektion festzustellen; 3 Tage alte Larven waren gegen Thiabendazol resistent, da sie zu diesem Zeitpunkt in der Darmwand abgekapselt sind. Thiabendazol war intraperitoneal gegeben unwirksam. Interessant ist, daß in einer behandelten Eizubereitung eine Larve von *Dictyocaulus filaria* lebendig und kräftig war. Ch. von der Ahe. 4460.

**4-64/11-0276** Meleney, William P. und Peterson, H. O.; Albuquerque, N. Mex., U. S. Dep. of Agric., A.R.S. The relationship of sheef age to toxicity of dimethoate to sheep. **(Die Beziehung zwischen Lagerungsdauer und Toxizität von Dimethoat bei Schafen.)** J. Amer. veterin. med. Assoc. **144** (1964) Nr. 7. S. 756-758. — 1 Tab.
Bei der intramuskulären Applikation von Dimethoat (Organophosphat) zur Bekämpfung von *Oestrus ovis*-Larven wurde eine sehr unterschiedliche Toxizität für Schafe festgestellt. Untersuchungen an über 4600 Schafen ergaben, daß die Toxizitätsschwankungen in erster Linie durch das Alter des Produktes verursacht werden. Bei Verwendung frisch hergestellten Dimethoats führte die Dosierung von 32 mg/kg Kgw. zu keinen bemerkenswerten Erkrankungen. Das etwa 1 Jahr alte Präparat verursachte bei den Dosierungen von 24 und 21 mg je kg geringgradige, das ca. 2 Jahre alte Produkt bei gleicher Dosierung erhebliche Vergiftungserscheinungen. Dosen von 16 und 21 mg/kg hatten keine toxische Wirkung, wenn das Dimethoat 1 Jahr alt war. Nach einer Lagerdauer von über 2 Jahren aber traten bereits Vergiftungserscheinungen bei den Dosierungen von 14 und 17 mg/kg auf. W. Laue. 4460.

**4-64/11-0277** Drudge, J. H., Szanto, Joseph, Wyant, Z. N. und Elam, George; Lexington, Kentucky Agric. Exp. Stat. Critical tests of thiabendazole as an anthelmintic in the horse. **(Prüfung des Thiabendazol auf seine anthelminthische Wirksamkeit mittels des kritischen Tests beim Pferd.)** Amer. J. veterin. Res. **24** (1963) Nr. 103. S. 1217-1222. — 4 Tab., 22 Lit.
Vff. verabreichten 5 Pferden, 1 bis 3 Jahre alt, die einen Parasitenbefall aufwiesen, mit der Schlundsonde einmalig Thiabendazol in den Dosen von 25, 50 und 100 mg/kg Kgw.. Die Teilchengröße des Präparates lag zwischen 8 und 40 $\mu$. Von den behandelten Tieren wurde über 6 Tage, vom Tage der Behandlung bis zu deren Tötung, jeweils der gesamte, täglich abgesetzte Kot gesammelt, gut durchmischt bzw. mit Wasser aufgeschwemmt und aus einem bestimmten Kotanteil die Parasiten (Magendasseln, Ascariden, Oxyuren, große und kleine Strongyliden) isoliert. Von den getöteten Pferden wurde der Magen-Darmkanal der parasitologischen Sektion unterzogen, so der mit Formalin fixierte Darminhalt quantitativ ausgewertet und die Darmschleimhaut künstlich verdaut und die gefundenen Würmer gezählt. Mit Thiabendazol in der Dosis von 50 mg/kg Kgw. konnten die großen und kleinen Strongyliden (*Strongylus vulgaris, S. edentatus und S. equinus,* 19 Arten der kleinen Strongyliden aus 8 Gattungen sowie die adulten Oxyuren *Oxyuris equi* und *Probstmayria vivipara*), zu mehr als 90% abgetrieben werden. *S. edentatus* und die 4. Larven von *O. equi* wurden gleichfalls mit 25 mg/kg Kgw. Thiabendazol (Teilchengröße

40 $\mu$) zu etwa 90% bei einem nüchternen Pferd beeinflußt. Die geringste wirksame Dosis gegen *Parascaris equorum* betrug 100 mg/kg Kgw.. *Gastrophilus intestinalis* und *G. nasalis* widerstanden 600 mg/kg Kgw. des Präparates. 6 weitere Pferde erhielten zur Feststellung der Verträglichkeit des Mittels eine einmalige Dosis von 100, 300, 600 oder 1200 mg/kg Kgw.. Während 100 und 300 mg kaum, 600 mg nur leichte Nebenerscheinungen verursachten, waren bei 1200 mg deutliche Anzeichen einer Intoxikation zu erkennen.

S. Nickel. 4460.

**4-64/11-0278** Guilhon, J. und Graber, M.; Farcha-Fort-Lamy, Serv. de Parasitol.; Alfort, École Nat. Vétérin. Action du phloroglucinate de pipérazine sur quelques helminthes des equidés. **(Die Wirkung des Phloroglucinates des Piperazin auf einige Helminthen der Equiden.)** Rev. Élevage Méd. vétérin. Pays trop. **16** (1963) Nr. 3. S. 305-308. — 7 Tab. Zus. in Engl., Span.

Das Piperazin-Phloroglucinat hat sich bei folgenden Nematoden als wirksam erwiesen: *Parascaris equorum, Oxyurus equi, Strongylus equinus, Strongylus vulgaris, Triondophorus minor, Trichonema longibursatum, Trichonema aegyptiacun, Trichonema auriculatum, Habronema muscae.* Es hat keine Wirkung gegen die Trematoden *Fasciola gigantica, Gastrodiscus aegypticus,* gegen bestimmte Nematoden (*Habronema megastomun, Setharia aquina*) und *Gastrophilus intestinalis* und *Gastrophilus veterinaricus.* Die Prophylaxe mit dem oben genannten Präparat ist wirksam und ähnelt der weniger löslicher Derivate, wie des Dithiocarbamat und Adipat. Die optimale Dosis liegt bei 400-500 mg/kg Kgw., die nach 24 Std. wiederholt wird. Hierbei wird das Pferd ohne Gefahr seine intestinale Wurmbürde, d.h. die Mehrzahl der Nematoden los.

H. Busse. 4460.

**4-64/11-0279** Guilhon, J. und Priouzeau, M.; Alfort, École Nat. Vétérin. Action du thiazolylbenzymidazole sur les strongylidés des equidés. **(Wirkung des Thiazolylbenzymidazol auf die Strongyliden der Equiden.)** Bull. Acad. vétérin. France [N.S.] **36** (1963) Nr. 9. S. 395-398. — 1 Tab., 7 Lit.

Das Thiazolylbenzymidazol (Thiabendazol oder TBD) wurde gegen die Strongyliden im Dickdarm der Pferde in den USA in einmaligen Dosen von 11-22 mg/kg Kgw. und in Südafrika und Deutschland mit Dosen von 50 mg/kg Kgw. mit 99,5 bis 100% Erfolg angewendet. 12 Pferden, 1 Fohlen, 1 Maultier und einem Esel wurde TBD von den Vff. in einmaligen Dosen von 28-54 mg/kg Kgw. in seit 12-15 Std. nüchternem Zustand eingegeben. Die Tiere schieden vor der Behandlung 250-5000 Strongylideneier im Gramm Kot aus. Kotuntersuchungen nach 7 Tagen, 15 Tagen, 1,2,3 und 4 Mon. und 2 Schlachtungen dienten zur Kontrolle des Behandlungserfolges. 4-7 Tage nach der Behandlung schieden alle Tiere keine Eier mehr aus aber 2 Mon. später wurden wieder Strongylideneier im Kot der behandelten Tiere gefunden. Vff. begründen die erneute Eierausscheidung mit dem Überleben einiger weiblicher Strongyliden oder wandernder Larven. Eine Wiederansteckung wird als Ursache des Wiederauftretens abgelehnt. Eine einmalige Dosis von 25-50 mg/kg Kgw. wird als ungenügend betrachtet. Weitere Forschungen über den richtigen Einsatz des Thiabendazol oder des Thiodiphenylamin und der Piperazine bei der Bekämpfung der Strongylose werden für nötig gehalten.

K. Preißler. 4460.

**4-64/11-0280** Langeler, J.E.T.; Rotterdam, Centraal Diergeneeskundig Inst. De werking van methyridine („Mintic", I.C.I.) bij een groep kalveren, experimenteel geïnfecteerd met Cooperia, Ostertagia en Trichostrongylus. **(Die Wirkung von Methyridin [„Mintic", I.C.I.] bei einer Gruppe Kälber, die experimentell mit Cooperia, Ostertagia und Trichostrongylus infiziert worden waren.)** Tijdschr. Diergeneeskunde 88 (1963) Nr. 22. S. 1415-1428. — 2 Tab., 18 Lit. Zus. in Engl., Franz., Dtsch.

Eine wäßrige Lösung von Methyridinsulfat („Mintic“, I.C.I.) wurde in einer Dosierung von 200 mg Methyridin/kg Kgw. oral an 8 Kälber im Alter von 2-4 Mon. gegeben, die mit 4 weiteren Kälbern im gleichen Alter experimentell mit einer Mischung von *Cooperia-*, *Ostertagia-* und *Trichostrongylus*-Larven infiziert worden waren. 4 der Kälber bekamen das Medikament am 12. und 4 weitere am 34. Tag nach der Infektion. In beiden Gruppen wurde im Vergleich zur unbehandelten Gruppe eine Verminderung der Eiausscheidung um rund 90% festgestellt. Die postmortale Untersuchung ergab, daß *Cooperia* vollständig und *Ostertagia* sowie *Trichostrongylus* in starkem Maße abgetrieben waren; der Unterschied zwischen den behandelten Gruppen und der Kontrollgruppe war hochsignifikant. In den Gewichtszunahmen bestand zwischen den Versuchsgruppen und der Kontrollgruppe keine signifikante Differenz. Als Nebenerscheinungen traten vermehrte Speichelproduktion und Verminderung der Freßlust auf. W. Wittig. 4460.

**4-64/11-0281** Schanzel, H. und Hegerová, E. Vliv methyridinu na Trichinella spiralis u bilých myší. **(Methyridinwirkung auf Trichinella spiralis bei weißen Mäusen.)** Sborník Vysoké Školy zemědělské Brně, Řada B **1963** Nr. 4. S. 501-506. — 1 Abb., 2 Tab., 5 Lit. Zus. in Russ., Engl.

Weiße Mäuse wurden mit je 200 Larven *Trichinella spiralis* per os künstlich infiziert, und dann wurde die Wirkung von Methyridin (Mintic-Imperial Chemical Industries Ltd.) in einer Dosis von 200 mg/kg bei s.c. Applikation überprüft. Die erzielten Ergebnisse lassen erkennen, daß dieses Präparat nur auf die Darmtrichinellen wirkt. Hinsichtlich des Rückgangs der Zahl der Larven im Muskelgewebe wird auf die indirekte Wirkung des Methyridin verwiesen. ČSSR/ÚVTI. 4460.

**4-64/11-0282** Siegmann, O. und Pohl, R.; Celle, Bundesforsch.-Anst. für Kleintierzucht. **Experimentelle Untersuchungen über die coccidiostatischen Eigenschaften von Zoalene.** Mh. Tierheilkunde **15** (1964) Nr. 12. S. 350-358. — 7 Tab., 10 Lit.

Da bei langdauernder, kontinuierlicher Anwendung eines Coccidiostaticums eine Resistenz des Erregers eintreten kann, ist es begrüßenswert, wenn neue Coccidiostatica entwickelt werden. Zoalene, ein 3,5-Dinitro-Ortho-Toluamid, wirkt in Gebrauchsdosierungen für wachsende Küken atoxisch, wenn man Gewichtszuwachs und Rohfutterverwertung berücksichtigt. Die Fleischqualität von Masttieren sowie die Legleistung, Befruchtung, Schlupffähigkeit oder Schalenfarbe der Eier werden ebenfalls nicht beeinträchtigt. Bei prophylaktischer Anwendung wird eine hohe Schutzwirkung erzielt. In 4 Versuchen werden die coccidiostatischen Eigenschaften von Zoalene gegenüber einheimischen Coccidienstämmen geprüft. In allen Gruppen werden Eintagshähnchen von weißen Leghorn verwendet und in geheizten Batterien gehalten. In das Kükenalleinfutter in Mehlform werden die entsprechenden Präparatmengen gemischt. Im Versuch I verenden 76% bzw. 84% Küken an akuter Blinddarmcoccidiose, während die Verabreichung von 0,01% Zoalene einen vollen Schutz gewährt. Der Versuch II weist die bessere Wirkung von 0,01% Zoalene im Vergleich zu 2 anderen Versuchspräparaten auf. Im Versuch III werden 0,0086% Zoalene bei einmaliger, unterschiedlich starker Infektionsbelastung mit *Eimeria tenella* gegeben. Wenn 20000 sporulierte Oocysten verabreicht werden, wird von den Kontrolltieren eine solide Immunität entwickelt. Bei 20000 Oocysten beträgt die Mortalität 27,3%, bei 10000 16%. 0,0086% Zoalene schützen zwar vollständig; jedoch muß der Immunitätsgrad als unzureichend bezeichnet werden. Bei fortlaufenden, sich steigernden Infektionen mit *Eimeria tenella* im Versuch IV kommt es nicht zu Ausfällen durch Coccidiose. Der Stamm von *Eimeria brunetti* erweist sich als stark virulent und bewirkt keine gute Immunität. Auch hier bewährt sich 0,008% Zoalene. In allen Versuchen bewährt sich das Zoalene als Coccidiostaticum; die Oocystenausscheidung wird erheblich reduziert. E. Tempel. 4460.

**4-64/11-0283** Hejlíček, K. Studium desinfekčního účinku difénu při tuberkulóze. **(Studium der Desinfektionswirkung von Diphen bei Tuberkulose.)** Sborník Vysoké Školy zemědělske Brně, Řada B **1963** Nr. 3. S. 383-386. – 1 Tab., 3 Lit. Zus. in Russ., Dtsch.
Die Wirkung von Diphen, das als Abfall in den chemischen Werken im Z. gewonnen wurde, untersuchte man einerseits unter Laborbedingungen durch Kultivierung einer Suspension von *Mycobacterium bovis* in einer 3%igen Diphenlösung und durch einen Meerschweinchenversuch, teils durch einen Versuch an Schweinen, die in infizierten Buchten untergebracht waren, wobei 2 dieser Buchten mit Diphen desinfiziert waren. Nach einer 10 Min. dauernden Wirkung der 1%igen Lösung und nach einer 2 Min. dauernden Wirkung der 2% und 3%igen Diphenlösung auf die Suspension von *Mycobacterium tuberculosis bovis* fand man keine lebenden Keime mehr. Dieselbe Wirkung zeigte sich auch nach der Desinfektion des künstlich infizierten Stalles, wo die Keime nach Std. getötet wurden. Es wird die Einführung dieses, bisher als Abfallstoff betrachteten Stoffes als Desinfektionsmittel empfohlen.
ČSSR/ÚVTI. 4480.

**4-64/11-0284** Scheidy, S. F.; Philadelphia, Pa., Smith Kline & French Lab. New chemotherapeutic agents. **(Neue chemotherapeutische Wirkstoffe.)** Cornell Veterinarian **54** (1964) Nr. 1. S. 18-26. 4490.

**4-64/11-0285** Palmer, J. S.; Kerrville, Tex., U.S. Dep. of Agric. Tolerance of sheep to the organic-zinc fungicide, zineb. **(Toleranz des Schafes gegenüber der organischen Zink-Fungicide „Zineb".)** J. Amer. veterin. med. Assoc. **143** (1963) Nr. 9. S. 994-995. 4490.

**4-64/11-0286** Anusz, Z. Właściwości antybakteryjne niektórych leków nitrofuranowych. **(Die antibakteriellen Eigenschaften einiger nitrofuraner Heilmittel.)** Med. weteryn. **19** (1963) Nr. 9. S. 514-515. – 1 Tab., 10 Lit.
Angesichts der großen Menge von antibioticaresistenten Mikroorganismen verdienen die Nitrofuranmedikamente besondere Beachtung. Untersuchungen wurden an folgenden Mikroorganismen durchgeführt: *Erysipelothrix insidiosa*, *Pasteurella multocida*, *Str. agalactiae*, *E. coli*, *Klebsiella pneumoniae* und *Pseudomonas aeruginosa*. Die Empfindlichkeitsprüfungen wurden nach der Methode der Löschpapierrollen mit folg. Nitrofuranpräparaten durchgeführt: 1) Nitrofurantoin, 2) Nitrofuracon, 3) Furazol, 4) $F_2$, 5) $F_3$ und 6) Altafur. Nur *Ps. aeruginosa* war der einzige nitrofuranresistente Mikroorganismus. Die Aktivität der einzelnen Furanverbindungen kann in folgender Reihenfolge angeführt werden. Nitrofurantoin, Nitrofurazon, Furazol, $F_2$, $F_3$ und Altafur. Die Forschungsergebnisse weisen auf die größeren Anwendungsmöglichkeiten von Nitrofuranmedikamenten in der Veterinärmedizin hin.
PRL/CBR. 4490.

**4-64/11-0287** Kožušník, Z. Fungicidin při aspergilomykóze kuřat. **(Fungicidin bei Aspergillusmykose der Küken.)** Agrochemie [Bratislava] **3** (1963) Nr. 11. S. 190-191. – 1 Abb.
In Geflügelgroßhaltungen muß man mit der möglichen Ausbreitung von Schimmelpilzkrankheiten (Mykosen) der Atmungsorgane rechnen, die sich als Folge des Einatmens von Schimmelpilzsporen aus der Streu einstellen. Die zunehmende Verbreitung dieser Erkrankungen wird sowohl im Ausland als auch bei uns festgestellt. So fand man im Jahre 1959 in Belgien bei 22% des gesamten sezierten Geflügels Mykosen, in der ČSSR kam nach Angaben von Čarvaš die Erkrankung der Atmungswege bei 8,4% der sezierten Küken im Alter bis zu 6 Wochen vor. Die Erkrankung tritt besonders unter schlechten hygienischen Bedingungen, bei zu dichtem Besatz, bei schlechter Belüftung

usw. auf. In Polen probierte Dwurzynski verschiedene Antibiotica gegen die Aspergillusmykose und dabei hat sich das Antibioticum Mycostatina Squb./ 25-5000 E/kg Kgw., 10 Tage lang verabreicht bewährt. Vf. wendete in einem Falle, wo auf verschimmeltem Stroh 3240 Küken im Alter von 9-12 Tagen untergebracht waren, und deren Mortalität vom 3. Tage an 139 Stück pro Tag erreichte, mit Erfolg das Mykostaticum Fungicidin (ČSSR) in einer Gabe von 300-600 mg/kg Futter durch 6 Tage bei gleichzeitiger Verabreichung eines Vitaminkonzentrates (Dosis 20 g/kg Futter) an. ČSSR/ÚVTI. 4490.

**4-64/11-0288** Jacquet, Jean; Caen, Fac. des Sci. Recherches sur la chimiothérapie anticancéreuse par un antifolique, l'A-méthoptérine. Utilisation sur l'épithélioma T 8 du rat. **(Untersuchungen über die Chemotherapie von Carcinomen mit A-methopterin einem gegen die Folsäure gerichteten Mittel. Anwendung beim Epitheliom T 8 der Ratte.)** Bull. Acad. vétérin. France [N.S.] **36** (1963) Nr. 10. S. 447-462. — 6 Tab., 21 Lit.
Das Amethopterin (A) blockiert die Mitose und hält damit die Zellvermehrung auf. Die 4-amino-desoxy-N 10-methylpteroyl-Glutaminsäure wird so in der Humanmedizin bei akuten Leukämien und bei malignem Chorioepitheliom angewendet. Zur Prüfung der Wirksamkeit des A. arbeitet Vf. mit dem atypischen Epitheliom T 8 aus dem Uterus der Ratte, das sich leicht auf andere Tiere übertragen läßt. 250 Ratten des Stammes Wistar ist ein 1 mm großes Stück aus einer Lymphknotenmetastase unter die Rückenhaut implantiert worden. Die Bestrahlungstherapie mit 2000 r zeigt nur sehr schwache Wirkung. Die vorzeitige Behandlung mit A. ergibt gute, Röntgentherapie plus A. bessere Resultate, wenn auch durch die kombinierte Behandlung die Überlebenszeit verkürzt wird. Die zusätzliche Verordnung eines Antibioticums (aus *Bacillus polymyxa*) führte zu Abmagerung und Lebensverkürzung. Als bestes erfolgreichstes Verordnungsschema hat sich in weiteren Versuchen bewährt: 0,4 mg A/kg Kgw. während 14 Tagen, dann 0,2 mg A/kg während 7 Tagen, und dann nach erfolgter Rückbildung der Tumoren Folinsäure, um Nachwirkungen zu verhüten. Die Wirkung dieser Dosierung des A. zusammen mit Röntgenbestrahlung mit 2000 r führt zur vollständigen Rückbildung, aber auch zu Infarkten in Lunge und Milz. Die alleinige Verordnung von A. nach diesem Schema zieht keine Infarkte nach sich und hat bei 3 von 9 Ratten vollständige Heilung bewirkt. Also scheinen sich die schädlichen Wirkungen der Röntgenstrahlen und des A. zu summieren. Die Heilungsrate von 30% entspricht der in den französischen Krebsbekämpfungszentren erreichten und gibt zu weiteren Erprobungen dieses Behandlungsschemas Anlaß. K. Preißler. 4490.

**4-64/11-0289** Reichel, K. und Mickwitz, G. von; Hannover, Tierärztl. Hochschule, Klin. für Kleine Klauentiere und Forens. Med.; Ambulator. Klin. **Ein Beitrag zur Kochsalzvergiftung des Schweines.** Dtsch. tierärztl. Wschr. **70** (1963) Nr. 22. S. 624-627. — 6 Abb., 1 Tab., 22 Lit. Zus. in Engl.
Das Leitsymptom der Kochsalzvergiftung bei Schweinen sind regelmäßig wiederkehrende epileptiforme Anfälle, bei denen die Tiere unter sehr heftigen Konvulsionen der Kopf- und Rumpfmuskulatur, Speichelfluß und Schaumbildung zu Boden fallen. Ohne Behandlung erfolgt nach 1-2 Tagen Exitus. Im Plasma liegen die Konzentrationen von Natrium, Chlorid, anorg. Phosphat und Reststickstoff oberhalb des Variationsbereiches gesunder Tiere. Die Vergiftungssymptome können auch durch andere Natriumverbindungen hervorgerufen werden. Die Toleranz der Schweine gegen Kochsalz hängt weitgehend von der Trinkwassermenge ab; bei ausreichender Wasserversorgung sind bis zu 192 g Kochsalz/Tag vertragen worden. Für die Therapie wird eine schrittweise erhöhte Wasserzufuhr bei gleichzeitigem Futterentzug empfohlen. Da meistens eine katarrhalische Entzündung des Dünndarmes und des Magens besteht, sollten außerdem Leinsamenschleim, Leinöl oder Paraffinöl verabreicht werden. R. Maune. 4620.

**4-64/11-0290** Bunien, Z. und Kotz, J. Doświadczalne zatrucia psów alfanaftylotiomocznikiem. **(Die Vergiftung von Hunden mit Alphanaphthylothioharnstoff zu Versuchszwecken.)** Med. weteryn. **19** (1963) Nr. 8. S. 428-430. – 1 Tab., 13 Lit.
Alphanaphthylothioharnstoff gehört zu den Mitteln, die für das Töten von Nagetieren am häufigsten verwendet werden. Er ist auch für Haustiere, vor allem Hunde, Katzen und Schweine gefährlich. Versuche über das klin. und Sektionsbild von Hunden, die zu Versuchszwecken mit diesem Präparat vergiftet wurden, wurden durchgeführt. Beobachtet wurden 13 Hunde, denen 15 mg „Alphantyn" je kg Körpergewicht verabfolgt wurden. Vergiftungssymptome: Anfangs verstärktes Durstgefühl, Unruhe, Speichelfluß, Erbrechen, Anregung von Herztätigkeit und Atmung, nach 6 Std. starke Atemnot, und 23 Std. nach Verabreichung des Mittels floß aus Mundhöhle und Nase eine weiße, schaumige Flüssigkeit, die für diese Vergiftungen charakteristisch ist. Durch Sektion wurde eine Geschwulst der Lunge und Hirnhaut festgestellt. Nach Ansicht der Vff. ist das ein charakteristisches Symptom, an dem man die Vergiftung durch Alphanaphthylthioharnstoff erkennen kann.
PRL/CBR. 4620.

**4-64/11-0291** Brion, A., Fontaine, M. und Fontaine, M. P.; Alfort, École Vétérin.; Bétail, Inst. Professionnel de Contrôle des Aliments. Intoxication de volailles par le dinitro-ortho-toluamide (D.O.T.). **(Vergiftung des Geflügels durch Dinitro-ortho-toluamid [D.O.T.].)** Bull. Acad. vétérin. France [N.S.] **36** (1963) Nr. 8. S. 369-372.
Das 3,5 dinitro-ortho-toluamid oder Zoalen oder D.O.T. wird prophylaktisch gegen Coccidiose verwendet und soll in einer Maximaldosis von 0,01 bis 0,0125% den Futtermitteln beigemengt werden. Die 5fache Menge wird als giftig angesehen. Ein Futtermittel enthält 700 g D.O.T. pro Tonne = 0,07%. Die damit gefütterten Jungtiere zeigen wenig charakteristische Krankheitserscheinungen, da sie dessen Aufnahme sehr bald ablehnen. Dagegen treten bei Küken nervöse Veränderungen auf in Form von Übererregbarkeit, schweren Bewegungsstörungen und zu Boden-Fallen. Durch histologische Untersuchungen können Veränderungen an den inneren Organen nicht ermittelt werden; bei einigen Tieren wird eine Kongestion des Kleinhirns mit cellulären Degenerationserscheinungen und wenigen kleinen Kapillarblutungen festgestellt. Mit dem gleichen Futtermittel werden 15 Küken im Alter von 5 Tagen gefüttert. Sie erkranken nach 3 Tagen an den gleichen nervösen Symptomen. Nach 6 Tagen wird das toxische Futtermittel abgesetzt und die krankhaften Veränderungen verschwinden innerhalb von 24 Std. Wenn es 12-13 Tage verabreicht wird, sterben die Tiere zu etwa 50%. Eine Behandlung mit Vit. $B_1$ hat keinen Erfolg.
E. Tempel. 4620.

**4-64/11-0292** Brüggemann, J. und Klimmer, O. R.; München, Univ., Inst. für Physiol. und Ernähr. der Tiere; Bonn, Univ., Pharmakol. Inst. **Ernährungsphysiologische, analytische und toxikologische Untersuchungen mit dem Fungicid Triphenylzinnacetat. 1. Mitt. Problemstellung.** Zbl. Veterinärmed., R. A **11** (1964) Nr. 1. S. 1-3.
Die Anwendung organischer Zinnverbindungen zur Bekämpfung von Pilzkrankheiten im Feldfruchtbau wirft grundsätzliche Fragen hinsichtlich der hierdurch eventuell entstehenden Gefährdung in toxischer sowie sozialhygienischer Sicht auf. Die in einer Gemeinschaftsarbeit niedergelegten Untersuchungen sollen klären, ob das Fungicid Triphenylzinnacetat in Form seiner nach der Vegetationsperiode verbleibenden Rückstände und Abbauprodukte über den nutritiven Nutzungsweg Pflanze – Tier – Mensch Schaden anrichten kann.
Chr. Meinecke. 4720.

**4-64/11-0293** Brüggemann, J., Barth, K. und Niesar, K.-H.; München, Univ., Inst. für Physiol. und Ernähr. der Tiere. **Ernährungsphysiologische,**

**analytische und toxikologische Untersuchungen mit dem Fungicid Triphenylzinnacetat. 2. Mitt. Experimentelle Studien über das Auftreten von Triphenylzinnacetat-Rückständen in Rübenblättern, Rübenblattsilage, damit gefütterten Tieren und deren Ausscheidungsprodukten.** Zbl. Veterinärmed., R. A **11** (1964) Nr. 1. S. 4-19. — 14 Tab. 1. Mitt. vgl. vorst. Ref.

Mit Hilfe konventioneller chemischer Methoden (Bestimmung von Gesamtzinn und Phenylzinn nach Bürger) wird festgestellt, daß der durch Pflanzenschutzbehandlung auf Rübenblättern aufgebrachte Triphenylzinnacetat (TPZA)-Gehalt während der Wachstums- und Vegetationsperiode erheblich absinkt. Nach Verfüttern der Rübenblätter an Milchkühe werden die TPZA-Rückstände zu etwa 90% mit dem Kot ausgeschieden. Nur ca. $^1/_{1000}$ (etwa 4 $\mu$g/l Milch) der oral aufgenommenen Rückstandsmenge ist in der Milch in unveränderter und abgebauter Form aufzufinden. Etwa 6 $\mu$g/g können in Leber und Niere der geschlachteten Versuchstiere nachgewiesen werden, die jedoch 8 Wochen nach Absetzen der Versuchsfütterung vollständig ausgeschieden sind. Um feststellen zu können, ob analytisch nicht nachweisbare, jedoch speicherfähige zinnhaltige Abbauprodukte über die Milch ausgeschieden werden, wird die Milch der Versuchstiere an 2 Schweine verfüttert. Der nach der Schlachtung dieser Tiere ermittelte Gesamtzinngehalt läßt keine Zinnspeicherung erkennen. Während des Silierprozesses wird TPZA innerhalb von 5 Wochen vollständig abgebaut. Das dabei entstehende anorganische Zinn wird von Milchkühen nicht gespeichert. Chr. Meinecke. 4720.

**4-64/11-0294** Herok, J. und Götte, H.; Frankfurt/M.-Höchst, Farbwerke Hoechst AG. **Ernährungsphysiologische, analytische und toxikologische Untersuchungen mit dem Fungicid Triphenylzinnacetat. 3. Mitt. Radiometrische Stoffwechselbilanz von Triphenylzinnacetat beim Milchschaf.** Zbl. Veterinärmed., R. A **11** (1964) Nr. 1. S. 20-28. — 3 Abb., 4 Tab. 2. Mitt. vgl. vorst. Ref.

An drei ostfriesischen Milchschafen wird mit Hilfe von am Zinnatom radioaktiv markiertem Triphenylzinnacetat (TPZA) das Zinn von der Verfütterung und Resorption bis zur Ausscheidung verfolgt. Jedes der Versuchstiere erhält 25 Tage lang 10 mg TPZA $^{113}$Sn pro Tag. Während der Versuchsdauer werden Milch, Kot, Harn und Blut, nach der Schlachtung auch Organe und Körperteile auf $^{113}$Sn untersucht. Die Bestimmung erfolgt in einem Scintillationszähler mit Bohrlochkristall, dessen Volumen 5 cm$^3$ beträgt. Es kann festgestellt werden, daß TPZA innerhalb weniger Tage fast vollständig mit dem Kot ausgeschieden wird. Nur geringe Mengen werden resorbiert, zum Teil über die Nieren mit dem Harn abgegeben, zum Teil über Organe und Körperteile verteilt und innerhalb einiger Wochen zum größten Teil ausgeschwemmt. In der Milch lassen sich nur Spuren (etwa 0,001 ppm) des aus dem Wirkstoff stammenden Zinns, teilweise in anorganisch gebundener Form, nachweisen. Eine graphische Analyse der $^{113}$Sn-Konzentrationskurven macht es wahrscheinlich, daß unverändertes TPZA bzw. Hydroxyd mit einer biologischen Halbwertszeit von ca. 20 Std. ausgeschieden wird, während daraus entstehende Metabolite den Tierkörper mit biologischen Halbwertszeiten von 8 und 70 Tagen verlassen. Dabei entspricht das Stoffwechselprodukt mit der Halbwertszeit von 70 Tagen anorganisch gebundenem Zinn. Chr. Meinecke. 4720.

**4-64/11-0295** Klimmer, O. R.; Bonn, Univ., Pharmakol. Inst. **Ernährungsphysiologische, analytische und toxikologische Untersuchungen mit dem Fungicid Triphenylzinnacetat. 4. Mitt. Toxikologische Untersuchungen mit Triphenylzinnacetat.** Zbl. Veterinärmed., R. A **11** (1964) Nr. 1. S. 29-39. — 7 Tab. 3. Mitt. vgl. vorst. Ref.

Triphenylzinnacetat (TPZA) ruft bei verschiedenen Tier- und Applikationsarten das gleiche, durch Schwäche, Tremor, Ataxie, Extremitätenlähmung, mangelndes Ansprechen auf Schmerzreize, Atemstörungen und Coma charakterisierte Bild hervor. Die akute $LD_{50}$ (Methode nach Kärber) beträgt bei ♂ Wistarratten 136 mg/kg. Sie liegt beim Kaninchen im Bereich von 30-50 mg/kg, während die akute i.p. $LD_{50}$ bei ♂ Wistarratten bei 13,2 mg/kg liegt und beim ♂ Meerschweinchen mit 5,3 mg/kg errechnet wird. Die akute i.p. $LD_{50}$ liegt beim Kaninchen bei etwa 10 mg/kg. Wird TPZA in öliger Lösung auf die Haut von Ratten gebracht, erzeugt es eine starke Hautwirkung im Sinne einer toxischen Dermatitis mit oberflächlicher Nekrose. Die percutane $LD_{50}$ liegt bei Ratten bei etwa 450 mg/kg. Bei Verwendung einer 15%igen wässerigen Lösung zeigt die Rattenhaut auf Grund des schlechten Eindringungsvermögens nur oberflächliche Reizung ohne Entzündungserscheinungen. Kontinuierlich zugeführte Mengen von 5, 10 und 25 ppm TPZA ergeben bei Ratten keine Anzeichen allgemeiner Schädigung, keine pathologischen Veränderungen des Blutes, des Harns und der Organe. Dagegen sterben bei Verfütterung von 50 ppm TPZA 70% der Ratten an Infektionskrankheiten, wobei sich bei der Sektion dieser Tiere keine degenerativen Organveränderungen feststellen lassen. Chr. Meinecke. 4720.

**4-64/11-0296** Brüggemann, J., Klimmer, O. R. und Niesar, K.-H.; Bonn, Univ., Inst. für Physiol. und Ernähr. der Tiere; Pharmakol. Inst. **Ernährungsphysiologische, analytische und toxikologische Untersuchungen mit dem Fungicid Triphenylzinnacetat. 5. Mitt. Die bei Pflanze und Tier auftretenden Triphenylzinnacetatrückstände und ihre Bedeutung unter hygienisch-toxikologischen Aspekten.** Zbl. Veterinärmed., R. A **11** (1964) Nr. 1. S. 40-48. — 45 Lit. 4. Mitt. vgl. vorst. Ref.

Unter Berücksichtigung praktischer Gegebenheiten und der experimentellen Ergebnisse der 2., 3. und 4. Mitteilung wird festgestellt, daß die bei richtiger Anwendung des Fungicids TPZA die auf Rübenblättern örtlich und zeitlich begrenzt auftretenden Rückstände und Abbauprodukte für Nutztiere als unbedenklich bezeichnet werden können. Die ermittelten Toleranzwerte ergeben, daß die von diesen Tieren stammenden Lebensmittel für den Konsumenten gesundheitlich unbedenklich sind. Chr. Meinecke. 4720.

**4-64/11-0297** Pljaščenko, S. I., Dudarev, M. A. und Komarovskij, V. G. Slučaj massovogo otravlenija porosjat-sosunov sporyńej. **(Ein Fall einer massenhaften Vergiftung von Saugferkeln durch Mutterkorn.)** Veterinarija, Moskva **40** (1963) Nr. 9. S. 59.

Innerhalb von 5 Tagen erkrankten 110 der besten Saugferkel eines Betriebes. Neben Inappetenz und Apathie wurden eine cyanotische Verfärbung der Haut und der Conjunctiven, Atemnot sowie Verdauungsstörungen festgestellt. Bei einigen Ferkeln beobachteten Vff. Zittern, tetanische Krämpfe, Kreisbewegungen, Stimmlosigkeit, Taumeln und danach Lähmung der Extremitäten. Die Erkrankung dauerte meist 2-3 Tage, manchmal trat nach 12-18 Std. der Tod ein. Die Leber der gestorbenen Tiere war hyperplastisch und wies eine Mosaikzeichnung auf; es bestand u.a. eine Hyperämie der Schleimhaut des Magendarmkanals und der Lymphknoten. Bei der chemischen Untersuchung des verfütterten Roggenmehls wurden Alkaloide des Mutterkorns isoliert. Ätiologisch spielte auch der hohe Säuregrad des Futters (pH des Roggenmehls 4,8 der Silage 3,0-2,5) eine Rolle. Nach Futterumstellung traten keine weiteren Erkrankungen auf. Die kranken Ferkel wurden mit Coffein und bei Auftreten nervöser Symptome mit Bromnatrium behandelt. E. Werner. 4730.

**4-64/11-0298** Peterson, J. E.; Parkville, Victoria, Animal Health Res. Lab., C.S.I.R.O. Examination of the alkaloids of Lupinus digitatus Forsk. for hepatotoxic effects in the rat. **(Die Prüfung der Alkaloide von Lupinus digitatus auf die Rattenleber.)** Austral. J. exp. Biol. med. Sci. **41** (1963) Nr. 2. S. 123-128. — 1 Tab., 18 Lit.

Die in Westaustralien gedeiende *Lupinus digitatus* (Blaue Lupine) (I) enthält folgende Hauptalkaloide: d-Epilupinin (II), d-Epilupinin-N-oxyd (III) und LV-1($C_{15}H_{22}ON_2$) (IV), die aus Samen isoliert wurden. Die akute Toxizität ist definiert als die Substanzmenge, die den Tod innerhalb von 72 Std. bewirkt. Daraus ergeben sich folgende $LD_{50}$ Mengen/kg Kgw. bei männlichen Ratten (i.p. Injektion): (II) : 200-400 mg; (III) : 1-3 g; (IV) : 160-190 mg. Vf. untersuchte die chronische Wirkung der Alkaloide besonders im Hinblick auf deren Leberwirkung. Im Zeitraum von 6-25 Wochen wurden dreimal wöchentlich 0,1-0,33 $LD_{50}$ verabreicht (i.p.). Die Alkaloidbehandlungen besaßen keinen signifikanten Einfluß auf das Körpergewicht und Frischgewicht der Leber. Lediglich der Feuchtigkeitsgehalt der Leber wurde durch (II) signifikant erhöht. Weder bei normalem Futter noch solchem mit verminderten lipotropen Faktoren wurden Leberschädigungen beobachtet. Insofern konnten auch keine Erklärungen für die Leberschädigung von (I) bei Schafen gegeben werden. Vertretene Hypothesen: Mikrobiell entstehendes Toxin oder Defizit bei lebensnotwendigen Substanzen (Cystin, Methionin). H. Liebenow. 4730.

**4-64/11-0299** Knowles, Robert P.; Miami, Fl., Univ. The poison toad and the canine. **(Die Giftkröte und der Hund.)** Veterin. Med. Small Animal Clinician **59** (1964) Nr. 1. S. 39-42. — 2 Abb., 3 Lit.

Obwohl die Giftkröte, *Bufo marinus* oder *Bufo giganticus*, eigentlich auf den Bermudas, im Karibischen Raum, in Mexiko und Südamerika heimisch ist, wird sie seit einigen Jahren auch in Florida beobachtet. Hier wird sich ihre Verbreitung vermutlich auf die subtropischen Gebiete beschränken. Das Gift, das von den enorm großen Nebenschilddrüsen und dorsalen Drüsen hinter den Augen sezerniert wird, enthält u.a. Bufagin, Bufotoxin, Bufotenin, Epinephrin, Cholesterin, Ergosterin und 5-Hydroxytryptamin. Bufagin und Bufotoxin haben digitalisähnliche Wirkungen (Erbrechen, Kammerflimmern, systolischer Herzstillstand); Bufotenin bewirkt noch in einer Verdünnung von 1:5000 Herzstillstand. Es ist ohne weiteres klar, daß die Mortalität 100% beträgt, wenn keine Behandlung erfolgt. Am meisten werden Hunde durch die Vergiftung betroffen, da sie oft die etwas trägen Kröten angreifen. Innerhalb weniger Minuten liegen die Hunde mit erhöhtem Speichelfluß, Arrhytmien und Krämpfen hilflos am Boden; der Tod kann schon nach 15 Min. eintreten. Zur Behandlung muß zunächst einmal der Mund mit einem Schlauch gereinigt werden, dann wird langsam i.v. Atropinsulfat injiziert, bis die Mundschleimhäute trocken sind. Danach wird zweckmäßigerweise mit Nembutal beruhigt. Wie eigene Fälle beweisen, gelingt fast stets die Heilung, wenn bei Beginn der Behandlung noch kein Atem- und Herzstillstand eingetreten sind.
R. Maune. 4740.

## IX. INNERE MEDIZIN, NICHT INFEKTIÖSE KRANKHEITEN, INFEKTIONSKRANKHEITEN

**4-64/11-0300** Gratzl, E. **Instrumentarium zur Rhinoskopie und Laryngoskopie an Pferden von Polansky und Schindelka 1888/89.** Wiener tierärztl. Mschr. **51** (1964) Nr. 3. S. 203-204. 4912.

**4-64/11-0301** Arsdel, Wm. C. van und Bogart, Ralph; Corvallis, Oregon State Univ. The W-P-W syndrome in a hereford cow. **(Das Wolff-Parkinson-White Syndrom bei einer Hereford Kuh.)** Zbl. Veterinärmed., R. A **11** (1964) Nr. 1. S. 57-69. — 8 Abb., 1 Tab., 12 Lit.

Es wird über die Ergebnisse laufender elektrokardiographischer Untersuchungen an einer Hereford-Kuh berichtet. Das Tier stand seit der Geburt unter Kontrolle und wurde im Rahmen eines Zuchtprogramms aufgezogen. Die elektrokardiographischen Aufzeichnungen erfolgten nach der Methode von Van Arsdel, Krueger und Bogart. Die P-, QRS- und T-Achse mit dem

QRS-T-Winkel wurden geometrisch dargestellt. Der Verlauf der abgenommenen EKG'e war zeitweise normal und zeigte zeitweise ein Wolff-Parkinson-White-Syndrom. Die P-Zacke wies sowohl in den Normal- als auch in den WPW-Perioden eine normale Konfiguration auf. Das PR-Intervall war in den Phasen des WPW-Syndroms verkürzt, die QRS-Dauer dagegen um 50% verlängert. Ferner wiesen die P-QRS-Intervalle der WPW-Periode selten die gleiche Länge auf wie die P-QRS-Intervalle der Normalperiode. Hinsichtlich der Qualität und Dauer der T-Zacke konnte kein Unterschied festgestellt werden. Die QRS- und T-Achse zeigte dagegen bei den WPW-Schlägen eine starke Abweichung von der normalen Richtung. Der Winkel, den die QRS- und T-Achse einschließt, blieb jedoch der gleiche. W. Verter. 4918.

**4-64/11-0302** Jamkhedkar, P. P., Kulkarni, P. E. und Murkibhavi, G. R.; Bombay, Veterin. Coll. Per rectum auscultation in large animals. **(Auskultation per rectum bei Großtieren.)** Indian veterin. J. **40** (1963) Nr. 7. S. 434-438. — 8 Lit.
Mit einem modifizierten Stethoskop wurden Großtiere rectal auskultiert. Diese Methode bewährte sich und hat verschiedene Vorteile vor der bisher geübten Methode. Es können die Pansenbewegungen, die Pulsation der hinteren Aorta und Beckenfrakturen auskultiert werden.
W. Wittig. 4923.

**4-64/11-0303** Gabel, Albert A. und Koestner, Adalbert; Columbus, Ohio State Univ. The effects of intracarotid artery injection of drugs in domestic animals. **(Die Wirkungen von in die A. carotis communis injizierten Medikamenten bei Haustieren.)** J. Amer. veterin. med. Assoc. **142** (1963) Nr. 12. S. 1397-1403. — 1 Abb., 3 Tab., 22 Lit.
Angeregt durch 3 zufällige intracarotidale Promazininjektionen bei Pferden erfolgten in weiteren Versuchen intraarterielle Injektionen mit intravenös zu verabreichenden Medikamenten. Bei den 3 unabsichtlichen intraarteriellen Injektionen folgte eine Phase der Excitation und des Zusammenbruches. In 24 weiteren Fällen, die den Vff. bekannt wurden, waren die Symptome trotz unterschiedlicher Medikation ähnlich den beschriebenen. Davon starben 5 in der Folge der Injektion. In 74 eigenen Untersuchungen erhielten Versuchstiere (26 Pferde, 2 Kühe, 6 Schafe u.a.) Promazinabkömmlinge, Chloralhydratlösungen, Calciumglukonat, Sulfonamide, Natriumchlorid und destilliertes Wasser in steigenden Dosen in die A. carotis communis verabfolgt. Die ersten Reaktionen wie Kopfbewegungen, Bewegungsdrang, Niedergehen mit Beinbewegungen oder Konvulsionen traten meist 3-10 Sek. nach der Injektion auf. Die abklingende Wirkung zeigte sich bei einigen Tieren schon nach 2-10 Min., andere dagegen erholten sich nicht innerhalb von 24 Std. Nach intravenöser Ruhigstellung durch Promazin 1 bis 2 Std. vor der intraarteriellen Promazininjektion wurden keine oder geringe zentrale Störungen bemerkt, jedoch verhielten sich die Pferde bei mehreren gleichen oder verschiedenen Versuchen unterschiedlich. Stauung der meningealen oder cerebralen Gefäße sowie ein Gehirnödem wurde an allen (11) untersuchten Gehirnen beobachtet. Gefäßwandveränderungen mit Hämorrhagien, Petechien und Kapillarnekrose wurden ebenfalls häufig gesehen. Die klinischen Symptome stehen in enger Beziehung zu den gefundenen Gefäßveränderungen und ihren Folgen.
H. Trolldenier. 4962.

**4-64/11-0304** Trela, S. und Krełowska, M. Urządzenie do zbierania ekskrementó od samców. **(Eine Vorrichtung zur Sammlung von Exkrementen männlicher Tiere.)** Zeszyty naukowe wyższej Szkoły rolniczej Krakowie, Zootechn. **1963** Nr. 4. S. 29-32. — 3 Abb., 3 Lit.
Die Arbeit zeigt neue Vorrichtungen für das Sammeln der Exkremente, die in den Versuchen der Futterverwertung verwendet wurden. Für das Sammeln des Kots verwendet man einen Sack aus gummiertem Material; der Sack be-

steht aus zwei Teilen, ein Teil ist auf dem Hinterteil des Tieres während des ganzen Versuchs befestigt, während der andere Teil sich auswechseln läßt. Die Harnsammelvorrichtung besteht aus einer Schürze und dem Harnsammler (verzinkte Blechdose). Die Schürze besteht aus gummiertem Material. Ein Teil der Schürze liegt am Unterbauch des Tieres fest an, und durch einen Gummitrichter wird der Harn in den Sammler geleitet. Schürze mit Gummitrichter bilden einen Teil, der mit Lederbändern auf dem Tier festgeschnallt wird. Der Harnsammler kann verschiedene Volumen und jede beliebige Form haben. Die beschriebene Vorrichtung, die in dem Versuch der Futterverwertung und Stickstoffbilanz verwendet wurde, erwies sich als nützlich und sichert ein verlustloses Sammeln der Exkremente. PRL/CBR. 4962.

**4-64/11-0305** Emde, Hermann; Hannover, Tierärztl. Hochschule, Richard-Götze-Inst., Klin. für Rinderkrankh. **Untersuchungen über die diagnostische Verwertbarkeit der Lugolprobe beim Rind.** Diss. Hannover **1963** 39 S. — 12 Tab., 31 Lit.
Vf. prüfte die Lugolprobe als Leberfunktionsprobe beim Rind in der von Mallen und Mitarbeitern angegebenen Weise. Für die Untersuchungen standen 331 Rinderseren zur Verfügung, 145 davon stammten von Klinikpatienten mit den verschiedensten Krankheiten und die übrigen vorwiegend von Schlachttieren mit und ohne pathologisch-anatomischen Veränderungen. Das Alter der Tiere schwankte von 6 Mon. bis zu 9 Jahren. Die Blutgewinnung erfolgte bei den Klinikpatienten aus der V. jugularis, bei den Schlachttieren wurde dasselbe unmittelbar nach dem Stechen im Blutröhrchen aufgefangen. Nach 12-14stündigem Stehenlassen und anschließendem Zentrifugieren wurde das klare Serum abpipettiert und sofort zur Untersuchung verwendet. Drei Tage darauf erfolgte die Wiederholung der Untersuchung. Die Durchführung der Probe ist einfach, es werden 1 Tropfen hämolysefreies Patientenserum und 1 Tropfen Lugollösung (Zusammensetzung ist angegeben, versuchsweise wurden auch Reagenzverdünnungen verwendet), auf einem sauberen Objektträger zusammen gebracht und gemischt. Nach 2-5 Min. ist das Ergebnis ablesbar. Die Beurteilungsskala reicht von negativ bis stark positiv. Die Untersuchungsergebnisse: 1. Als Leberfunktionsprobe ist die Lugolprobe in der Rinderpraxis nicht geeignet, wohl aber als Eiweißlabilitätstest. 2. Zwischen den Untersuchungsergebnissen sofort nach der Serumgewinnung und 3 Tage darauf trat kein Unterschied auf. 3. Bei unter 6 Mon. alten Tieren endete die Lugolprobe immer mit negativem Ergebnis. H. Haase. 4962.

**4-64/11-0306** Mickwitz, G. v.; Hannover, Tierärztl. Hochschule, Klin. für Kleine Klauentiere und Forens. Med.; Ambulator. Klin. **Die Beurteilung von Haltungsfehlern in der Schweinepraxis — ein Teil der klinischen Diagnostik.** Dtsch. tierärztl. Wschr. **70** (1963) Nr. 23. S. 647-652. — 5 Abb., 18 Lit.
Vf. empfiehlt in seiner sehr gut gegliederten und ausführlichen Arbeit für die Abstellung von Haltungsfehlern bei Schweinen einen „Untersuchungsgang", bei welchem nacheinander die Bauweise des Stalles, die Inneneinrichtung des Stalles und die Tierausläufe einer genauen Analyse unterzogen werden. Bei der Betrachtung der Bauweise muß besonders auf die Möglichkeiten der Wärmedämmung, der Temperaturregulierung, der Belüftung und des Baumaterials (z.B. Bitumen-Fußböden, Holzanstriche) geachtet werden. Die Inneneinrichtung eines Stalles ist je nach Verwendungszweck (Zucht oder Mast) unterschiedlich. Vf. stellt die Notwendigkeit getrennter Freßplätze bei tragenden Sauen, die rechtzeitige Einstellung der Muttertiere in die Abferkelboxen (ca. 2-3 Wochen ante partum!), die Bereitstellung von Ferkelnestern mit geeigneten Wärmeeinrichtungen (keine freihängenden Wärmelampen, weil dadurch am Boden Zugluft entsteht!) in den Vordergrund. Ausläufe sind für Zucht- und Jungtiere unbedingt erforderlich, wobei aus Gründen der Parasitenbekämpfung für Ferkel ein vollständig befestigter (mit abgetrennter Erd-

ecke) und für Muttersauen ein teilweise befestigter Platz gewählt werden sollte. — Vf. hat es verstanden, in seiner Arbeit die Haltungsbedingungen bei Schweinen und die Möglichkeiten der Erreichung optimaler Verhältnisse gut darzustellen. E. Werner. 4962.

**4-64/11-0307** Bonasch, Hermann und Cornelius, Charles E.; Davis, Univ. of California, School of Veterin. Med: Indocyanine green clearance — a liver function test for the dog. **(Die Indocyanin-Clearance — ein Leberfunktionstest beim Hund.)** Amer. J. veterin. Res. **25** (1964) Nr. 104. S. 254-259.
Das ursprünglich zur Bestimmung der Herzfunktion in die Humanmedizin eingeführte Indocyanin-Grün (ICG) hat sich in jüngster Zeit als ausgezeichnetes Mittel zur Prüfung der Leberfunktion erwiesen und besitzt Vorteile gegenüber dem Bromsulphalein (BSP). Es tritt keine erkennbare extrahepatische Clearance und keine Ausscheidung mit dem Harn auf. Es besteht kein enterohepatischer Kreislauf und keine lymphatische Absorption. Die Farbe verläßt nicht die Gefäße. Sie ist an das Plasma-Albumin gebunden und wird in unveränderter Form an die Galle abgegeben. Die an 22 gesunden Hunden, an 5 mit $CCl_4$ behandelten und an einigen klinisch Hepatopathie aufweisenden Tieren durchgeführten Versuche bewiesen die gute Brauchbarkeit des ICG als Leberfunktionstest beim Hund. H.-J. Gußmann. 4962.

**4-64/11-0308** Bost, J. Pathogénie et traitement du choc sérique. **(Pathogenese und Behandlung des serösen Schocks.)** Bull. Soc. Sci. vétérin. Méd. comparée Lyon **66** (1964) Nr. 1. S. 37-61. — 42 Lit. 4980.

**4-64/11-0309** Gligorijević, J., Petrović, B., Draganović, B. und Zagorcić, A.; Beograd, Veterinärmed. Fak., Inst. für Röntgenol. und Physikal. Therapie. **Ultraschallektotherapie der Hunde.** Mh. Veterinärmed. **18** (1963) Zusatz-H. S. 30-33.
Die Ultraschalltherapie stellt einen sehr komplexen Prozeß dar, der sich in mechanischer, thermischer, chemischer und elektrischer Natur äußert. Deshalb findet das Ultraschallfeld in erster Linie bei von außen zugänglichen Organen seine Anwendung. Ein 11-jähriger kontrollierter Gebrauch des Ultraschalles unter Verwendung des indizierten Medikamentes als Kontrastmittel ergab 4 unbestrittene Indikationen: 1. Erkrankungen aller Art der Haut und des Unterhautgewebes. 2. Augenerkrankungen, einschl. des sonst therapieresistenten Leukoms. 3. Otitis externa in allen Formen, besonders als prae- und postoperative Behandlung. 4. Zahn- u. Munderkrankungen. Die Bestrahlungen erstrecken sich über 3 bis 5 Min. bei 800 KHz — 1 MHz. 10 Sitzungen in kurzfristigen Abständen werden für notwendig erachtet.
K.-P. Jaksztien. 4990.

**4-64/11-0310** Schmidtke, D. und Schmidtke, H.-O. **Die Behandlung des Ascites des Hundes mit modernen Diureticis.** Tierärztl. Umschau **19** (1964) Nr. 2. S. 72-74.
Primäre Ursache des Ascites beim Hunde ist im Gegensatz zur Humanmedizin in Leberstörungen zu suchen. Auch die Nephritis hat, wenn überhaupt, nur eine geringe Bedeutung. Trotzdem zielt die Entwässerungstheraphie beim Ascites des Hundes, ohne Rücksicht auf die Nierenbeteiligung, auf die Regulation des Elektrolytssystems der Niere. Eine Unterstützung der sekundären Herzschwäche, mit Kombetin oder Digitalis, ist angezeigt. Die Quecksilbertherapie, zum Zwecke der Entwässerung, wird beim Hunde kaum noch angewandt. Die Behandlung des Ascites, besonders des älteren Hundes, ist meist undankbar. Häufige Punktionen führen fast immer zur Exsiccose. Günstige Erfolge wurden bisher durch Thiazide erzielt. In besonderen Fällen kann das Prednisolon eingesetzt werden, das nicht die gleiche Nebenwirkungen wie das Cortison aufzuweisen hat. K.-P. Jaksztien. 5085.

**4-64/11-0311** Lamouroux, J. und Lebeau, A. Un traitement du coryza du chat. **(Eine Behandlung des Schnupfens der Katze.)** Bull. Acad. vétérin. France [N.S.] **36** (1963) Nr. 10. S. 443-444. 5097.

**4-64/11-0312** Detweiler, D. K.; Philadelphia, Univ. of Pennsylvania, School of Veterin. Med. **Diagnostik der Herzerkrankungen beim Hund.** Kleintier-Prax. **8** (1963) Nr. 6. S. 131-140.
Es wird die Diagnostik der verschiedenen Herzerkrankungen beim Hund geschildert, eingeteilt nach der Häufigkeit ihres Vorkommens, wie chron. Herzklappenfehler, Myocardiopathien, chron. Herzklappenfehler, angeborene Herzmißbildungen und andere Formen. Bei 4010 untersuchten Hunden betrug der Anteil der Herzerkrankungen 9,3%. Zur Untersuchung wurden angewendet: die Auskultation, die Präpalpation, Röntgenogramme, Elektrokardiographie, Herzkatheter sowie Blut- und Harnuntersuchungen. Die einzelnen Ergebnisse sind ausschließlich tabellarisch wiedergegeben. Zwecks genauer Information sei auf die Orginalarbeit hingewiesen.
K.-P. Jaksztien. 5115.

**4-64/11-0313** Glazier, D. B. und Dukes, H. H.; Dublin, Univ. Coll. Atrial premature beats in a horse. **(Vorzeitige Vorhof-Pulsschläge [Extrasystolen] bei einem Pferd.)** Irish veterin. J. **17** (1963) Nr. 5. S. 87-88. – 2 Lit.
Das Auftreten von Extrasystolen des Vorhofes bei einem 6 Jahre alten Vollblut-Wallach nach einer Kehlkopfoperation wird beschrieben. Die mögliche Ursache einer solchen Erkrankung wird kurz diskutiert. Es werden Degeneration und Entzündung im Gefolge von Infektionskrankheiten als die wichtigsten Ursachen angesehen. In diesem Falle werden die Vorhof-Extrasystolen auf eine Infektion zurückgeführt, die 22 Mon. vor der Operation mit der Kehlkopferkrankung verbunden war. H. Schützler. 5118.

**4-64/11-0314** Zipf, K. **Grundlagen der Therapie von Kreislaufschäden.** Kleintier-Prax. **8** (1963) Nr. 6. S. 144-147.
Es wird eine Schilderung der einzelnen Herz- und Kreislaufschäden gegeben, wie Herzinsuffizienz, Herzdilatation und Hypertrophie. Die Therapie mit Purpurea- und Lanataglykosiden kann nur Erfolg haben, wenn im Herzmuskel noch Reserven vorhanden sind. Durch die Anwendung von Diuretica kann eine gute Unterstützung der Herzglykosidtherapie erreicht werden. Bei akuter Coronarinsuffizienz kein Glykosid, sondern in kleinen Dosen Morphin. Bei der Dosierung des Digitoxins ist die kumulative Wirkung unbedingt zu beachten. Bei Strophantin besteht diese Gefahr nicht. Es eignet sich zur Behandlung der akuten Dekompensation, jedoch ist die relativ toxische Wirkung des Strophantins zu beachten. Wegen der diuretischen Wirkung können Xanthinderivate kombiniert werden. Beim primären Schock sind Sedativa, Tranquilizer, Hypnotica und Morphinderivate angezeigt. Beim sekundären Kreislaufschock werden zentrale Analeptica angeraten. Beim peripheren hämodynamischen Kreislaufkollaps werden die Sympathicomimetica angewendet. — Schließlich soll auch an die Auffüllung des Gefäßsystems durch die verschiedenen Blutersatzmittel gedacht werden. K.-P. Jaksztien. 5122.

**4-64/11-0315** Holmes, J. R.; Bristol, Univ. Some examples of secondary circulatory dysfunction in cattle. **(Einige Beispiele von sekundären Kreislaufstörungen beim Rind.)** Veterin. Rec. **74** (1962) Nr. 20. S. 569-573.
Neun Fälle mit Symptomen von Kreislaufschäden werden beschrieben. Die Kreislaufstörungen hatten sich als Ergebnis von Störungen des Blutdurchflusses in einem Teil des Gefäßapparates entwickelt, wobei das Gefäßsystem jedoch nicht die primäre Ursache war. H. Schützler. 5122.

**4-64/11-0316** Rieselbach, Richard E., Todd, Luis E., Rosenthal, Martin und Bricker, Neal S. Adaptive capacity of the residual nephrons of the chronically diseased kidney in the dog. **(Anpassungsfähigkeit des Rest-**

**nephrons der chronisch erkrankten Niere beim Hund.)** J. Lab. clin. Med. **62** (1963) Nr. 6. S. 1008.
Entgegen der Ansicht einer Autorengruppe, daß bei chronischen Nierenerkrankungen keine Kompensation durch die z.Z. noch intakten Glomeruli stattfindet, weist Vf. durch Versuche nach, daß solche Ausgleiche bis zu einem gewissen Grade der Erkrankung doch bestehen. Es wurden Ausscheidungskontrollen und pathologisch-anatomische Untersuchungen durchgeführt. K.-P. Jaksztien. 5142.

**4-64/11-0317** Tillmann, H. und Oehme, F. W.; Gießen, Justus Liebig-Univ., Ambulator. und Geburtshilfl. Veterinärklin. **Harnsteine beim männlichen Rind.** Berliner Münchener tierärztl. Wschr. **77** (1964) Nr. 4. S. 61-66. — 16 Abb., 14 Lit. Zus. in Engl.
Einleitend werden Wesen der Steinbildung, Wachstum der Harnsteine und die Steinbildung fördernde Faktoren besprochen. Die Urolithiasis kommt bei männlichen und weiblichen Rindern unabhängig vom Alter vor. Das klinische Bild wird durch die Harnabflußstörung bestimmt. Die Harnrückstauungen verursachen Kolikerscheinungen und Harndrang. Der Harndrang vermag nach Einsatz der Bauchpresse einen Mastdarmprolaps auszulösen. Teilweise Verlegung der Harnröhre führt zur Verminderung des Harnstrahles oder zum tropfenweisen Harnabsatz. Auch seröser, später eitriger Ausfluß und leichte Blutungen sind möglich. Liegt die totale Abflußbehinderung vor, so treten bald Decubitalulcus an der Verlegungsstelle, periurethrale Geschwürs- und Abszeßbildungen und Harninfiltrationen auf. Zur Ruptur der Harnblase mit anschließender Urämie und Toxämie kann es kommen. Die Diagnose basiert beim männlichen Tier auf der Tatsache, daß ungefähr 90-95% der Harnsteine nach Einwanderung in die Urethra im distalen Bereich der s-förmigen Penisflexur stecken bleiben und dort zu palpieren sind. Im Frühstadium der Krankheit ist konservatives Vorgehen mit Spasmolytica, Analgetica und vor allem Tranquilizern indiziert. Ist nach der zweimaligen Tranquilizerbehandlung (6 Std. später) kein Erfolg zu verzeichnen, so bleibt nur der operative Eingriff. Je nach dem Befund kann dabei entweder die Entfernung der Steine nach Harnröhrenschnitt oder die Penisamputation notwendig werden. Operation und Nachbehandlung sind beschrieben. Tiere mit Penisamputation sollten wegen der Infektionsgefahr der Harnwege höchstens noch 3-4 Mon. gehalten werden. Urininfiltrationen, die in wenigen Tagen Urinphlegmonen auslösen, sind durch Probepunktion zu diagnostizieren. Die Therapie besteht in der Schaffung günstiger Abflußverhältnisse. Zusätzlich ist an die Verabreichung von 20%iger Glukoselösung und Vetidrex (Ciba) zu denken. Die Ruptur der Harnblase tritt etwa 36 Std. nach Verlegung der Harnwege auf. Therapie und Nachbehandlung werden beschrieben. Das Anlegen einer Drainage der Harnblase ist abschließend erläutert. H. Haase. 5145.

**4-64/11-0318** Duthie, I. F. und Lancaster, M. C.; Sharnbrook, Bedfords., Colworth House. Polyarthritis and epiphyseolysis of pigs in England. **(Polyarthritis und Epiphyseolysis bei Schweinen in England.)** Veterin. Rec. **76** (1964) Nr. 10. S. 263-272. — 12 Abb., 7 Tab., 21 Lit.
Eine Erkrankung von Schweinen, die mit Lahmheit, Gliedmaßendeformation und Bewegungsstörungen einhergeht, wurde in den letzten 3-4 Jahren in England vermehrt festgestellt. 14 Bestände, in denen die Krankheit aufgetreten war, wurden untersucht. Erkrankungen wurden bei Sauen, Ebern und Kastraten verschiedener Rassen und Altersklassen nachgewiesen; ein genetischer Faktor dürfte deshalb nicht die Hauptursache sein. Ein Ernährungsfaktor konnte ebenfalls nicht verantwortlich gemacht werden. Die Haltungsbedingungen und die Gesundheit der Schweine waren in den betroffenen Betrieben besser als normal. Die erkrankten Tiere zeigten klinisch außer Lahmheit keine Krankheitssymptome und entwickelten sich meist gut. Die Glied-

maßen von 40 Schweinen wurden pathologisch-anatomisch untersucht. Veränderungen fanden sich an der Synovialmembran der Gelenkkapsel, dem Gelenkknorpel und dem Epiphysenknorpel. Experimentelle Untersuchungen gaben keinen Hinweis dafür, daß Ernährungsfaktoren eine Rolle spielen. Als kausaler Faktor wird ein infektiöses Agens vermutet. Infektion mit *Erysipelothrix rhusiopathiae* kann auf Grund der wenigen bakteriol. Untersuchungen nicht ausgeschlossen werden. In 3 Beständen wurde Epiphyseolyse zusammen mit generalisierter Polyarthritis festgestellt. W. Wittig. 5182.

**4-64/11-0319** Zureck, F. **Vitamin-E-Mangel als Ursache der Braunfärbung des Fettgewebes von Mastschweinen.** Arch. Lebensmittelhyg. **14** (1963) Nr. 12. S. 285-287. – 13 Lit.

Um die z.Z. noch vorhandene Eiweißlücke zu schließen, kann auf die Verfütterung von Fischsilage und anderen Fischabfallprodukten an Mastschweine nicht verzichtet werden. Die hierdurch unter bestimmten Bedingungen auftretenden Farbabweichungen des Speckes stehen mit einem Vit.-E-Mangel im Zusammenhang. Die Wirkung des Vit. E erstreckt sich auf alle Organe des Tierkörpers. Es ist ein natürliches Antioxydans und besitzt eine spezifische Stoffwechselbeeinflussung, indem es intracellulär ungesättigte essentielle Fettsäuren und andere sauerstoffempfindliche Substanzen des Körpers (Vit. A, Carotine, Biotin und Vit.-B-Komplex) vor Autooxydation schützt. Beim Vorhandensein großer Mengen ungesättigter Fettsäuren im Futter wird das Vit. E zerstört. Neben verschiedenen hier beschriebenen Veränderungen bei Vit.-E-Mangel kommt es bei einigen Tieren (darunter auch beim Schwein) zu einer anormalen Oxydation des Depot- und Leberfettes, die im äußersten Fall zur Pigmentbildung führt. Bei der histologischen Untersuchung findet man zwischen den Fettzellen fremde Fettkügelchen in Tropfenform oder von amorpher Gestalt, die ein säurefestes Pigment, das „Ceroid" enthalten. Dieses Pigment ist ein denaturiertes Produkt und findet sich auch in Makrophagen, den Kupfferschen Sternzellen der Leber und im Leberzellencytoplasma. Unterstützend auf die Farbveränderungen wirken Mineralstoffe (z. B. Eisen), die im Futter oder als Verunreinigungen in der zur Herstellung der Fischsilage verwendeten techn. Schwefelsäure enthalten sind. – Um diesen Mangel abzustellen, ist es nicht nur notwendig, mit der Zufütterung derartiger Futtermittel 4-6 Wochen vor der Schlachtung aufzuhören, sondern auch diese Futtermittel so weit wie möglich von den im Fischöl enthaltenden ungesättigten Fettsäuren (durch Abpressen oder Zusatz von Antioxydantien) zu befreien. H. Heimbürge. 5205.

**4-64/11-0320** Procos, J. und Clark, R.; Onderstepoort; Veterin. Res. Inst. Ovine ketosis. IV. The effect of alloxan on the ketone body and blood sugar levels of Merino wethers. **(Ketose der Schafe. 4. Mitt. Die Wirkung von Alloxan auf die Ketonkörper und die Blutzuckerwerte bei Merinoschafen.)** Onderstepoort J. veterin. Res. **30** (1963) Nr. 2. S. 161-167. – 2 Tab., 17 Lit. – Zus. in Engl. 3. Mitt. vgl. LZ. Abt. IV 8 (1963) Nr. 12. S. 2585.

Vff. prüften die Wirksamkeit von Alloxan in einer Dosis von 50 mg/kg Kgw. an 5 erwachsenen Merinoschafen in guter Kondition. Das Präparat wurde in physiol. Kochsalzlösung kurz vor dem Gebrauch aufgelöst und in die V. jugularis injiziert. Die Autoren stellten fest, daß die Überlebenszeit der Schafe nach der Injektion des Alloxans zwischen 11-25 Tagen schwankte, mit Ausnahme eines Schafes, welches die höchsten Blutzuckerwerte (181 mg%) und niedrige Ketonkörperwerte aufwies und nach 92 Tagen der Schlachtung zugeführt wurde. Zwei Versuchsschafen war zusätzlich Insulin verabreicht worden. Bei diesen beiden Tieren trat der komatöse Zustand erst später als bei den übrigen Schafen auf. 3 Tage vor dem Koma war bei allen Versuchsschafen der Appetit gestört. Die Blutuntersuchung zeigte, daß nach Alloxanapplikation der Gesamtwert der Ketonkörper und die Blutzuckerwerte signifikant erhöht waren

mit der Tendenz des Anstieges der Acetonfraktion auf Kosten der β-Hydroxybuttersäurefraktion. Unter der Einwirkung des Insulins kam es nur zu einer zeitweiligen Erniedrigung der Blutzucker- und Ketonkörperwerte, wobei die Acetonwerte absanken und die β-Hydroxybuttersäurewerte anstiegen.
Ch. von der Ahe. 5230.

**4-64/11-0321** Delafolie, P. La parésie vitulaire de la vache laitière. **(Das Kalbefieber bei der Milchkuh.)** Recueil Méd. vétérin. **139** (1963) Nr. 12. S. 1015 bis 1026. — Zus. in Engl.
Das Kalbefieber der Milchkuh ist von anderen hypocalcämischen Störungen streng zu trennen. Es tritt besonders häufig bei Hochleistungstieren dicht nach dem Kalben auf, wenn die Kühe eine Ca-reiche und P-arme Diät bekommen. Die wesentlichen Symptome sind: Hinterhandlähmungen, ohne Bewußtseinsstörungen und das Fehlen einer Hypothermie. Ca- und Mg-Injektionen und das Aufpumpen des Euters haben oft keinen Erfolg. Die Injektion von Phosphorsäureestern hat auf den Heilprozeß eine beschleunigende Wirkung. Gleiches wird von dem Erfolg einer sogenannten funktionellen Gymnastik berichtet.
H. Busse. 5236.

**4-64/11-0322** Fournier, Paul und Dupuis, Yvonne (unter techn. Mitarb. von Saussay, Huguette); Paris, École Pratique des Hautes Études. De l'action curative du lactose à l'encontre des divers troubles consécutifs à la carence physiologique en calcium. **(Das Heilungsvermögen der Lactose auf verschiedene Störungen nach physiologischem Calciummangel.)** J. Physiol. [Paris] **55** (1963) Nr. 5. S. 569-579. — 5 Abb., 14 Lit. Zus. in Engl.
Unter physiologischem Calciummangel verstehen Vff. einen Zustand infolge Nichtverwertung des in der Nahrung in optimaler Menge angebotenen Calciums. Diese Mangelerscheinungen ähneln dem Hypoparathyreodismus und der Rachitis. Vit. D und Lactose-Substanzen können diese Störungen verhüten. Vff. untersuchen die therapeutische Wirksamkeit der Lactose gegenüber den Störungen des Gehaltes des Blutes an Calcium und Phosphor, gegenüber Knochen- und Drüsenveränderungen. 54 weiße Ratten erhalten nach dem Absetzen eine an Calcium reiche, aber von Substanzen zur Nutzbarmachung des Calcium möglichst freie Grundnahrung und gruppenweise nach 3 bis 6 Wochen dann Lactose. 30 andere Ratten erhalten die gleiche Kost und vom Anfang an zusätzlich 20% Lactose. Die Tiere mit Lactosezufütterung zeigen keine Kalkmangelerscheinungen. Die Tiere mit Grundnahrung zeigen eine Hypertrophie der Epithelkörperchen, die aber nach Lactosezugabe sich nicht zurückbildet. Knochendeformationen werden durch Lactose nicht zurückgebildet, aber der innere Aufbau der Knochen wird wieder normalisiert. Der bei Calciummangel unnormal hohe Phosphatgehalt im Blut sinkt bei Gabe von Lactose ab und der Calciumgehalt steigt steil an. Ebenso vermindert sich bei Zugabe von Lactose der Phosphorgehalt der Knochen. Vit. D regelt die Verwertung des Calciums entsprechend den Bedürfnissen des Tieres, während Lactose je nach der verabreichten Menge noch über das notwendige Maß hinaus die Resorption und Retention des Calcium fördert. K. Preißler. 5236.

**4-64/11-0323** Sofrenović, D.; Belgrad, Univ., Veterinärmed. Fak. **Die Bedeutung der Magen-Darmerkrankungen beim Schwein (Kolibazillose, Vibrionendysenterie, Transmissible Gastroenteritis) unter den Bedingungen der Massenhaltung.** Dtsch. tierärztl. Wschr. **70** (1963) Nr. 20. S. 568-573. — 1 Tab., 33 Lit.
Vf. geht davon aus, daß im Gegensatz zu dem mehr chronischen Verlauf der Affektionen des Respirationsapparates die Erkrankungen des Magen-Darmtraktes beim Schwein in kurzer Zeit sehr große Verluste hervorrufen können. Der milch- oder alimentär- bedingte Durchfall der Saugferkel wird meist durch Fütterungsfehler der Muttertiere ausgelöst und kann durch Abstellung dieser Mängel auch behoben werden. Viel größere Verluste in den Schweinebestän-

den rufen drei andere Erkrankungen des Magen-Darmabschnittes hervor, die Vf. ätiologisch, klinisch, bakteriologisch und pathologisch-anatomisch beschreibt sowie an Hand des Schrifttums differentialdiagnostisch vergleicht und mittels einer ausführlichen Tabelle gegenübergestellt. 1. Die Colibacillose (weißer Durchfall) wird durch Aufzuchtfehler ausgelöst, betrifft fast ausschließlich Saugferkel über 10 Tage und manifestiert sich in einem gelblich-weißen, stinkenden Durchfall auf Grund von Veränderungen der Darmflora. Im Sektionsbild zeigen sich keine charakteristischen Veränderungen. 2. Die Vibrionendysenterie („roter, blutiger Durchfall") ist vom Erregernachweis her schwer zu diagnostizieren. Sie befällt Schweine aller Altersgruppen, die durch ungünstige Verhältnisse geschwächt sind. Die Letalität ist unterschiedlich. Klinisch zeigt sich ein rot-bräunlicher Durchfall. Charakteristisch sind die blau-rote Verfärbung der Colonlagen sowie die teilweise vorhandenen Pseudomembranen auf der Dickdarmschleimhaut und z.T. auch auf der Fundusschleimhaut des Magens. 3. Die transmissible Gastroenteritis (TGE) ist als eine Virusinfektion anzusehen, über die im internationalen Schrifttum noch keine Einheitlichkeit herrscht, und die mit einer hohen Mortalität einhergeht. Im Sektionsbild zeigen sich ein starker Meteorismus, sowie katarrhalische und hämorrhagische Schleimhautveränderungen und Dystrophien in Leber, Nieren und Herzmuskel. E. Werner. 5355.

**4-64/11-0324** Oglesby, W. C. Bovine salmonellosis (S. typhimurium) in a feedlot operation. **(Rindersalmonellose [S. typhimurium] in einer Weidehaltung.)** Veterin. Med. Small animal Clinician **59** (1964) Nr. 2. S. 172-174. — 4 Lit.
In einer großen Weidehaltung sind etwa 1000 Rinder vorhanden, die aus verschiedenen Beständen zusammengekauft worden sind. Nach der Ankunft von 90 Herefords aus Alabama erkranken einige Tiere an einer leichten Diarrhoe und an Atembeschwerden. Nachdem 10 Todesfälle und 20 Erkrankungen aufgetreten sind, werden die hygienischen Verhältnisse auf der Weide verbessert und die erkrankten Tiere mit Sulfonamiden wie Sulfathiazol, Combiotic, Polyotic, Tetracyclin behandelt. Da keine Besserung erzielt werden konnte, erhalten die Rinder 7 Tage Nitrofurazon mit dem Trinkwasser, das gut anschlägt. Im Teichschlamm stehender Gewässer auf den Weiden, in Kotproben sowie in verschiedenen Organen der verendeten Tiere wird *S. typhimurium* nachgewiesen. E. Tempel. 5360.

**4-64/11-0325** Ness, G. B. van und Erickson, K.; Ames, Iowa, Nat. Animal Disease Lab.; Baker, Oreg., Animal Disease Eradication Div. Ecology of bacillary hemoglobinuria. **(Die Ökologie der bacillären Hämoglobinurie.)** J. Amer. veterin. med. Assoc. **144** (1964) Nr. 5. S. 492-496. — 3 Abb., 8 Lit.
Die durch *Cl. hämolyticum* verursachte bacilläre Hämoglobinurie kommt bei Rindern und Schafen in bestimmten Gebieten der USA vor. Die bacilläre Hämoglobinurie ist an sumpfige Weiden mit einem pH-Wert von 8,0 oder höher gebunden. Sumpfige Weidegebiete befinden sich in den Rocky Mountains und im Tiefland von Texas-Louisiana. Speziell im Nordwesten der USA entstanden durch das Roden der Bäume und Sträucher in den Gebirgstälern günstige Verhältnisse für das Überleben von *Cl. hämolyticum.* Es wurden konstante Beziehungen zwischen anaeroben Bodenbedingungen und Todesfällen durch die bacilläre Hämoglobinurie auf diesen Weiden beobachtet. Die natürliche oder künstlich induzierte Widerstandskraft der Weidetiere bietet keinen Schutz gegen die Infektion mit dem Erreger der bacillären Hämoglobinurie auf den exponierten Weideflächen. Mit der weiteren Ausbreitung der Infektion auf Sumpfgebiete mit dem entsprechenden alkalischen pH-Wert ist zu rechnen. Die Maßnahmen zur Bekämpfung der bacillären Hämoglobinurie sollten sich auch auf die Trockenlegung der alkalischen Sumpfdistrikte erstrecken. E. Kunter. 5270.

**4-64/11-0326** Hamdy, A. H., Trapp, A. L. und Gale, C.; Wooster, Ohio, Agric. Exp. Stat. Further preliminary studies on transmission of shipping fever in calves. **(Weitere vorläufige Untersuchungen über die Übertragung des Shipping fever auf Kälber.)** Amer. J. veterin. Res. **25** (1964) Nr. 104. S. 128 bis 134. — 2 Abb., 2 Tab., 20 Lit.

Die Infektionsversuche wurden mit *Myxovirus parainfluenza*-3 (MPI-3), dem Enterovirus des Rindes (BEV), dem Virus der infektiösen Rhinotracheitis des Rindes (IBR), dem Psittakosis-Lymphogranuloma-venereum-Virus (PLV), einzeln oder in verschiedenen Kombinationen, mit oder ohne *Pasteurella multocida* und *Pasteurella haemolytica* (P) sowie ohne oder unter Stresseinwirkung (S) durchgeführt. Die Stresswirkung wurde durch Änderung der Umgebungstemperatur hervorgerufen. 40 Kälber im Alter von 4-6 Mon. erhielten von jedem infektiösen Agens 2 ml intratracheal und 3 ml intranasal. Zum Bakterien- und Virusnachweis wurden vor und während der Versuche Nasenabstriche genommen. Serumproben der Kälber wurden im Serum-Neutralisationstest, in der Gewebekultur sowie im Hämagglutinations-Hemmungstest (für MPI-3) untersucht. Bei 15 von 28 Kälbern, die mit den verschiedenen Virusarten infiziert worden waren, traten fieberhafte Reaktionen auf. Bei 10 von 15 Kälbern wurden Anorrhexie, Depression, Husten, nasale Reizungen und Leukopenie beobachtet. Dem Shipping fever ähnliche Symptome konnten bei 9 Kälbern festgestellt werden, die folgenden Infektions- und Versuchskombinationen ausgesetzt waren: MPI-3, P, S; IBR, P, S; MPI-3, PLV, S; MPI-3, IBR, S, P oder MPI-3, PLV, S, P. Das Krankheitssyndrom konnte nicht durch die Infektion der Kälber mit einem Virus allein hervorgerufen werden. E. Kunter. 5455.

**4-64/11-0327** Hamdy, A. H. und Trapp, A. L.; Wooster, Ohio Agric. Exp. Stat. Experimental immunization of cattle against shipping fever. **(Experimentelle Immunisierung von Rindern gegen Shipping fever.)** Cornell Veterinarian **54** (1964) Nr. 1. S. 41-49. — 2 Tab., 14 Lit.

103 Hereford-Rinder wurden 3mal mit 5 ml einer öligen Vaccine i.m. vacciniert. Die Vaccine setzte sich zusammen aus 25 Teilen von Formalin-inaktiviertem *Myxovirus parainfluenza*-3, 25 Teilen *P. multocida* Typ A und D sowie *P. hämolytica* Typ 1, 48,6 Teilen leichtem Mineralöl und 1,4 Teilen Emulgator. Nach der 2. Vaccination erhöhte sich der Hämagglutinations-Hemmungs-Titer um das dreifache. Innerhalb 3 Wochen nach Ankunft auf der Weide traten bei 16,6% von 48 vaccinierten Bullen klinische Symptome des Shipping fever auf, bei 17,8% von 117 Kontrollbullen, bei 10% von 40 vaccinierten Färsen und bei 20% von 45 Kontrollfärsen. Todesfälle ereigneten sich bei 2% der vaccinierten Bullen, bei 1,79% der Kontrollbullen, bei 2,5% der vaccinierten Färsen und bei 2,2% der Kontrollfärsen. *Myxovirus parainfluenza*-3 wurde isoliert bei einem von 8 vaccinierten Rindern, bei 6 von 20 Kontrollbullen und bei einem Kontrollkalb. Alle diese Tiere waren an Shipping fever oder einer ähnlichen Infektion erkrankt. Weitere Untersuchungen zur Verbesserung der Vaccine gegen Shipping fever sind notwendig. E. Kunter. 5455.

**4-64/11-0328** Lambert, G., Manthei, C. A. und Deyoe, B. L.; Ames, Iowa, Animal Disease and Parasite Res. Div. Studies on Brucella abortus infection in bulls. **(Untersuchungen über die B. abortus-Infektion bei Bullen.)** Amer. J. veterin. Res. **24** (1963) Nr. 103. S. 1152-1157. — 7 Abb., 13 Lit.

Zwei natürlich mit *B. abortus* infizierte Bullen wurden über einen Zeitraum von 5 bzw. 2 Jahren serologisch, bakteriologisch und histopathologisch untersucht. Bulle 1 hatte im Alter von 3½ Jahren einen Langsamagglutinations-(LA)-Titer von 1:100 und in den folgenden 5 Jahren Titer zwischen 1:200 und 1:400. Die Sperma-LA-Titer bewegten sich zwischen 1:50 und 1:800. *B. abortus* wurde aus 90 von 93 Ejaculaten isoliert. Die Beweglichkeit und Konzentration des Spermas variierten in weiten Grenzen: Beweglichkeit zwischen 0 und 80%, Konzentration 50 bis 700 Mill. Spermatozoen/ml. In allen Spermaproben traten neutrophile Granulocyten auf. Bei der rectalen Untersuchung zeigte sich eine Vergrößerung der linken Samenblase. Der rechte Hoden war atrophisch geworden. Sieben von 15 gedeckten Kühen wurden tragend; zwei davon abortierten. Nach der Schlachtung fanden sich ausgedehnte pathologisch-anatomische Veränderungen im gesamten Bereich des Genitaltraktes. Aus dem Hoden, Nebenhoden, der Samenblase und Ampulle konnte *B. abortus* isoliert werden. Die Untersuchung des 2. Bullen führte zu ähnlichen Ergebnissen wie beim Bullen 1. Die klinische Untersuchung ergab bilaterale Orchitis, Ampullitis, Epididymitis und Vesiculitis. Es traten häufig Störungen der Libido auf, zum Teil in Verbindung mit Entzündungen der Genitalorgane. Die Infektion der Genitalorgane des Bullen mit *B. abortus* beeinflußt die Spermaqualität in unterschiedlicher Weise; klinische Symptome der Brucelloseinfektion können fehlen. Zur Diagnose klinisch inapparenter Brucelloseinfektionen sind die Sperma-LA, die LA und die bakteriologische Untersuchung des Spermas am besten geeignet. E. Kunter. 5475.

**4-64/11-0329** Zettl, K.; Kassel, Staatl. Veterinäruntersuchungsamt. **Schweinebrucellose — Bildbericht.** Veterin.-med. Nachr. **1963** Nr. 4. S. 368 bis 374. 5490.

**4-64/11-0330** Pilet, Ch., Perron, P., Cadeillan, J., Julienne, P., Ollivier, R. und Goret, P.; Alfort/Seine, École Nat. Vétérin. Premiers résultats d'une enquête sérologique sur l'épizootiologie de la brucellose porcine en France. **(Erste Resultate einer serologischen Untersuchung über die Verbreitung der Schweinebrucellose in Frankreich.)** Recueil Méd. vétérin. **139** (1963) Nr. 12. S. 993-1003. — 6 Tab., 9 Lit. Zus. in Engl., Span.
5122 Seren von Schweinen aus 28 Departements wurden im Laboratorium für Mikrobiologie von Alfort mit der Langsamagglutinationsmethode auf Antikörper gegen *Brucella suis* untersucht. Als positiv galt ein Serum mit 30 IE (1:20 ++) und darüber. Besonders in den Departements des N und O Frankreichs (Meurthe-et-Moselle, Aisne, Oise, Pas-de-Calais usw.) zeigte sich ein gleichzeitiges Bestehen von Schweine- und Rinderbrucellose. Vom Geschlecht aus gesehen sind prozentual am meisten positiv die Zuchteber, dann die Zuchtsauen, dann die Mastsauen und zuletzt die als Ferkel kastrierten männlichen Tiere. Seren mit niedrigem Agglutinationstiter (unter 30 IE) wurden einer Erwärmung auf 60 °C unterworfen und wurden zum größten Teil (88%) negetiv, nur 1 Serum wurde positiv. Von den 5122 untersuchten Seren zeigten 0,7% einen Agglutinationstiter von oder über 62,5 IE (1:40++) und 3,4% einen Titer von oder über 30 IE (1:20++). Die Zuchttiere zeigten einen höheren Prozentsatz positiver Tiere als die übrigen. 637 von 5122 Tieren zeigten schwächere Titer, worüber augenblicklich gearbeitet wird. Die Ergebnisse der Untersuchung der 5122 Seren zeigten, daß die Schweinebrucellose in Frankreich weiter als angenommen verbreitet ist.
K. Preißler. 5490.

**4-64/11-0331 Forschungen zur Ätiologie, Epidemiologie und Pathogenese bakterieller Tierkrankheiten (incl. Euterkrankheiten). Teilthema: Beziehungen zwischen Rotlaufpathogenese und der Entstehung der aktiven Immunität gegen Rotlauf (Rotlaufpathogenese).** Dessau, Forsch.-Inst. Impfstoffe Dessau Plan-Nr.: 2690 15/3-14/2. Abschlußber. (21/4. 1964).
Alle Schweine sind primär als rotlaufempfänglich anzusehen. Das bedeutet, daß nichtimmune Schweine bei der Infektion mit virulenten Rotlauferregern an septicämischem Rotlauf erkranken. Unterschiedlich schwere Verlaufsformen der Rotlauferkrankungen sind auf verschieden hohe Immunitätsgrade der betreffenden Tiere zurückzuführen. Bei der Prüfung von Rotlaufimpfstoffen am Schwein mit der experimentellen Testinfektion nach Fortner und Dinter spielen offenbar allergische Vorgänge eine Rolle, die zu Fehlbeurtei-

lungen des Impfstoffes führen können. Chronische Formen des Rotlaufes (Endocarditis, Arthritis) betrachten wir als örtliche Infektionsvorgänge, wobei der Allergie allenfalls eine komplizierende, aber keine pathogenetische Bedeutung zukommt. 5530.

**4-64/11-0332** Wachnik, Z. und Zakrzewski, A. Ziarniniąki Roeckl a w świetle własnych obserwacji. **(Roeckl-Granulome bei Rindern im Lichte eigener Untersuchungen.)** Med. weteryn. **19** (1963) Nr. 7. S. 357-360. — 7 Abb., 7 Lit.
In vielen Fällen waren Granulome Ursache für das Auftreten von nicht spezifischen Tuberkulinreaktionen bei Rindern. Sie befinden sich gewöhnlich in den Muskeln von Rücken, Hals, Schultern, Hinterteil und im Bindegewebe. Die beschriebenen Fälle betreffen 21 aus Holland importierte Bullen. Bei 9 Tieren wurden Granulome festgestellt, d.s. 42,8%. Knoten von Haselnuß- bis Hühnereigröße fand man unter der Haut. Klinische Symptome wurden nicht festgestellt. Bei sämtlichen untersuchten Tieren war die Reaktion auf Tuberkulin für Säugetiere positiv, auf Geflügeltuberkulin negativ. In den mikroskopischen Präparaten und in den Nährböden nach Petragnani und Löwenstein-Jensen und mit Hilfe biol. Untersuchungen an Labortieren wurden keinerlei Mikroorganismen festgestellt. Von zwei Bullen nahm man auf bioptischem Wege Knotenabschnitte für die histologische Untersuchung. In sämtlichen Präparaten wurde ein konzentrischer Aufbau des Knotens festgestellt. Um den zentral gelegenen Nekrosestreifen entwickelt sich das Kerngewebe; an dem Berührungsstreifen dieses Gewebes mit dem Nekroseherd beobachtete man veränderte Zellen des Bindegewebes. Die Ätiologie der Granulome ist bis jetzt nicht bekannt. Die Granulome scheinen aber nicht mit dem Tbc-Prozeß in Zusammenhang zu stehen, obgleich sie Tbc-freie Rinder für das Auftreten unspezifischer Tuberkulinreaktionen empfindlich machen können.
PRL/CBR. 5580.

**4-64/11-0333** Chaudhari, A.Q., Fawi, M.T. und Obeid, H.M.; Khartoum, Sudan, Fac. of Veterin. Sci.; Min. of Animal Resources. First report of Johne's disease in the Sudan. **(Erster Bericht über die Johnsche Krankheit im Sudan.)** Veterin. Rec. **76** (1964) Nr. 9. S. 246-247. — 10 Lit.
Es wurden die klinischen, bakteriologischen und histopathologischen Befunde von 2 an Paratuberkulose erkrankten Ziegen beschrieben. Die Ziegen wurden in kachektischem Zustand mit chronischer Diarrhoe in die Tierklinik eingeliefert. Die Behandlung mit Sulfadimidin und Oxytetracyclin blieb erfolglos. Bei der Sektion wurde eine allgemeine Kachexie festgestellt. Die Intestinalschleimhäute waren weder verdickt noch wiesen sie die charakteristischen Falten auf. Das Jejunum und Ileum zeigten entzündliche Veränderungen. Die zugehörigen Mesenteriallymphknoten waren geschwollen und ödematös. In Kotausstrichen sowie Abstrichen von der Darmschleimhaut und den Mesenteriallymphknoten wurden kurze säurefeste Stäbchen nachgewiesen. Die histologische Untersuchung ergab größere Mengen säurefester Stäbchen sowohl innerhalb der Makrophagen als auch extracellulär. Die Lamina propria war mit Makrophagen, Lymphocyten sowie einigen Plasmazellen und Polymorphkernigen diffus infiltriert. Zur Anzüchtung des Erregers wurde glycerinhaltiges Eigelbmedium, das 1% eines Extraktes aus *M. phlei* enthielt, mit Darm- und Lymphknotenmaterial beimpft und bei 37 °C bebrütet. Während der dreimonatigen Beobachtungsdauer zeigte sich kein Wachstum auf dem Nährmedium. Mit einer 10%igen Suspension aus Darmschleimhaut und Lymphknoten geimpfte Meerschweinchen erkrankten nicht an Tuberkulose. Nach der erstmaligen Feststellung der Johnschen Krankheit bei 2 Ziegen sind inzwischen weitere Infektionen bei Ziegen und Rindern bekannt geworden, und es ist anzunehmen, daß die Paratuberkulose bereits seit einiger Zeit im Sudan existiert.
E. Kunter. 5590.

**4-64/11-0334** Pearson, J. K. L.; Stormont, Belfast, Min. of Agric. for Northern Ireland. Studies on Johne's diesease in Northern Ireland. V. The influence of tuberculin testing on complement fixation titres. **(Untersuchungen über die Johnsche Krankheit in Nordirland. 5. Mitt. Der Einfluß der Tuberkulinisierung auf die Titer in der Komplementbindungsreaktion.)** Brit. veterin. J. **120** (1964) Nr. 1. S. 2-14. – 2 Abb., 6 Tab., 20 Lit. 4. Mitt. vgl. LZ. Abt. IV **7** (1962) Nr. 11. S. 2359.
Sowohl bei den natürlich als auch den künstlich sensibilisierten Tieren traten unabhängig von der Art des initial sensibilisierenden Agens oder der Art des Tuberkulins (Säuger- oder Geflügeltuberkulin oder Johnin) Titererhöhungen in der Komplementbindungsreaktion (KBR) auf. 38% der tuberkuloseinfizierten Rinder zeigten 2-6 Wochen nach der Tuberkulinisierung mit Säuger- und Geflügeltuberkulin erhöhte Titer in der KBR. 80% der Rinder, die nachweisbar mit Paratuberkulose infiziert waren, wiesen 14-17 Tage nach der Testung mit Tuberkulin und Johnin einen Anstieg der Titer der komplementbindenden Antikörper auf. Von den tuberkulinpositiven Rindern, die bei der ersten Blutuntersuchung in der KBR negativ waren, reagierten 70% 17 Tage nach der Tuberkulinisierung in der KBR positiv. Der Einfluß der Tuberkulinisierung auf den Titer der komplementbindenden Antikörper zeigte sich besonders bei einer Gruppe von Versuchstieren, die keine Hautreaktionen nach der Tuberkulinisierung aufwiesen und bei der 1. Blutuntersuchung negativ waren. Bei 50% dieser Tiere konnte 17 Tage nach der Tuberkulinisierung eine Erhöhung des Titers in der KBR festgestellt werden. Drei künstlich mit abgetöteten Geflügel-, Rinder- und Paratuberkulosebakterien sensibilisierte Rinder zeigten am 4. Tag nach der Testung mit Säuger- und Geflügeltuberkulin hohe KBR-Titer, die 4 Mon. anhielten. Auf Grund der Untersuchungsergebnisse wird empfohlen, serologische Untersuchungen auf Paratuberkulose frühestens 2-3 Mon. nach Intradermal-Testen durchzuführen. E. Kunter. 5590.

**4-64/11-0335** Ristic, Miodrag, Oppermann, Jutta, Sibinovic, Stevan und Phillips, T. N.; Urbana, Univ. of Illinois, Coll. of Veterin. Med. Equine piroplasmosis – a mixed strain of Piroplasma caballi and Piroplasma equi isolated in Florida and studied by the fluorescent-antibody technique. **(Piroplasmose der Pferde — ein in Florida isolierter gemischter Stamm von Piroplasma caballi und Piroplasma equi und Untersuchungen mit der fluoreszierenden Antikörper-Technik.)** Amer. J. veterin. Res. **25** (1964) Nr. 104. S. 15 bis 23. – 15 Abb., 11 Lit.
Vff. gewannen ein fluoresceinconjungiertes Antipiroplasmaglobulin, indem sie ein Pferd mit 500 ml Piroplasmen enthaltendes Blut eines Pferdes aus Florida i.v. infizierten und die Globulin-Fraktion des 31 Tage nach der Infektion gewonnenen Serums mit Fluorescein-Isothiocyanat conjugierten. 3 Ponys und 1 Pferd wurden nach Splenektomie mit einer infektiösen Pferdeblutprobe aus Florida infiziert und die Blutausstriche dieser Tiere nach Alkoholfixation mit dem Antiserum behandelt. Aus der Größe, der Vermehrungsart und der Zahl der Parasiten in infizierten Erythrocyten wird geschlossen, daß die infektiöse Pferdeblutprobe aus Florida sowohl *Piroplasma caballi* als auch *Piroplasma equi* enthielt. Ein Antagonismus zwischen den beiden Arten wird für möglich gehalten. Weitere vergleichende Untersuchungen sind notwendig, um die in Florida vorkommenden Organismen genau bestimmen zu können.
J. Beer. 5665.

**4-64/11-0336** Koznov, N. A. und Egorov, V. G. Leptospiroz teljat. **(Leptospirose bei Kälbern.)** Veterinarija, Moskva **40** (1963) Nr. 9. S. 20-21.
Vff. beschreiben alljährlich auftretende, enzootisch verlaufende Leptospirosen bei Kälbern, die mit dem Tod der Tiere enden. Die Erkrankung tritt gewöhnlich in den Monaten Juni bis August (hohe Lufttemperatur, häufige Niederschläge) in sumpfigen Weidegegenden auf. Apathie, Inappetenz, Diarrhoe und

Hämaturie sind die ersten Symptome. Weiter werden beobachtet: erhöhte Körpertemperatur (40-41 °C), schwacher, manchmal arhythmischer Puls (90-110 Schläge/min), oberflächliche Atmung (42-60 Atemzüge/min), starker Ikterus, Schwellungen der Augenlider und Lippen, Hautnekrosen, stinkender Durchfall, der mit Verstopfung wechselt, sowie Harnzwang. Das Blutbild zeigt Eosinopenie und Lymphocytose. Bei der Sektion fällt ein starker Ikterus auf. Die Lymphknoten sind geschwollen. Häufig bestehen Erscheinungen einer hämorrhagischen Diathese. Der schlaffe Herzmuskel sieht wie gekochtes Fleisch aus, die Herzkammern sind mit Blut gefüllt. Neben einer geschwollenen, tonfarbenen Leber findet man eine erweiterte, prallgefüllte Gallenblase und eine Schwellung von Nieren und Nebennieren. In der dilatierten Blase befindet sich rotbräunlicher Urin. Die Grenzen der Hirnrinden- und Knochenmarksschicht sollen verwischt sein. Laut Vff. müssen Hämosporidiosen, Paratyphus, Diplokokkenseptikämie und Pasteurellose differentialdiagnostisch ausgeschlossen werden. Die Untersuchung des Serums erkrankter Tiere auf Leptospirose ergab in den beschriebenen Fällen mittels der Agglutination-Lysis-Reaktion einen positiven Titer von 1:800. Zur Therapie der Leptospirose ist Bicillin geeignet. Die therapeutische Dosis beträgt 6-7 $\times 10^5$ E, die prophylaktische 4-6 $\times 10^5$ E. E. Werner. 5710.

**4-64/11-0337** Keast, J. C., Forbes, B. R. V. und Wannan, J. S. Bovine leptospirosis in New Sout Wales including the results of a 10-year survey. **(Bovine Leptospirose in Neu-Südwales und die Ergebnisse einer 10jährigen Überwachung.)** Austral. veterin. J. 40 (1964) Nr. 1. S. 19-26.

Klinische Symptome der Leptospirose bei Rindern wurden bereits 1936 beobachtet, aber erst 1949 gelang der Erregernachweis. Brucellosenegative Rinder mit Aborten wurden serologisch mit 8 verschiedenen Typen auf Leptospiren untersucht. Es konnte das Vorkommen von *L. pomona* beobachtet werden (10,3% der Fälle). Eine untergeordnete Rolle spielen *L. hyos* (1,6%) und *L. grippotyphosa* und *L. hebdomadis* (je 0,5%). Herden, in denen Tiere klinische Symptome für Leptospirose zeigten, wiesen 21,5% Antikörper auf, gesunde Herden dagegen 2,4%. Hauptsymptom der Pomonaleptospirose war der Abort (57%). Es folgten Hämoglobinurie und Ikterus, erhöhte Kälbersterblichkeit und gelegentlich wurden auch Mastitiden beobachtet. Bei den anderen Leptospirentypen konnten pathologische Veränderungen bei Rindern nicht beobachtet werden. L. Stoll. 5710.

**4-64/11-0338** Boch, J., Rommel, M. und Janitschke, K.; Berlin-Dahlem, Univ., Veterinärmed. Fak., Inst. für Parasitol. **Beiträge zur Toxoplasmose des Schweines. 1. Mitt. Ergebnisse künstlicher Toxoplasma-Infektionen bei Schweinen.** Berliner Münchener tierärztl. Wschr. 77 (1964) Nr. 8. S. 161 bis 167. — 3 Abb., 1 Tab., 48 Lit. Zus. in Engl.

Bei 25 mit verschiedenen *Toxoplasma gondii*-Stämmen oral oder intraperitoneal künstlich infizierten Schweinen waren hochgradige Krankheitserscheinungen nicht zu beobachten; die Infektionen verliefen häufig subklinisch. Die Verfütterung einer chronisch latent infizierten Maus führte in jedem Falle zu einem Toxoplasmosebefall. Der Sabin-Feldman-Test (SFT) erwies sich als geeignetes serologisches Untersuchungsverfahren. Im Vergleich zu Hund, Maus und Schaf ist die Antikörperbildung beim Schwein als schwach zu bezeichnen. Schweine mit einem SFT-Titer von 1:256 oder höher sind mit einiger Wahrscheinlichkeit als Toxoplasmose-Träger anzusehen. Weder die Infektionsdosis noch das Alter der Versuchstiere hatten offensichtlichen Einfluß auf das Ausmaß der Antikörperbildung. Mit der KBR konnten keine befriedigenden Ergebnisse erzielt werden. Der Intradermaltest mit dem in der Humanmedizin gebräuchlichen Toxoplasmin erwies sich als ungeeignet; auch bei Verwendung von konzentrierterem Toxoplasmin blieben die Resultate unzuverlässig. Herz, Gehirn, auch Zwerchfell und Muskulatur werden als

Toxoplasmen-Prädilektionssitz für das Schwein angegeben. In Milz, Nieren, Uterus, Ovarien, Bauchspeicheldrüse, Lungen, Dünndarmwand und Rückenmark waren die Erreger höchstens 2 Mon., in Darmlymphknoten und Leber bis zu 3 Mon. und in Gehirn und Herz mindestens 7 Mon. nachweisbar.

Th. Hiepe. 5740.

**4-64/11-0339** Kraft, H.; München, Univ., Med. Tierklin. **Die Toxoplasmose des Hundes aus klinischer Sicht.** Tierärztl. Umschau **19** (1964) Nr. 5. S. 257-258. – 3 Lit.

Eine direkte Toxoplasmose-Übertragung vom Hund auf den Menschen konnte bisher nicht nachgewiesen werden. Klinisch tritt beim Hund die Toxoplasmose vorwiegend als Erkrankung des Zentralnervensystems (z.B. Parese der Nachhand) auf; Pneumonien kommen seltener vor und verlaufen perakut. Für den serologischen Nachweis wird der Sabin-Feldman-Test angewendet, wobei ein Grenztiter von 1:1024 angegeben wird; im Liquor werden alle Titer positiv gewertet. Die klinische Diagnose wird an der Münchner Medizinischen Tierklinik anhand eines Beurteilungsschemas gestellt: Sabin-Feldman-Test höher als Grenztiter und klinische Erscheinungen = Hund toxoplasmosekrank. Sabin-Feldman-Test höher als Grenztiter und klinische Erscheinungen fehlen = Hund toxoplasmoseverdächtig. Sabin-Feldman-Test niedriger als Grenztiter und klinische Erscheinungen fehlen = Hund nicht toxoplasmosekrank. Hunde mit klinischen Erscheinungen der Toxoplasmose bei gleichzeitigem Fehlen eines sehr hohen Sabin-Feldman-Titers wurden vom Vf. bisher nicht beobachtet. Auf die Problematik der Toxoplasmosebekämpfung mit Chemotherapeutica wird kurz eingegangen.

Th. Hiepe. 5740.

**4-64/11-0340** Žabotinskij, Ju. M., Svjatuchina, O. A. und Šustrov, A. K.; Leningrad, Militärärztl. Kirow-Akad.; Inst. für Exp. Med. der Akad. der Med. Wiss. der UdSSR. K voprosu o vnutrikletočnom razmnoženii toksoplazm i obrazovanii imi psevdocist v nervnoj sisteme. **(Zur Problematik der intracellulären Vermehrung der Toxoplasmen und der durch sie bedingten Bildung von Pseudocysten im Nervensystem.)** Medicinskaja parazitologija i parazitarnye bolezni, Moskva **32(41)** (1963) Nr. 6. S. 671-675. – 7 Abb., 16 Lit. Zus. in Engl.

Die Problematik der intra- und extracellulären Vermehrung der Toxoplasmen sowie der Cysten- oder Pseudocystenbildung im Nervensystem wird in Mäuseversuchen (i. cerebr., i.p. und s.c.) untersucht. Die erzielten Resultate widersprechen eindeutig den Vorstellungen über die intracelluläre Vermehrung der Toxoplasmen, was insbesondere an den Gehirnuntersuchungen nach i.p. Applikation des Erregers bewiesen werden konnte. Neben der extracellulären Vermehrung beobachteten Vff. bereits im akuten Krankheitsstadium die Tendenz zur Pseudocystenbildung, die aus anfänglichen Zusammenlagerungen der Parasiten entstehen. Später (11 Tg. p.i.) trat eine Membranbildung auf.

W. Bathke. 5740.

**4-64/11-0341** Beverley, J. K. A. und Mackay, R. R.; Sheffield, Univ.; Sutton Bonington, Veterin. Investigation Centre. Ovine abortion and toxoplasmosis in the East Midlands. **(Aborte und Toxoplasmose bei Schafen in den East Midlands.)** Veterin. Rec. **74** (1962) Nr. 17. S. 499-501. – 1 Tab., 4 Lit.

50 totgeborene oder abortierte Lämmer von 43 Mutterschafen aus 35 Herden in den East Midlands wurden auf pathogene Mikroorganismen einschließlich Toxoplasmen untersucht. Aus den Gehirnen von 10 der Lämmer aus 7 Betrieben wurden Toxoplasmen isoliert. Außerdem wurden in 7 Herden eine Vibrioneninfektion, in 4 Herden eine Infektion mit enzootischem Abort und in 2 Herden eine *Salmonella abortus ovis*-Infektion festgestellt. Bei 25 Lämmern aus 15 Herden wurden keine Krankheitserreger nachgewiesen. Bei der serologischen Untersuchung auf Toxoplasmose mit Hilfe des Farbtests wurden

in 3 Herden nur bei 10% und in 4 Herden bei 33% der Mutterschafe, die normal gelammt hatten, Titer von 1:16 und höher festgestellt. Auf Grund dieser Befunde wird die Toxoplasmose als eine Ursache von Aborten bei Schafen betrachtet. Die möglichen Übertragungsweisen werden diskutiert.
W. Wittig. 5740.

**4-64/11-0342** Frankhauser, R.; Bern, Univ., Veterin.-Ambulator. Klin. **Polymyositis und Encephalomyelitis granulomatosa toxoplasmica beim Hund.** Schweiz. Arch. Tierheilkunde **105** (1963) Nr. 12. S. 688-699. — 12 Abb.
Obwohl es bekannt ist, daß *Toxoplasma gondii* neben der glatten und der Herz- auch die Skelettmuskulatur befallen kann, ist bisher wenig darüber berichtet worden. In der Muskulatur „ruhende" Pseudocysten stellen eine Gefahr für fleischfressende Tiere dar. Handelt es sich um Schlachttiere, wie in den USA bei Schweinen festgestellt, so sind sie auch eine Gefahr für den Menschen. — Es wird ein Fall bei einer 2-jährigen Dobbermann-Pinscher-Hündin geschildert, die so desolat war, daß sie eingeschläfert werden mußte. Histologisch konnten nach der Sektion Toxoplasmen im Hirn, Herzmuskel und in der Skelettmuskulatur nachgewiesen werden. K.-P. Jaksztien. 5740.

**4-64/11-0343** Vasina, S. G.; Marzinowski-Inst. für Med. Parasitol. und Trop. Med. des Min. für Gesundheitswes. der UdSSR. Materialy po ėksperimental'noj chimioterapii toksoplazmoza. **(Materialien über die experimentelle Chemotherapie der Toxoplasmose.)** Medicinskaja parazitologija i parazitarnye bolezni, Moskva **32(41)** (1963) Nr. 6. S. 667-671. — 1 Tab., 8 Lit. Zus. in Engl.
Zahlreiche in der Toxoplasmosebehandlung angewandte Präparate können z.Z. nicht befriedigen. Deshalb wurden im sich entwickelnden Hühnerembryo — ein sehr gutes Medium für die Toxoplasmenvermehrung — 25 Präparate auf ihre therapeutischen Eigenschaften gegenüber infizierten Embryonen getestet (Antibiotica, Präparate der Akridinreihe, 4-Aminochinolverbindungen, 8-Aminochinole, Thiazolpräparate, Chloridin, Piperazin, Trichomonozid, Berenil, Präparat K-25 und die Farbstoffe Trypanblau und Dithiazinin). In insgesamt 64 Versuchen konnte die bereits früher festgestellte Wirksamkeit der Chloridin-Sulfadiazin-Kombination auch im Embryoversuch bestätigt werden. Eine gewisse Aktivität gegenüber den Toxoplasmen war beim Polymyxin zu beobachten. Analog verhielten sich die Präparate Chlorochin, Cyklochin, Chinocid und das Präparat K-25 (ein $\beta$-Phenylaethylalkohol der Brom-Essigsäure). Vf. empfiehlt, den Embryotest ständig bei der Beurteilung von Medikamenten der Toxoplasmosetherapie einzusetzen. Bei den Versuchen wurden gewisse Beziehungen zwischen der Malaria- und Toxoplasmoseaktivität der einzelnen Präparate beobachtet.
W. Bathke. 5740.

**4-64/11-0344** Waldhalm, Donald G., Mason, Dwight R., Meinershagen, William A. und Serivner, Lloyd H.; Caldwell, Univ. of Idaho; Moscow, Dep. of Veterin. Sci. Magpies as carriers of ovine vibrio fetus. **(Elstern als Überträger von ovinem Vibrio fetus.)** J. Amer. veterin. med. Assoc. **144** (1964) Nr. 5. S. 497-500. — 1 Tab., 8 Lit.
Bei Untersuchungen über die Verbreitung der Schaf-Vibriose durch Elstern zeigte sich, daß experimentell infizierte Elstern bis zu 39 Tagen nach oraler Infektion *Vibrio fetus* ausscheiden. Die über Elstern passagierten Keime waren für Schafe virulent. 14 von 20 Tieren abortierten. Nach Fütterung von Kot infizierter Elstern abortierten 9 von 20 und nach Fütterung von mit Kot kontaminiertem Heu 1 Tier von 20 Schafen. Elstern können demnach ein Infektionsreservoir darstellen und als Vektor bei der Verbreitung der Schafvibriose in Frage kommen. Chr. Lehnert. 5750.

**4-64/11-0345** Osebold, John W. und Cordy, D. R.; Davis, Univ. of California, School of Veterin. Med. Valvular endocarditis associated with Listeria monocytogenes infections in sheep. **(Klappenendocarditis im Zusammenhang mit Listeria-monocytogenes-Infektionen beim Schaf.)** J. Amer. veterin. med. Assoc. **143** (1963) Nr. 9. S. 990-993. — 2 Abb., 8 Lit.

Die Klappenendocarditis, hervorgerufen durch Listerien, wurde in letzter Zeit gehäuft beim Menschen beschrieben, nicht jedoch bei Tieren. In einer Herde von 50 Schafen wurden gleich 3 Fälle einer Klappenendocarditis gefunden. Die Entstehung der Endocarditiden wird darauf zurückgeführt, daß die Tiere bereits über einen gewissen Grad einer Immunität gegenüber der Listerieninfektion verfügten, so daß die Listerien bei der Bakteriämie agglutinierten und sich in Defekten der Herzklappen ansiedelten, oder es könnten auch allergische Vorgänge eine Rolle spielen. Besondere Sorgfalt ist darauf zu verwenden, diese Erscheinungen von denen zu unterscheiden, die durch *Erysipelothrix insidiosa* hervorgerufen werden, die sich ebenfalls meist im linken Herzen finden. Th. Hubrig. 5760.

**4-64/11-0346** Alterauge, W.; Dortmund, Veterinäramt. **Zur Entstehung und Bekämpfung der Ödemkrankheit des Schweines.** Tierärztl. Umschau **19** (1964) Nr. 3. S. 138-140. 143. — 15 Lit.

Die Veröffentlichung ist im ersten Teil der Versuch einer Deutung des pathologisch-anatomischen Befundes bei der Ödemkrankheit der Schweine mit dem Ziel der Klärung der Pathogenese dieser Krankheit. Er fußt auf der Haltung und Fütterung als entscheidende Faktoren. Bei Nichtbeachtung des „Trainingsprinzips" bei der Futterumstellung wird die Leistungsgrenze der durch die Futterumstellung direkt oder indirekt betroffenen Körperteile überschritten. An die Bildung von Ödemen und daraus resultierenden schockartigen Zuständen mit gleichzeitiger Entleerung des Kreislaufes schließt sich der plötzliche Herztod an. Als zusätzliche Belastungsfaktoren werden Kastration, Impfung, Parasitenbefall, Wurmkuren, Aufregung, Transport und schlechte Unterbringung genannt. Die Prophylaxe besteht in den bekannten fütterungstechnischen Maßnahmen während des Absetzens. Therapeutisch werden hochprozentige Traubenzuckerinfusionen, Infusionen von Calciumlösungen oder anderen salzhaltigen Lösungen und Injektionen von ACTH empfohlen.
J. Beer. 5766.

**4-64/11-0347** Timofeev, B. A. Patogennost' trichomonad, vydelennych iz nosovoj polosti svinej, bol'nych infekcionnym atrofičeskim rinitom. **(Zur Pathogenität von Trichomonaden aus den Nasenhöhlen von Schweinen, die an infektiöser atrophischer Rhinitis erkrankt sind.)** Veterinarija, Moskva **40** (1963) Nr. 9. S. 25-26.

Nach Untersuchungen über Infektiosität und Toxinwirkung von Kulturmaterial an weißen Mäusen und Kaninchen ist Vf. der Ansicht, daß die in der Nasenschleimhaut von Schweinen vorkommenden Trichomonaden keine erstrangige Rolle bei der Entstehung der Rhinitis spielen.
E. Werner. 5767.

**4-64/11-0348** Bibikov, F. A. und Gračev, I. I. Uslovija likvidacii infekcionnogo atrofičeskogo rinita svinej. **(Voraussetzungen zur Tilgung der infektiösen atrophischen Rhinitis der Schweine.)** Veterinarija, Moskva **40** (1963) Nr. 9. S. 24-25.

Ausgehend von der Beobachtung, daß Ferkel älterer Sauen gegenüber denen erstmalig werfender Muttertiere seltener an der infektiösen atrophischen Rhinitis erkrankten, wurden in mehreren Betrieben Möglichkeiten zur isolierten Haltung der älteren Tiere und ihrer Ferkel geschaffen. Die Ferkel, die der Reproduktion der Herde dienten, hielt man nach dem Absetzen wiederum in räumlich abgelegenen Stallungen. Diese Umgruppierungen wurden mit anderen veterinärhygienischen Maßnahmen verbunden (wiederholte klinische Untersuchung der Schweine, Keulen erkrankter Sauen und Ferkel, Weidehaltung im Sommer sowie gründliche Desinfektionen mit 2%igem Ätznatron). Die Bekämpfung der Rhinitis war in allen Betrieben erfolgreich.

E. Werner. 5767.

**4-64/11-0349** Romanov, N. V. Kruglogodovoe svobodno-vygul'noe soderžanie svinej sposobstvuet likvidacii infekcionnogo atrofičeskogo rinita. **(Die ganzjährige Haltung der Schweine im freien Auslauf unterstützt die Tilgung der infektiösen atrophischen Rhinitis.)** Veterinarija, Moskva **40** (1963) Nr. 9. S. 62-63.

In mehreren Betrieben des Kiewer Gebietes werden die Schweine gruppenweise (tragende, nichttragende Sauen, Eber, Jungeber usw.) während des ganzen Jahres in Ausläufen gehalten. Diese befinden sich in der Nähe des Betriebes und stehen mit ihm auch hinsichtlich Energie- und Wasserzufuhr in Verbindung. Flächen von 60 × 50 m mit Hütten (6 × 12 × 1,2 m) werden jeweils von 100-150 Schweinen belegt. Zu beiden Seiten eines Auslaufes, der regelmäßig umgepflügt wird, baut man Luzerne und andere Grünkulturen als Weidefläche an. Die Hütten werden wiederholt desinfiziert. Ergebnisse dieser Haltungsweise sind ein starker Rückgang der infektiösen atrophischen Rhinitis und eine Erhöhung der Produktivität. E. Werner. 5767.

**4-64/11-0350** Fomin, Ju. V. Primenenie gamma-globulina dlja profilaktiki infekcionnogo atrofičeskogo rinita svinej. **(Die Anwendung von Gamma-Globulinen für die Prophylaxe der atrophischen Rhinitis der Schweine.)** Veterinarija, Moskva **40** (1963) Nr. 8. S. 41.

Vf. stellte seine Gamma-Globulin-Lösung aus Blutserum von an atrophischer Rhinitis erkrankten Schweinen her. Das Serum wurde mit Aqu. dest. und einer schwefelsauren Ammoniumlösung versetzt und durch einen Seitz-Filter gegeben. Die Reinheit und der Gehalt an Gamma-Globulinen (8,6-9,9%) wurde elektrophoretisch überprüft. Nach Vorversuchen mit der Gamma-Globulinlösung bei einigen Ferkeln (steigende Dosen von 0,5-1,5 ml in den ersten 20 Lebenstagen) wurde sie bei 300 Ferkeln (dazu 180 unbehandelte Kontrolltiere) angewandt. Nach zwei Monaten war von den behandelten Tieren noch keines klinisch erkrankt, von den Kontrollferkeln bereits 25. Bei Untersuchungen der einzelnen Gruppen nach vier Monaten und später zeigte sich, daß von den Versuchstieren 2,97% und von den Kontrolltieren 39% klinisch erkrankt waren. E. Werner. 5767.

**4-64/11-0351** Alterauge, Werner; Dortmund, Veterinäramt. **Über die Beeinflussung der Entstehung und des Verlaufs von Infektionskrankheiten durch das Sicheinstellen von zusätzlichen Belastungen.** Mh. Tierheilkunde **15** (1964) Nr. 12. S. 346-350. – 24 Lit.

Seit Jahren ist bekannt, daß bei der Poliomyelitis eine ganze Reihe von Belastungsfaktoren zur Lähmung prädisponieren oder diese beschleunigen. Bei anderen Infektionskrankheiten sind ähnliche Beobachtungen gemacht worden, z.B. bei der MKS, Weidetetanie usw. Zu diesen Belastungsfaktoren gehören ungünstige Witterung im Frühjahr mit Kälteeinbrüchen oder naßkaltem windigem Wetter, Erschrecken der Tiere durch Überfliegen in geringer Höhe oder durch scharfes Treiben oder sonstige rohe Behandlung. Durch extreme Belastungseinwirkungen kommt es zur Überkompensation und Resorption im Bereiche der Beanspruchung der Körperteile entsprechend dem Ausmaß dieser Beanspruchungen. Oft handelt es sich um extreme Wirkungen, die mehr oder weniger auf den ganzen Körper ausstrahlen. Unter solchen Bedingungen sind die Individuen besonders anfällig für Infektionskrankheiten. Die Bösartigkeit des humoralen Infektionsgeschehens richtet sich nach der resorbierten Antigenmenge in den allg. Kreislauf. Andererseits wird das Infektionsgeschehen abgeschwächt, wenn resorptive Wirkungen am Auftreten verhindert oder unterdrückt werden, z.B. durch die Aufstallung der Tiere, durch völlige Ruhe, Schlaf, Betäubung, Schmerzstillung usw. H. Tempel. 5770.

**4-64/11-0352** Stevens, A. J.; Cambridge, Min. of Agric., Veterin. Investigation Centre. Enteritis in pigs – a working hypothesis. **(Enteritis bei Schweinen — eine Arbeitshypothese.)** Brit. veterin. J. **119** (1963) Nr. 11. S. 520 bis 526. – 21 Lit.
Bei weniger als einem Vierteil der Ausbrüche von Enteritis bei Schweinen liegen bekannte spezifische Ursachen vor. Enteritis tritt bei Schweinen vor allem in **3** Altersgruppen auf. Vf. bringt diese **3** Gipfel mit *Escherichia coli* in Zusammenhang; Sekundärkeime und Haltungsfaktoren haben einen wesentlichen Einfluß darauf, ob eine klinische Erkrankung auftritt. Bei der im Alter von wenigen Tagen auftretenden Enteritis handelt es sich um eine relativ direkte *E. coli*-Infektion; die Schwere der Krankheit hängt weitgehend von der bestehenden Immunität ab. Dagegen wird die Enteritis bei den etwa 3 Wochen alten Ferkeln auf eine Vermehrung der Zahl der *E. coli* nach Veränderungen im Darminhalt zurückgeführt. Die Enteritis in den ersten 2-3 Wochen nach dem Absetzen kann in verschiedenen Formen auftreten; hämorrhagische und nekrotisierende Enteritis werden als untereinander und mit der Ödemkrankheit verwandt angesehen und gehen wahrscheinlich auf ein Schockphänomen zurück. Zur Zeit spricht wenig dafür, daß Enteroviren eine häufige primäre Ursache von Enteritis sind. W. Wittig. 5770.

**4-64/11-0353** Stevens, A. J.; Cambridge, Veterin. Investigation Centre. Symposium: Enteritis in pigs. I. Coliform infections in the young pig and a practical approach to the control of enteritis. **(Symposium: Enteritis bei Schweinen. 1. Mitt. Coliforme Infektionen beim jungen Schwein und praktische Hinweise zur Bekämpfung der Enteritis.)** Veterin. Rec. **75** (1963) Nr. 47. S. 1241-1246. – 3 Tab., 16 Lit.
Enteritis, die auf Infektion mit *Escherichia coli* zurückgeführt wird, tritt bei Schweinen vor allem in 3 Altersklassen auf, nämlich in den ersten Lebenstagen, im Alter von etwa 3 Wochen und nach dem Absetzen. Am verlustreichsten verlaufen die Erkrankungen in den ersten Lebenstagen. Zur Bekämpfung kommen vor allem eine Reduktion der Anzahl der *E. coli*, eine Erhöhung der Immunität sowie Veränderung der Haltungs- und Fütterungsbedingungen in Frage. Die Reduktion der Anzahl der *E. coli* in den Ställen kann durch gründliche Desinfektion erreicht werden. Wenn auch diese Desinfektion sehr wichtig ist, ist doch infolge der Ausscheidung pathogener *E. coli* auch durch gesunde Sauen und infolge der langen Lebensfähigkeit des Erregers in der Außenwelt dessen vollständige Vernichtung nicht möglich. Die Verabreichung von Antibiotica ist die am häufigsten angewandte Methode zur Reduktion der Anzahl pathogener *E. coli*-Keime. Verschiedene Antibiotica, besonders Streptomycin, haben sich bei oraler Verabreichung bewährt. Wegen der möglichen Entwicklung von Resistenz müssen die verwendeten Antibiotica öfter gewechselt werden. Zur Erhöhung der Immunität sollten alle Sauen gemeinsam in einer Herde gehalten werden. Über den Nutzen von Vaccinen und Antiseren besteht noch keine Klarheit. Prophylaktisch muß größter Wert auf hygienische Fütterungs- und Haltungsbedingungen gelegt werden. Erkrankte Tiere sind frühzeitig zu behandeln. W. Wittig. 5770.

**4-64/11-0354** Thomlinson, J. R.; Liverpool, Univ. Symposium: Enteritis in pigs. II. Observations on the pathogenesis of gastroenteritis associated with Escherichia coli. **(Symposium: Enteritis bei Schweinen. 2. Mitt. Beobachtungen über die Pathogenese von Gastroenteritis in Verbindung mit Escherichia coli.)** Veterin. Rec. **75** (1963) Nr. 47. S. 1246-1250. – 34 Lit. 1. Mitt. vgl. vorst. Ref.
Es wird eine Übersicht über die Untersuchungen des Vf. zur Pathogenese der in Verbindung mit *E. coli* stehenden Gastroenteritis gegeben. Als wichtiger prädisponierender Faktor wird ein Wechsel in der Fütterung angesehen. Klinisch ähnelt die Krankheit der Ödemkrankheit. Bei 111 von 159 untersuchten

Schweinen wurde eine große Anzahl hämolysierender *E. coli* im Magen- und Darminhalt festgestellt. Septicämie trat häufig bei Ferkeln bis zum Alter von 4 Tagen auf, während bei älteren Tieren die Vermehrung der Bakterien auf den Magendarmkanal beschränkt war. Die meisten der hämolysierendenStämme gehörten zu den Serogruppen 0138 und 0141, einige zur Serogruppe 08. Meist wurden diese Stämme fast in Reinkultur aus dem gesamten Darmkanal isoliert. In anderen Fällen wurde nur aus begrenzten Gebieten des Dünn- und Dickdarmes eine Reinkultur erhalten, während in anderen Gebieten Mischkulturen mit nicht hämolysierenden *E. coli* vorlagen. Experimentell konnte durch aktive oder passive Sensibilisierung mit Eiereiweiß oder *E. coli*-Antigen und Provokation mit dem gleichen Antigen zu einem geeigneten Zeitpunkt bei Meerschweinchen das klassische Bild eines akuten anaphylaktischenSchocks hervorgerufen werden. Die Veränderungen ähnelten denen bei Schweinen, die an Ödemkrankheit und hämorrhagischer Gastroenteritis erkrankt waren. Bei Schweinen konnte mit Eiereiweiß ebenfalls Schock hervorgerufen werden. Versuche zur Sensibilisierung von Schweinen mit *E. coli*-Antigen gaben unterschiedliche Resultate, da die Schweine bereits in verschiedenem Maße überempfindlich gegenüber den verwendeten *E. coli*-Typen waren. Die Symptome und Veränderungen ähnelten bei Schweinen mit mäßig schwerer Anaphylaxie denen der natürlichen Ödemkrankheit und bei stärker überempfindlichen Schweinen denen der hämorrhagischen Gastroenteritis. Aus den Experimenten wird geschlossen, daß normale Schweine in unterschiedlichem Maße gegenüber gewissen *E. coli*-Serotypen überempfindlich sind. Die schnelle Vermehrung eines dieser Serotypen führt zu einer plötzlichen Steigerung der Absorption von Polysacchariden aus dem Darm und verursacht eine anaphylaktische Reaktion. Ob diese Reaktion zu den Symptomen und Veränderungen der hämorrhagischen Gastroenteritis, der Ödemkrankheit oder der Maulbeerherzkrankheit führt, hängt vom Grad der Überempfindlichkeit und den adsorbierten Polysaccharidmengen ab. Da beim Auftreten klinischer Symptome der Gewebsschaden bereits eingetreten ist, muß auf die Vorbeuge besonderer Wert gelegt werden. Mit der Serumtherapie sind Gefahren verbunden.

W. Wittig. 5770.

**4-64/11-0355** Venkataramiah, N. S.; Kurikuppi, Combined Sheep and Cattle Farm. Some observations on an outbreak of enterotoxaemia in sheep. **(Einige Beobachtungen über einen Ausbruch von Enterotoxämie bei Schafen.)** Indian veterin. J. **40** (1963) Nr. 7. S. 414-416.

Auf einer Farm in Mysore (Indische Union) brach im März 1962 in einer Herde von 38 Marwari-Schafen Enterotoxämie aus, nachdem ein plötzlicher Wechsel von relativ schlechter zu guter und reichlicher Ernährung erfolgt war. Es verendeten 20 Schafe innerhalb von etwa 10 Tagen. Die klinischen Symptome und pathologisch-anatomischen Veränderungen werden beschrieben. Klinisch fiel bei allen Schafen das fast gleichzeitige Auftreten von Diarrhoe auf. Die Krankheitsdauer betrug durchschnittlich 2 Tage. Die Behandlung der ganzen Herde mit 33%iger Sulfamethazinlösung (je Tier anfangs 10-15 ml s.c. und dann an 3 aufeinanderfolgenden Tagen je 5-10 ml) wurde als wirksam befunden.

W. Wittig. 5770.

## X. HÄMATOLOGIE

**4-64/11-0356** Georgi, Jay E.; Ithaca, N. Y., Cornell Univ., New York State Veterin. Coll. Estimation of parasitic blood loss by whole-body counting. **(Die Ermittlung des durch Parasiten bedingten Blutverlustes mit Hilfe der $^{59}$Fe-Bestimmung im ganzen Körper.)** Amer. J. veterin. Res. **25** (1964) Nr. 104. S. 246-250.

Aus der Erkenntnis heraus, daß das im Körper vorhandene Eisen einer strengen ökonomischen Nutzung unterliegt und praktisch nicht verloren geht, wird

eine Methode entwickelt, um den durch Helminthen bedingten Blutverlust mit Hilfe von $^{59}$Fe zu bestimmen. Die Versuche werden an zwei parasitenfrei aufgezogenen und drei mit Helminthen infizierten Lämmern durchgeführt. Die Bestimmung des radioaktiven $^{59}$Fe wird über den ganzen Körper (whole body counting) vorgenommen, indem das fixierte Tier langsam unter einem Detektor vorbeigeschoben wird. Der Verlust an Radioeisen ist bei den mit Parasiten behafteten Lämmern viel größer als bei den Kontrolltieren. Die Verlustquote wird mathematisch bestimmt.
H. J. Gußmann. 5915.

**4-64/11-0357** Ballarini, G., Ferrari, A. und Cavatorta, M.; Parma, Univ., Fac. di Med. Veterin., Inst. di Clin. Med. e Malattie Infettive. Determinatione, con tecnica elettronica, dei quantitativi di globuli ematici: in „uccelli da gabbia e da voliera“ ed in „colombo da competizione“. **(Elektronische Blutkörperzählung bei in Käfigen und Volieren gehaltenen Vögeln und bei Brieftauben.)** Nuova Veterin. **40** (1964) Nr. 1. S. 2-9.
Die elektronische Blutkörperzählung hat gegenüber den bisherigen Methoden eine Reihe von Vorzügen; sie eignet sich vor allem für Massenuntersuchungen, liefert signifikant höhere Ergebnisse und schaltet individuelle Untersuchungsfehler aus. Die bisherige Methode der Blutkörperzählung veranschaulichte zwar eine gewisse Größenordnung, aber sie lieferte keine absolut präzisen Angaben. Weitere Vorzüge der elektronischen Methode bestehen darin, daß sie ständig wiederholt werden kann und sich auch für kleine und kleinste Tiere eignet. K. Reinhardt. 5924.

**4-64/11-0358** Perk, K., Frei, Y. F. und Herz, A.; Rehovot, Israel, Hebrew Univ., Fac. of Agric.; Weizmann Inst. of Sci. The osmotic resistance and hemoglobin pattern of erythrocytes obtained from growing lambs. **(Resistenz- und Hämoglobinbestimmung der Erythrocyten wachsender Lämmer.)** Amer. J. veterin. Res. **25** (1964) Nr. 104. S. 68-74.
Durch Papierelektrophorese lassen sich bei Lämmern der Awasi-Rasse zwei Hb.-Typen nachweisen; und zwar ein schnell wandernder fetaler Typ (Hb F) und ein langsam wandernder (Hb B), der dem Typ B erwachsener Schafe entspricht. Bei der Geburt beträgt der Anteil an Hb F im Durchschnitt nur 74,8%. Die Bildung von Hb B setzt somit bereits vor der Geburt ein. Nach 8 Wochen ist das Hb F vollständig verschwunden. Die gegenüber NaCl-Lösungen durchgeführten Resistenzbestimmungen der Erythrocyten lassen ebenfalls zwei Arten dieser Zellen erkennen, nämlich resistente Zellen mit Hb F und weniger resistente mit Hb B. Mit fortschreitendem Wachstum der Lämmer vermindert sich die Zahl der resistenteren, Hb F enthaltenden Erythrocyten. Es besteht allerdings keine Korrelation zwischen dem elektrophoretisch erhobenen Hb F-Gehalt und der Menge der durch Resistenzbestimmung ermittelten fetalen Erythrocyten. H. J. Gußmann. 5926.

**4-64/11-0359** Finck, W. und Theil, S.; Jena, Friedrich-Schiller-Univ., Inst. für Pathol. Physiol. **Die embryonale Erythropoese und der Nukleinsäuregehalt in der embryonalen Leber bei ganzkörperbestrahlten Ratten.** Acta biol. med. german. [Berlin] **12** (1964) Nr. 3. S. 354-364. – 4 Abb., 2 Tab., 12 Lit.
4-5 Mon. alte weibliche Ratten werden am 17. Trächtigkeitstag einer Ganzkörperbestrahlung von 400 r ausgesetzt. Neben einer Hemmung der Lebergewichtszunahme in den ersten 3 Tagen nach der Bestrahlung nimmt der Anteil der Proerythroblasten und der Erythroblasten in der embryonalen Leber sifnifikant ab. Im peripheren Blut ist die Erythrocytenkonzentration ab 24 Std. nach der Bestrahlung höher als bei den Kontrolltieren. Der RNS- und DNS-Gehalt der embryonalen Leber folgen den Veränderungen der Proerythroblasten- und Erythroblastenzahlen nach der Bestrahlung.
H.-A. Ketz. 5940.

**4-64/11-0360** Rjabov, S. I. O vlijanii ėstrogenov na krovotvorenie. **(Der Einfluß oestrogener Stoffe auf die Hämatopoese.)** Uspechi sovremennoj biologii, Moskva **65** (1963) Nr. 2. S. 197-207. — 4 Abb., 52 Lit.
Der Einfluß weiblicher Sexualhormone auf die Hämatopoese wird besonders beim Menschen in Abhängigkeit vom Sexualzyklus deutlich. Auffällig sind in erster Linie die Veränderungen in der Erythropoese, die durch den störenden Einfluß der Oestrogene hervorgerufen werden. Die Beobachtungen beim Menschen konnten im Experiment an Versuchstieren bestätigt werden. Nach Verabreichung weiblicher Sexualhormone kam es bei Hunden zu einer starken Erythropenie und Hämoglobinverarmung. Im Knochenmark kann eine Aktivierung der Erythropoese und Myelopoese beobachtet werden. Der Einfluß der Oestrogene auf die Leukopoese ist weniger deutlich. Eine Veränderung der Gesamtleukocytenzahl kann in Abhängigkeit von der Menstruation beobachtet werden. Die Schwankungsbreite beträgt 2000-3000 Leukocyten. Bei Hunden kommt es nach Verabreichung von Oestrogenen anfangs zu einer starken Leukocytose verbunden mit einer Neutrophilie, Kernlinksverschiebung und Lymphopenie. Im weiteren Verlauf tritt dann eine Leukopenie ein. Die Veränderungen des Serumeisens und -kupfers sowie des Hämoglobins werden ebenfalls in diesem Zusammenhang besprochen. Auf Grund dieser Ergebnisse werden die niedrigen Werte im roten Blutbild bei Frauen hauptsächlich mit dem Einfluß der Oestrogene und weniger mit den Blutverlusten während der Menstruation in Zusammenhang gebracht. Die Oestrogene beeinflussen wahrscheinlich die Blutbildung im Stadium der Verbindung des Protoporphyrins IX mit dem Eisen. W. Verter. 5940.

**4-64/11-0361** Winkler, Christoph; Hannover, Tierärztl. Hochschule, Klin. für Kleine Klauentiere und Forens. Med.; Ambulator. Klin. **Bestimmung der osmotischen Resistenz bei Schweineerythrocyten in Verbindung mit der Zählung der Retikulocyten.** Diss. Hannover **1963** 43 S. — 2 Abb., 8 Tab., 70 Lit.
Bei insgesamt 56 klinisch gesunden Schweinen verschiedener Altersgruppen wird die osmotische Resistenz der Erythrocyten und das Auftreten von Retikulocyten unter Berücksichtigung einer möglichen Korrelation beider Faktoren untersucht. Die Bestimmung der osmotischen Erythrocytenresistenz erfolgt mit hypotonischer Kochsalzlösung in einem Konzentrationsbereich von 0,80-0,20% und einer Stufendifferenz von jeweils 0,02%. Der Nachweis der Retikulocyten wird durch die Vitalfärbung mit Brilliantkresylblaulösung vorgenommen. Die Minimalresistenz wird mit $0,63 \pm 0,04\%$ und die Maximalresistenz mit $0,38 \pm 0,06\%$ ermittelt. Bei den untersuchten Schweinen liegt der durchschnittliche Retikulocytenanteil bei 2%, bei Saugferkeln beträgt er 6,8% und bei Tieren über 1 Jahr nur 0,5%. Zwischen osmotischer Erythrocytenresistenz und Retikulocytenzahl besteht eine gesicherte Korrelation. Eine Erhöhung des Retikulocytenanteils führt auch zu einer Erhöhung der osmotischen Widerstandsfähigkeit. W. Verter. 5955.

**4-64/11-0362** Brüschke, G.; Berlin, Charité, I. Med. Univ.-Klin.; Leipzig, Dtsch. Hochschule für Körperkult., Inst. für Sportmed. **Zur Problematik des histochemischen Eisennachweises in Erythrocyten, Leukocyten und Thrombocyten des peripheren Blutes.** Dtsch. Gesundheitswes. **19** (1964) Nr. 13. S. 565 bis 568. — 21 Lit. Zus. in Russ.
Das Auftreten siderophiler Granula in den Blutzellen ist der Ausdruck eines verschiedenartigen physiologischen oder pathophysiologischen Geschehens. Der Nachweis von Eisen in den Vorstufen der Erythrocyten ist als eine völlig normale Phase im Hb-Stoffwechsel anzusehen, das gehäufte Vorkommen von Siderocyten im peripheren Blut jedoch Zeichen einer pathologischen Abweichung der Hb-Synthese (z.B. beim Saturnismus, nach Splenektomie, bei hämolytischen Prozessen, nach Einwirkung hoher Dosen von Röntgenstrahlen,

nach Eisenüberladung des Organismus). Der Nachweis von Eisen in den Leukocyten ist die Folge der Phagocytose kolloidaler Fe-Komplexe nach hochdosierter parenteraler Zufuhr. Bei Thrombocyten wird unter den gleichen Bedingungen der kolloidale Fe-Komplex an deren Oberfläche fixiert, wodurch es zur Plättchen-Agglutination und damit zur Thrombocytopenie kommt.
E. Grün. 5955.

**4-64/11-0363** Kuni, H., Graul, E. H. und Hundeshagen, H.; Marburg/L., Philipps-Univ., Strahleninst. **Die Abhängigkeit der $^{51}$Cr-Aufnahme durch Erythrocyten von ihrem Alter.** Atompraxis **10** (1964) Nr. 3. S. 137-140. — 1 Abb., 21 Lit.
Im Blut gesunder Versuchspersonen wird die $^{51}$Cr-Aufnahme von Erythrocyten in Abhängigkeit vom Alter der Blutzellen untersucht. Aus den Versuchsergebnissen geht hervor, daß ältere Erythrocyten mehr $CrO_4$ aufnehmen als jüngere. Es wird darauf hingewiesen, daß die Abhängigkeit der $^{51}$Cr-Aufnahme vom Erythrocytenalter bei der Beurteilung von $^{51}$Cr-Ery-Vita-Kurven berücksichtigt werden muß. H.-A. Ketz. 5955.

**4-64/11-0364** Shirakura, N., Heimpel, H. und Keiderling, W.; Freiburg/Br., Med. Univ.-Klin. **Die Bindung von radioaktivem Diisopropylfluorophosphat (DFP$^{32}$) an Erythrocyten in vitro.** Nuclear-Med. [Stuttgart] **4** (1964) Nr. 1. S. 22-31. 5955.

**4-64/11-0365** Heimpel, H., Erdmann, H., Hoffmann, G. und Keiderling, W.; Freiburg/Br., Med. Univ.-Klin. **Tierexperimentelle Untersuchungen zur Markierung von Erythrocyten mit radioaktivem Diisopropylfluorophosphat (DFP$^{32}$).** Nuclear-Med. [Stuttgart] **4** (1964) Nr. 1. S. 32-44. 5955.

**4-64/11-0366** Beekers-Heitkamp, W. M. und Jaartsveld, F. H. J.; Boxtel, Noord-Brabant, Holland, Prov. Gesundheitsdienst für Tiere. **Ein Massenuntersuchungsverfahren zur Bestimmung der Anzahl kernhaltiger Zellen im Blut.** Arch. Lebensmittelhyg. **15** (1964) Nr. 4. S. 79-84. — 5 Abb., 2 Tab.
Neben anderen hat sich Jaartsveld um die Ermittlung indirekter Methoden zur Feststellung von Eiterzellen in der Milch bei Massenuntersuchungen bemüht; diese Methode, die beschrieben wird, nennt man in Holland Brabanter Mastitis Reaktion. (B.M.R.). 10000 Milchproben können durch 6 Personen und mit Hilfe einer geeigneten Apparatur in einer Std. untersucht werden. Vff. haben verschiedene Versuche angestellt, ob das Verfahren auch für Rinder- und Schweineblut anwendbar ist. Anstatt Aqu. dest. muß phys. Kochsalzlösung als Verdünnungsmittel verwendet werden, weil sie die B.M.R. nicht so stark reduziert, das Blut also kurze Zeit aufbewahrt werden kann. Anstatt 100 mg K-Oxylat kann man auch 1 Tropfen Heparin 5% benutzen. Wenn das Blut 1:25 verdünnt wurde, werden alle Proben mit mehr als 50000 Leukocyten angezeigt; ist die Verdünnung 1:10 gewählt, die Proben mit mehr als 30000. Somit ist die Methode für die Diagnostik der Rinderleukose wertvoll. Alle Blutproben mit pos. B.M.R.-Ausfall, bei Herden auch die Proben der anderen Tiere, müssen dann mit Zählkammer oder elektronischer Zählung und Differentialblutbild weiter untersucht werden. W. Mathieu. 5968.

**4-64/11-0367** Krug, H. und Mahnke, P. F.; Leipzig, Univ., Pathol. Inst. **Über eine Art der Beteiligung der Lymphocyten an der Bildung plasmatischer Antikörper.** Naturwissenschaften **51** (1964) Nr. 8. S. 196-197.
Vff. immunisierten Kaninchen durch s.c. Verabreichung einer Typhusvaccine und nachfolgende i.v. Reinjektion. Zum Zeitpunkt des höchsten Antikörpertiters (am 5. Tag p.i.) wurden die Tiere getötet und die Kerne ihrer Lymphocyten auf Durchmessergrößen und Extinktionswerte untersucht. Im Vergleich zu unvorbehandelten Kontrollen wiesen die Lymphocyten der Versuchstiere eine Vergrößerung des Kernvolumens auf, welche bei den aus der Milz und den

regionalen LK der Injektionsseite stammenden Zellen am deutlichsten ausgeprägt war. Die cytophotometrische Messung des Nucleinsäuregehaltes ergab einen Rückgang der Werte in den veränderten Zellen, der auf eine Abnahme des Ribonucleinsäuregehalts zurückgeführt wird. Vff. diskutieren die aus ihren Beobachtungen zu ziehenden Schlußfolgerungen hinsichtlich der Beteiligung solcher Lymphocyten an der Antikörperproduktion.
G. Train. 5990.

**4-64/11-0368** Kaneko, J. J., Nakajima, H. und Schalm, O. W.; Davis, Univ. of California, School of Veterin. Med.; Tokyo, Japan, Nat. Inst. of Animal Health. The bovine leukocyte — leukokinetic studies in normal, leukemic, and mastitic cows. **(Die Leukocyten des Rindes — leukokinetische Studien bei gesunden, leukämischen und Mastitis-Kühen.)** Amer. J. veterin. Res. **25** (1964) Nr. 104. S. 97-102. — 4 Abb., 3 Tab., 17 Lit. Zus. in Interlingua.
Einleitend wird ein Überblick über Untersuchungen gegeben, die bislang mittels radiologischer Methoden an Leukocyten, insbesondere über deren Lebensdauer, durchgeführt wurden. Die Vff. verwendeten Tritium — markiertes Thymidin und radioaktives Natrium-Phosphat. Hierbei zeigte sich, daß vor allem die leukämischen Leukocyten eine besondere Affinität zu den Markierungssubstanzen besitzen. Bei der experimentellen Coliformen-Mastitis wird die Neutrophilenreserve des Organismus schwer erschöpft. Auf Grund von Analysen der Radioaktivitätskurven und der Leukocytenzahl ergibt sich eine Reifungszeit von 6 Tagen für den Rinderleukocyten sowie das Vorhandensein einer kurzlebigen (weniger als 10 Tage) und einer längerlebigen (mehr als 42 Tage) Leukocytenpropulation in der Kuh. W. Kötsche. 5995.

**4-64/11-0369** Göing, H. **Experimentelle Untersuchungen über das thrombocytolytische System. 1. Mitt.** Naunyn-Schmiedebergs Arch. exp. Pathol. Pharmakol. **244** (1962) Nr. 3. S. 211-222.
Lysis von Kaninchenthrombocyten wird durch eine Serumkomponente ausgelöst, die von Gerinnungsvorgängen und dem Komplementsystem unabhängig ist und durch Gewebsthrombokinase oder Convertin aktiviert werden kann. Als Äquivalent zu diesem Mechanismus besitzen die Thrombocyten einen Faktor, der die lytische Wirkung aufhebt und analog einem Heparinzusatz oder Calciumentzug wirkt. Vf. diskutiert die Frage, ob Beeinflussungen der Vorstufe des thrombolytischen Systems durch anaphylaktische oder anaphylaktoide Reaktionen möglich sind. G. Train. 6000.

**4-64/11-0370** Göing, H.; Frankfurt/M., Paul-Ehrlich-Inst.; Ferdinand-Blum-Inst. für Exp. Biol. **Experimentelle Untersuchungen über das thrombocytolytische System. 2. Mitt. Ist hämolytisches Serumkomplement oder der thrombocytologische Serumfaktor für die gesteigerte Lyse von Thrombocyten durch ein Anti-Thrombocyten-Serum erforderlich?** Z. Immunitäts- u. Allergieforsch. **125** (1963) Nr. 5. S. 365-372. — 1. Mitt. vgl. vorst. Ref.
In der zweiten Phase seiner Untersuchungen weist Vf. nach, daß Seren mit einem gegen Kaninchenthrombocyten gerichteten Agglutinin im Vergleich zu Kontrollseren einen wesentlich gesteigerten thrombocytolytischen Effekt besitzen. Dieses Phänomen ist auch nach Inaktivierung der Seren zu beobachten und demnach unabhängig von der Anwesenheit des Komplements. Heparin- und Phenolzusatz vermochte die Thrombocytolyse von Seren mit und ohne Antikörper dosisabhängig zu hemmen. G. Train. 6000.

**4-64/11-0371** Kuznik, B. I. O roli ėritrocitov v processe svertyvanija krovi. **(Über die Rolle der Erythrocyten bei der Blutgerinnung.)** Uspechi sovremennoj biologii, Moskva **56** (1963) Nr. 2. S. 180-196. — 1 Abb., 1 Tab., 121 Lit.
Verbunden mit eingehenden Literaturstudien wird besonders die Beteiligung der Erythrocyten am Prozeß der Blutgerinnung untersucht. Der Ablauf der

Blutgerinnung wird hinsichtlich der Schnelligkeit besonders durch die Zerstörung roter Blutkörperchen und durch die Agglutination beeinflußt. Die Erythrocyten besitzen diese Fähigkeit durch den Gehalt eines sehr aktiven thromboplastischen Faktors, der sich aus Peptiden, freiem Cholesterin und Phosphatiden zusammensetzt. Dieser Faktor kann die Wirkung der Thrombocyten wesentlich unterstützen oder sogar ersetzen. Neben den Erythrocyten enthalten fast alle Gewebe des Organismus thromboplastische Verbindungen. Die Aktivität des Faktors in den roten Blutkörperchen kann durch pathologische Zustände verändert werden. Bei der Hämophilie ist sie z.B. erniedrigt, bei Blutverlusten, bei hypertonischen Störungen und bei der Arteriosklerose kann dagegen eine Erhöhung festgestellt werden. Ferner läßt sich eine Abhängigkeit vom Alter nachweisen. Neben der thromboplastischen Aktivität besitzen die Erythrocyten eine Antiheparinaktivität, die besonders bei Menschen, Hund, Kaninchen, Rind und Katze ermittelt wurde.
W. Verter. 6000.

**4-64/11-0372** Milstone, J. H., Oulianoff, N. und Milstone, V. K.; New Haven, Yale Univ., School of Med. Outstanding characteristics of thrombokinase isolated from bovine plasma. **(Das Hauptmerkmal der aus Rinderplasma isolierten Thrombokinase.)** J. gen. Physiol. **47** (1963) Nr. 2. S. 315-327. – 6 Abb., 1 Tab., 46 Lit.
Es wurden die chemische Eigenschaft, die Stabilität und die Aktivität der aus Rinderplasma isolierten Thrombokinase untersucht. Die Gewinnung der Thrombokinase erfolgte durch Adsorption an Bariumsulfat, mit Hilfe der Chromatographie auf DEAE-Cellulose und mittels fortlaufender fließender Elektrophoresefraktionierung. Mit dieser Methodik wurden 0,2 mg Thrombokinase je Liter Oxalatplasma erhalten. Die Thrombokinase wurde als ein Euglobulin erkannt mit einem Minimum der Löslichkeit bei einem pH-Wert von 5,0. Im pH-Bereich von 7,5-9,5 war sie meist stabil. Ein Gipfel in der Stabilitätskurve lag ferner bei einem pH-Wert von 1,8. Weiterhin konnte festgestellt werden, daß die Wirksamkeit der Thrombokinase nicht direkt abhängig ist von der Anwesenheit der Ca-Ionen. Die an der Thrombinproduktion beteiligten Faktoren (Thrombocyten, Hirnlipoide usw.) sind dagegen in ihrer Funktion von der Anwesenheit der Ca-Ionen abhängig. Einige Tausendstel Milligramm Thrombokinase pro ml genügten, um das Prothrombin in Anwesenheit von EDTA zu aktivieren und führten somit zu einer raschen Thrombinbildung. Im Vergleich mit kristallisiertem Trypsin wies die Thrombokinase weniger als $^1/_{175}$ der eiweißspaltenden Aktivität auf.
W. Verter. 6000.

**4-64/11-0373** Sanger, V. L., Mairs, R. E. und Trapp, A. L.; Wooster, Ohio Agric. Exp. Stat. Hemophilia in a foal. **(Hämophilie bei einem Fohlen.)** J. Amer. veterin. med. Assoc. **144** (1964) Nr. 3. S. 259-264. – 3 Abb., 4 Tab., 14 Lit.
Es wird über eine hämorrhagische Erkrankung bei einem Fohlen berichtet, die von der klassischen Hämophilie des Menschen und des Pferdes nicht unterscheidbar war. Das Tier zeigte ikterische Schleimhäute und Blutcysten in der Größe von 5-8 cm an der Dorsalfläche des Körpers und an den seitlichen Thoraxwänden. Die Ergebnisse der zahlreich durchgeführten Blutuntersuchungen wurden mit Normalwerten der Literaturangaben verglichen. Der Ikterus-Index wurde mit einem Komparator bestimmt. Die erhaltenen Werte lagen bei 200. Weiterhin erfolgte die quantitative und qualitative Beurteilung der Thrombocyten, der Blutgerinnung und des Hämoglobingehaltes. Die ermittelte verlängerte Gerinnungszeit besserte sich bereits 48 Std. nach der ersten Bluttransfusion, die ein- oder zweimal wöchentlich durchgeführt wurde. Die Prothrombinzeit lag bei 17,0 Sek., die Schlangengiftzeit bei 15,5 Sek., die Prothrombinverbrauchszeit bei 10,5 Sek. und die Anzahl der Thrombocyten

bei 100000 pro mm³ Blut. Die absoluten und relativen Blutzellwerte lagen in normalen Bereichen. Das Muttertier zeigte keine Anzeichen dieser Erkrankung. W. Verter. 6000.

**4-64/11-0374** Parthasarathy, K. R. und Chandrasekharan, K. P.; Madras, Veterin. Coll. Electrophoretic studies of serum protein in health and disease — the pattern in normal dogs and in dogs with eczema. **(Elektrophoretische Untersuchungen von Serum-Protein bei Gesundheit und Krankheit als Modell bei normalen Hunden und bei Hunden mit Ekzem.)** Indian veterin. J. **41** (1964) Nr. 1. S. 26-32. 6027.

**4-64/11-0375** Engelhardt, W. v.; Hannover, Tierärztl. Hochschule, Physiol. Inst. **Der Einfluß einer Pansendauerkanüle auf die Zusammensetzung der Serumeiweißkörper bei Ziegen.** Arch. Tierernähr. **14** (1964) Nr. 1. S. 1-6. — 2 Abb., 1 Tab., 14 Lit. Zus. in Russ., Engl.

Zur Untersuchung des Pansenstoffwechsels werden vielfach Pansenfisteln angelegt, deren Einfluß auf die Zusammensetzung der Serumeiweißkörper bei Ziegen in vorliegenden Untersuchungen geprüft wurde. Angelegt wurde eine nach Ash modifizierte Pansendauerkanüle, deren Aufbau an Hand einer Abbildung beschrieben wird. Bei gleichbleibender Fütterung wurde in der 20.-65. Woche nach der Operation bei einigen Tieren ein erheblicher Anstieg des Gesamteiweißgehaltes im Serum (maximal bis zu 10%) beobachtet. In den ersten Wochen nach der Operation sind die alpha- und beta-Globuline erhöht, der sich später eine Zunahme der gamma-Globuline anschließt. Die Zunahme der gamma-Globuline ist offensichtlich darauf zurückzuführen, daß die Fistel als chronischer Entzündungsherd wirkt. Es wird darauf hingewiesen, daß die Vehikelfunktion und der kolloidosmotische Druck durch die veränderte Zusammensetzung der Serumeiweißkörper beeinflußt werden, weswegen die Transportfunktion und der Austausch zwischen Blut und interstitieller Flüssigkeit gestört sein können. E. Kolb. 6065.

**4-64/11-0376** Paulov, Š. Notes on the identification of avian serum protein spectra. **(Beitrag zur Erforschung des Eiweißspektrums der Vogelsera.)** Folia biol. [Praha] **9** (1963) Nr. 5. S. 393-395. — 1 Abb., 1 Tab., 3 Lit. Zus. in Russ.

Vf. untersuchte das nichthämolysierte Blut von 50 Vögeln, die 12 verschiedenen Arten aus der Umgebung von Bratislava angehörten. Die Serumeiweißstoffe wurden mittels Papierelektrophorese in einem Veronal-Acetat-Puffer (pH 9, $\mu$ 0,06) im Laufe von 5 Std. bei 250 V und 8 mA isoliert. Die Elektrophoreogramme wurden mit Bromphenolblau gefärbt, und die Konzentration einzelner Fraktionen wurde photokolorimetrisch ermittelt. Es wurde festgestellt, daß die Spektra der Serumeiweißstoffe bei Vögeln artspezifisch sind. Die bisher gewonnenen Ergebnisse lassen allgemein gültige Schlußfolgerungen noch nicht zu. ČSSR/ÚVTI. 6065.

**4-64/11-0377** Kristjansson, F. K., Taneja, G. C. und Gowe, R.S.; Ottawa, Canada Dep. of Agric., Animal Res. Inst. Variations in a serum protein of the hen during egg formation. **(Unterschiede im Serumprotein bei Hennen während der Eibildung.)** Brit. Poultry Sci. **4** (1963) Nr. 3. S. 239-241. — 2 Abb., 3 Tab.

Vff. stellten mit Hilfe der Stärke-Gel-Elektrophorese Untersuchungen der Serumproteine bei Hennen während der Eibildung an. 3 Präalbumine (PaA, PaB, PaC) wurden identifiziert. Kleine oder gar keine Unterschiede wurden zwischen den einzelnen Tieren hinsichtlich von PaA und PaC festgestellt, während PaB individuell in unterschiedlicher Menge im Serum auftrat. Es konnten bestimmte Beziehungen zwischen diesen Proteinen und der Ovulation beobachtet werden. Man fand, daß die größte Konzentration 4-10 Std. nach der Ovulation zu finden war, während die niedrigste ganz kurz vor bzw. kurz nach der Ovulation auftrat. Die Periode der größten Konzentration lag in den ersten 6 Std. während der Eibildung im Uterus. M. Richter. 6065.

**4-64/11-0378** Naumann, Günter und Wilde, Johannes; Leipzig, Karl-Marx-Univ., Inst. für Med. Mikrobiol. und Epidemiol. **Über Beziehungen zwischen Antikörpertiter und Veränderungen von Serumeiweißfraktionen.** Z. Immunitäts- u. Allergieforsch. **125** (1963) Nr. 5. S. 427-437.
Am Beispiel einer Vaccinierung von 169 Katzen mit *Brucella*-Totimpfstoff wird nachgewiesen, daß weder der zu Versuchsbeginn vorhandene Gammaglobulinspiegel noch der Albumin-Gammaglobulin-Quotient einen sicheren Rückschluß auf die immunbiologische Reaktionsfähigkeit der Versuchstiere erlaubt. Während der Immunisierungsphase besteht dagegen eine gewisse Korrelation zwischen dem Logarithmus der reziproken Titerhöhen und den Gammaglobulinwerten. Die quantitativen Verschiebungen des Elektrophorogramms scheinen weniger bedeutungsvoll zu sein als die qualitativen Veränderungen der antikörperhaltigen Serumfraktionen. G. Train. 6068.

**4-64/11-0379** Lush, I. E.; Edinburgh, Scotland, A.R.C. Poultry Res. Centre. The relationship of egg-laying to changes in the plasma proteins of the domestic fowl. **(Über die Beziehung der Legeleistung zu den Veränderungen im Plasmaprotein beim Geflügel.)** Brit. Poultry Sci. **4** (1963) Nr. 3. S. 255-260. — 7 Abb., 14 Lit.
Im Verlauf elektrophoretischer Untersuchungen der Blut-Plasma-Proteine wurde ein verändertes Bild im Elektropherrogramm sowohl bei verschiedenen Hennen als auch bei verschiedenen Proben der gleichen Henne festgestellt. Es wurden daraufhin eingehende Untersuchungen angestellt, bei denen die Legeleistung durch einen veränderten Tag-Nacht-Rhythmus beeinflußt wurde. Die Blut-Plasmaproben wurden alle 4 Tage elektrophoretisch untersucht. Es konnte festgestellt werden, daß die unterschiedlichen Versuchsbedingungen und damit die verschiedenen Legeleistungen für jedes Tier auch charakteristische Veränderungen im Plasmaprotein aufzeigten. Die Beziehungen dieser Veränderungen zur Physiologie des Eierlegens werden erörtert.
M. Richter. 6068.

**4-64/11-0380** Iványi, J. und Hraba, T. A contribution to the study of immunological tolerance to protein antigen in the chicken. **(Beitrag zur Erforschung der immunologischen Toleranz gegen die Proteinantigene bei Küken.)** Folia biol. [Praha] **9** (1963) Nr. 5. S. 354-363. — 3 Abb., 5 Tab., 9 Lit. Zus. in Russ.
Die immunologische Toleranz gegenüber dem intraperitoneal applizierten menschlichen Serumalbumin (HSA), die sofort nach dem Schlupf oder im erwachsenen Alter gebildet wird, ist schwach und kurzfristig. Wiederholte Antigengaben während der ersten Lebenstage rufen einen höheren Toleranzgrad hervor als nur eine gleich große oder größere injizierte Antigengabe sofort nach dem Schlupf. Gaben von 40 mg HSA/kg Kgw., die in der zweiten und vierten Woche nach dem Schlupf appliziert werden, verbessern den Toleranzgrad, der sich sofort nach dem Schlupf gebildet hat. Eine Gabe von 200-400 mg/kg Kgw., die während der 6.-10. Woche appliziert wurde, konnte die Toleranz nicht erhalten; eine höhere Gabe brachte eine bessere immunologische Antwort. Bei der Bewertung des Toleranzgrades kamen folgende Kriterien in Betracht: Antigenpersistenz im Kreislauf, die Präzipitation im Agargel unte Anwendung des Küken-Anti-HSA-Serums, evtl. Eliminierung 131 1 — HSA; die Anwesenheit der Antikörper wurde durch Präzipitation im Agargel und in einigen Fällen durch quantitative Präzipitation nachgewiesen.
ČSSR/ÚVTI. 6068.

**4-64/11-0381** Rao, M. R., Pal, A. K. und Razdan, M. N.; Izatnagar, Uttar Pradesh, Indian Veterin. Res. Inst. Studies on some of the lipid constituents in the blood of chicken under different physiological conditions. Part 1. Lipid concentration in „prelaying“, „just-started-laying“, „at-the-height-of-laying“, „moulting“ and „non-laying“ Wite-Leghorn-chicken. **(Untersuchungen über einige lipide Bestandteile im Blut von Hühnern unter unterschiedlichen physiologischen Bedingungen. 1. Mitt. Lipide Konzentration „vor dem Legen“, „unmittelbar nach Beginn des Legens“, „auf dem Höhepunkt des Legens“, „während der Mauser“ und „nach dem Aufhören des Legens“ von Weißen Leghorn-Hühnern.)** Indian veterin. J. **40** (1963) Nr. 11. S. 696-702. 6090.

**4-64/11-0382** Kritchevsky, David, Tepper, Shirley A. und Shapiro, Irwin L.; Philadelphia, Pa., Wistar Inst. of Anatomy and Biol. Colorimetric determination of serum cholesterol: comparison with isotope dilution analysis. **(Kolorimetrische Bestimmung des Cholesterins im Serum: Vergleich mit Isotopenverdünnungsanalyse.)** J. Lab. clin. Med. **63** (1964) Nr. 3. S. 511-516. 6090.

**4-64/11-0383** Tettenborn, Dieter; Hannover, Tierärztl. Hochschule, Richard-Götze-Inst., Klin. für Rinderkrankh. **Blutzuckerbestimmungen bei gesunden und kranken Rindern mit der Glukoseoxydasemethode.** Diss. Hannover **1963** 50 S. — 8 Tab., 76 Lit.
Die enzymatische Blutzuckerbestimmung mit der Glukoseoxydase wird bei 229 klinisch gesunden Rindern und bei 231 erkrankten Kühen durchgeführt. Die Untersuchungen berücksichtigen ferner die Trächtigkeitsperiode, die Tagesschwankungen und den Ort der Blutentnahme (Ohrvenen und Blut aus der V. jugularis). Bei 10 Kälbern wird ein Blutzuckerwert von 76,77 ± 15,70 mg% und bei 21 Jungrindern ein Mittelwert von 40,96 ± 4,27 mg% festgestellt. Die Durchschnittswerte erwachsener Rinder zeigen Abhängigkeit vom jeweiligen Bestand und liegen zwischen 24,16 ± 5,96 mg% und 39,05 ± 6,28 mg%. Die Blutzuckerwerte bei kranken Tieren liegen mit geringen Schwankungen bei 34 mg%. Eine Beeinflussung der Blutglukosekonzentration bei verschiedenen Erkrankungen wird nicht beobachtet. Gegen Ende der Trächtigkeitsperiode sowie im Puerperium kommt es zu einem Absinken der Blutzuckerwerte. Im Verlauf eines Tages treten bei allen Tieren innerhalb weniger Stunden Schwankungen im Blutzuckergehalt auf, die am ausgeprägtesten bei Jungrindern sind. Hinsichtlich des Ortes der Blutentnahme werden keine Unterschiede festgestellt. Auf Grund der Untersuchungsergebnisse kann einer einmaligen Blutzuckerbestimmung beim Rind nur ein begrenzter diagnostischer Wert beigemessen werden. W. Verter. 6095.

**4-64/11-0384** Atterbery, John T. und Colvin jun., Harry W.; Fayetteville, Univ. of Arkansas. Effect of diet on fasting blood glucose levels in dairy calves 1 to 13 weeks old. **(Der Einfluß der Futterzusammensetzung auf den Nüchtern-Blutzuckerspiegel von 1-13 Wochen alten Kälbern.)** J. appl. Physiol. **18** (1963) Nr. 6. S. 1221-1225. — 5 Abb., 1 Tab., 31 Lit.
Bei insgesamt 14 Bullenkälbern wird vom 3.-4. Lebenstag bis zur 13. Lebenswoche der Einfluß vier unterschiedlicher Fütterungen auf den Blutzuckerspiegel untersucht. Bei Diät I (Milch und gelöste Milchbestandteile) wird bei 3 Bullenkälbern bis zur 13. Lebenswoche keine signifikante Veränderung des Blutzuckerspiegels (Mittelwert 85 mg%) beobachtet. Bei Diät II (Milch und Getreideprodukte) sinkt der Blutzuckerspiegel von im Mittel 95 mg% auf 70 mg% in der 13. Lebenswoche bei 4 Bullenkälbern. Bei Diät III (Milch, Getreideprodukte und Heu) mit zusätzlicher Überimpfung von Panseninhalt vom Muttertier sinkt der Blutzuckerspiegel von im Mittel 100 mg% auf im Mittel 60 mg% in der 10.-13. Woche bei 4 Bullenkälbern. Bei Diät IV (Milch und Getreideprodukte) mit zusätzlicher Überimpfung von Panseninhalt vom Muttertier sinkt der Blutzuckerspiegel bis zur 8. Lebenswoche von im Mittel 100 mg% auf 70 mg% und steigt bis zur 13. Lebenswoche bis auf 80 mg% wieder an. H.-A. Ketz. 6095.

**4-64/11-0385** Lietsch, Claus-Dietrich; Hannover, Landwirtschaftskammer, Tiergesundheitsamt. **Enzymatische Blutzuckerbestimmung bei Hühnern.** Diss. Hannover **1963** 83 S. — 32 Tab., 67 Lit.
Mittels einer enzymatischen Methode wurde bei klinisch gesunden Küken im Alter von 7 Tagen ein durchschnittlicher Glukosewert von 143 ± 7,95 mg%, im Alter von 9 Tagen von 116 ± 4,77 mg% und im Alter von 10 Tagen von 120 ± 3,18 mg% (Schwankungsbreite 80 - 149 mg%) festgestellt. Kurzfristige Verabreichung schwach konzentrierter Traubenzuckerlösung sowie Unterkühlung oder Erwärmung von Küken unter transportähnlichen Bedingungen beeinflussen den Blutzuckergehalt kaum. Die Verfütterung eines Mischfutters, das 5% Zucker enthielt, hatte vergleichsweise zu Kontrollen eine Erhöhung der Blutzuckerwerte zur Folge. Durch stärker konzentrierte Traubenzuckerlösung war ein kurzfristig erhöhter Blutzuckeranstieg auslösbar, der bereits nach 1-2 Std. erheblich nachließ. Eintagsküken, die nach dem Transport 2 Tage lang 2-10%ige Traubenzuckerlösung zur freien Aufnahme erhielten, zeigten erhöhte Blutzuckerwerte, aber keine wesentlich besseren Gewichtszunahmen. Bei 200 klinisch kranken Hühnern wurde ein Mittelwert von 122 mg% (62 bis 187 mg% Schwankungsbreite) ermittelt. Bei 20 Tieren, die an Marekscher Lähme erkrankt waren, betrug der Mittelwert 123 ± 4,6 mg%, bei 15 Tieren mit leukotischen Veränderungen 116 ± 6,2 mg%. Bei 39 Tieren mit eitrig-entzündlichen Prozessen lag der Mittelwert bei 118 ± 4,1 mg% und bei 78 Tieren mit Endoparasitenbefall bei 117 ± 2,57 mg% (Schwankungsbreite 62-185 mg%). Die Methode der enzymatischen Blutzuckerbestimmung ist für klinisch-diagnostische Untersuchungen in einem Geflügellabor gut geeignet. Ihr Vorteil liegt in der Spezifität sowie in der technisch einfachen Durchführung.
E. Kolb. 6095.

**4-64/11-0386** Bell jun., J. Thomas; Athens, Univ. of Georgia, School of Veterin. Med. Enzyme histochemical techniques in veterinary hematology. **(Verfahren zum histochemischen Enzymnachweis in der Veterinär-Hämatologie.)** Amer. J. veterin. Res. **25** (1964) Nr. 104. S. 230-232. — 10 Lit. Zus. in Interlingua.
Vf. gibt Modifikationen der Verfahren zum histochemischen Nachweis von Phosphatasen, Cytochromoxydase und Esterase an. Die Verwendung substituierter Naphthole als Substrate sowie von Diazonium-Salzen als Farbstoffe hat sich als beste Lösung erwiesen, da ihre Reaktionsprodukte stark färbend und damit die Enzymlokalisation deutlich erkennbar ist. Die Verwendung einer Mischung von kaltem Aethanol mit Aether (1:1) als Fixierungsmittel erwies sich bei der Bestimmung von Phosphatasen besser als die Benutzung von kaltem Formalin oder Aceton, da die Zellstrukturen besser erhalten blieben. Aus dem gleichen Grund ist die Anwendung einer kalten 10%igen Formalin-Methanol-Lösung als Fixationsmittel bei der Bestimmung von Cytochromoxydase und Esterase empfehlenswert. E. Grün. 6105.

**4-64/11-0387** Burkhardt, G., Gabsch, H.-Ch. und Daniel, P.; Dresden, Med. Akad., Chirurg. Klin. **Zur Transaminasenbestimmung mit der Mikromethode.** Klin. Wschr. **42** (1964) Nr. 8. S. 405-406. — 7 Lit.
Es wird eine modifizierte Mikromethode zur Bestimmung der Transaminasen im Blut beschrieben, bei der nur 0,2 ml benötigt werden. Man füllt in ein mit Heparin ausgeschwenktes Zentrifugengläschen 1,3 ml physiologische Kochsalzlösung und bläst 0,2 ml Kapillarblut ein. Nach dem Zentrifugieren dekantiert man die überstehende Plasma-Kochsalzlösung ab; hiervon werden jeweils 1 ml mit 0,5 ml Substratlösung (gepufferte Asparagin-Ketoglutarsäure-Lösung, Alanin-Ketoglutarsäure-Lösung) genau 1 Std. bei 37 °C incubiert. Gleichfalls gelangen Kontrollen zum Ansatz. Anschließend gibt man 0,5 ml Farbentwickler (2,4-Dinitrophenylhydrazin-Lösung in verdünnter Salzsäure) hinzu und läßt 20 Min. bei Zimmertemperatur im Dunkeln einwirken. Zu den

beiden Gläschen gibt man jeweils 2 ml Toluol und schüttelt einmal kräftig durch. Es wird dann 5 Min. bei ca. 6000 Umdrehungen zentrifugiert, und 1 ml der obenstehenden Toluolschicht wird abpipettiert. Nach Zugabe von 3 ml alkoholischer Kalilauge wird geschüttelt, anschließend die kolorimetrische Messung bei 550 nm vorgenommen. Die Normalwerte liegen im Bereich zwischen 10 und 50 E. Bei der Durchführung von jeweils 20 Parallelbestimmungen ergab die Fehlerrechnung für SGPT einen absoluten Fehler von ± 1,08 und einen relativen Fehler von ± 2,29%; für die SGOT betrug der absolute Fehler ± 1,17 und der relative ± 4,32%. E. Kolb. 6105.

**4-64/11-0388** Snook, Robert und Cole, H. H.; Davis, Univ. of California. Endogenous gonadotropic activity in mare serum subsequent to chronic treatment with gonadotropin. **(Endogene gonadotrope Aktivität im Stutenserum im Anschluß an die Dauerbehandlung mit Gonadotropin.)** Endocrinology **74** (1964) Nr. 1. S. 52-63. — 7 Abb., 5 Tab., 20 Lit.

In der Literatur finden sich Berichte über Antihormonbildung bei verschiedenen Säugetieren nach Behandlung mit artfremden Gonadotropinen. In diesem Zusammenhang kam es Vff. darauf an zu zeigen, daß die Dauerbehandlung von Stuten mit Choriongonadotropin (HCG) zu einer Erhöhung der hypophysären Gonadotropinsekretion führt und daß das Serum dieser Stuten trotz hohen Antigonadotropintiters beträchtliche gonadotrope Aktivität besitzt. Zu diesem Zwecke erhielten 2 Stuten mehrere Wochen lang HCG bzw. HCG und Follikelreifungshormon (FSH) bzw. nur FSH. Das Serum dieser Stuten wurde hinsichtlich seiner gonadotropen Aktivität an normalen und hypophysektomierten infantilen männlichen und weiblichen Ratten getestet. Das Serum der HCG-behandelten Stute zeigte FSH-Wirkung bei normalen weiblichen Ratten. Nach HCG- und FSH-Behandlung war das Serum vorübergehend inaktiv. Nach FSH-Behandlung war es längere Zeit inaktiv. Die bei normalen weiblichen Ratten zu verzeichnende gonadotrope Aktivität des Serums war bei hypophysektomierten weiblichen Ratten sowie bei normalen männlichen Ratten nicht, bei hypophysektomierten männlichen Ratten vorhanden. Diese und weitere Ergebnisse werden hinsichtlich der Bedeutung von FSH und zwischenzellenstimulierendem Hormon (ICSH) für die Entwicklung der Gonaden besprochen. Vff. nehmen an, daß Follikelwachstum, Ovulation, Oestrogenbildung und Gelbkörperentwicklung der gleichzeitigen Einwirkung von FSH und ICSH bedürfen. W. Rommel. 6110.

**4-64/11-0389** Dvořák, M. Schopnost krevního séra vázat železo u prasat a při anémii selat. **(Die Fähigkeit des Blutserums, bei Schweinen und bei Ferkelanämie das Eisen zu binden.)** Veterinární Med. **8(36)** (1963) Nr. 6. S. 443 bis 450. — 1 Abb., 2 Tab., 22 Lit. Zus. in Russ., Engl.

Bei 65 Schlachtschweinen und wiederholt bei 161 Saugferkeln wurde die allgemeine Fähigkeit des Blutserums, nämlich das Eisen zu binden, (CKVZ) gemessen. Die Ferkel entstammten 24 in Ställen gehaltenen Würfen und zeigten keine Symptome von Infektionskrankheiten. Das Serumeisen wurde nach der von Scheibl und Saffer modifizierten Hellmeyer-Plötner-Methode bestimmt. Bei der Ermittlung der Fähigkeit des Serums, Eisen zu binden, wurde die Bindung des zugesetzten Eisens auf das nicht gesättigte Transferin (nach der von Brändstrup modifizierten Methode von Laurell) vorgenommen, und bei den Schlachtschweinen fand man einen Wert von 354 + 51 μg/100 ml; bei der Siderämie 110 ± 33 μg/100 ml wurde das Transferin von 31,0 ± 7,7% gesättigt. Der Wert bei Ferkeln mit normalem rotem Blutbild im Alter von 28-47 Tagen war 501 ± 66 μg/100 ml (hohe Fähigkeit) und ein niedrigerer Saturationsprozentsatz (21,7 ± 10,1). Das kann als ein Beweis eines unsichtbaren Eisenmangels und erhöhten physiologischen Bedarfs beim jungen Organismus gelten. Bei anämischen Ferkeln im Alter von

30-46 Tagen war die gesamte und auch die nicht gesättigte Serumkapazität im Vergleich mit gleichaltrigen Ferkeln mit normalem rotem Blutbild nachweisbar höher, und die Siderämie sowie auch die Saturationswerte waren niedriger. ČSSR/ÚVTI. 6115.

**4-64/11-0390** Meyer, H.; Hannover, Tierärztl. Hochschule, Inst. für Tierzucht und Vererbungsforsch. **Vorkommen und Verbreitung der Blutkalium-Typen in deutschen Schafrassen.** Z. Tierzücht. Züchtungsbiol. **79** (1963) Nr. 2. S. 162-182. — 4 Abb., 15 Tab., 28 Lit.
Der Kalium- und Natriumgehalt des Blutes und die K-Konzentration in den Erythrocyten wurden bei 1294 Schafen aus 11 deutschen Schafrassen flammenphotometrisch untersucht, um die von mehreren ausländischen Autoren ermittelten unterschiedlichen Blutkaliumtypen, insbesondere deren Häufigkeit und Vererbung nachzuprüfen. In allen geprüften Rassen waren zwei verschiedene Blutkaliumtypen — HK (= high K) und LK (= low K) — nachweisbar, die sich offenbar in einfach mendelnder Form vererben. In den einzelnen Rassen wurde folgende Frequenz für das $K^h$-Allel gefunden: Merinolandschaf 0,10, Merinofleischschaf 0,21, Schwarzköpfiges Fleischschaf 0,44, Weißköpfiges Fleischschaf 0,69, Leineschaf 0,37, graue Heidschnucke 0,21, weiße Heidschnucke 0,55, Ostfriesisches Milchschaf 0,57, Bentheimer Schaf 0,40, Rhönschaf 0,68 und Karakul 0,88. Die möglichen Ursachen für die unterschiedliche Gen-Verteilung in den einzelnen Rassen, wie genetische Drift, Abstammung von verschiedenen Wildformen, Kreuzung, künstliche Selektion und ökologische Einflüsse, werden diskutiert. — Der K-Gehalt der Erythrocyten wurde aus dem K-Gehalt des Gesamtblutes, des Plasmas und dem Hämatokritwert berechnet. Bei den einzelnen Rassen war der durchschnittliche K-Gehalt der Erythrocyten von LK-Schafen signifikant verschieden. Hämatokritwert, Hämoglobintyp und Geschlecht beeinflußten ebenfalls den K-Gehalt der Erythrocyten. Aus dem Na-Gehalt des Blutes waren keine klar abgesetzten Typen erkennbar. E. Krause. 6115.

**4-64/11-0391** Charton, A., Faye, P., Hervy, A., Bernard, C. und Guesl in, M.; Alfort, École Vétérin. Réserve alcaline du sang des ovins. **(Alkalische Reserve des Blutes von Schafen.)** Bull. Acad. vétérin. France [N.S.] **36** (1963) Nr. 10. S. 445-446. 6120.

**4-64/11-0392** Jozová, O. und Paluska, Ed. (unter techn. Mitarb. von Hüttlová, J.); Prag, Inst. für Hämatol. und Bluttransfusion. **Untersuchungen der antigenen Eigenschaften einer tschechoslowakischen Blutplasma-Ersatzlösung (modifiziertes Rinderserum) im Tierversuch.** Z. Immunitäts- u. Allergieforsch. **125** (1963) Nr. 5. S. 395-404.
Die antigene Wirkung eines aus Rinderserum gewonnenen Blutplasmaersatzes wurde im Tierversuch anhand von aktiv und passiv sensibilisierten Kaninchen, Meerschweinchen und Mäusen überprüft. Vff. stellten fest, daß die Antigenität des denaturierten Präparats im Vergleich zu nativem Serum zwar vermindert, jedoch nicht völlig aufgehoben ist. Die Ergebnisse befinden sich in Übereinstimung mit den zuvor in vitro durchgeführten Versuchen.
G. Train. 6121.

**4-64/11-0393** Paluská, Ed. (unter techn. Mitarb. von Rosová, M.); Prag, Inst. für Hämatol. und Bluttransfusion. **Immunoelektrophoretische Untersuchungen mit der aus Rinderserum hergestellten tschechoslowakischen Blutplasma-Ersatzlösung.** Z. Immunitäts- u. Allergieforsch. **125** (1963) Nr. 5. S. 383-394.
Vf. untersuchte einen durch Denaturierung aus nativem Rinderserum hergestellten Blutplasmaersatz mit Hilfe der Immunelektrophorese nach Grabar und Williams. Unter Verwendung von präzipitierenden Antiseren, die gegen

natives und modifiziertes Rinderserum bzw. gegen deren Albumin gerichtet waren, konnte die Erhaltung der Artspezifität des denaturierten Serums und deren Kopplung an den Albuminkomplex nachgewiesen werden. Die Gammaglobulinfraktionen werden bei der vorgenommenen physikalisch-chemischen Behandlung anscheinend ebenfalls nicht völlig zerstört, sondern erfahren zum Teil lediglich Änderungen ihres antigenen Charakters, ihrer Struktur und Motilität. In den zugehörigen Kaninchenseren sind die Antikörper an die Gammaglobulinfraktion von mittlerer Beweglichkeit gebunden.

G. Train. 6121.

**4-64/11-0394** Bierring, F.; Copenhagen, Univ., Med.-Anatom. Inst. The lymphocyte content of the bone marrow in thymectomized-lymphadenectomized rats. **(Der Lymphocytengehalt im Knochenmark thymektomierter und lymphadenektomierter Ratten.)** Acta anatom. [Basel] **55** (1963) Nr. 1/2. S. 9-15. — 1 Tab., 15 Lit.

Es wird der Einfluß der Thymus- und Lymphknotenentfernung auf den Lymphocytenanteil im Knochenmark untersucht. Als Versuchstiere dienten junge weibliche Albinoratten. Bei 11 Tieren wurde unter Aethernarkose der Thymus und ungefähr 70% aller Lymphknoten entfernt. Bei weiteren 17 Ratten mit annähernd gleichem Kgw. wurde eine Kontrolloperation durchgeführt. Die Untersuchung des Knochenmarks erfolgte 60 Tage nach der Operation. In nach May-Grünwald-Giemsa gefärbten Ausstrichen des Knochenmarkes wurden 2000 Zellen differenziert. Die Differenzierung der Lymphocyten erfolgte unter Berücksichtigung folgender Kriterien: Zelldurchmesser 8-12 $\mu$; rötlich-glatter Kern mit lockerem Chromatingerüst; schmaler Cytoplasmasaum von blasser Farbe — zuweilen sogar unsichtbar oder scheinbar nur an einem Pol der Zelle vorhanden, gelegentlich enthält es feine azurophile Granulation. Im Verlauf der Untersuchungen konnten keine signifikanten Unterschiede hinsichtlich des Lymphocytengehaltes und der wichtigsten anderen Zellgruppen im Knochenmark gegenüber den operierten Kontrolltieren nachgewiesen werden. Die Mitosehäufigkeit in dem verbliebenem lymphatischen Gewebe war nicht erhöht. Auf Grund der Ergebnisse wird angenommen, daß das Knochenmark von einer Versorgung mit Lymphocyten aus dem Thymus oder aus den Lymphknoten unabhängig ist. W. Verter. 6123.

**4-64/11-0395** Kiel, Hermann; Hannover, Landwirtschaftskammer, Tiergesundheitsamt. **Versuche zur Beeinflussung des Hämoglobin-Gehaltes und der Gewichtsentwicklung bei Schaflämmern durch Behandlung der Muttertiere und Lämmer mit Myofer (Eisen-Dextran-Komplex).** Diss. Hannover **1963** 39 S. — 6 Abb., 16 Tab., 9 Lit.

Die Untersuchungen erstreckten sich auf drei Herden im Kreise Hofgeismar/Kassel in der Zeit von Anfang Januar bis Mitte Mai 62. Zwei der Herden bestanden aus reinrassigen schwarzköpfigen Fleischschafen (hiervon eine Gutsherde), der dritte Bestand setzte sich zu 80% aus schwarzköpfigen Fleischschafen, zu 10% aus Leineschafen und zu 10% aus Kreuzungsprodukten zusammen. Die Behandlung tragender Mutterschafe mit „Myofer" vermochte nicht den Hb-Gehalt des Blutes der Lämmer positiv zu beeinflussen. Der Fe-Gehalt der Milch zeigte ebenfalls keinen Anstieg. Die besseren Gewichtszunahmen der Lämmer behandelter Mutterschafe sind mit der Besserung der Kondition der Muttertiere durch die Myofer-Behandlung zu erklären. Die Behandlung der Lämmer selbst hatte einen Anstieg im Hb-Gehalt des Blutes und eine günstigere Gewichtsentwicklung der Tiere selbst zur Folge. Bei der Geburt schwächere Zwillingslämmer wurden durch eine Myofer-Injektion selbstverständlich nicht so gekräftigt, daß sie den stärkeren Zwillingspartner innerhalb 8 Wochen einzuholen und zu überflügeln vermochten, da die Milchsekretion der betreffenden Muttertiere nicht ausreicht.

H. Busse. 6135.

**4-64/11-0396** Casey, H. W., McClellan, R. O., Clarke, W. J. und Bustad, L. K.; Richland, Wash., Gen. Electric Co. Iodine-131-labeled rose Bengal blood clearance as a liver function test in sheep. **(Die Blut-Clearance des mit $^{131}J$ markierten Bengal-Rosa als Leberfunktionstest beim Schaf.)** Amer. J. veterin. Res. **24** (1963) Nr. 103. S. 1189-1194.

Das von Delprat **1923** für den Leberfunktionstest eingeführte Bengal-Rosa wird von den Leberzellen aus dem Blut resorbiert und mit der Galle ausgeschieden, ohne wieder in den Kreislauf zu gelangen. Die Resorptionsgeschwindigkeit der Farbe aus dem Blut dient als Maßstab der Leberfunktion, wobei die Farbdosis in weiten Grenzen schwanken kann. Es ist deshalb möglich, den Test täglich zu wiederholen. Das stabile J des Farbstoffes wird durch $^{131}J$ ersetzt, wodurch eine Messung der Farbstoffkonzentration im Blut mittels Bestimmung der $\gamma$-Strahlen-Rate des radioaktiven J möglich ist. Die ersten Bestimmungen werden 2 Min. p.i. vorgenommen und in Intervallen bis zu 30 Min. wiederholt. Schädigungen der Lebern von 22 Schafen im Alter zwischen 8 Woch. und 6 Jahren sind mit Gaben von $^{237}Np$ (Neptunium) oder $C\,Cl_4$ hervorgerufen worden. Mit dem Grad der Leberschädigung steigen die Blut-Clearance-Werte, um nach Regeneration der Leberzellen wieder abzusinken. Der Grad der Leberzellschädigung wird histologisch kontrolliert.

H. J. Gußmann. 6135.

**4-64/11-0397** Magunna, Eberhard; Hannover, Tierärztl. Hochschule, Klin. für Kleine Haustiere. **Die Veränderungen der Kationenkonzentrationen im Serum von Hunden nach operativen Eingriffen.** Diss. Hannover **1963** 28 S. – 2 Abb., 1 Tab., 55 Lit.

Vf. gibt einleitend eine Literaturübersicht über die Physiologie des Elektrolyt- und Wasserhaushaltes und die postoperativen Elektrolytveränderungen, wie sie besonders beim Menschen vorgefunden werden. Auch bei Hunden treten postoperative Komplikationen, die durch Apathie, cardiale Arrythmie, Schwäche und Exsiccose gekennzeichnet sind, auf. Störungen im Ionensynergismus werden ursächlich vermutet, da in vielen Fällen oft Heilung nach Elektrolytgaben eintritt. In eigenen Versuchen wurden die Veränderungen im Kationenhaushalt im Serum von Hunden nach operativen Eingriffen geprüft. An 20 Hunden wurden Elektrolytbestimmungen im Serum vorgenommen. 5 Hunde mit Frakturen, 5 mit Kreuzbandrissen und 10 Hunde, bei denen Laparotomien vorgenommen wurden, kamen dabei zur Untersuchung. Bei den Frakturen handelte es sich um solche des Humerus und Femur, die durch offene Marknagelung geheilt werden konnten, bei Patienten mit Kreuzbandrissen wurde das Lig. decuss. lat. bzw. mediale durch einen Fascienstreifen ersetzt und vorwiegend Hysterektomien, aber auch eine Perinealhernie, und 2 Enterotomien waren die operativen Eingriffe der 10 Laparotomien. Unmittelbar nach der Blutentnahme von je 30 ml Venenblut wurde das Blut 15 Min. bei 3000 U/Min. zentrifugiert und das Serum in 10 ml Kunststoff-Fläschchen abpipettiert. Zur Na- und K-Bestimmung wurde das Beckmann Flammenphotometer, Modell DU benutzt. Hierbei wurde das Serum mit Trichloressigsäure enteiweißt und K in einer Verdünnung 1:10, Na 1:100 auf den Wellenlängen 589 m$\mu$, 768 m$\mu$ bestimmt. Die Werte wurden auf einer vorher angefertigten Eichkurve in mg% abgelesen. Für die Ca- und Mg-Bestimmung konnte die kombinierte Methode von Pincussen angewendet werden. Mit $KMnO_4$ wurde das Ca über Ca-Oxalat titrimetrisch bestimmt. Für sämtliche Werte wurden Doppelbestimmungen vorgenommen. Dreifachbestimmungen mußten jedoch bei den Magnesiumwerten wegen der Empfindlichkeit der Methode angewendet werden. Mg wurde als Mg-ammoniumphosphat photometrisch auf der Wellenlänge 750 m$\mu$ bestimmt. Blutprobenentnahme: a. op., 16-18 Std., 40 Std. und 64 oder 88 Std. p.op. Zur Narkose dienten Megaphen, Polamivet und Aether, in einem Fall Surital. Infusionen irgendwelcher Art wurden während der Versuchsdauer nicht (1 Ausnahme) verabreicht. Die Versuche ergaben, daß in der ersten Phase p.op., mit Ausnahme des Mg, ein Abfall der Kationen-Konzentration im Serum auftrat, der sich proportional zur steigenden Rekonvaleszenz nach der Operation wieder der Norm näherte. Wieweit dieses Absinken der Kationenwerte im Serum einem echten Kationenverlust des Gesamtorganismus entsprach, oder wieweit es infolge Operationen nur zu einer Verschiebung des Ionengleichgewichts im intra- und extracellulären Raum kam, ließ sich aus den Untersuchungen nicht entnehmen. Dazu hätten Bilanzuntersuchungen durchgeführt werden müssen. Obwohl der Organismus des Hundes in der Lage war, einen gestörten Elektrolythaushalt schneller als der Mensch zu normalisieren, schien der Einfluß eines Traumas die gleichen Auswirkungen wie beim Menschen zu haben. Chr. Garlt. 6135.

**4-64/11-0398** Swingle, W. W. und Swingle, A. J.; Princeton, N. J., Univ. Effect of sodium pentobartital anesthesia on plasma volume of adrenalectomized dogs. **(Die Wirkung der Pentobarbital-Na-Narkose auf das Plasmavolumen bei adrenalektomierten Hunden.)** Amer. J. Physiol. **205** (1963) Nr. 3. S. 555-559.
Pentylentetrazolgeschockte, adrenalektomierte Hunde sind nicht imstande, ihr erniedrigtes Plasmavolumen trotz hoher Deoxycorticosterongaben zu erhöhen, wenn ihnen eine salzarme Diät verfüttert wird. Das Plasmavolumen steigt bis auf einen nahe an einen Schock herankommenden Spiegel im Anschluß an Glukocorticoidinjektionen oder dann, wenn die Tiere mit Pentobarbital-Na anästhesiert worden sind, an. Das Plasmavolumen sinkt wieder ab bis an den Schockzustand, wenn sich die Tiere von der Narkose erholen. Hunde, die an den Symptomen einer Nebenniereninsuffizienz leiden, reagieren ähnlich. Das Volumen steigt dabei bis zur Norm unter Barbiturat-Narkose an und fällt bis unter die Norm ab, wenn die Anästhesie abklingt. Obgleich das Plasmavolumen unter der Anästhesie zur Norm zurückkehrt, fällt der arterielle Druck bei nebennierengeschädigten Hunden fortgesetzt. Die Veränderungen des Plasmavolumens stehen offensichtlich in keiner Beziehung zur Überlebensquote. Das erhöhte Plasmavolumen infolge der Pentobartitalnarkose ist wahrscheinlich auf eine starke Vasodilatation während der Wirkung des Präparates zurückzuführen. O. Dietz. 6135.

**4-64/11-0399** Donaldson, L. E. und Hansel, William; Ithaca, N.Y., Cornell Univ. Collection of blood from the cavernous sinus in the cow. **(Die Blutgewinnung aus dem Sinus cavernosus bei der Kuh.)** J. Dairy Sci. **47** (1964) Nr. 1. S. 98-99. — 1 Abb., 12 Lit.
Es wird eine Methode zur Gewinnung von Blut aus dem Sinus cavernosus beschrieben. Der Einstich erfolgt durch das Foramen ovale. Je Kalb bzw. Färse kann mit Hilfe dieser Methode bis zu einem Liter Blut entnommen werden. H.-A. Ketz. 6140.

**4-64/11-0400** Brown, J. M. M. und Wet, P. J. de; Onderstepoort, Veterin. Res. Inst. Chemical studies on blood and tissues from Angora goats carrying to normal term and from habitually-aborting animals. **(Chemische Untersuchungen an Blut und Geweben von Angoraziegen mit normaler Trächtigkeitsdauer und Tieren mit habituellem Abort.)** Onderstepoort J. veterin. Res. **30** (1963) Nr. 2. S. 169-178. — 4 Tab., 27 Lit.
Als Ursache des Abortes wird von van Heerden (1961) eine dauernde Schwäche der Hypophysengonadenachse angenommen. Diese ist durch einen auf einer unzureichenden Sekretion des Luteothrophen Hormones beruhenden vorzeitigen Abbau des Corpus luteum graviditatis zurückzuführen. In der Arbeit werden vergleichende hämatologische Befunde aus Ziegenherden, in denen der habituelle Abort bisher unbekannt war und aus solchen Beständen

vorgelegt, wo Abortfälle ständig vorkommen. Verminosen, Sideropenie und auf chronischen Leberleiden beruhende Anämien können bei den Aborten und der Sterblichkeit der neugeborenen Lämmer ebenfalls eine auslösende Rolle spielen. Bei den Feten wurden erhebliche Differenzen im Lebereisen- und -selengehalt zwischen normalen und pathologischen Früchten gefunden. Das spricht für eine frühzeitige Störung des mütterlichen und embryonalen Stoffaustausches. Bei den meisten untersuchten Tieren lag ein Cu-Mangel im Blute vor. In den fraglichen Gebieten ist der Cu-Mangel auf manchen Betrieben als wichtiger Sekundärfaktor anzusehen. H. Busse. 6140.

**4-64/11-0401** Joshi, H. B., Razdan, M. N. und Pal, A. K.; Izatnagar, Post Graduate Coll. of Animal Sci., Indian Veterin. Res. Inst. Studies on avian blood. II. Some chemical constituents of duck blood (Khaki campbell). **(Untersuchungen von Geflügelblut. 2. Mitt. Einige chemische Bestandteile im Entenblut.)** Indian veterin. J. **40** (1963) Nr. 10. S. 612-616. — 1 Tab., 8 Lit. 1. Mitt. vgl. 4-64/07-0340.
Vf. untersuchte an männlichen und legenden sowie nichtlegenden Enten den Eisen- und anorganischen Phosphorgehalt im Gesamtblut, den nicht eiweißgebundenen Stickstoffgehalt im Plasma und den Calcium-, Magnesium- sowie den Magnesium-Ammonium-Phosphatgehalt im Blutserum. Die Bestimmung des Eisens und des anorganischen Phosphors erfolgte nach den Methoden von Wong, Fiske und Subba Row, die des nicht eiweißgebundenen Stickstoffs nach Folin und Wu, die des Ca, Mg und des Magnesium-Ammonium-Phosphates nach Clark, Collip, Krämer, Tischall, Holzapfel und Fiske-Subba Row. Bei männlichen Enten lagen die Werte für anorganischen Phosphor bei 6,0 $\pm$ 1,22 mg/100 ml Blut, die des Eisens bei 51,97 $\pm$ 8,90 mg. Der nicht eiweißgebundene Stickstoffgehalt betrug 38,23 $\pm$ 8,05 mg/100 ml Blutplasma. Die Werte für Calcium lagen bei 10,95 $\pm$ 1,09 und für Magnesium bei 4,26 $\pm$ 0,75 mg/100 ml Serum. Bei nichtlegenden weiblichen Tieren wurden folgende Werte ermittelt: Anorgan. Phosphor 5,98 $\pm$ 1,01 mg, Eisen 45,14 $\pm$ 3,19 mg/100 ml Blut; nicht eiweißgebundener Stickstoff 44,04 $\pm$ 3,42 mg/100 ml Blutplasma; Calcium 14,38 $\pm$ 4,23 mg und Magnesium 4,31 $\pm$ 0,37 mg/100 ml Blutserum. In der dritten Gruppe — legende weibliche Enten — lagen die entsprechenden Werte für anorgan. Phosphor und Eisen bei 7,26 $\pm$ 1,19 und 42,93 $\pm$ 8,28 mg/100 ml Blut, für nicht eiweißgebundenen Stickstoff bei 39,74 $\pm$ 4,18 mg/100 ml Plasma, für Calcium und Magnesium bei 31,81 $\pm$ 6,42 und 4,62 $\pm$ 0,65 mg/100 ml Serum. W. Verter. 6140.

**4-64/11-0402** Kuni, H., Graul, E. H. und Hundeshagen, H.; Marburg/L., Philipps-Univ., Strahleninst. **Erythrokinetiks in der nuklearmedizinischen Routinediagnostik. Theoretische und methodische Fortschritte bei der hämatologischen Untersuchung mit $^{51}$Cr und $^{59}$Fe.** Atompraxis **10** (1964) Nr. 3. S. 126-129. — 15 Lit.
In zusammenfassender Übersicht werden einige methodische Vereinfachungen zur Bestimmung des Eisenstoffwechsels mit $^{51}$Cr und $^{59}$Fe mitgeteilt. Berücksichtigung finden die Schnellmarkierung der Erythrocyten mit $^{51}$Cr zur Bestimmung des Blutvolumens, die Bestimmung und Verwertung der $^{51}$Cr-Ery--Vita, die Bestimmung der Ratenkonstanten $r_3$ und $r_4$ aus der Utilisationskurve, Gleichungen für Modifikationen pathologischer Stoffwechselwege, die Berechnung der Umsatzgrößen und des Stoffwechselpools sowie einige Halbmikromethoden. H.-A. Ketz. 6140.

---

**4-64/11-0403** *Schmekel, Luise.* **Embryonale und frühe postembryonale Erythropoiese in Leber, Milz, Dottersack und Knochenmark der Vögel.** Diss. Philosoph.-Naturwiss. Fak. Basel. 1961. (S. 560–615.) 8°. (Diss. 9642)

**4-64/11-0404** *Hauser, Pierre.* **Quantitatives und qualitatives Blutbild der gesunden Katze.** Diss. Veterinärmed. Fak. Bern. 1963. (31 S.) 8°. (Diss. 9627)

# XI. VIRUSKRANKHEITEN

**4-64/11-0405** Schulze, P., Hahnefeld, H., Hantschel, H. und Hahnefeld, E.; Insel Riems, Friedrich-Loeffler-Inst. der Dtsch. Akad. der Landwirtsch.-Wiss. zu Berlin. **Die Feinstruktur der Viren der infektiösen bovinen Rhinotracheitis und des Bläschenausschlages des Rindes (Exanthema coitale vesiculosum bovis).** Arch. exp. Veterinärmed. **18** (1964) Nr. 2. S. 417-425.
Mit Hilfe der Negativ-Kontrasttechnik wurden die Viren des Bläschenausschlages des Rindes und der infektiösen Rhinotracheitis des Rindes elektronenmikroskopisch untersucht. Beide Viren gleichen sich in ihrer Feinstruktur vollständig und entsprechen hierin den anderen Viren der Herpesgruppe. Der Gesamtdurchmesser beträgt durchschnittlich 1900 Å. Die 75 Å starke Hülle ist mit periodischen Oberflächenprojektionen versehen. Das Capsid mit ca. 1120 A Durchmesser besteht aus 162 hohlzylinderförmigen Capsomeren.
P. Schulze. 6205.

**4-64/11-0406** Meyer, R. C., Greider, M. H. und Bohl, E. H.; Columbus, Ohio State Univ. Electron microscopy of a pathogenic porcine enterovirus. **(Elektronenmikroskopie eines pathogenen Schweine-Enterovirus.)** Virology **22** (1964) Nr. 1. S. 163-165. — 7 Abb., 12 Lit.
Das ECPO-6-Virus wurde in Schweinenieren-Einschichtkulturen gezüchtet, durch Partialzentrifugation gereinigt und auf das etwa 100fache konzentriert. Es enthielt so 1,5 × $10^9$ plaque-bildende Einheiten. Elektronenmikroskopisch ergab sich nach der Metall-Schrägbedampfung ein Viruspartikeldurchmesser von etwa 36 m$\mu$. Nach Negativkontrastierung mit Phosphorwolframsäure wurden charakteristische Partikel sichtbar mit etwa 32 m$\mu$ Durchmesser und polygonalem, meist hexagonalem, Profil. Es wurden intakte Partikel und leere Schalen gefunden sowie zahlreiche Untereinheiten, eventuell 100 oder mehr, die wahrscheinlich in ikosahedraler Symmetrie angeordnet sind. Das Virus ist größer als das menschliche Enterovirus und in der Größe vergleichbar mit ECPO-1 und anderen Enteroviren der Schweine.
P. Schulze. 6205.

**4-64/11-0407** Schulze, P. und Schmidt, D.; Insel Riems, Friedrich-Loeffler-Inst. der Dtsch. Akad. der Landwirtsch.-Wiss. zu Berlin. **Elektronenmikroskopische Untersuchungen an Gewebekulturzellen nach Infektion mit dem Virus der Dermatitis pustulosa des Schafes.** Arch. exp. Veterinärmed. **18** (1964) Nr. 2. S. 465-483.
Anhand von Ultradünnschnitten wurden an primären Kälbernierengewebekulturen, die mit dem Virus der Dermatitis pustulosa (DP) der Schafe infiziert worden waren, die hierbei auftretenden Zellveränderungen untersucht. Das Schwergewicht wird auf Veränderungen an den Zellkernen gelegt, die in einer Aufhellung des Karyoplasmas, dem Auftreten elektronendichter aggregierter Körper besonders in den Interchromatinbezirken, einer Lappung der Kernmembran und aus vesiculären Strukturen bestehen. Die eigentliche Virussynthese spielt sich bei diesem Virus im Cytoplasma ab. Die Rolle der Kernveränderungen ist noch ungeklärt. Sie wurden mit ähnlichen Erscheinungen in mit Ektromelie-Virus infizierten Zellen, in Tumorzellen und anderen Zellen diskutiert. Im Cytoplasma werden lamelläre oder fibrilläre bzw. Myelin-Figuren vermehrt gefunden. Im Dünnschnitt verläuft die Virussynthese morphologisch in der für die Pockenviren typischen Art und gleicht den von Knocke beim DP-Virus beschriebenen Vorgängen. P. Schulze. 6205.

**4-64/11-0408** Cvetnić, S. und Topolnik, E.; Zagreb, Veterin. Fak. Sveučilišta, Inst. za Zarazne i Invazione Bolesti. Primjena hijaluronidaze u pripremi jednoslojne kulture tkiva. **(Die Verwendung von Hyaluronidase zur Gewinnung einschichtiger Gewebekulturen.)** Veterin. Arh. [Zagreb] **33** (1963) Nr. 11/12. S. 303-306. — 3 Lit. Zus. in Engl., Franz.

Versuche zur Herstellung einschichtiger Gewebekulturen aus Kälberhoden mittels Hyaluronidase (H) beweisen die Verwendbarkeit von H an Stelle von Trypsin, wobei die H-Kulturen die durch Trypsinierung gewonnenen Gewebekulturen hinsichtlich ihrer Haltbarkeit übertreffen. Die besten Ergebnisse erzielten Vff. unter Verwendung von 50-250 I. E. H („Apertase“ und „Luronase“) auf 100 ml PPS (pH = 7,3) bei einer Einwirkungsdauer von 10-30 Min. Die H-Gewebekulturen erwiesen sich für die Viruszüchtung als geeignet.
P. Schmidt. 6210.

**4-64/11-0409** Bürki, Franz; Bern, Univ., Veterin.-Bakteriol. Inst. **Studien über bovine Enteroviren. 5. Mitt. Biologische Eigenschaften von 4 Prototypen.** Mh. Tierheilkunde **15** (1963) Nr. 4. S. 91-97. — 2 Abb., 26 Lit. 4. Mitt. vgl. 4-64/10-0409.
Die Prüfungen der ECBO-Prototypstämme 1-4 von Bürki wurden vergleichend mit dem ECBO-Virusstamm 97 und einem IBR-Stamm auf Kälbernierenkulturen sowie in HeLa- und KB-Zellkulturen vorgenommen. Die ECBO-Stämme zeigten im Gegensatz zum IBR-Virus übereinstimmend Chloroformresistenz und passierten Göttinger Ultrafilter mit einer mittleren Porenweite von 35-20 mμ zu 8,8-14,5% des Virusgehalts der Ausgangssuspensionen. Hämagglutination mit Hühnererythrocyten zeigte lediglich der Prototypstamm 1. Entsprechende Versuche mit Erythrocyten vom Schwein und Rind verliefen in allen Fällen negativ. Eine Cytopathogenität für HeLa-Zellen bestand bei den Prototypstämmen 2, 3 und 4; für KB-Zellen war lediglich der Prototypstamm 4 cytopathogen. E. Hahnefeld. 6210.

**4-64/11-0410** Sabina, Leslie R. und Parker, Raymond C.; Toronto, Ontario, Univ. Studies of infectious bovine rhinotracheitis virus. 1. Plaque assay and some characteristics in bovine kidney cells. **(Untersuchungen am Virus der infektiösen bovinen Rhinotracheitis. 1. Mitt. Plaqueversuch und einige Charakteristika in Rindernierenzellen.)** Canad. J. Microbiol. **9** (1963) Nr. 4. S. 567-576. — 7 Abb., 4 Tab., 18 Lit.
Vff. beschreiben die Plaquebildung des IBR-Virus in dem Rindernieren-Zellstamm von Madin und Darby und prüfen den Einfluß verschiedener Mediumkompositionen, des Bicarbonatgehalts im Overlay sowie der Adsorptionszeit bei diesem Verfahren. Die Plaquezahlen erwiesen sich als reproduzierbar mit Standardabweichungen von ± 4,06 bis ± 5,16 bei wiederholter Titration desselben Viruspools. Zwischen Plaquezahl und Virusdosis bestand eine geradlinige Beziehung. Mit steigender Infektionsmultiplizität nahm die Zahl infektiöser Zentren zu. Die Eklipse des IBR-Virus betrug 4 Std. und war von einer 12-14 Std. anhaltenden logarithmischen Wachstumsphase gefolgt. Freies Virus wurde zu 1-9% nach 24 Std. nachweisbar. Bei 37 °C bzw. 42 °C betrug die Halbwertszeit des IBR-Virus 16 resp. 3,5 Std. Spezifisches Kaninchen- und Rinder-Hyperimmunserum neutralisierte 92% des infektiösen Virus in 30 Min. E. Hahnefeld. 6210.

**4-64/11-0411** Stevens, Jack G. und Groman, Neal B.; Seattle, Univ. of Washington, School of Med. Infectious bovine rhinotracheitis virus replication, cytopathology, and plaque formation in the presence and absence of nucleic acid analogues. **(Vermehrung, Cytopathologie und Plaquebildung des Virus der infektiösen bovinen Rhinotracheitis in Gegenwart oder bei Fehlen von Nucleinsäureanalogen.)** J. Bacteriol. 87 (1964) Nr. 2. S. 446-453. — 2 Abb., 4 Tab., 24 Lit.
Die Untersuchungen wurden unter Verwendung der Rindernieren-Zellinie von Madin und Darby durchgeführt. In 5-bromodeoxyuridin (BUDR) enthaltendem Medium wurde die Zellvermehrung dieses Stammes im Vergleich zu unbehandelten Kontrollen nicht beeinträchtigt. BUDR bewirkte jedoch eine mehr als 500-fache Depression des IBR-Virustiters. Dieser Effekt war reversibel in Gegenwart von Thymidin. Eine Behandlung der Zellkulturen mit

BUDR hatte keinen negativen Einfluß auf die Fähigkeit der Zellen zur Virusproduktion. Ebenso wurde IBR-Virus im Kulturüberstand nicht durch BUDR inaktiviert. Die im Verlauf der IBR-Virusvermehrung auftretenden cytopathischen Veränderungen und Einschlüsse waren in BUDR und 5-fluorodeoxyuridin (FUDR)-behandelten Kulturen in gleicher Weise zu beobachten wie in unbehandelten Kontrollen. Die Inhibitoren bewirkten jedoch eine Verminderung der Virusproduktion von 116 bis 500 PFU auf 0,5 PFU pro Zelle. In Gegenwart von spezifischem Antiserum im Agaroverlay bildete IBR-Virus deutliche Primär- und Sekundärplaques. Zur Klärung dieses Phänomens wurde die Plaquebildung unter Antiserum-Overlay bei Zugabe von BUDR und FUDR geprüft. Hierbei lief die Plaqueformation ebenfalls ungestört ab. Auf Grund dieser Beobachtungen wird eine eventuelle Zell-zu-Zellausbreitung des IBR-Virus diskutiert, wobei die Rolle von Virus-Untereinheiten oder Toxinen Erwähnung findet. Als wesentlich bei der Plaquebildung unter der Antiserum-Inhibitorkombination wird die Existenz inhibitor-resistenten Virus erachtet. E. Hahnefeld. 6210.

**4-64/11-0412** Wagner, Robert R., Levy, Allan H., Snyder, Ruth M., Ratcliff jun., Gilbert A. und Hyatt, David F.; Baltimore, Md., Johns Hopkins Univ., School of Med. Biologic properties of two plaque variants of vesicular stomatitis virus (Indiana serotype). **(Biologische Eigenschaften von zwei Plaquevarianten des Virus der Stomatitis vesicularis [Serotyp Indiana].)** J. Immunol. [Baltimore] **91** (1963) Nr. 1. S. 112-122. — 8 Abb.
Beim Studium des Indiana-Serotyps des Virus der Stomatitis vesicularis wurden auf Kükenembryo- und L-Zellen 2 unterschiedliche Plaquevarianten festgestellt. Beide Varianten unterschieden sich besonders auf L-Zellkulturen hinsichtlich ihrer Infektiosität, ihrer Cytopathogenität und ihres Wachstumspotentials. Keine signifikanten Unterschiede bestanden in der Adsorption an CE- und L-Zellen, in der Ablösung von L-Zellen, in der Thermostabilität, im Wachstum in Gegenwart von Agarextrakten, in Plaquegröße und Wachstum unter reduzierten Bicarbonatkonzentrationen, in der Inaktivierung der Infektiosität durch UV-Bestrahlung und in der Cytotoxizität.
H. Bergmann. 6210.

**4-64/11-0413** Jonkers, A. H., Shope, Robert E., Aitken, T. H. G. und Spence, L.; Port-of-Spain, Trinidad, Univ. of West Indies. Cocal virus, a new agent in Trinidad related to vesicular stomatitis virus, type Indiana. **(Cocal-Virus, ein neues Agens in Trinidad, das verwandt ist mit dem Virus der Stomatitis vesicularis [Typ Indiana].)** Amer. J. veterin. Res. **25** (1964) Nr. 104. S. 236 bis 242. — 5 Tab., 9 Lit.
Im östlichen Trinidad wurden im Sept. 1961 11 landbewohnende Ratten (*Oryzomys laticeps velutinus*) gefangen. Aus den von ihren Körpern isolierten Milben (*Gigantolaelaps*) konnte ein Virusagens isoliert werden, das sich in der KBR und im Neutralisationstest ähnlich wie das Virus der Stomatitis vesicularis, Typ Indiana, verhält. Eine Verwandtschaft zum Typ New Jersey konnte nicht festgestellt werden. Die jahreszeitlich bedingte Ausbreitung durch Milben und Moskitopassagen demonstriert, daß das Virus zu den ARBOR-Viren gehört. Eine zweite Isolierung des Virus ist in Brasilien gelungen.
E. Wittmann. 6210.

**4-64/11-0414** Ramyar, H.; Razi-Hessarek, Iran, Inst. d'Etat. Adaptation du virus de l'ecthyma contagieux à la culture de cellules rénales de singe. **(Anpassung des Virus der ansteckenden Ecthyma an die Kultur der Nierenzellen vom Affen.)** Bull. Office int. Épizooties **59** (1963) Nr. 7/8. S. 973-979.
6210.

**4-64/11-0415** Leunen, J., Mammerickx, M. und Strobbe, R.; Uccle-Bruxelles, Inst. Nat. de Rech. Vétérin. La préparation industrielle des cultures cellulaires à l'Institut National de Recherches Vétérinaires de Bruxelles par la technique des flacons roulants. **(Die industrielle Herstellung von Zellkulturen im Institut National de Recherches Vétérinaires in Brüssel mit der Methode der rollenden Flaschen.)** Bull. Office int. Épizooties **59** (1963) Nr. 7/8. S. 1019-1036. – 7 Abb., Zus. in Engl., Ital.

Seit 1958 werden Zellkulturen in großen Mengen für die Isolierung der verschiedenen Viren für die Herstellung von Vaccinen und zur Durchführung versch. Laboratoriumsmethoden (Titrierung von Viren und Antikörpern) benötigt. Die dazu notwendigen Glasgefäße müssen besondere Eigenschaften aufweisen. Besonders eignen sich dafür Flaschen des Typs „Pyrex" oder aus neutralem Glas. Die Art der Reinigung wird besonders beschrieben. Die Verschlüsse bestehen am besten aus Kautschuk, da sich solche aus Plaste während der Sterilisation verändern. Das Sterilisieren erfolgt entweder im Autoklaven, im Pasteurschen Ofen, durch Filtrieren oder durch UV-Strahlen. Die Bestandteile der Nährmedien werden ausführlich mitgeteilt. Als Ausgangsmaterial dienen Rinderfeten-Nieren und Ferkel-Nieren. Bei vergleichenden Untersuchungen hat es sich gezeigt, daß die Ausbeute an Material in Flaschen, die 18 bis 24 Std. in einer Trommel rotieren, viel größer ist als in anderen feststehenden Glasbehältern. E. Tempel. 6210.

**4-64/11-0416** Pindak, F. F. und Clapper, W. E.; Albuquerque, N. Mex., Lovelace Foundation for Med. Education and Res. Isolation of enteric cytopathogenic human orphan virus type 6 from dogs. **(Isolierung eines menschlichen cytopathogenen Entero-Orphanvirus [ECHO] Typ 6 von Hunden.)** Amer. J. veterin. Res. **25** (1964) Nr. 104. S. 52-54. – 1 Tab., 10 Lit.

In primären Hunde- und Affennierenkulturen sowie in Kulturen einer Zellinie aus Hundeleber-Gewebe wurden insgesamt 30 cytopathogene Agentien aus 43 Kotproben von 29 gesunden Hunden isoliert. Während Hundenieren-Kulturen keine positiven Resultate erbrachten, gelang die Isolierung in Affennieren-Kulturen in 26 von 43 Fällen, und zwar 12mal in der 2. Passage sowie 14mal in der 3. Passage. Leberzellkulturen ergaben 4 Isolate von 16 verimpften Kotproben. Die Isolate aus Affennierenkulturen erwiesen sich für die Hunde-Leberzellinie ebenfalls als cytopathogen. 21 der 29 untersuchten Tiere erwiesen sich als Virusausscheider. Ein Isolat konnte als ECHO-Virus Typ 6 identifiziert werden. Bei allen Virusstämmen bis auf eine Ausnahme konnte durch ein Antiserum dieses Stammes eine übereinstimmende Antigenstruktur im Neutralisationstest nachgewiesen werden. ECHO-Typ-6-Antiserum neutralisierte in einer Verdünnung von 1:100 neun weitere Isolate. E. Hahnefeld. 6210.

**4-64/11-0417** Raettig, Hansjürgen; Berlin, Robert-Koch-Inst. **Tierexperimente zur Durchlässigkeit des Intestinaltraktes für Virus.** Zbl. Bakteriol., Parasitenkunde, Infektionskrankh. Hyg., I. Abt., Orig. **191** (1963) Nr. 1/3. S. 97-104.

In Modellversuchen wurde nachgewiesen, daß ein Virus die Darmwand durchdringen und in das Blut gelangen kann, ohne sich in den Epithelzellen zu vermehren. $T_3$-Phagen wurden mittels Magensonde an Mäuse verabreicht und konnten bereits 15 Min. nach der Applikation im Blut nachgewiesen werden. Immunisierung und Fütterung von Rindergalle beeinflußte die Dauer des Vorkommens von $T_3$-Phagen im Blutstrom. Die Befunde werden unter immunbiologischen und impftechnischen Gesichtspunkten diskutiert, wobei die Anwendung von Lebendvirus-Vaccinen besonders berücksichtigt wird. D. Urbaneck. 6225.

**4-64/11-0418** Isaacs, Alick; Mill Hill, London, Nat. Inst. for Med. Res. **Interferon in der Virusabwehr.** Endeavour **22** (1963) Nr. 86. S. 96-98.

Vf. gibt einen Überblick über die bisher bekannten Eigenschaften des Interferons, eines Stoffwechselproduktes der tierischen Zelle, und beschreibt die Bedeutung dieser Substanz bei der Abwehr und Überwindung von Virusinfekten. Demnach scheint der Verlauf einer Virusinfektion auch davon abzuhängen, inwieweit eine Zelle oder auch ein Organismus zur Interferonbildung angeregt wird. Dabei zeigen Zellen, die bei einer bestimmten Infektion starke Interferonproduzenten sind, eine geringere Neigung zum Zellzerfall, während umgekehrt bei starker Cytopathogenität wenig Interferon nachweisbar ist. Die Anregung zur Interferonbildung geht dabei offenbar von der in die Zelle eindringenden Nucleinsäure aus, und die Produktion von Interferon ist immer stärker nach dem Eindringen „zellfremder" als nach homologer Nucleinsäure.
E. Benndorf. 6225.

**4-64/11-0419** Coggins, Leroy; Ithaca, N.Y., Cornell Univ., Veterin. Virus Res. Inst. Standardization of virus-neutralization test for bovine virus diarrhea. **(Standardisierung des Virus-Neutralisationstests für bovine Diarrhoe.)** Amer. J. veterin. Res. **25** (1964) Nr. 104. S. 103-107. – 5 Abb., 2 Tab., 9 Lit.
Es wird über Experimente mit dem Oregon-C24V-Stamm in Kälbernierenkulturen berichtet, die zur Überprüfung verschiedener Versuchsanordnungen mit dem Ziel einer Standardisierung des Neutralisationstestes bei boviner Virusdiarrhoe durchgeführt wurden. Maximaltiter des freien Kulturvirus wurden am 6. Tage p.i. mit $10^{6,7}$ $KID_{50}$/ml ermittelt. In wiederholten Titrationen einheitlicher Virusproben ergab sich, daß bis zu 24 Std. bei der für das Neutralisationsverfahren erforderlichen Behandlung bei 25 °C keine Virusinaktivierung eintritt. Der Sensitivitätsbereich bei Virustitrationen betrug bei einer Infektiosität von 0 bis 100% 1,54 log. Einheiten. Wiederholte Prüfungen eines Serumpools im Neutralisationstest ergaben Schwankungen von nur 0,25 bis 0,26 log. Einheiten. Der Sensitivitätsbereich des Tests selbst betrug bei 100 $KID_{50}$ Virus 0,86 log. Einheiten. Die Schwankungen bei verschiedenen Testansätzen machen 0,51 lg. Einheiten aus. Diese Variationsbreiten werden als tolerierbar betrachtet. Unter den dargelegten Verhältnissen empfiehlt sich die Anwendung von fünffachen Serumverdünnungen und 1-2 Röhrchenkulturen pro Verdünnungsstufe. E. Hahnefeld. 6225.

**4-64/11-0420** Knowles, Ralph C. und King, H. C. The 1963 equine influenza epizootie. **(Die Pferde-Influenza-Epizootie 1963.)** J. Amer. veterin. med. Assoc. **143** (1963) Nr. 10. S. 1108-1110. – 2 Abb.

In einer Reihe von Staaten der USA erkrankten im Jahre 1963 Pferde jeden Alters an Influenza. Nach einer Incubationszeit von 3-5 Tagen zeigten die Tiere Fieber und katarrhalische Rhinitis, die später in eine mucös-purulente Form überging. Todesfälle wurden nicht bekannt. Die Diagnose wurde auf Grund der klinischen Symptome, durch Virusnachweis im Nasensekret sowie mittels Komplementbindungsreaktion und Hämagglutination im Blutserum gestellt. Die Behandlung bestand in Ruhigstellung und Verabreichung von Antibiotica zur Verhütung von Komplikationen. Die Ansteckung erfolgt durch Tröpfchen-Infektion, aber auch durch kontaminiertes Futter, Wasser und virushaltiges Stroh. Vff. beschreiben weiter die Verbreitung der Erkrankung. W. Laue. 6270.

**4-64/11-0421** Byrne, R. J., French, G. R., Yancey, F. S., Gochenour, jun., W. S., Russell, P. K., Ramsburg, H. H., Brand, O. A., Scheider, F. G. und Buescher, E. L.; College Park, Univ. of Maryland; Fort Detrick, Md., U.S. Army Med. Unit; Washington, Walter Reed Army Med. Center, Walter Reed Army Inst. of Res. Clinical and immunologic interrelationship among Venezuelan, Eastern, and Western equine encephalomyelitis viruses in burros. **(Klinische und immunologische Beziehungen zwischen den Viren der Vene-**

**zuelanischen, Östlichen und Westlichen Pferdeencephalomyelitis bei Eseln.)** Amer. J. veterin. Res. **25** (1964) Nr. 104. S. 24-31.

In 10 Versuchen wurden 67 Esel entweder mit dem Venezuelan Equin Encephalomyelitis (VEE)-, dem Eastern Equine Encephalomyelitis (EEE)- oder dem Western Equine Encephalomyelitis (WEE)-Virus infiziert. Die Tiere reagierten übereinstimmend mit Fieber und einer Virämie. Außerdem kam es zur Bildung von Antikörpern. Es bestand keine Mortalität unter den mit dem WEE-Virus infizierten Eseln. VEE-immune Tiere erwiesen sich als resistent gegen Testinfektionen mit dem EEE-Virus; umgekehrt war dies jedoch nicht der Fall. Längere Zeit bestehende Immunität gegen das VEE- oder EEE-Virus führte zu milden Reaktionen, wenn mit dem WEE-Virus getestet wurde. R. Kokles. 6280.

**4-64/11-0422** Colón, Julio I. und Idoine, Jane B.; Fort Detrick, Frederick, Md., U.S. Army Biol. Lab. Factors affecting plaque formation by the infectious ribonucleic acid of the equine encephalitis viruses. **(Faktoren, welche die Plaquebildung infektiöser Ribonucleinsäure aus Pferdeencephalitisviren beeinflussen.)** J. infect. Diseases **114** (1964) Nr. 1. S. 61-68. — 4 Abb., 5 Tab., 19 Lit.

Aus Pferdeencephalitisviren (EEE und VEE), die auf Hühnerembryonen gezüchtet wurden, haben die Autoren nach der Phenolmethode die infektiöse RNS dargestellt. Die RNS wurde in 66%igem Aethanol bzw. 1 m NaCl zweimal umgefällt. Sie zeigte auf Hühnerfibroblastenkulturen 1-10% der Infektiosität des Ausgangsvirus. Es wurde der Einfluß folgender Faktoren untersucht: Art des Verdünnungsmediums, Art der Waschflüssigkeit, Zahl der Waschungen, Zeit zwischen letzter Waschung und RNS-Applikation, Absorptionszeit, Absorptionstemperatur, Alter der Zellkulturen, Zellzahl je Platte, Zusatz von DEAE-Dextran bzw. Protaminsulfat zum Agarüberschichtungsmedium. Die optimalen Bedingungen werden angegeben. Die RNS-Titer waren gut reproduzierbar. Zwischen Impfdosis und Plaquezahl bestand eine lineare Beziehung. Die Häufigkeitsverteilung der Plaques stand in guter Übereinstimmung mit den für die Poisson-Verteilung errechneten Werten.
H. Hantschel. 6282.

**4-64/11-0423** Knocke, K.-W.; Hannover, Tierärztl. Hochschule, Inst. für Mikrobiol. und Tierseuchen. **Elektronenmikroskopische Befunde an Lymphocyten und Lymphoidzellen des peripherischen Blutes bei der Leukose des Rindes.** Zbl. Veterinärmed., R. B **11** (1964) Nr. 1. S. 1-10. — 8 Abb., 2 Tab., 18 Lit.

Vf. berichtet über elektronenmikroskopische Befunde an Lymphocyten und Lymphoidzellen des peripheren Blutes leukotischer Rinder. Als Kontrollen dienen ebensolche Untersuchungen an 11 Rindern mit verschiedenartigen Krankheitsbildern. Besonderer Wert wird auf die in den Zellen sichtbaren Kernveränderungen gelegt, die mit den in anderen Tumorzellen auftretenden Veränderungen große Ähnlichkeit aufweisen und zumeist aus verschiedengestaltigen randständigen Kerninvaginationen bestehen, die bei Kontrollrindern nicht zur Beobachtung kommen. W. Wittmann. 6288.

**4-64/11-0424** Lehnert, E.; Stockholm, Veterinärmed. Staatsinst. **Zur Frage der Existenz leukosespezifischer Antikörper im Blutserum leukotischer Rinder.** Berliner Münchener tierärztl. Wschr. **77** (1964) Nr. 6. S. 113-115. — 3 Abb., 4 Tab.

Um leukosespezifische Antikörper im Blutserum von Rindern nachzuweisen, entwickelte Vf. eine besondere Untersuchungstechnik, die im Prinzip Änderung der Dispersitätsverhältnisse des Serums durch Herabsetzung des Salzgehaltes und eine Konzentration antigener Substanzen mittels Adsorption an Polymetacrylplastikpartikel (Latex) zur Voraussetzung hat. Als Antigen dienen Aether-extrahierte, getrocknete und pulverisierte Leukoselymphknoten, die einer weiteren Bearbeitung unterliegen. Serum wird 1:3 mit 8%iger Saccharoselösung verdünnt und wie üblich inaktiviert. Die Reaktion selbst stellt eine Agglutination dar, die auf dem Objektträger und im Röhrchen ausgeführt werden kann. Beurteilt werden Senkungsverhalten sensibilisierter Acrylplastikpartikel sowie deren Agglutinationseigenschaft. In fraglichen Fällen findet außerdem der „Lanthanindikator" Verwendung. Untersuchungen an verschiedenartigen Rinderseren deuten in Verbindung mit den erhobenen hämatologischen Befunden auf eine Leukosespezifität der in den Seren festgestellten Reaktionskörper. W. Wittmann. 6288.

**4-64/11-0425** Bögel, K. und Neumann, H.-J.; Tübingen, Bundesforsch.-Anst. für Viruskrankh. der Tiere; Kiel, Inst. für Tiergesundh. **Untersuchungen über die Möglichkeit einer Beteiligung des Diarrhöe- bzw. Mucosal-Disease-Virus als induzierendes Agens bei der Rinderleukose.** Zbl. Veterinärmed., R. B **11** (1964) Nr. 1. S. 11-14. — 2 Tab., 15 Lit.

Auf Grund vorausgegangener epizootiologischer Beobachtungen über das Verbreitungsgebiet der Rinderleukose und der Mucosaldisease (MD) in Westdeutschland sowie in Anbetracht der von verschiedenen Erkrankungen (Polyoma; Beziehungen zwischen Leukose und lymphocytärer Choriomeningitis der Maus) her bekannten Tatsachen konnte eine eventuelle Beteiligung des MD-Virus an der Rinderleukose vermutet werden. Ausgedehnte hämatologische und serologische Untersuchungen in 22 seit langer Zeit unter Kontrolle stehenden Rinderbeständen Norddeutschlands aber lassen erkennen, daß das MD-Virus an der Entstehung der Leukose des Rindes nicht beteiligt ist. W. Wittmann. 6288.

**4-64/11-0426** Gross, Ludwik (unter techn. Mitarb. von Dreyfuss, Yolande und Moore, Lorraine A.); Bronx, N.Y., Veterans Adm. Hospital. Serial cell-free passage in rats of the mouse leukemia virus. Effect of thymectomy. **(Zellfreie Serienpassagen des Mäuseleukämievirus auf Ratten. Einfluß der Thymektomie.)** Proc. Soc. exp. Biol. Med. **112** (1963) Nr. 4. S. 939-945. — 5 Tab., 13 Lit.

Das ursprünglich von einer leukosekranken AK-Maus isolierte Virus ist nicht nur pathogen für Mäuse, sondern auch für Sprague-Dawley-und Osborne-Ratten. Schon nach 2-3 Passagen steigt die Leukoserate bei den Ratten und erreicht durch laufende Passagen 100%, dabei wird die Incubationszeit kürzer als 3 Mon. Pathologisch-anatomisch zeigen die Ratten eine lymphatische oder Stammzellenleukämie und nur in 7% eine myeloische Leukämie. Das Auftreten von Lymphosarkomen, Reticulumzellsarkomen, hodgkinähnlichen Veränderungen u.ä. wurde nicht beobachtet. Wieder auf weiße Mäuse gebrachtes Virus ruft noch zu 87-97% Leukosen hervor. Bei thymektomierten Mäusen ist das Auftreten der Leukosen gering verzögert, die Zahl der zur Beobachtung kommenden Myelosen erhöht. W. Wittmann. 6297.

**4-64/11-0427** Horn, K.-H., Pasternak, G. und Graffi, A.; Berlin-Buch, Inst. für Exp. Krebsforsch. **Antigencharakteristika virusinduzierter hämatologisch differenter Mäuseleukämien.** Acta biol. med. german. [Berlin] **12** (1964) Nr. 5. S. 626-628. 6297.

**4-64/11-0428** Cateigne, G., Fontaine, M., Benazet, P. und Brion, A.; Paris, Inst. Pasteur, Centre Nat. de la Grippe; Alfort, École Vétérin., Chaire de Pathol. Méd. Bronchites infectieuses contagieuses du cheval. Détection sérologique de l'infection par le virus de la grippe équine. **(Infektiöse Bronchitiden des Pferdes. Serologische Feststellung einer durch das Pferdegrippevirus verursachten Infektion.)** Bull. Acad. vétérin. France [N.S.] **36** (1963) Nr. 9. S. 399-401.

Vff. stellten im Pariser Bezirk drei gut unterscheidbare Formen der Tracheo-Bronchitis in verschiedenen Reitpferdbeständen fest. Die „gutartige Tracheo-Bronchitis" entspricht dem Hoppegartener Husten. Eine „subakute Bronchitis" geht mit Emphysem und Peribronchitis einher. Die „Pferdegrippe" wird als Rhino-Tracheo-Bronchitis bezeichnet und durch das *Myxovirus influenzae equi* verursacht. Der Hämagglutinationshemmungstest in mehreren Serumproben von 89 Pferden zeigt die Urheberschaft des Virus der Pferdegrippe bei der Rhino-Tracheo-Bronchitis. Es wurden keine spezifischen Antikörper der humanen Grippeviren A, B, $A_2$ und des Paragrippevirus Sendai im Verlauf der Überwachung von 2 Jahren im Serum von 89 Pferden gefunden. Nicht spezifische Hemmsubstanzen des Hämagglutinins des Grippevirus $A_2$ konnten in 141 Seren von 151 gefunden werden. Sie konnten durch Behandlung des Serums mit Kaliperijodat eliminiert werden. In zwei an einer katarrhalischen enzootischen Bronchitis erkrankten Beständen konnten spezifische Antikörper gegen den Pferdegrippevirusstamm A (Prag) 56 gefunden werden. Diese traten erst bei Beginn der Erkrankungen auf. Vff. denken deshalb mit einiger Sicherheit, daß die beobachtete Rhino-Tracheo-Bronchitis von einem Pferdegrippevirus verursacht worden ist, das dem Virus A/Equi/Prag/56 nahesteht oder mit ihm identisch ist. K. Preißler. 6305.

**4-64/11-0429** McKercher, P. D.; Greenport, Long Island, N. Y., U.S. Dep. of Agric., A.R.S. Plaque production by rinderpest virus in bovine kidney cultures: A preliminary report. **(Die Plaquebildung in Rindernierenzellkulturen durch das Rinderpest-Virus. Ein vorläufiger Bericht.)** Canad. J. comparat. Med. veterin. Sci. **27** (1963) Nr. 3. S. 71-72. — 1 Abb., 8 Lit.
Für die folgenden Untersuchungen ist der in Rindernierenzellen gezüchtete „Pendik"-Stamm des Rinderpestvirus mit einem Infektiositätstiter von $10^{7,5}TCID_{50}$ benutzt worden. Die Darstellung der Plaques geschah nach Angaben von Bachrach und Mitarb. Dabei wurde zwischen den beobachteten Plaques und der inoculierten Virusverdünnung eine lineare Abhängigkeit festgestellt. Nach dem gegenwärtigen Stand der Untersuchungen bringt diese Methode der Titerbestimmung allerdings keine Vorteile gegenüber der empfindlicheren Bestimmung des Infektiositätstiters in Monolayer-Nierenzellkulturen. H. Bergmann. 6330.

**4-64/11-0430** Khater, A. R.; Hannover, Tierärztl. Hochschule, Inst. für Pathol. **Histopathologische und histochemische Untersuchungen an den sogenannten Einschlußkörperchen bei bösartigem Katarrhalfieber des Rindes.** Dtsch. tierärztl. Wschr. **71** (1964) Nr. 2. S. 38-42.
Acidophile, intracytoplasmatische Einschlußkörperchen im Nucleus dorsalis nervi vagi wurden bei Tieren mit bösartigem Katarrhalfieber (BKF) ebenso wie bei Rindern mit anderen Krankheiten und bei Normalschlachtungen festgestellt. Diese Zelleinschlüsse können deshalb nicht als spezifisch für BKF angesehen werden. Es wird angenommen, daß sie mit dem Zellstoffwechsel im Zusammenhang stehen, da sie häufiger bei alten und erkrankten Tieren vorkommen. Die Inclusionen weisen eine schwach positive Eiweißreaktion auf, sie sind PAS-, PAAS-, PFAS- und Sudan-Schwarz-negativ. Neben diesen Einschlüssen treten in fast allen Fällen sudanophile, PAS-positive Granula auf, deren histochemische Reaktionen mit denen des Lipofuscin übereinstimmen. D. Urbaneck. 6335.

**4-64/11-0431** Ciaccio, G.; Nerviano, Italie, Centro Sperimentale Zootecn. Veterin. „Farmitalia". Spécificité de type sérologique, jugée par le test de neutralisation chez la souris, des virus aphteux (types C et $A_7$) réisolés des souris inoculées avec des produits virulents soumis au traitement par l'acide nitreux et le phénol. **(Die Bestimmung der mit Salpetersäure und Phenol behandelten und an Mäuse verimpften Maul- und Klauenseuche-Virustypen C und $A_7$ mit dem Neutralisationstest an der Maus.)** Ann. Inst. Pasteur **106** (1964) Nr. 3. S. 485-492. — 6 Tab., 4 Lit.
Durch Behandlung der MKS-Virusstämme mit Salpetersäure und Phenol (Methode der RNS-Extraktion) und durch nachfolgende intramuskuläre Verimpfung an Mäuse wurde die im Neutralisationstest an der Maus geprüfte sero-

logische Typenspezifität nicht verändert. Dasselbe traf für MKS-Virus vom Typ C zu, das einer kombinierten Salpetersäure-Phenol-Behandlung ausgesetzt war und an Mäuse verimpft wurde, die vorher mit einer OA-Formolvaccine vacciniert worden waren. D. Weyhe. 6345.

**4-64/11-0432** Seibold, H. R.; Greenport, Long Island, N.Y., Animal Disease and Parasite Res. Div. A revised concept of the lingual lesions in cattle with foot-and-mouth disease. **(Eine revidierte Auffassung über die Zungenveränderungen bei der Maul- und Klauenseuche der Rinder.)** Amer. J. veterin. Res. **24** (1963) Nr. 103. S. 1123-1130.
Bei 165 an MKS erkrankten Rindern wurden pathologisch-anatomische und histologische Untersuchungen an der veränderten Zungenschleimhaut durchgeführt. Es wird besonders herausgestellt, daß die pathologischen Prozesse nicht regelmäßig in der Ausbildung typischer Aphthen gipfeln, sondern häufig nur zu herdförmigen Schleimhautnekrosen führen. In diesen Arealen durchbricht das seröse Exsudat die oberflächlichen Epithellagen und hebt das Stratum corneum somit nicht von der Unterlage ab, so daß keine Aphthen und Erosionen entstehen können, sondern die degenerierten Gewebsbezirke noch längere Zeit als mumifizierte, lederartige Beläge erhalten bleiben. Solche Veränderungen waren hauptsächlich in Zungenabschnitten mit starken Papillen zu finden. Die bei 11 Rindern untersuchten Hautläsionen am Klauenspalt führten regelmäßig zur Aphthenbildung. Vom Vf. wird deshalb angenommen, daß mechanische Faktoren für die Entstehung von Aphthen bedeutungsvoll sind. D. Urbaneck. 6355.

**4-64/11-0433** Graves, J. H.; Greenport, Long Island, N.Y., U.S. Dep. of Agric., A.R.S. Formaldehyde inactivation of foot-and-mouth disease virus as applied to vaccine preparation. **(Die Inaktivierung von MKS-Virus mit Formaldehyd bei der Vaccineherstellung.)** Amer. J. veterin. Res. **24** (1963) Nr. 103. S. 1131-1136.
Die Inaktivierung des MKS-Virus mit Formaldehyd verläuft nicht als Reaktion 1. Ordnung, sondern gehorcht dem von Gård beim Poliomyelitisvirus gefundenen Gesetz (Gard und Lycke, vgl. Arch. ges. Virusforsch. 7 [1957] S. 471.), wie bereits von Wesslén und Dinter (vgl. Arch. ges. Virusforsch. 7 [1957] S. 394.) gefunden worden ist. Die üblichen Inaktivierungszeiten bei den Herstellungen von Adsorbatvaccinen reichen nicht aus, um das Virus restlos abzutöten. Die Restinfektiosität wird durch das Aluminiumhydroxyd maskiert. In Abwesenheit von Aluminiumhydroxyd sind bei 22 °C und einer Formalinkonzentration von 0,1% 11 Tage erforderlich, um den Virustiter von $10^{7,0}ID_{50}$/ml auf 1 $ID_{50}$/ml herabzudrücken. Die Inaktivierungsgeschwindigkeit ist unabhängig von der Herkunft des verwendeten Virus. Die Reaktion des Formaldehyd mit Begleitsubstanzen des Virus spielt keine wesentliche Rolle. Vf. fordert, daß die Vaccine für ihre Verwendung bei hochempfänglichen Rindern mit Sicherheit frei von infektionstüchtigem Virus sein soll. A.-F. Olechnowitz. 6360.

**4-64/11-0434** Bülow, Vicco v. und Lorenz, Rolf; Tübingen/N., Bundesforsch.-Anst. für Viruskrankh. der Tiere. **Weitere Versuche zur Wirksamkeitsprüfung von MKS-Vakzinen an der Maus mit Hilfe der Säuglingsimmunität.** Mh. Tierheilkunde **14** (1962) Nr. 11. S. 391-400.
Durch Bestimmung der $SD_{50}$ (= die 50% der Mäusewürfe schützende Vaccineverdünnung) wird mit Hilfe der Säuglingsimmunität die Wirksamkeit von MKS-Vaccinen an Mäusen gemessen und die Neigung der Wirkungsgeraden ermittelt. Die Immunität der Säuglingsmäuse entspricht der humoralen Immunität ihrer Mütter. Beziehungen zwischen Serumneutralisationstiter und Immunität nach der Testinfektion bestehen nur bei größeren Tierkollektiven. Von wesentlichem Einfluß auf das Ergebnis der Immunitätsprüfung war der Virulenzgrad des Testvirus, welcher an Hand der Incubationszeit in normalen

Säuglingsmäusen beurteilt wurde. MKS-Mäusevirus erwies sich bei Mäusen als virulenter gegenüber homologem Rindervirus. Über die Korrelation der Vaccinewirksamkeit bei Rindern und Mäusen kann ein endgültiges Urteil noch nicht abgegeben werden. H. Liebermann. 6360.

**4-64/11-0435** Gaier, R. **Die Einschleppung der Maul- und Klauenseuche nach Österreich im Jahre 1963 und ihre Bekämpfung.** Wiener tierärztl. Mschr. **51** (1964) Nr. 2. S. 83-89.
Nach langer MKS-Seuchenfreiheit in Österreich wurde im Januar 1963 im Schlachthof in Wien plötzlich Maul- und Klauenseuche bei Rindern festgestellt. Bei den Rindern handelte es sich um Überständer, die über das Viehpflegepersonal Verbindung zu importierten Schweinen eines verseuchten Landes hatten. Um der sich schnell ausbreitenden MKS Einhalt zu gebieten, wurden u.a. die Keulung der Klauentiere verseuchter Bestände angeordnet. Mit speziell eingerichteten seuchensicheren Tiertransportwagen wurden die Tiere sofort abgeholt und in gesicherten Seuchenschlachtstätten geschlachtet. Es erfolgten ferner großzügige Ringimpfungen, weitgehende Einschränkungen des Personenverkehrs sowie einschneidende Verkehrs- und Handelsbeschränkungen. Die zur Schlachtung vorgesehenen Klauentiere durften nur mittels Eisenbahn herangebracht werden. Die Schlachtungsfristen für Rinder und Schweine wurden verkürzt. Durch diese Maßnahmen konnte die MKS schnell lokalisiert und nach knapp 2 Mon. getilgt werden. Der für die Keulung und Schutzimpfung aufgewendete Betrag stellte, verglichen mit den Schäden bei früheren Seuchenzügen, nur einen Bruchteil derselben dar.
J. Krüger. 6360.

**4-64/11-0436** Schulze, W. und Bickhardt, K.; Hannover, Tierärztl. Hochschule, Klin. für Kleine Klauentiere und Forens. Med.; Ambulator. Klin. **Zur Diagnose der Schweinepest.** Dtsch. tierärztl. Wschr. **70** (1963) Nr. 22. S. 628-634. — 123 Lit.
Vff. zeigen in einem ausführlichen Literaturbericht die Möglichkeiten der Diagnosestellung bei Schweinepest auf. Da alle Laboratoriumstests entweder unverhältnismäßig langwierig und teuer sind (Neutralisationstest an cytopathogenen Pestvirusstämmen, END-Methode in der Gewebekultur, Kreuzimmunitätstest im Tierversuch) oder noch nicht sicher sind (Hämagglutinationsadsorptions-, Konglutinations- und Agarpräzipitationstest), kann mit Hilfe dieser Untersuchungsverfahren allein niemals die Diagnose SP gestellt werden. Nach einer ausführlichen Schilderung der klinischen, pathologisch-anatomischen, histologischen und hämatologischen Veränderungen, die im Verlaufe einer Pestinfektion auftreten können, wird der Schluß gezogen, daß nur die Summe aller dieser Untersuchungsergebnisse dazu ausreicht, den Verdacht auf das Vorliegen von Schweinepest zu äußern. Es wird nachdrücklich darauf hingewiesen, daß bei Einsendungen von Sektionsmaterial nicht von mehreren Instituten Gebrauch gemacht werden soll, da man gerade an einem Institut durch Sektion mehrerer Tierkörper eher zu einer Diagnosestellung gelangen kann. E. Wittmann. 6385.

**4-64/11-0437** Noronha, Fernando de; Tübingen/N., Bundesforsch.-Anst. für Viruskrankh. der Tiere. **Chromosomenuntersuchungen an einem latent mit Teschen-Virus infizierten Zellstamm aus Schweinenieren.** Zbl. Bakteriol., Parasitenkunde, Infektionskrankh. Hyg., I. Abt., Orig. **190** (1963) Nr. 1. S. 7-25. — 6 Abb., 56 Lit.
Es wird über das Verhalten der Chromosomen der Zellinie ENS 122 aus Schweinenierenzellen berichtet, welche latent mit Teschenvirus infiziert worden sind. Das Sex-Chromatin blieb während der Latentinfektion erhalten und entsprach dem weiblicher Zellen. Die Chromosomenzahl blieb konstant bei Tendenz zur Hypodiploidität. Marker-Chromosomen oder Fehlen von Chromosomenpaaren wurden nicht beobachtet. Aufgrund verschiedener Ver-

änderungen im Gefolge der Latentinfektion mit Teschenvirus wie Fraktionierung und Anhäufung von chromatischem Material soll es zur Formation von Mikrokernen in den Zellen der ENS-122-Linie kommen.

E. Hahnefeld. 6400.

**4-64/11-0438** Zoletto, R. und Dovadola, E.; Padova, Ist. Zooprofilattico Sperimentale delle Venezie. Il morbo di Teschen in Italia. Nota terza. Isolamento di un virus di Teschen e di altri virus enterici da suini sani. **(Teschener Krankheit in Italien. 3. Mitt. Isolierung eines Teschenvirusstammes und anderer Enteroviren von gesunden Schweinen.)** Veterin. ital. **15** (1964) Nr. 1. S. 3-9. — 3 Tab., 8 Lit. 2. Mitt. vgl. 4-64/05-0364.

In Schweinenieren-Kulturen wurden aus 51 Kotproben erwachsener Schweine 7 und aus 32 Proben von Ferkeln 23 cytopathogene Agentien isoliert. Bei der Mehrzahl der Fälle traten die cytopathischen Veränderungen bereits in der 1. Kulturpassage in Erscheinung. In Kreuzneutralisationstests ließen sich die von adulten Tieren isolierten Stämme in 4 Serotypen unterteilen und wiesen in keinem Falle antigene Beziehungen zum Teschenvirus Stamm Pd 656 auf. Ein als Pd 60 bezeichneter Virusstamm, der von einem jungen Tier isoliert wurde, ließ sich durch Anti-Teschen-Serum neutralisieren. Pd-60-Antiserum neutralisierte 1000 $KID_{50}$ des Teschenvirusstammes Pd 656 bis zu einer Verdünnung von 1:110. Bei i.c. Verimpfung dieses Virusstammes auf 3 Ferkel im Alter von 2 Mon. erwies sich das Virus als apathogen. Zwei der behandelten Tiere bildeten neutralisierende Antikörper, und bei einem Tier gelang die Reisolierung des Virusstammes aus dem Faeces. Bei Verimpfung auf embryonale Rindernierenkulturen war der Virusstamm nicht cytopathogen. Er besaß ferner keine Pathogenität für Babymäuse. Das Isolat wird als attenuierter Teschenvirusstamm betrachtet. Da bei den serologischen Untersuchungen mitgeführte Serumproben gesunder Schweine ein relativ breites Neutralisationsspektrum gegen Teschenvirus und mehrere Enterovirus-Isolate zeigten, wird für derartige Differenzierungsversuche die Verwendung spezifischer Immunseren von Laboratoriumstieren empfohlen. E. Hahnefeld. 6400.

**4-64/11-0439** Ercegovac, D.; Belgrade, Veterin. Fac., Inst. and Clin. for Infectious Diseases. Contribution to knowledge of the time during whick neurotropic viruses are bound. **(Beitrag zur Kenntnis über die Bindungszeiten von neurotropen Viren.)** Zbl. Veterinärmed., R. B **11** (1964) Nr. 1. S. 33-39. — 7 Tab., 10 Lit.

Nach eingehenden Untersuchungen an Ratten und Kaninchen über die Bindung des Tollwutvirus (Virus fixe „Novi Sad") an das Zentralnervensystem (ZNS) nach unterschiedlicher Applikationsart sowie auf Grund von Studien über die Immunitätsbildung nach Vaccinierung (Hemptvaccine) und den Zweck der lokalen Serumbehandlung (Hyperimmunserum vom Pferd) kommt Vf. zu der Schlußfolgerung, daß das Tollwutvirus innerhalb weniger Stunden und vor der Bildung von Antikörpern an das ZNS gebunden wird. Außerdem ist Hyperimmunserum nur wirksam, wenn dieses lokal und unmittelbar nach der Infektion verabreicht wird. Prinzipiell müssen bei der Tollwutprophylaxe somit seuchenhygienische Maßnahmen (Vernichtung von Füchsen, Wölfen und Hunden) im Vordergrund stehen. Abschließend werden Fragen und Probleme der Vaccinierung bei Hunden diskutiert. W. Wittmann. 6415.

**4-64/11-0440** Davies, M. C., Englert, Mary E., Sharpless, G. R. und Cabasso, V. J.; Pearl River, N. Y., Amer. Cyanamid Co. The electron microscopy of rabies virus in cultures of chicken embryo tissues. **(Die Elektronenmikroskopie des Tollwutvirus in Hühnerembryokulturen.)** Virology **21** (1963) Nr. 4. S. 642-651. — 13 Abb., 11 Lit.

Mit Tollwutvirus (HEP Flury Stamm) infizierte Hühnerembryogewebekulturen wurden verschiedenartig aufgearbeitet und Zellsuspension sowie Kulturflüssigkeit für elektronenmikroskopische Untersuchungen präpariert. In Ultradünnschnitten sowie in mit Phosphorwolframsäure (Negativkontrastierung) behandelten Präparaten wurden dann im Vergleich zu Normalkontrollen und mit spezifischem Tollwutserum behandelten infizierten Zellkulturen verschiedengestaltige Viruspartikel sichtbar. Diese gleichen in ihrer Morphologie den von anderen Autoren in gleichartigen Untersuchungen beschriebenen Virusteilchen. W. Wittmann. 6415.

**4-64/11-0441** Velthoen, A. A.; Rotterdam, Centr. Diergeneeskundig Inst. De diagnostiek van rabies in het laboratorium. **(Laboratoriumsdiagnose der Tollwut.)** Tijdschr. Diergeneeskunde 88 (1963) Nr. 25. S. 1980-1986. — 4 Abb.

In diesem als Vortrag gehaltenen Beitrag bespricht der Autor den Gang der Untersuchung bei tollwutverdächtigen Tieren. Neben der pathologischen Anatomie wird auf die Darstellung Negrischer Körperchen (Färbung der Präparate nach Paarmann bzw. Mann), den Tierversuch und den Serumneutralisationstest eingegangen sowie die Anwendung der Komplementbindungsreaktion und der Coons-Methode (fluoreszierende Antikörper) diskutiert. Abschließend werden einige Unsicherheitsfaktoren bei der Tollwutdiagnose dargelegt, die aber durch die Anwendung mehrerer Untersuchungsmethoden befriedigend gelöst werden können. W. Wittmann. 6415.

**4-64/11-0442** Pitzschke, H.; Jena, Veterinäruntersuchungs- und Tiergesundheitsamt. **Zum Verlauf der Tollwut bei Rindern und Schafen.** Mh. Veterinärmed. **19** (1964) Nr. 3. S. 102-109. — 4 Abb., 1 Tab., 39 Lit.

Nach einer allgemeinen Einleitung über die Tollwut der Rinder und Schafe wird über die innerhalb eines kurzen Zeitraumes (Mitte 1962 bis Frühjahr 1963) in zwei Thüringer Bezirken (Gera und Erfurt) aufgetretenen Tollwutfälle bei Rindern und Schafen in insgesamt 9 Beständen berichtet. Nach einer eingehenden Beschreibung der klinischen Krankheitsbilder wird über Infektionsquellen, Incubationszeit und klinische Erscheinungen sowie Krankheitsdauer und pathologische Anatomie der Fälle diskutiert. Besonders werden die sich bei der Diagnose am Tier und im Labor ergebenden Schwierigkeiten mitgeteilt. Abschließend werden veterinärpolizeiliche Gesichtspunkte besprochen, und es wird auf die Gefährdung des Menschen durch solche Tiere eingegangen. W. Wittmann. 6420.

**4-64/11-0443** Keulen, A. van. Veterinaire aspecten van de rabiesuitbraak 1962. **(Veterinärmedizinische Aspekte zum Tollwutausbruch 1962.)** Tijdschr. Diergeneeskunde 88 (1963) Nr. 25. S. 1963-1970.

In seinem, anläßlich einer Diskussionstagung in Utrecht, gehaltenen Referat beschreibt der Vortragende ausführlich die Tollwutausbrüche des Jahres 1962 in den Niederlanden. Im weiteren wird dann über die sofort einsetzende Impfkampagne berichtet, während der ca. 80% aller Hunde vacciniert wurden. Veterinärpolizeiliche Maßnahmen und Hundevaccinierung scheinen gute Erfolge gebracht zu haben, die gleichzeitig ein Beweis der Zusammenarbeit zwischen Sanitätsinspektion, Veterinärinspektion und diagnostischen Laboratorien darstellen. Wenn die Niederlande auch wieder frei von Tollwut sind, ist dennoch große Vorsicht geboten, da das Einfallen tollwütiger Tiere von außen her stets möglich ist. W. Wittmann. 6425.

**4-64/11-0444** Phillips, C. E.; Washington, A.R.S. Evaluation of rabies vaccines of chicken embryo origin. **(Auswertung von Hühnerembryo-Tollwut-Vaccinen.)** J. Amer. veterin. med. Assoc. **144** (1964) Nr. 3. S. 276-280. — 4 Tab., 4 Lit.

145 Tollwut-Lebendvirusvaccinen aus 14 verschiedenen Herstellerfirmen wurden im Meerschweinchenschutztest auf Unschädlichkeit und Wirksamkeit untersucht. 150-190 g schwere Meerschweinchen erhielten 14 Tage nach der intramuskulären Vaccinierung über Meerschweinchengehirne passagiertes

Tollwutvirus als Testvirus. Gleichzeitig wurde durch Titration an der Maus der Virusgehalt der Vaccinen festgestellt. Dabei wurden 78 Chargen als marktfähig beurteilt, 60 erfüllten die Grundbedingungen nicht und 7 mußten wegen bakterieller Verunreinigung für untauglich erklärt werden. Auf weitere Einzelheiten wird eingegangen. Abschließend wird betont, daß sich diese weniger erfreulichen Untersuchungsbefunde durch die Einführung einer Impfstoffprüfung in einer Abteilung des Animal Disease Laboratory geändert haben. Von bisher 113 geprüften Vaccinen waren nur 7 unbrauchbar.

W. Wittmann. 6425.

**4-64/11-0445** Soave, Orland A.; Palo Alto, Calif., Med. School. Viability of low-egg-passage, modified live-virus rabies vaccine following three and five years of storage. **(Infektiosität von eiadaptierten, modifizierten Tollwut-Lebendvirusvaccinen nach 3–5jähriger Lagerung.)** J. Amer. veterin. med. Assoc. **144** (1964) Nr. 4. S. 387-388. — 1 Lit.

Bereits verfallene lyophilisierte Tollwut-Lebendvirusvaccinen wurden 3 bzw. 5 Jahre nach ihrer Herstellung im Mäuseinfektiositätstest auf ihren Gehalt an Tollwutvirus untersucht. Im mit Tollwutantiserum durchgeführten Neutralisationstest wurde dann das in zwei Mäusepassagen isolierte Virus identifiziert. Beide Chargen enthielten noch relativ große Virusmengen. Wenn damit auch keine eindeutige Aussage über die Immunitätswirkung der Vaccinen gemacht werden kann, so ist dennoch deutlich zu ersehen, daß das eiadaptierte Virus in den getrockneten Vaccinen relativ lange infektiös bleibt.

W. Wittmann. 6425.

**4-64/11-0446** Kötsche, W.; Jena, Veterinäruntersuchungs- und Tiergesundheitsamt. **Gedanken zur Epizootologie der Myxomatose in der DDR während der Jahre 1955–1962.** Arch. exp. Veterinärmed. **18** (1964) Nr. 2. S. 427 bis 447. — 8 Abb., 134 Lit.

Anhand statistischer Auswertungen kann man sehen, daß von 1955 bis 1960 das Seuchengeschehen im wesentlichen auf 2 Gebiete der DDR begrenzt blieb. Dabei wurden 2 Stammherde ermittelt, auf die sich das Seuchengeschehen begrenzte: 1.) den im mitteldeutschen Raum liegenden Herd Halle-Leipzig und 2.) den Raum um Berlin. Vf. hat nun den Versuch unternommen, die Ursachen für den wechselhaften Verlauf dieser Seuche in der DDR zu analysieren. — Dabei ist nicht zu klären, inwieweit die kleinen Ausbrüche 1959 und 1960 im nordwestlichen Raum der DDR — an die Bundesrepublik angrenzend — von epizootiologischer Bedeutung sind. Im Jahre 1961 kommt es zu einer explosionsartigen Verbreitung der Myxomatose. Es wird der bis dahin weitgehend seuchenfreie nördliche Teil der DDR überflutet. Die Faktoren, welche für das Zustandekommen der Entwicklung verantwortlich gemacht werden und wahrscheinlich komplexer Art sind, werden vom Vf. in den folgenden 6 Punkten erläutert: 1.) Virulenzänderungen des Erregers, 2.) Änderungen in der Immunitätslage und damit der Empfänglichkeit der Kaninchenpopulation, 3.) Dichte des Kaninchenbesatzes, 4.) klimatische Verhältnisse, 5.) Vorhandensein stechender bzw. saugender Insekten, 6.) Bekämpfungsmaßnahmen. Eine streng jahreszeitliche Abhängigkeit des Seuchengeschehens wird in allen Jahren, besonders in den Epizootiejahren 1955 und 1961, beobachtet. Der Seuchengipfel wurde im allgemeinen in den Monaten Aug.-Sept. erreicht, während bis Juni nur vereinzelt Seuchenfälle bei Haus- und Wildkaninchen gemeldet wurden. Im Winter war die Ansteckungsgefahr stark herabgesetzt.

W. Winkler. 6482.

**4-64/11-0447** Mims, C. A.; Canberra, Austral. Nat. Univ., John Curtin School of Med. Res. Aspects of the pathogenesis of virus diseases. **(Aspekte der Pathogenese der Viruskrankheiten.)** Bacteriol. Rev. **28** (1964) Nr. 1. S. 30 bis 71.

Ausgehend von neuen, durch die Immunofluoreszenztechnik gewonnenen Erkenntnissen gibt Vf. einen Überblick über die Pathogenese der Viruskrankheiten. In einzelnen Abschnitten werden abgehandelt: in erster Linie die „Makrophagen“ (RHS), ihre physiologische und ihre pathogenetische Bedeutung bei der Entwicklung und der Abwehr von Viruskrankheiten sowie ihre Reaktion bei zusätzlichen Einflüssen; die Virämie, unter Berücksichtigung der verschiedenartigen Bindung des Virus an celluläre und nichtcelluläre Blutbestandteile; die Lokalisation des Virus im Kapillarendothel; das lymphatische System, wobei Milz, Lymphknoten und die anderen lymphatischen Gewebe sowie die immunologischen Reaktionen gesondert Beachtung finden; die „Mikrophagen“ (Polymorphkernige) und schließlich pathogenetische Gesichtspunkte bei der Infektion verschiedener Organe und Gewebe (Bauchhöhle, Bindegewebe, Knochenmark, Cerebrospinalflüssigkeit, Lunge, Verdauungskanal). Die an Beispielen (Infektion mit Polio-, Rifttal-Fieber-, Hepatitis-, Staupe-, Gelbfieber-, Myxomatose-Virus u.a.) erläuterten pathogenetischen Prinzipien werden besonders untermauert durch eigene experimentelle Untersuchungen bei der Ektromelie der Mäuse. Die Fülle der für das Verständnis der Virusinfektionen wichtigen Einzeltatsachen sind im Referat nicht wiederzugeben. D. Urbaneck. 6485.

**4-64/11-0448** McKercher, D. G. und Wada, E. M.; Davis, Univ. of California, School of Veterin. Med. The virus of infectious bovine rhinotracheitis as a cause of abortion in cattle. **(Das Virus der infektiösen bovinen Rhinotracheitis als Ursache von Aborten bei Rindern.)** J. Amer. veterin. med. Assoc. **144** (1964) Nr. 2. S. 136-142.
In einer Milchviehherde in Kalifornien traten unter Färsen gehäuft Aborte nach dem 6. Trächtigkeitsmonat auf. Aus den Organen und Körperflüssigkeiten der Feten konnten mit Hilfe der Gewebekulturmethode 6 Virusstämme isoliert werden. Bei den Färsen sind Krankheitserscheinungen auch vor den Aborten nicht festgestellt worden. Lediglich unter den Kälbern des gleichen Gehöftes hatte man einige Monate zuvor milde Affektionen des Respirationstraktes beobachtet. Die Herde war nicht gegen die infektiöse bovine Rhinotracheitis (IBR) vacciniert. Mit einem der Virusisolate wurden 7 trächtige Färsen auf intravenösem, intramuskulärem und intranasalem Wege experimentell infiziert. Alle Versuchstiere bekamen Fieber und zumeist auch eine Conjunctivitis. Einige der intranasal infizierten Färsen wiesen zudem respiratorische Krankheitszeichen auf. Sechs Tiere abortierten zwischen dem 18. und 64. Tage nach der Virusinoculation. Von jedem der abortierten Feten ließ sich ein Virus isolieren. Vergleichende Untersuchungen im Kreuzimmunitäts- und Serum-Neutralisationstest ergaben, daß sich diese Virusstämme nicht von einem bekannten IBR- und einem in Ohio von einem abortierten Rinderfetus isolierten Virusstamm unterschieden. Gelungen ist auch die Isolierung eines Virusstammes von einem Fetus, der vom Muttertier im Anschluß an die Vaccinierung gegen die IBR abortiert worden war. Aus allen diesen Befunden geht hervor, daß sowohl Feld- als auch modifizierte Laboratoriumsstämme des IBR-Virus ursächlich für Aborte verantwortlich zu machen sind. Vff. halten den durch das IBR-Virus hervorgerufenen Abort als relativ neues Syndrom, das auf eine erhöhte Aggressivität des Erregers zurückzuführen ist. R. Kokles. 6485.

**4-64/11-0449** Jordan, F. T. W.; Liverpool, Univ. The control of infectious laryngotracheitis. **(Die Kontrolle der infektiösen Laryngotracheitis.)** Zbl. Veterinärmed., R. B **11** (1964) Nr. 1. S. 15-32.
Durch Ausmerzung infektiöser und ansteckungsverdächtiger Herden, durch Vaccinierung mit einer autogenen Vaccine und durch Behandlung infizierter Hühner mit Thiosemicarbazonen wurde erreicht, die infektiöse Laryngotracheitis unter Kontrolle zu bringen. Die Ausmerzung bewährte sich nur in solchen Beständen, die nicht endemisch verseucht waren. In endemisch verseuchten Gebieten traten nach 6-11 Mon. Neuerkrankungen auf. Durch Vacci-

nierung konnte die Mortalität von 13% auf 2% gesenkt werden. 1% der vaccinierten Tiere verendeten infolge der Impfung. Der Impfschutz hielt durchschnittlich 12 Mon. an. Vereinzelt traten Impfdurchbrüche auf. Die intrafollikuläre Impfung bewährte sich nicht, sie verursachte bis zu 15% Todesfälle. Das Thiosemicarbazon zeigte keine therapeutische Wirkung.

U. Schmidt. 6485.

**4-64/11-0450** Ellis, E. M. und Kendall, H. E.; Ames, Iowa, Nat. Animal Disease Lab. The public health and economic effects of vesicular stomatitis in a herd of dairy cattle. **(Volksgesundheit und wirtschaftliche Schäden durch die Stomatitis vesicularis in einem Kuhbestand.)** J. Amer. veterin. med. Assoc. **144** (1964) Nr. 4. S. 377-380. — 4 Tab., 4 Lit.

In Alabama trat in einer Farm mit 109 Milchkühen die Stomatitis vesicularis (SV) epizootisch auf. Im Okt. 1962 wurden von einem Melker an den Zitzen einer Kuh Blasen festgestellt. Innerhalb eines Monats hatte die Virusinfektion 105 der 109 gemolkenen Kühe erfaßt. Für die schnelle Ausbreitung der SV in dem Bestand wurden die Melkmaschine und die Hände der Melker verantwortlich gemacht. Es waren bisher noch niemals derartig schwere Veränderungen an den Zitzen durch die SV beobachtet worden. Die SV wurde serologisch und in der Gewebekultur diagnostiziert. Während des Seuchengeschehens erkrankten alle 4 Tierpfleger, die im Kuhstall beschäftigt waren, an der SV. Für wenigstens 24 Std. bestand eine mehr oder weniger schwere Störung des Allgemeinbefindens mit Fieber und allgemeinen Schmerzen. Die Familienangehörigen der vier Farmangestellten erkrankten nicht. Auch der Genuß roher Milch von den infizierten Kühen führte nicht zur Erkrankung bei den betreffenden Personen. Die Untersuchung von Blutproben der erkrankten Arbeiter in der Komplementbindungsreaktion und im Serum-Neutralisationstest fiel positiv aus. 43 Kühe mit Mastitiden wurden zur Schlachtung abgegeben. Nach überstandener Infektion betrug die Milchleistung nur noch etwa 66% der ursprünglichen Produktion. Der durch die SV-Epizootie in der Farm verursachte ökonomische Gesamtschaden wurde auf 40000 Dollar geschätzt.

E. Kunter. 6485.

**4-64/11-0451** Gibbons, W. J. Bovine papular stomatitis. **(Die Stomatitis papulosa des Rindes.)** Mod. veterin. Pract. **44** (1963) Nr. 10. S. 37-39. — 4 Abb.

Die Stomatitis papulosa des Rindes wurde als proliferative Form ohne Hyperkeratosis in mehreren Kälberherden beobachtet. Wegen der hohen Mortalitätsrate erlangt diese Form der Erkrankung eine besondere ökonomische Bedeutung. Der klinische Verlauf und die pathologisch-anatomischen und pathologisch-histologischen Veränderungen werden näher beschrieben.

H. Bergmann. 6485.

**4-64/11-0452** Bögel, K. und Liebelt, J.; Tübingen, Bundesforsch.-Anst. für Viruskrankh. der Tiere; Aulendorf, Staatl. Tierärztl. Untersuchungsamt. **Untersuchungen über die Applikationsart eines Parainfluenza-3-Lebendimpfstoffes für Rinder.** Berliner Münchener tierärztl. Wschr. **77** (1964) Nr. 8. S. 153-155. — 1 Abb., 1 Tab., 3 Lit. Zus. in Engl.

Nach Testung der Unschädlichkeit des Impfstoffes bei intravenöser, subcutaner, intramuskulärer und intranasaler Verabreichung an colostrumfrei aufgezogenen Kälbern, wurde die Wirkung desselben nach verschiedenartiger Applikation im Feldversuch überprüft. Zur Verfügung standen für die Untersuchungen 6 Bestände mit 184 Kälbern und Jungrindern im Alter von wenigen Tagen bis zu 12 Mon. Während 49 Tiere bereits eine aktive Immunität gegenüber diesem Virus hatten, besaßen die übrigen 135 nur maternale Antikörper. Alle Versuchstiere erhielten 2.0 ml der unverdünnten Kulturvaccine ($> 10^7$ $KID_{50}$ pro ml) intranasal. Zusätzlich bekamen alle Kälber von 2 Beständen 5 ml intramuskulär, in den restlichen 4 Betrieben injizierten Vff. nur jedem zweiten Kalb in der Altersreihenfolge noch 5 ml intramuskulär. Somit hatten 64 Kälber den Impfstoff intranasal und 120 denselben intranasal und intramuskulär erhalten. Zur Kontrolle erfolgte am 4. Tag nach der Vaccination die Entnahme von Nasentupferproben und am 21. Tag nach der Vaccination die Gewinnung von Serumproben. Von 20 Tieren wurden am 4. Tag nach der Vaccination zusätzlich Serumproben untersucht. Es konnte festgestellt werden, daß die einfache intranasale Impfstoff-Verabreichung in all den Fällen ausreicht, in denen die Kälber keine oder keine zu hohen Serumtiter maternaler PI-3-Antikörper besaßen. War ein hoher Titer vorhanden, hatte die zusätzliche parenterale Injektion gewissen Wert. Auf parenterale Injektionen kann verzichtet werden, wenn der Impfstoff zweimal intranasal instilliert wird und die Tiere bei der 2. Verabreichung älter als 6 Mon. sind. Für Großbestände empfehlen Vff. alle Tiere unter einem Jahr in sechsmonatigem und in Kleinbetrieben alle unter 2 Jahren in 12monatigem Abstand zu impfen. H. Haase. 6485.

**4-64/11-0453** Sigurdardóttir, Bergthóra und Thormar, Halldór; Keldur, Reykjavik, Univ. of Iceland, Inst. for Exp. Pathol. Isolation of a viral agent from the lungs of sheep affected with Maedi. **(Isolierung eines viralen Agens aus den Lungen von an Maedi erkrankten Schafen.)** J. infect. Diseases 114 (1964) Nr. 1. S. 55-60.
Maedi ist eine Viruserkrankung der Schafe in Island, die sich in einer langsamen, progressiven Pneumonie mit einer Incubationszeit von vermutlich 2 Jahren äußert. Das Virus wurde am leichtesten aus makroskopisch veränderten Lungen isoliert. In den Gewebekulturen zeigten sich nach Verimpfung von Virusmaterial aus frischen Lungen nach 10 bis 14 Tagen, bei Material aus nicht mehr frischen Lungen nach 20 bis 23 Tagen und nach 10 bis 17 Gewebekultur-Passagen nach 7 Tagen cytopathische Veränderungen, vornehmlich bestehend aus mehrkernigen Riesenzellen. Serum von an Maedi erkrankten Schafen neutralisierte das Virus. Das Agens passierte Membranporen von 530 m$\mu$ und hat nach vorläufigen elektronenmikroskopischen Untersuchungen einen Durchmesser von etwa 80 m$\mu$. P. Schulze. 6485.

**4-64/11-0454** Storz, J., Shupe, J. L., James, L. F. und Smart, R. A.; Logan, Utah State Univ. Polyarthritis of sheep in the intermountain region caused by a psittacosis-lymphogranuloma agent. **(Polyarthritis der Schafe in der Zwischengebirgsregion, verursacht durch ein Agens der Psittacosis-Lymphogranuloma-Gruppe.)** Amer. J. veterin. Res. 24 (1963) Nr. 103. S. 1201-1206. — 3 Abb., 3 Tab., 17 Lit. Zus. in Interlingua.
In einigen Staaten der USA tritt seit vielen Jahren im Sommer und frühen Herbst bei Lämmern zwischen 25 kg und 48 kg ein Krankheitssyndrom auf, das gewöhnlich „stiff lamb disease" („Steiflammkrankheit") genannt wird und klinisch durch Lahmheit und Steifheit und pathologisch-anatomisch durch Polyarthritis gekennzeichnet ist. Aus 9 von 12 Proben von Flüssigkeit aus erkrankten Gelenken und von inneren Organen 3 schwer erkrankter Lämmer sowie aus Kotproben aller untersuchten 6 Lämmer aus 3 Herden wurde ein Agens der Psittacosis-Lymphogranuloma-Gruppe isoliert. Bei der bakteriol. Untersuchung der Gelenke von 13 Lämmern wurde nur einmal *Erysipelothrix insidiosa* nachgewiesen. Auf Grund der Befunde wird angenommen, daß das nachgewiesene Agens der Psittacosis-Lymphogranuloma-Gruppe die Krankheit verursacht. Diese Auffassung wird durch das Ergebnis der serologischen Untersuchung von 12 Seren erkrankter Schafe mit der KBR gestützt.
W. Wittig. 6485.

**4-64/11-0455** Moulton, J. E. und Frazier, L. M.; Davis, Univ. of California, School of Veterin. Med. Cytopathic changes in tissue cultures inoculated with infectious canine hepatitis virus and treated with 5-fluorodeoxyuridine. **(Cytopathologische Veränderungen in Gewebekulturen, die mit dem Virus**

**der infektiösen Hundehepatitis und mit 5-Fluorodeoxyuridine behandelt wurden.)** Amer. J. veterin. Res. **25** (1964) Nr. 104. S. 41-46.
In Hundenieren-Zellkulturen, die mit dem Virus der infektiösen Hundehepatitis infiziert worden waren, ließ sich mit Hilfe der Acridinorange-Färbung nach 12 bis 18 Std. ein Ansteigen des Desoxyribonucleinsäure (DNS)-Gehaltes in den Kernen feststellen. Nach 18 Std. bildeten sich DNS-haltige, intranucleäre Einschlußkörperchen, die in den späteren Infektionsstadien zahlenmäßig stark anstiegen. Die Spezifität der DNS-Erhöhung als Folge der Virussynthese wurde durch fluoreszenzimmunologische Untersuchungen bewiesen. Der Zusatz von 5-Fluorodeoxyuridine (FUDR) zu den Kulturen vor oder kurz nach der Virusinoculation verhinderte bis zu 42 Std. post infectionem die Ausbildung cellulärer Veränderungen. Danach kam es ebenfalls nur zu geringgradigen cytopathologischen Erscheinungen. Wurden die Kulturen zu verschiedenen Zeiten nach der Virusbeimpfung mit FUDR behandelt, waren die Zellveränderungen umso schwerer, je später die Zugabe des Inhibitors erfolgte. Eine gleichzeitige Behandlung der virusinfizierten Gewebekulturen mit Thymidin verursachte eine teilweise Umkehrung des Hemmeffektes von FUDR. R. Kokles. 6485.

## XII. TUBERKULOSE UND IHRE BEKÄMPFUNG

**4-64/11-0456** Schliesser, Th.; München, Univ., Inst. für Mikrobiol. und Infektionskrankh. der Tiere. **Das Tuberkuloseproblem nach der Sanierung der Rinderbestände.** Tierärztl. Umschau **19** (1964) Nr. 5. S. 231-238.
Auch nach der erfolgreichen Tilgung der Rindertuberkulose in der Bundesrepublik Deutschland gibt es noch ein Tuberkuloseproblem. Im Vordergrund steht die Sicherung des Bekämpfungserfolges, d.h. die Verhütung der Reinfektion, wobei eine besondere Gefahrenquelle der infizierte Mensch darstellt. Weiter sind von Bedeutung die Klärung unspezifischer Tuberkulinreaktionen, wobei zu unterscheiden sind die parallergischen und die pseudoallergischen Reaktionen. Ferner bedürfen Beachtung und Lösung die Frage der Geflügeltuberkulose und der Tuberkulose der Fleischfresser insbesondere hinsichtlich ihrer Bedeutung als Infektionsquelle für den Menschen. Schließlich müssen immunbiologische und bakteriol. Fragen, welche die gesamten Mycobakterien betreffen, geklärt werden und auch die Frage der Pathogenität und Bedeutung ubiquitärer Mykobakterien bedarf einer weiteren Beachtung. J. Otta. 6500.

**4-64/11-0457** Šuckaja, E. I. Ėpidemiologičeskoe značenie tuberkuleza krupnogo rogatogo skota. **(Die epidemiologische Bedeutung der Rindertuberkulose.)** Veterinarija, Moskva **40** (1963) Nr. 10. S. 19-20.
Der Vf. geht auf die Bedeutung tuberkulöser Rinderbestände als Quelle menschlicher Erkrankungen ein. Untersuchungen in zwei Sowchosen ergeben, daß das Personal solcher Bestände und Konsumenten der von dort gelieferten Milch besonders gefährdet sind. Der Kontakt mit den Tieren, Fehler beim Pasteurisieren der Milch und ungenügende Durchführung anderer veterinärhygienischer Bestimmungen sind die wichtigsten Ursachen der bovinen Tuberkulose beim Menschen. Nur Schlachten der tuberkulösen Tiere und enge Zusammenarbeit von Veterinär- und Humanmedizin kann zu einer Sanierung führen. E. Werner. 6511.

**4-64/11-0458** Moine, Gilbert. Les facteurs humains favorisants de la tuberculose bovine dans le département du Nord. **(Von der Arbeitsweise der Menschen abhängige Faktoren, welche die Rindertuberkulose im Departement du Nord begünstigen.)** Bull. Acad. vétérin. France [N.S.] **36** (1963) Nr. 9. S. 419-424. — 1 Tab.

Die Rinder-Tbc ist in Gegenden mit 80% Bodenanteil von Wiesen und Weiden am wenigsten häufig, dagegen zahlreicher vertreten in Kreisen mit 80% Ackerfläche. Bei einem Besatz von 136 Rindern auf 100 ha wird weniger Tbc gefunden als bei 68 Rindern auf 100 ha. In Kreisen mit vermehrtem Milchkuhanteil im Verhältnis zum Gesamtrinderbestand ist ein größerer Prozentsatz Rinder-Tbc feststellbar, besonders in Milchwirtschaften zum Direktverkauf an den Verbraucher. Die Rasse der Tiere spielt keine Rolle. Dagegen senken langer Weidegang, gute Ställe, viel Heu im Winter die Tbc. Kreise mit hoher Dichte der menschlichen Bevölkerung sind reicher an Rinder-Tbc, besonders an den Abwässerabflüssen großer Städte und Industriewerke. Also wirken auf Rinder-Tbc begünstigend: Intensive Bodennutzung, Übergewicht von Ackerfläche gegenüber Weiden und Wiesen, dauernde Stallhaltung, unmäßiger Gebrauch von industriellen Abfallprodukten in der Ernährung, Haltung in Abmelkställen, Dichte der menschlichen Bevölkerung, mangelhafte Hygiene und Abwässer. Die Rinder-Tbc wird gehemmt durch extensive Bodenkultur, Übergewicht von Wiesen und Weiden, lange Weidenzeiten (5 bis 7 Mon.), Hygiene von Haltungsort und Ernährung und Tränken mit einwandfreiem Trinkwasser. K. Preißler. 6513.

**4-64/11-0459** Moine, Gilbert. La tuberculose bovine dans le département du Nord et les facteurs physiques favorisants. **(Die Rindertuberkulose im Departement du Nord und die natürlichen begünstigenden Faktoren.)** Bull. Acad. vétérin. France [N.S.] **36** (1963) Nr. 9. S. 411-417. — 3 Tab.
In drei verschiedenen Formen der Darstellung wird die Verbreitung der Rindertuberkulose in 36 Kreisen des Regierungsbezirkes Nord von Frankreich im Hinblick auf den Grad der Verseuchung, auf allergische Tbc auf anergische Tbc aufgezeigt. Am wenigsten wird die Rinder-Tbc in den Kreisen festgestellt, die in den Ausläufern der Ardennen, in den Hügeln von Flandern und anderen bergigen Gegenden sich befinden. In tiefer gelegenen, feuchten Gegenden mit dabei noch undurchlässigen Böden wird dagegen die Rinder-Tbc häufig festgestellt. Tief gelegene, aber meliorierte Landschaften dagegen sind, wie z.B. die Becken der Aa und der Yser, weniger von Tbc befallen. Flacher Grundwasserstand scheint auch für Tbc günstig zu sein; ebenso ein Mangel an Kalk im Boden. Die klimatisch ungünstigsten Gegenden des Regierungsbezirkes Nord (Ardennenausläufer und Küstenabschnitt), aber dieser ohne Dünkirchen, sind also am wenigsten mit Tbc der Rinder infiziert.
K. Preißler. 6513.

**4-64/11-0460** Haase, Helmut. **Untersuchungen zur Diagnose und Verbreitung der Tuberkulose beim Schaf.** Dresden, Veterinäruntersuchungs- u. Tiergesundheitsamt Dresden Plan-Nr.: 520015 3-08/0. 13 S. Abschlußber. (21/4. 1964.) — 9 Tab.
Bei Schafen von 4 Herden wurden innerhalb von 4 Jahren 5173 Tuberkulinisierungen mit handelsüblichem Tuberkulin und davon hergestellten Verdünnungen vorgenommen. Als Injektionsstelle diente vorwiegend die Afterschwanzfalte. Die Möglichkeit zur pathologisch-anatomischen, mikrobiologischen und histologischen Auswertung der Tuberkulinisierungsergebnisse bestand bei 135 Schafen. Außerdem erfolgten epidemiologische Untersuchungen. 6 Schafe wurden künstlich infiziert. Die Untersuchungsergebnisse: 1. Die angewandte Untersuchungsmethodik ist für die allergische Diagnostik beim Schaf geeignet. 2. Beim Schaf sind die Tuberkulinisierungsergebnisse auf gereinigtes Tuberkulin und auf Grund der epidemiologischen Untersuchungen auch die des Geflügeltuberkulins als spezifisch anzusehen. 3. Tuberkulosekranke Schafe stellen für die Herden höchstwahrscheinlich keine Infektionsgefahr dar. 4. Die Sanierung der Geflügeltuberkulose muß mit der Sanierung der Säugetiertuberkulose gekoppelt werden. 6514.

**4-64/11-0461** Abramov, L. P. Allergičeskaja diagnostika tuberkuleza u verbljudov. **(Allergische Diagnostik der Tuberkulose bei Kamelen.)** Veterinarija, Moskva **40** (1963) Nr. 10. S. 26-29. — 3 Abb.

Bei 874 Trampeltieren wurden mit bovinem Tuberkulin intracutane und konjunktivale Tests vorgenommen. Augenprobe: 3-5 Tropfen auf die Lidbindehaut, Ablesen nach 3, 6, 9, 12 und 24 Stunden. Wiederholung nach 3 Tagen. In positivem Falle Tränenfluß, Rötung der Konjunktiva und eitriger Ausfluß. Meist sieht man nach 6 Stunden die ersten Reaktionen. Intracutane Probe: Injektion von 0,1-0,15 ml bei Jungtieren und 0,2 ml bei erwachsenen Kamelen in eine Hautfalte im unteren Halsdrittel. Die Injektionsstelle wird freigeschoren und mit Spiritus gesäubert. Ablesen nach 24, 48, 72 Stunden. Bei fraglicher Reaktion Wiederholung der Injektion nach 72 Stunden und Beurteilung nach 24 Stunden (positiv: Dickenzunahme ab 8 mm, Anschwellung hat mindestens ein Ausmaß von 35 × 40 mm; zweifelhaft: Dickenzunahme 5-7 mm, Anschwellung mindestens 20 × 30 mm, kompakte bis teigige Konsistenz; negativ: Dickenzunahme bis 4 mm). — Der Vf. bespricht seine Ergebnisse und empfiehlt die beschriebene Methode der intracutanen Tuberkulinprobe. E. Werner. 6514.

**4-64/11-0462** Sudačenkov, V. V. Differenciacija specifičeskich i nespecifičeskich reakcij na tuberkulin. **(Differenzierung von spezifischen und unspezifischen Reaktionen auf Tuberkulin.)** Veterinarija, Moskva **40** (1963) Nr. 10. S. 21-24. — 1 Tab.

Zu den unspezifischen Reaktionen auf bovines Tuberkulin rechnet der Vf. parallergische Reaktionen, bedingt durch andere Typen von Tuberkelbakterien oder andere säurefeste Bakterien und pseudoallergische, die nach einigen zitierten Autoren durch Parasiten, pyogene Infekte, Leukose und hormonale Einflüsse hervorgerufen werden sollen. Zur Differenzierung dieser von den spezifischen Reaktionen wurden verschiedene Methoden erprobt. Simultanproben mit aviärem und bovinem Tuberkulin, ausgewertet nach dem Lauterbachschlüssel, ergaben, daß ein sicherer Ausschluß der bovinen Tbc und auch einer Doppelinfektion nur möglich ist, wenn bei Schlachtung und genauer bakteriologischer und biologischer Untersuchung stark verdächtiger Tiere negative Ergebnisse vorliegen. Mit der KBR sowie der Hämagglutinations- und Hämolysereaktion ließen sich bedeutend weniger positive Tiere ermitteln als mit der allergischen Methode; überdies trat bei 2-3% der gesunden Rinder eine positive Reaktion auf. In fortgeschrittenen Stadien der Tuberkulose waren die Ergebnisse besser als nach Tuberkulinisierung. Ein Vergleich von verdünntem Tuberkulin mit Standard-Tuberkulin zeigte, daß sich ersteres ebenfalls nicht zur Differenzierung unspezifischer und spezifischer Reaktionen eignet. Je stärker die Verdünnung war, desto weniger positive Tiere wurden herausgefunden. Als beste Maßnahme empfiehlt der Vf. eine wiederholte Tuberkulinisierung. E. Werner. 6522.

**4-64/11-0463** Gillissen, G.; Mainz, Inst. für Med. Mikrobiol. **Zellfreie Präparate des sog. Transfer-Faktors bei der Tuberkulinallergie beim Tier.** Zbl. Bakteriol., Parasitenkunde, Infektionskrankh. Hyg., I. Abt., Orig. **191** (1963) Nr. 1/3. S. 260-264.

Vf. stellte sich die Aufgabe zu klären, ob in einem zellfreien Extrakt von Peritonealzellen spezifisch sensibilisierter Meerschweinchen der für die passive Übertragung der Tuberkulin-Sensibilität verantwortliche Faktor nachweisbar ist. Der Extrakt wurde hergestellt durch Cytolyse der gewaschenen Peritonealzellen infolge Einwirkung von Histamindichlorhydrat über 90 Min. bei 37 °C. Mit der Injektion dieses Histaminextraktes unter die Rückenhaut von Meerschweinchen im Sinne eines lokalen Transfers gelang die Übertragung der Tuberkulinsensibilität ohne Antigen. Die Tuberkulinempfindlichkeit wurde nachgewiesen durch die intrakutane Tuberkulinprobe in der Nähe der Injektionsstelle des Extraktes. Die Kontrollen mit Zellextrakten nicht sensibilisierter Tiere waren stets negativ. Wenn die Zellen sensibilisierter Tiere statt mit Histamin mit physiol. Kochsalzlösung lysiert worden waren, konnte nur eine geringe Reagibilität übertragen werden. Die Versuchsbedingungen, wie genügende Sensibilisierung der Tiere, Zellkonzentrat für die Cytolyse nicht unter $15 \cdot 10^7$ und Tuberkulinprobe nicht später als 2 Tage nach dem Transfer, müssen eingehalten werden. Diese Beobachtungen sprechen für eine passive Übertragung der Tuberkulinempfindlichkeit durch sessile Antikörper — wenn man an der Definition der Tuberkulinreaktion als Ag.-Ak.-Reaktion festhalten will — und für die Einbeziehung des Tierversuches in derartige Untersuchungen, die bisher nur beim Menschen zum Erfolg geführt hatten.

W. Richter/Jena. 6522.

**4-64/11-0464** Kiselev, V. S., Alikaeva, A. P. und Jakuševa, O. V. Usoveršenstvovanie allergičeskogo metoda diagnostiki tuberkuleza koz i svinej. **(Vervollkommnung der allergischen Methode der Diagnostik der Tuberkulose bei Ziegen und Schweinen.)** Trudy Vsesojuznogo instituta èksperimental'noj veterinarii, Moskva **29** (1962) S. 38-48. — 1 Tab.
Ziegen und Schweine erkranken fast ausschließlich am bovinen Typ der Tuberkulose. Pathologisch-anatomisch stehen bei der Ziege exsudativ-produktive Prozesse im Vordergrund mit Verkäsung der Lymphknoten und Granulomen in Leber und Milz, häufig treten sogar Todesfälle auf. Bei der Infektion der Ziegen mit dem Geflügeltyp bleiben die produktiven Prozesse meist beschränkt, bei der Ansteckung mit humanem Typ ist die Lokalisierung des Prozesses noch größer. Werden Schweine mit Rinder- bzw. Geflügeltuberkulose infiziert, so tritt sehr schnell eine Generalisation ein. Der Erregernachweis in Lunge, Leber usw. ist nur bei einigen Tieren möglich; im Gegensatz dazu wird die Infektion mit dem Typus humanus bereits an der Eintrittsstelle durch produktive Vorgänge zum Stehen gebracht. Trotzdem können die Erreger der Geflügel- oder Menschen-Tbc. weiterhin vom Schwein infektionsfähig ausgeschieden werden. — Bei der Tuberkulinisierung reagieren die Tiere sowohl spezifisch auf den jeweiligen Infektionstyp, als auch unspezifisch auf die anderen Typen. Deswegen sollte besonders bei Schweinen, aber auch bei Ziegen, in Betrieben mit Rinder- und Geflügel-Tbc mit beiden Tuberkulinen getestet werden. Beim Schwein zeigt sich die positive Reaktion auf das spezifische Tuberkulin nach der intracutanen Injektion als starke Anschwellung mit Rötung und teilweiser Nekrose. Bei den Ziegen treten an der Infektionsstelle weiche, schwammige Ödeme von großer Ausdehnung auf.

E. Werner. 6522.

**4-64/11-0465** Janačkova, D. Sravnitelni proučvanija vŭrchu alergennata stojnost na različni sintetični tuberkulini s alttuberkulin. II. Sŭobštenie. Proučvane vŭrchu tuberkulin ptiči tip. **(Vergleichende Untersuchungen über den allergischen Wert verschiedener synthetischer Tuberkuline mit Alttuberkulin. 2. Mitt. Untersuchung von Tuberkulin des Geflügeltyps.)** Izvestija na Veterinarnija institut za zarazni i parazitni bolesti, Sofija 8 (1963) S. 121-126. — 2 Tab., 11 Lit. 1. Mitt. vgl. LZ. Abt. IV 8 (1963) Nr. 8. S. 1683.
Versuche zur Gewinnung von Tuberkulin vom Geflügeltyp mit hoher allergener Aktivität haben ergeben, daß 1) die Stämme von *Mycobacterium tuberculosis var. avium* nach 8-10tägiger Passage sich gut auf Dorset-Nährboden mit 1‰ Glykokoll kultivieren lassen, wobei sie eine geeignete Kruste bilden, die zur Aussaat auf flüssigem Nährboden erforderlich ist, 2) der synthetische Nährboden von Wakengut, Koslowskaja und Leschtschinskaja mit 1‰ Asparagin und 0,3 ‰ Eisen-Ammonium-Citrat (Nährboden $WKL_2$) zur Kultivierung der Versuchsstämme geeignet ist. Der Gehalt an trockener Mikrobenmasse ist beim Kultivieren auf diesem Nährboden um 0,3 bis 0,7% niedriger als auf Dorset-Nährboden in dessen verschiedenen Modifikationen und GMPB und um 0,2 bis 0,7% höher als auf Sauton-Nährboden und dessen verschiedenen Varianten, 3) das synthetische Tuberkulin $WKL_2$ 6% mehr tuberkulöse Hühner feststellt als die geeignetste Modifikation des Dorset-

Nährbodens und um 27% mehr als die geeignetste Modifikation des Sauton-Nährbodens, 4) die allergene Aktivität des Tuberkulins $WKL_2$ um 1% höher ist als die Aktivität des Kontroll-Alt-Tuberkulins. NRB/ZSNTI. 6522.

**4-64/11-0466** Hyun Kyu Kim, Magnusson, Mogens und Bentzon, M. Weis; Seoul, Korea, Nat. Inst. of Health; Copenhagen, Denmark, Statens Seruminst. Tuberculin production. 4. Specificity of tuberculin of Mycobacterium tuberculosis and M. bovis (BCG strain). **(Die Tuberkulinproduktion. 4. Mitt. Die Spezifität des Tuberkulins von Mycobacterium tuberculosis und Mycobacterium bovis [BCG].)** Acta pathol. microbiol. scand. **60** (1964) Nr. 2. S. 241-252. — 3. Mitt. vgl. 4-64/09-0566.
Vff. verglichen die Tuberkulin-Wirksamkeit von autoklavierten Kulturfiltraten dreier *M. tuberculosis*-Stämme aus den USA, aus Japan und Dänemark sowie des BCG-Stammes mit einem PPD auf Grund von Intradermalproben an Meerschweinchen, die mit diesen 4 Stämmen sensibilisiert waren. Die Versuchstiere erhielten dazu gleichzeitig 3 i.m. Injektionen von je 0,2 ml Paraffinöl, in dem pro 1 ml 10 mg durch Hitze abgetötete Bakterien enthalten waren. Die Unterschiede in den Hautreaktionen, die durch die 4 Präparate verursacht wurden, waren nur sehr gering und klinisch uninteressant. Die homologen Reaktionen waren, wie auch schon früher von anderen Autoren nachgewiesen, nicht wesentlich stärker als die heterologen. Deutlichere Reaktionen traten jedoch auf, wenn die festgelegte Tuberkulinmenge nicht wie meistens in einem Volumen von 0,1, sondern von 0,2 gespritzt wurde. Diese Ergebnisse konnten durch eine Varianzanalyse nachgewiesen werden. Da die Unterschiede in der Wirksamkeit der 4 Stämme so gering waren, schlagen Vff. vor, nur noch einen M.-Stamm für die Tuberkulinherstellung zu benutzen und zwar den BCG-Stamm, um dadurch gleichzeitig die Infektionsgefahr für die Hersteller auszuschalten. W. Richter/Jena. 6522.

**4-64/11-0467** Youmans, Guy P.; Chicago, Ill., Northwestern Univ., Med. School. The pathogenic „atypical" mycobacteria. **(Die pathogenen „atypischen" Mykobakterien.)** Annu. Rev. Microbiol. **17** (1963) S. 473-494. — 1 Tab., 101 Lit.
Es ist seit langem bekannt, daß säurefeste Mikroorganismen, die sich von *Mycobacterium tuberculosis* unterscheiden, bei Lungenkrankheiten des Menschen vorkommen. Während der letzten 10 Jahre stellte sich heraus, daß in den USA ein beträchtlicher Teil der als Tuberkulose diagnostizierten Fälle durch säurefeste Mikroorganismen verursacht werden, die von *Mycobacterium tuberculosis* so verschieden sind, daß sie getrennte Mykobakterien-Species darstellen. Von Bedeutung für die Epidemiologie und Immunologie der Mykobakterienerkrankungen ist die Tatsache, daß eine große Personenzahl in den USA und möglicherweise in anderen Ländern sich mit der einen oder anderen atypischen Mykobakterienart in einem bestimmten Lebensalter natürlich infiziert, wenn auch die Mehrzahl der so Infizierten niemals deutlich krank war. Vf. gibt Fälle bekannt, die zur gegenwärtigen Ansicht über die Rolle der atypischen Mykobakterien bei der Entstehung von menschlichen Lungenerkrankungen beigetragen haben. Er bringt Beweise dafür, daß die latente subklinische Infektion mit bestimmten atypischen Mykobakterien unter der Bevölkerung weitverbreitet ist. Außerdem wird die Bedeutung dieser Befunde für die Epidemiologie und Immunologie der Mykobakterien-Erkrankung besprochen. W. Fritzsch. 6530.

**4-64/11-0468** Maciak, T. Wpływ bodzców nieswoistych na miano w odczynie Middlebrook-Dubosa. **(Der Einfluß nicht spezifischer Stimulantien auf den Titer in der MD-Reaktion.)** Med. weteryn. **19** (1963) Nr. 7. S. 391-394. — 6 Tab., 3 Lit.
Injektionen unspezifischer Stimulantien wie Milch, Blut und Mittel einer unspez. Stimulanztherapie können im Organ die verstärkte Bildung von

Aglutinin, Präzipitin und spez. Bakterien-Lysin hervorrufen. Die Arbeit behandelt den Einfluß dieser Mittel auf den Titer in der hämolytischen Reaktion MD bei tuberkulosekranken Tieren. Die Versuche wurden an Kaninchen und Rindern durchgeführt. 9 Kaninchen wurden mit 2,5 mg Rinderbazillen $AN_5$ infiziert, zwei Wochen später wurde bei ihnen MD durchgeführt. Anschließend wurde je 1 ml Magermilch gespritzt und in den 6 darauffolgenden Tagen wurde Blut entnommen für die MD-Untersuchung und zusätzlich für die Komplementbindungsreaktion. Ähnl. Untersuchungen wurden nach Verabreichung von 1 ml Panodin durchgeführt. Untersuchungen mit Tbc-Rindern wurden auf ähnliche Weise durchgeführt, indem man Panodin und Polisepsin verwendete. Forschungsergebnisse: Die Milchinjektionen verursachten bei Tbc-Kaninchen und Kontrollkaninchen das Anwachsen des Titers in der Komplementbindungsreaktion, während im MD bei den infizierten Kaninchen das Anwachsen des Titers gering war. Panodin beeinflußte nicht die Höhe des Titers in den beiden Kaninchengruppen, während es im MD in derselben Weise wie Milch wirkte. Der höchste Titer trat 96 Std. nach Injizierung dieser Präparate auf. Die Injektion von Panodin und Polisepsin hatte keinerlei Einfluß auf die Höhe der Antikörper bei Tbc-Rindern.

PRL/CBR. 6543.

**4-64/11-0469** Youmans, Anne S. und Youmans, Guy P.; Chicago, Ill., Northwestern Univ., Med. School. Further studies on a labile immunogenic particulate substance isolated from Mycobacterium tuberculosis. **(Weitere Untersuchungen über eine labile, immunisierende Substanz, isoliert aus Mycobacterium tuberculosis.)** J. Bacteriol. 87 (1964) Nr. 2. S. 278-285.

Aus mechanisch zerkleinerten Tuberkulosebakterien des Stammes H 37 Ra wurde durch Ultrazentrifugation in einer Saccharose-Pufferlösung eine Fraktion gewonnen, die bei Mäusen bekannter Linien gegen eine Infektion mit dem Stamm H 37 Rv immunisierend wirkte. Die Immunität wurde angenommen, wenn die Mäuse mindestens 30 Tage nach der Infektion überlebten. Die immunisierende Substanz war in einer scheibenförmigen, gallertigen Masse enthalten, nachdem Vff. die zerkleinerten Bakterienleiber 3 Std. bei 40000 U/Min. zentrifugiert hatten. Die Substanz war frei von ganzen Zellen oder Zellhüllen. Es wurde festgestellt, daß diese Substanz sehr labil war: Temperaturen von mehr als 0-4 °C inaktivierten sie bereits, während sie gefroren oder lyophilisiert über 4 Wochen aktiv blieb. Gegenüber Verschiebungen der Wasserstoffionenkonzentration in den sauren oder alkalischen Bereich war die Substanz ebenfalls sehr empfindlich. Optimal wirkte ein pH-Wert von 6,8 bis 7,0. Die immunisierende Wirkung der Substanz nahm auch bei der Dialyse gegen Phosphat-Pufferlösung und gegen aqua dest. von 4 °C deutlich ab. Das Detergens Natriumlaurylsulfat wirkte inaktivierend. Der Gebrauch eines „Warling Blendor" zum Mischen der zerkleinerten Bakterien vor dem Zentrifugieren rief ebenfalls ein Absinken der Aktivität hervor. Schließlich ergab sich auch ein Aktivitätsverlust der immunisierenden Substanz, wenn die zerkleinerten Zellen nicht sofort, sondern erst einen Tag später zentrifugiert wurden. Vff. entdeckten außerdem gewisse Parallelen zwischen dem Verhalten ihrer immunisierenden Substanz und Säugetier-Mitochondrien, besonders was die Bedingungen betrifft, die sich ungünstig auswirkten. Weitere Untersuchungsberichte werden angekündigt. W. Richter/Jena. 6543.

**4-64/11-0470** Hejlíček, K. Srovnání imunogenní účinnosti BCG a M-vaciny u prasat po experimentální infekci Myc. bovis. **(Vergleich der immunogenen Wirksamkeit von BCG und M-Vaccine bei Schweinen nach Experimentalinfektion mit Mycobacterium bovis.)** Sborník Vysoké Školy zemědělské Brně, Řada B **1963** Nr. 3. S. 396-398. — 1 Tab., 8 Lit. Zus. in Russ., Dtsch.

10 tuberkulinnegative Schweine im Gewicht von 23-52 kg wurden in 3 Gruppen geteilt, von denen 2 Gruppen (zu je 4 Schweinen) mit der BCG-

Vaccine behandelt wurde, während die übrigen 2 Schweine als Kontrolle dienten. Ein Teil der beiden vaccinierten Gruppen wurde nach 3 Wochen revacciniert. Sieben Wochen nach der ersten Vaccinierung wurden sämtliche Schweine subcutan mit einer Suspension von *Mycobacterium bovis* infiziert. Nach der Infektion wurden die Schweine am 35. und 50. Tag tuberkulinisiert, und am 60. Tage nach der Infektion wurden sie geschlachtet. Nach den beiden Vaccinierungen wurde Tuberkulinallergie festgestellt, die jedoch nicht so intensiv war, wie die Allergie nach der Infektion. Die Allergie und Resistenz nach der M-Vaccine war größer als nach der BCG-Vaccine, woraus gefolgert wird, daß die M-Vaccine bei Schweinen weit bessere allergogene und immunogene Eigenschaften besitzt. Die gewonnenen Ergebnisse werden in einer Tabelle veranschaulicht. ČSSR/ÚVTI. 6543.

**4-64/11-0471** Pavlas, M. und Klimeš, B. Působení tuberkulostatik na Mycobacterium avium. **(Wirkung der Tuberkulostatica auf Mycobacterium avium.)** Sborník Vysoké Školy zemědělské Brně, Řada B **1963** Nr. 3. S. 407 bis 420. — 7 Abb., 4 Tab., 11 Lit. Zus. in Russ., Dtsch.

Bei den Wirksamkeitsproben der Stämme *M. bovis, M. avium, M. tuberculosis, M. phlei* und BCG in vitro gegen das Tuberkulostaticum Cykloserin, PAS, Nidracid und Nidaton war *M. avium* resistenter als *M. tuberculosis* und *M. bovis.* Das Cykloserin wirkte von den in vitro angewandten Tuberkulostatica auf das M. avium am stärksten. Die Empfindlichkeit einzelner Mycobacterium-Typen gegenüber dem Cykloserin und Nidracid war verschieden. Ein auffallender Unterschied in der Empfindlichkeit zeigte sich bei *Mycobacterium bovis* und *Mycobacterium avium,* so daß man diesen Unterschied zur Typisierung der aus Tieren oder Menschen, die nicht mit Tuberkulostatica behandelt wurden, isolierten Primokulturen angewandt werden könnte. Die Wirkung der Tuberkulostatica PAS, Nidracid und Cykloserin wurde ferner durch einen Versuch an 21 experimentell infizierten Hähnchen überprüft, doch haben die Sektion, die Untersuchung des Blutbildes und die Tröpchenagglutination erwiesen, daß der Tuberkuloseprozeß nicht vollständig unterdrückt werden konnte. Die Ergebnisse sind in Tabellen und Diagrammen angeführt. ČSSR/ÚVTI. 6560.

**4-64/11-0472** Poddubskij, I. V. Sovremennye zadači v likvidacii tuberkuleza životnych i pticy. **(Neuzeitliche Aufgaben in der Tuberkulosebekämpfung bei Säugern und Geflügel.)** Veterinarija, Moskva **40** (1963) Nr. 10. S. 12-14.

Laut Ministerratserklärung der UdSSR (1960) und Beschlüssen verschiedener Republiken ist eine schnelle Ausrottung der Tbc unter den landwirtschaftlichen Nutztieren vorgesehen. Hierzu ist ein Komplex von organisatorisch-wirtschaftlichen und veterinärhygienischen Maßnahmen nötig. In Tbc-freien Gebieten und Republiken besteht die Hauptaufgabe darin, das Einschleppen der Krankheit durch strenge Quarantäne zu verhindern. Dort, wo die Tbc nur wenig verbreitet ist, müssen Rinder, Schweine, Ziegen und das Geflügel mittels allergischer Proben getestet werden. Positiv reagierende Tiere werden geschlachtet und alle Tbc-Isolierstationen aufgelöst. Gebiete mit starkem Verseuchungsgrad sollen etappenweise saniert werden, wobei man u. a. zunächst die kleinen und hygienisch mangelhaften, im zweiten Jahr jedoch alle Isolierstationen auflöst. Bei sehr starker Ausbreitung der Tbc ist ein Zeitraum von drei Jahren vorgesehen. Allgemeine Maßnahmen in allen Gebieten: Verhinderung des Kontaktes Tbc-kranker Menschen mit landwirtschaftlichen Nutztieren, Sanatorien für Tbc-Kranke müssen in größerer Entfernung von Tierhaltungen liegen, isolierte Haltung von Rindern und anderen Tbc-empfänglichen Tieren, jährlich wiederholte Tuberkulinisierung, genaue Untersuchung aller geschlachteten Rinder. Die allergische

Untersuchung des Geflügels ist nur zur Bestandsdiagnose brauchbar. Besondere Aufmerksamkeit gilt der Aufzucht Tbc-freier Jungtiere und der Verbesserung von Haltung und Fütterung E. Werner. 6560.

**4-64/11-0473** Juskovec, M. K. und Tuzova, R. V. Puti likvidacii tuberkuleza životnych v Belorussii. **(Die Wege zur Bekämpfung der Tuberkulose von Tieren in Belorußland.)** Veterinarija, Moskva **40** (1963) Nr. 10. S. 14-17.

Im Zeitraum von 1963-1964 sollen Tuberkulose und Brucellose der Rinder in der Belorussischen Republik getilgt sein. Die Bestände werden mit der intracutanen, in tbc-positiven Beständen gleichzeitig mit der konjunktivalen Tuberkulinprobe untersucht. Der zweite Test wird nach 35-45 Tagen vorgenommen, ein dritter nach wiederum 2½-3 Monaten. Letzte Überprüfungen erfolgen nach je 3 Monaten und dann 5 Monate nach zwei negativen Resultaten. Nach jeder Tuberkulinisierung müssen die positiv reagierenden Tiere geschlachtet, die Ställe gründlich gesäubert und desinfiziert werden. Sehr wichtig ist die Tbc-freie Aufzucht der Kälber. Sie werden ebenfalls wiederholten Tuberkulinisierungen unterzogen. Große Beachtung muß der Tbc von Geflügel und Schweinen gewidmet werden. Unter Hühnern, bei denen zu 98% Leber und Milz, zu 55% die Därme verändert sind, wird die Tbc durch die Ausscheidungen der Tiere und ihre Eier verbreitet. In 50% der Fälle sind hier in den Eiern Erreger nachweisbar. Zu 75% waren bakteriologische Untersuchungen der Eileiter dieser Tiere positiv. Die Geflügeltuberkulose stellt auch für Säuger eine Gefahr dar. Eine Infektion führt bei Rindern zum Auftreten allergischer Zustände und pathologisch-anatomischer Veränderungen der Lymphknoten und anderer Organe. Besonders empfindlich sind Schweine. E. Werner. 6560.

**4-64/11-0474** Piskač, A., Frais, Z. und Kaiser, D. Chemoprofylaxe tuberkulózy hospodářských zvířat. I. Příspěvek k metabolismu INH u dospělého skotu. **(Chemoprophylaxe der Tuberkulose bei landwirtschaftlichen Nutztieren. 1. Mitt. Beitrag zum INH-Metabolismus beim erwachsenen Rind.)** Sborník Vysoké Školy zemědělské Brně, Řada B **1963** Nr. 3. S. 399-405. — 2 Abb., 8 Tab., 26 Lit. Zus. in Russ., Dtsch.

Von 12 erwachsenen Rindern unterschiedlichen Alters verfolgte man im Blut, in der Milch und im Harn mittels der chemischen Methode nach Wollensberg und nach der biologischen Methode von Schmiedel die INH-Spiegel, die nach einmaliger Verabreichung „Nidrazid"-Spofa enstanden waren. Der höchste INH-Spiegel im Blut zeigte sich 1-4 Std. nach der Verabreichung, ging dann zurück, und nach 24 Std. konnte er nur auf biologischem Wege festgestellt werden. Die Werte des mit der Milch ausgeschiedenen INH waren etwas höher, sanken langsamer, sind jedoch so niedrig, daß sie keine ausreichende Quelle dieses Tuberkulostaticums in der Milch sein und der Chemoprophylaxe säugender Kälber nicht dienen können. Der INH-Gehalt im Harn war 3-9 Std. nach der Verabreichung des Präparates 10-20mal höher als die Werte im Blut und in der Milch. ČSSR/ÚVTI. 6560.

## XIII. CHIRURGIE

**4-64/11-0475** Lawson, Donald D.; Glasgow, Univ., Veterin. School. Modern trends in animal health and husbandry. The management of fractures in domestic animals. I. **(Moderne Behandlungsmethoden in der Veterinärmedizin und der Tierzucht. Die Behandlung von Frakturen bei den Haustieren. 1. Mitt.)** Brit. veterin. J. **119** (1963) Nr. 9. S. 409-421.

Die Frakturbehandlung hat in den letzten 15 Jahren eine bedeutende Wandlung erfahren. Die Heilungsvorgänge bei Frakturen werden besprochen. Nach Resorption des Hämatoms bildet sich Granulationsgewebe, es kommt zum primären Kallus und später zur Konsolidation. Die einzelnen Heilungsstadien können im Röntgenbild erfaßt werden. Bei den konservativen Behandlungsmethoden werden die Ruhetherapie, die Schienung, der Gipsverband bzw. der Fixationsverband besprochen. Bei den blutigen Methoden finden die Staderschienung, das Kirschner-Ehmer-Verfahren und die Beckersche percutane Osteosynthese Erwähnung. Innerlich kann durch Platten und Schrauben fixiert werden. Am bekanntesten ist die Marknagelung, wobei bei den Haustieren die Marknagelung nach Küntscher und die Rush-Pins am weitesten verbreitet sind. Fortsatzfrakturen können durch Schraubung fixiert werden. O. Dietz. 6634.

**4-64/11-0476** Lawson, Donald D.; Glasgow, Univ., Veterin. School. Modern trends in animal health and husbandry. The management of fractures in domestic animals. II. **(Moderne Behandlungsmethoden in der Veterinärmedizin und der Tierzucht. Die Behandlung von Frakturen bei den Haustieren. 2.Mitt.)** Brit. veterin. J. **119** (1963) Nr. 11. S. 492-511. — 1. Mitt. vgl. vorst. Ref.
Vf. bespricht die Behandlung von spezifischen Frakturen. Femurschaftsfrakturen sind meist Quer-, Transversal- oder Schrägfrakturen. Die Nagelung erfolgt von proximal her. Es wird weiter die Versorgung von supracondylären Femurfrakturen, von Femurhalsfrakturen, von Tibiaschaftfrakturen, Frakturen der distalen Tibiaepiphyse und von Frakturluxationen im Sprunggelenk nach den bekannten Methoden und Richtlinien besprochen. Diese Ausführungen beziehen sich allerdings nur auf derartige Brüche bei den kleinen Haustieren. Lösungen der Tuberositas tibiae können konservativ behandelt werden. Bei den Humerusfrakturen wird auf die Versorgung der Schaftfrakturen, der einfachen Condylusabsprengfrakturen und der supracondylären „T"- und „Y"-Frakturen eingegangen. Schließlich werden auch die üblichen Behandlungsmethoden bei Radius-, Ulna-, Tarsal-, Metatarsal-, Metacarpal- und Beckenfrakturen besprochen. Bei Patellafrakturen empfiehlt Vf. die Kniescheibenexstirpation. Die Behandlung von einfachen und komplizierten Mandibulafrakturen finden bei den Fleischfressern und bei den großen Haustieren Erwähnung. Bei Frakturen der Gleichbeine und des Strahlbeines beim Pferd wird eine Neurektomie empfohlen, da eine Ruhigstellung der Fragmente und damit eine Frakturheilung nicht möglich ist. Viele „moderne" Behandlungsmethoden sind nicht erwähnt, und nur das englische und amerikanische Schrifttum ist bis auf eine Ausnahme berücksichtigt worden.
O. Dietz. 6634.

**4-64/11-0477** Ehrlein, H.-J.; Hannover, Tierärztl. Hochschule, Klin. für Kleine Haustiere. **Zur Technik und Indikation der perkutanen Osteosynthese nach Becker.** Dtsch. tierärztl. Wschr. **71** (1964) Nr. 7. S. 183-187.
Die percutane Osteosynthese mit extracutaner Kunststoffschiene nach Becker hat im Schrifttum bisher nur wenig Beachtung gefunden. Die Indikation zur percutanen Osteosynthese nach Becker wird von den einzelnen Autoren ganz unterschiedlich beurteilt. Über die Vorzüge und die Nachteile dieses Verfahrens besteht keine einheitliche Auffassung. In eigenen Untersuchungen hat sich die percutane Osteosynthese nach Becker als ein sehr gutes Verfahren zur Behandlung von Radius-, Ulna-, Tibia-, Humerus- und Unterkieferfrakturen des Hundes erwiesen. Durch die sichere Fixation der Bruchstücke werden für die Heilung optimale Bedingungen geschaffen. Das Risiko des operativen Eingriffes ist nicht allzu groß, wenn bei der Operation die notwendige Asepsis eingehalten und einer Infektion von außen her durch entsprechende Schutzverbände vorgebeugt wird. Zur Durchführung der Schraubung wird eine vereinfachte Technik beschrieben. O. Dietz. 6634.

**4-64/11-0478** Stihl, H. G. und Leuthold, A.; Bern, Univ., Veterin.-Chirurg. Klin. **Zur subkutanen Jodtherapie der Tendinitis chronica beim Pferd.** Schweiz. Arch. Tierheilkunde **106** (1964) Nr. 4. S. 218-222.

Beim Pferd werden chronische Entzündungszustände an den Gliedmaßen meist mit starken Entzündungsreizen behandelt. Diese finden in verschiedenen Formen Verwendung, und ihre Reizstärke steigt an über die lange Reihe der scharfen Einreibungen bis zur Feuertherapie und zum Haarseil. In Anlehnung an die Untersuchungen von Milne wurde bei Tendinitis chronica die subcutane Jodtherapie erprobt. 5,0 Jod wurden unter Zusatz von 10,0 Kaliumjodat in 10,0 ml Wasser gelöst. Die Lösung wird nach und nach mit weiteren 90,0 ml Wasser vermischt (Rp. Jodi 5,0, Kalii jodat 10,0, Aq. dest. ad 100,0). Unmittelbar vor der Injektion wurde diese Grundlösung mit physiol. Kochsalzlösung im Verhältnis 1:5 verdünnt. Es wurden nunmehr 5-10-15 ml dieser 20%igen Verdünnung medial und lateral längs der lädierten Sehne subcutan in Depots von 1-1,5 ml injiziert. Anschließend wurde ein fester Verband angelegt, vom 2. Tag wurden die Tiere täglich an der Hand bewegt, 5-6 Wochen p. op. wurden die Patienten longiert oder leicht in Arbeit genommen. 4 von 8 behandelten Pferden wurden wieder arbeitsfähig, bei den übrigen Pferden war der Erfolg ungenügend. Die Hauptvorteile, besonders gegenüber der Kaustik, bestehen in der Schmerzlosigkeit und dem späteren Fehlen von Narben. Von Nachteil ist eine bleibende stärkere Verdickung als nach scharfer Einreibung bzw. Kaustik. O. Dietz. 6688.

**4-64/11-0479** Wollrab, J.; Berlin, Humboldt-Univ., Tierklin. für Geburtshilfe und Fortpflanzungsstör. **Multiple Vaginaltumoren bei einer Hündin.** Mh. Veterinärmed. **18** (1963) Zusatz-H. S. 28-30.

Solitäre Vaginaltumoren nicht maligner Natur sind prognostisch günstig zu beurteilen. Handelt es sich um multiple Tumoren dieser Art, auch benignen Charakters, sind die Operationsaussichten schlechter. Erschwerte Zugänglichkeit, da diese Tumoren häufig unter der Schleimhaut liegen, begünstigen Rezidive. Es wird ein Fall beschrieben, wo unter Allgemeinnarkose eine 9jährige Spanielhündin an multiplen Vaginaltumoren operiert wurde. Gleichzeitig werden in einer zweiten Sitzung gleichartige Geschwülste (Fibroma durum) im Bereich des Hals-Brustraumes operiert. Die Behandlung mit Cortison-Prednisolon-Präparaten konnte Komplikationen im Operationsbereich verhindern. K.-P. Jaksztien. 6717.

**4-64/11-0480** Snyder, Clifford C.; Coral Gables, Fla., Univ. of Miami, School of Med. Experimental technics in canine surgery. **(Experimentelle Methoden der Chirurgie am Hund.)** Veterin. Med. Small Animal Clinician **59** (1964) Nr. 2. S. 135-143. — 23 Abb.

Anhand von 5 Operationsindikationen werden neue Ergebnisse mitgeteilt. Neurome traumatischer Genese an sensiblen, motorischen und gemischten Nerven erlangen eine gewisse Bedeutung, sowohl bei Kleintieren als auch bei Pferden. Bei Verletzungen eines Nerven kommt es durch Retrahierung des Epineurium zum Vorfall der Axone. Durch diesen Vorfall entsteht eine fibroide Proliferation, die ein Knäuel von Axonen erzeugt. Wird dieser Zustand nicht erreicht, entsteht ein gewöhnlich schmerzhaftes Neurom. In eigenen Versuchen wurden die Anteile des durchtrennten Nerven in eine Vene eingeführt, die dazu freigelegt wird. — Silikone, die bei ihrer Implantation in den Körper keine Reaktionen auslösen, sind nach Jahren ohne Verwachsung leicht zu entfernen. Sie haben sich bei der Hernienoperation, plastischen Gesichts- und Lungenchirurgie sehr bewährt, auch gelang versuchsweise eine Tracheaprothese mit einem elastischen Silikonstück. — In der Gefäßchirurgie stellt die Venenthrombose ein wichtiges Problem dar. Eine Bildfolge demonstriert das Einsetzen einer Plastikmanschette und Anwendung des sowjetischen Gefäßnahtapparates. — In der Knochenchirugie wird anstelle von Markschrauben und Nägeln die Markschienung mit homologem Knochen, der in Merthiolat-Lösung von Spendertieren vorrätig gehalten wird, durchgeführt. — Bei der

Sehnenvereinigung wird statt der bekannten Sehnennaht das obere in das längs aufgespaltene untere Sehnenende eingefügt und durch eine fortlaufende Naht vereinigt. H. Trolldenier. 6740.

**4-64/11-0481** Kaminski, A. Wpływ bólu na gojenie się ran doświadczalnych. **(Der Einfluß des Schmerzes bei zu Versuchszwecken verursachten Wunden.)** Zeszyty naukowe wyższej Szkoły rolniczej Wrocławiu, Weteryn. **15** (1963) Nr. 50. S. 107-121. — 4 Abb., 4 Tab., 19 Lit.

Dieser Einfluß wurde bei einfachen Hautschnittwunden untersucht. Bei Hunden und Pferden wurden je 140 Schnitte vorgenommen. Man beobachtete: 1.) das Auftreten der Granulierung, 2.) das Verdecken des Wundbodens mit Granulationsgewebe, 3.) das Ausfüllen der Wunde, 4.) Merkmale des Granulationsgewebes, 5.) den Verlauf der Hautbildung, 6.) den Zustand des Gewebes, das die Wunde umgibt, 7.) den Zustand nach Heilung der Wunde. Ergebnisse: 1.) Die Hautschnittwunden unter örtl. Betäubung heilen schneller als Wunden ohne örtl. Betäubung; die Verzögerung ist aber nicht groß und läßt die Anästhesie als nicht unbedingt erforderlich erscheinen. 2.) Die Ursache für die verzögerte Heilung der Wunden ist das Vorhandensein des primären Schmerzes. 3.) Die sekundären Schmerzreize, die bei Heilung der Wunde entstehen, verzögern wesentl. die Heilung und müssen als schädl. Faktor beseitigt werden. PRL/CBR. 6740.

**4-64/11-0482** Gay, William I. und Moore, Sara Jane; Bethesda, Md., Nat. Inst. of Health. Conjunctival flap for surgical treatment of epithelial plaques in the bovine eye. **(Conjunctivallappen zur chirurgischen Behandlung von Epithelialdefekten am Rinderauge.)** J. Amer. veterin. med. Assoc. **143** (1963) Nr. 9. S. 1000-1003.

In einer Herefordherde trat in großem Umfange eine Carcinomatose am Auge und seinen Anhangsorganen auf. Die Epizootologie und Pathologie dieser Erkrankung sollte untersucht werden. Die Neubildungen befanden sich vornehmlich an der Hornhautskleralgrenze und am dritten Augenlid. Sofern der Tumor auf dem dritten Augenlid lokalisiert war, wurde eine Resektion bzw. teilweise Exstirpation der Nickhaut vorgenommen. Neubildungen im Bereich der Hornhautskleralgrenze wurden abgetragen. Der dadurch entstehende Hornhautdefekt wurde durch einen Conjunctivallappen zur Deckung gebracht. Die Operationen nahm man unter Lokalanästhesie vor. Der Eingriff hat sich als recht erfolgreich erwiesen, da andererseits der gesamte Bulbus durch das Carcinom zerstört wird. Durch die Conjunctivallappenplastik wurde die Heilung beschleunigt und ein Rezidiv für 12-24 Mon. verhindert. Endgültig konnte jedoch ein Rezidiv im Bereiche des ehemals erkrankten Auges nicht vermieden werden. O. Dietz. 6753.

**4-64/11-0483** Rubin, Lionel F.; Bethesda, Md., Nat. Inst. of Health; Philadelphia, Univ. of Pennsylvania, School of Veterin. Med. Atrophy of rods and cones in the cat retina. **(Atrophie der Stäbchen und Zapfen der Retina bei Katzen.)** J. Amer. veterin. med. Assoc. **142** (1963) Nr. 12. S. 1415-1420. — 4 Abb., 1 Tab., 10 Lit.

Drei alte Hauskatzen, die offensichtlich blind waren, wurden ausführlich ophthalmologisch untersucht. U. a. wurde die Elektroretinographie zur objektiven Messung der Retinafunktion angewandt. Bei sehr starker Lichteinwirkung kam noch ein Pupillenreflex zustande. Am Augenhintergrund waren Blutgefäße kaum zu erkennen, was, wie sich durch die histologische Untersuchung herausstellte, auf mangelhafte Füllung der Gefäße zurückzuführen war. Die histologische Untersuchung ergab als Hauptbefund eine Verdünnung der Retina mit Schwund der Stäbchen- und Zapfenzellen. Zwischen der Pigmentzellage und dem verbleibenden Neuroepithel bestand keine Verbindung mit Ausnahme der Einmündungsstelle der Augennerven und der Ora serrata. Als mögliche Ursachen für das Leiden werden erbliche Entartung, Vit.-A-Mangel und Vergiftung angeführt. W. Seffner. 6753.

**4-64/11-0484** Roy, William E.; Springfield, Mass., Rowley Memorial Hospital. Plastic for repairing auricular hematoma. **(Plastik zur Heilung des Othämatoms.)** J. Amer. veterin. med. Assoc. **140** (1962) Nr. 3. S. 250.
Zur Behandlung des Othämatoms wird in Narkose ein Schnitt gesetzt. Aus schneidbarem Plastikmaterial werden zwei Scheiben geschnitten, die rundherum randständige Durchbohrungen aufweisen. Das Ohr wird in üblicher Weise wundversorgt und dann zwischen beiden Plastikplättchen festgelegt, die beide durch Seidenfäden verbunden werden. K.-P. Jaksztien. 6756.

**4-64/11-0485** Leopold, Seymour und Spinella, D. J. A technic for canine root canal restoration. **(Eine Technik der Wurzelkanalfüllung des Caninus.)** Veterin. Med. Small Animal Clinician **59** (1964) Nr. 1. S. 29-33. — 4 Abb., 2 Lit.
Durch einen Unfall entstand eine Fraktur des linken unteren Dens caninus an der Kronenspitze mit Freilegung der Pulpa. Die notwendige Röntgenuntersuchung wurde mit Standarddentalplatten an der lingualen Fläche bei 68 KVP, 60 ma und 0,5 Sek. in einem Abstand von 15 cm ausgeführt. Unter Nembutalnarkose erfolgte eine Vergrößerung des Einganges zur Wurzelhöhle durch Bohrer und Ausräumung der Pulpa. Nach weiterer Bearbeitung wurde der gesäuberte Kanal mit Guttapercha-Spitzen geschlossen. Bei einer Nachkontrolle 5 Mon. später war das elfenbeinartige Aussehen des Zahnschmelzes und die normale Funktion des Zahnes erhalten geblieben.
H. Trolldenier. 6762.

**4-64/11-0486** Hoerlein, B. F., Few, A. B. und Petty, M. F.; Auburn, Ala., Univ. Brain surgery in the dog — preliminary studies. **(Gehirnchirurgie beim Hund — vorläufige Mitteilung.)** J. Amer. veterin. med. Assoc. **143** (1963) Nr. 1. S. 21-29. — 18 Abb.
Auf dem Gebiet der Symptomatologie, der Diagnostik und der Therapie der Rückenmarksläsionen des Hundes sind in den letzten Jahren bedeutende Fortschritte erzielt worden. Die Diagnostik der Gehirnerkrankungen ist noch begrenzt. Über die Gehirnchirurgie ist bisher wenig veröffentlicht worden. Technisch ist einiges vom Menschen auf den Hund zu übertragen, es bestehen aber doch anatomische Unterschiede. Einleitend wird darauf hingewiesen, daß eine sorgfältige Betreuung von gehirnkranken Patienten notwendig ist. Die Blase sollte ausgedrückt und das Tier in gutem Ernährungszustand erhalten werden. Bei erregten Patienten sind die Stoffwechselvorgänge erhöht und deshalb ist genügend Sauerstoff erforderlich. Bei Sauerstoffmangel entsteht ein Gehirnödem. Dann sollten dehydrierende Mittel verabreicht werden. Hypertonische Harnstofflösungen eignen sich gut. Bei Gehirnblutungen sollten Blutstillungsmittel verabreicht werden. Arterielle Blutungen müssen ligiert werden. Alle Kopfverletzungen sollten antibiotisch versorgt werden. Bei chirurgischen Eingriffen sollten einen Tag vor der Operation bis zu 12 Tagen nach der Operation Cortisone appliziert werden. Morphin ist bei traumatischen Gehirnverletzungen kontraindiziert. Zur Sedation eignen sich Neuroleptica und Barbiturate. Eine Liquorpunktion ist nicht nur für diagnostische Zwecke, sondern auch zur Minderung des Liquordruckes angezeigt. Bei Schädelfrakturen, die mit Kompressionen des Gehirns, mit extraduralen, subduralen und intracerebralen Blutungen einhergehen, ist ein sofortiger Eingriff angezeigt. Zur Narkose eignet sich Thiopental zur Einleitung. Die Narkose kann mit Aether oder Halothan unterhalten werden. Vollblut und Blutersatzflüssigkeiten müssen bereitstehen. Auch zur Operationseinleitung ist die Verabreichung von hypertonischer Harnstofflösung angezeigt. Zum Stillen von Kapillarblutungen muß ein Elektrokauter zur Verfügung stehen. Auch

mit warmen Kochsalzlösungen kann die Blutung gestillt werden. Es werden die technischen Einzelheiten bei der dorsalen Craniotomie und zur Freilegung des Kleinhirns beschrieben. Bei der dorsalen Craniotomie sind 6 verschiedene Operationsgänge möglich. Diese werden in allen Einzelheiten auf 18 Abbildungen dargestellt. O. Dietz. 6783.

**4-64/11-0487** Kraus, Gunther E.; Buffalo, N. Y., Roswell Park Memorial Inst. Devocalizing dogs by cautery. **(Devocalisierung von Hunden durch Kauterisation.)** J. Amer. veterin. med. Assoc. **143** (1963) Nr. 9. S. 979-981. 6789.

**4-64/11-0488** Little, Peter B.; Kennett Square, Univ. of Pennsylvania, School of Veterin. Med. Surgical treatment of traumatic pericarditis in the cow. **(Die chirurgische Behandlung der traumatischen Pericarditis bei einer Kuh.)** J. Amer. veterin. med. Assoc. **144** (1964) Nr. 4. S. 374-376.
Es wurden die klinischen Symptome bei einer an Pericarditis traumatica leidenden Kuh beschrieben. Das Rind wurde durch wiederholte Herzbeutelpunktion und durch allgemeine Antibiose auf eine entsprechende Operation vorbereitet. Aus dem Herzbeutel isolierte man *Corynebacterium pyogenes*. Die Operation erfolgte in rechter Seitenlage unter Lokalanästhesie. Im Bereich der linken 5. Rippe wurde thorakotomiert. Nach partieller Resektion der 5. Rippe wurde der distale Teil am Sternum exartikuliert. Die Rippe wurde im Periost entfernt. Nach Pericardiotomie konnte im Herzbeutel kein Fremdkörper mehr gefunden werden. Der eröffnete Herzbeutel wurde an der Muskulatur vernäht und so eine Herzbeutelfistel und Drainage angelegt. Die Nachbehandlung erfolgte mit hohen Dosen von Antibiotica, Prednisolon und ACTH. Das Tier erholte sich gut und wurde 33 Tage p. op. der Schlachtung zugeführt. Der Schlachtbefund wird mitgeteilt. O. Dietz. 6795.

**4-64/11-0489** Rubin, Ellis F. und Brooks, Frederick T.; Bethesda, Md., Nat. Inst. of Health; Nat. Heart Inst. The midsternal approach for removal of heartworms by ventriculotomy. **(Der transsternale Zugang bei der Ventriculotomie zur Entfernung von Herzwürmern.)** J. Amer. veterin. med. Assoc. **144** (1964) Nr. 3. S. 237-251. — 7 Abb., 1 Tab., 66 Lit.
Adulte *Dirofilaria immitis* wurden durch Eröffnung des rechten Ventrikels und der Pulmonararterie bei 21 Hunden durch einen 3-5 cm langen Schnitt entfernt. Der Venenverschluß der V. cava cranialis zwischen V. azygos und Pericard und der V. cava caudalis erfolgte mit Ligaturen. Innerhalb von 2 Min. gelang bei jeder Operation die Erfassung und Entfernung der Herzwürmer des Ventrikels und der beiden Hohlvenen. Der Vorteil des transsternalen Zuganges liegt in der Zugänglichkeit des rechten Herzens mit den betreffenden Gefäßen. Die Ventriculotomie erlaubt nach Absaugen des Restblutes eine klare Übersicht der Kammer. Die Parasitenentfernung gelang, wie Sektionen bestätigten, bis auf 2 Hunde vollständig, die Anzahl der Würmer variierte von 2 bis 218 pro Tier. Diese operative Methode scheint gegenüber der chemotherapeutischen Behandlung (Arsenpräparate) wirksam und relativ sicher zu sein. H. Trolldenier. 6795.

**4-64/11-0490** Dixon, R. T. und Rex, M. A. E.; Sydney, Univ. Wound dehiscence, cardiac arrest and resuscitation in a bitch. **(Nahtdehiszenz, Herzstillstand und dessen Behandlung bei einer Hündin.)** Austral. veterin. J. **39** (1963) Nr. 12. S. 464-466. -- 4 Lit.
Infolge Nahtdehiszenz nach Ovariektomie einer einjährigen Bastardhündin mit Darmvorfall wurde eine Nachoperation vorgenommen. 5 Min. nach Beginn der Intubationsnarkose trat ein Herzstillstand ein. Da eine Brustkorbmassage versagte, erfolgte die Thoraxöffnung im 7. Interkostalraum mit direkter Herzkompression. Nach 20-30 Sek. setzte ein normaler Rhythmus ein, der nach Ende der notwendig gewordenen Darmresektion wiederum aus-

fiel. Durch die noch offene Thoraxwunde wurde das asystolische Herz wieder massiert. Durch eine Serumübertragung stieg der Blutdruck an. — Bei ungefähr 50% der Herzstillstände führt eine intrathorakale Herzmassage zum Erfolg; zur Auffüllung des Kreislaufes sind in diesem Zustand Vollblut oder Plasma notwendig. H. Trolldenier. 6795.

**4-64/11-0491** Robertson, J. M. und Boucher, W. B.; Kennett Square, Univ. of Pennsylvania, School of Veterin. Med. Vertebral body abscess in a heifer. **(Wirbelkörper-Absceß bei einer Färse.)** J. Amer. veterin. med. Assoc. **143** (1963) Nr. 11. S. 1211-1213. 6801.

**4-64/11-0492** Fouad, K., Houwishi, Y. Khamis und Hosni, Z.; Gizah, Egypt, Univ. of Cairo, Fac. of Veterin. Med. **Über die Adhäsionsbereitschaft des Bauchfelles nach postoperativer Antibiotika-Behandlung.** Berliner Münchener tierärztl. Wschr. **77** (1964) Nr. 7. S. 147-149.
Da mitunter Adhäsionen des Bauchfelles mit Organen der Bauchhöhle nach Laparotomien zu beobachten sind, sollte in der vorliegende experimentellen Arbeit ermittelt werden, ob verschiedene Antibiotica oder deren Zubereitungen am Zustandekommen der Verklebungen beteiligt sind. Die Untersuchungen erfolgten an 40 Kaninchen. Aus den Versuchen ergab sich, daß die Laparotomie an sich keine Rolle in der Adhäsionsbildung spielt. Während das kristalline Penicillin G und die Procain-Penicillin-G-Aufschwemmung keinen Effekt auf das Peritoneum ausüben, reizt Procain-Penicillin-G-Streptomycin in Pulverform oder das kristalline Procain-Penicillin-G in öliger Zubereitung höchstwahrscheinlich das Bauchfell und kann zu Verklebungen führen. O. Dietz. 6805.

**4-64/11-0493** Tarasewicz, W. Sposoby szycia powłok brzusznych u psów. **(Verfahren für das Nähen der Bauchdecke bei Hunden.)** Med. weteryn. **19** (1963) Nr. 9. S. 490-493. — 6 Abb.
Die Arbeit zeigt Methoden für das Schließen der Bauchdecke nach der Laparatomie. Diese Methoden werden sehr häufig von der chirurgischen Klinik SGGW angewandt. Die Schnittlinien müssen stets entlang dem Verlauf der Muskelfasern geführt werden, weil dann die Wunden schneller heilen. Die präziseste Methode ist die Etagennaht: Das Bauchfell wird mit der Matratzennaht genäht. Muskeln werden bei großen Hunden durch Knopfnähte versorgt, bei mittl. Hunden werden einige Abschnitte mit durchgehenden Nähten und bei kleinen Hunden wird eine durchgehende Naht genäht. Die Haut wird durch die Knopfnaht unter Verwendung von Nylon genäht. Die Mitshelnaht wurde abgeändert. Es werden sämtl. Schichten der Bauchdecke auf einmal genäht. Am primitivsten ist die sog. „Through-and-through-Nath", die der abgeänderten Mitshelnaht ähnelt, nur werden hier sämtl. Schichten durchgenäht. Wegen der Einfachheit wird diese Naht seit vielen Jahren angewandt; sie verursacht keine Schwierigkeiten. Daher muß sie besonders für die Arbeit auf dem Lande empfohlen werden. PRL/CBR. 6805.

**4-64/11-0494** Wright, J. G.; Liverpool, Univ., School of Veterin. Sci. Symposium: The inguinal canal and its relationship to health and disease. II. The surgery of the inguinal canal in animals. **(Symposium: Der Leistenkanal und seine Beziehungen zur Gesundheit und Krankheit. 2. Mitt. Die Chirurgie des Leistenkanals bei den Tieren.)** Veterin. Rec. **75** (1963) Nr. 50. S. 1352-1363. — 16 Abb., 6 Tab., 24 Lit. 1. Mitt. vgl. 4-64/1-0018.
Es handelt sich um ein Übersichtsreferat über die Chirurgie des Leistenkanals bei den Haussäugetieren, das Vf. entsprechend seiner Erfahrung zusammengestellt hat. Dabei beschränkt sich Vf. nicht nur auf die Betrachtung der sich entwickelnden Anomalien und pathologischen Zustände in dieser Region, sondern lenkt die Aufmerksamkeit auch auf die Häufigkeit und die Be-

deutung für die verschiedenen Species, mit denen der Tierarzt am meisten umgeht. Desweiteren wird bei jeder Species zwischen der Bedeutung für die weiblichen und männlichen Tiere unterschieden. Im einzelnen finden folgende Punkte Berücksichtigung: Die Inguinalhernie beim Eber, Hengst und Schafbock; die angeborene Scrotalhernie beim Eber, Hengst und Rüden; die erworbene Scrotalhernie beim Hengst, Schafbock und Bullen. Dazu finden sich Hinweise über die einzelnen Operationstechniken. Desweiteren macht Vf. Ausführungen über den unvollständigen Descensus testiculorum, den Kryptorchismus der Pferde, über den Mon- und Anorchismus. R. Berg. 6805.

**4-64/11-0495** Baker, G. J. und Lewis, M. R. W. A case of abomasal impaction and its surgical correction. **(Ein Fall von Labmagenüberladung und seine chirurgische Behandlung.)** Veterin. Rec. **76** (1964) Nr. 15. S. 416 bis 418.

Innerhalb der letzten 10 Jahre wurden Labmagenerkrankungen vermehrt beobachtet. Dabei handelt es sich meist um Labmagenerweiterungen, Labmagenverlagerungen und Labmagendrehungen. Alle 3 Erkrankungen sind mit atonischen Zuständen des Labmagens verbunden. Über die eigentlichen Ursachen kann bisher nicht viel ausgesagt werden. Sicher bestehen Beziehungen zur Trächtigkeit und zu Vormagenerkrankungen. Über Labmagenüberladungen ist bisher nur wenig berichtet worden. Im vorliegenden Fall handelte es sich um eine 5 Jahre alte Ayrshire-Kuh, die 3 Wochen zuvor normal gekalbt hatte. Außerdem hatte bei diesem Tier vor einiger Zeit eine Tympanie bestanden, die mit Silikonpräparaten behoben werden konnte. Danach bestand eine Hypocalcämie, wobei Ca, Mg, P verabreicht worden war. Die Tympanie rezidivierte, und es wurde eine Rumentomie durchgeführt. Dabei wurde bei der Exploration der Bauchhöhle gleichzeitig ein abnorm vergrößerter überladener Labmagen festgestellt. Da danach keine weitere klinische Besserung eintrat, wurde erneut eine Laparotomie auf der rechten Seite durchgeführt. Bei der üblichen Schnittführung gelang es nicht, die große Kurvatur des Labmagens vorzulagern. Der Laparotomieschnitt mußte weit nach ventral verlängert werden. Danach wurde die Abomasotomie möglich. Der Labmagen wurde entleert, ein Ulcus konnte nicht ermittelt werden, der Pylorus war für einen Finger passierbar. Nach Verschluß der Labmagen-Laporotomiewunde genas der Patient vollständig. — Es wird angeregt, in gleichen Fällen die Operation in Seitenlage auszuführen.
O. Dietz. 6807.

**4-64/11-0496** Martin, J. A. Dilatation with torsion of the abomasum in a six-week-old calf. **(Dilatation mit Torsion des Abomasus bei einem 6 Wochen alten Kalb.)** Veterin. Rec. **76** (1964) Nr. 11. S. 297-298. 6807.

**4-64/11-0497** Turner, Trevor. A case of torsion of the stomach in an 11-year-old dachshund bitch. **(Ein Fall einer Torsio ventriculi bei einer 11jährigen Dachshündin.)** Veterin. Rec. **76** (1964) Nr. 9. S. 243.

Nach einem dreistündigen anhaltenden Erbrechen wurde bei einer Dachshündin die Schwellung des rechten Abdomens vom Rippenbogen bis zum Becken bemerkt, der Kreislauf war bei 162 Herzschlägen und cyanotischen Schleimhäuten stark belastet. Auf Grund der Anamnese wurde eine Magendrehung angenommen. Durch die Punktion 5 cm caudal der letzten Rippe wurde das Gas abgelassen, worauf sich der Zustand sofort besserte. Anschließend erfolgte eine Laparotomie zur Korrektur der Torsio unter Aether-Intubationsnarkose. Der Magen schien in Uhrzeigerrichtung gedreht, die Parsa cardiaca hatte sich über ventral nach lateral und die Milz nach medial verlagert. Die im Magen gefundenen Fremdkörper (Walnußschalen, Silberpapier) wurden gleichzeitig entfernt. Der Fall war der erste, den der Vf. bei kleinen Rassen sah und der erfolgreich behandelt werden konnte. In den letzten 5 Jahren wurden 6 Fälle einer Torsi ventriculi beobachtet, von den 4 bereits tot oder sterbend eingeliefert wurden und 2 bei der Narkose starben. H. Trolldenier. 6807.

**4-64/11-0498** Zschocke, Gottfried; Hannover, Tierärztl. Hochschule, Klin. für Kleine Klauentiere und Forens. Med.; Ambulator. Klin. **Die Perlonnetzimplantation zur Beseitigung der Hernia umbilicalis beim Schwein.** Diss. Hannover **1963** 65 S. — 15 Tab., 67 Lit.
Die in der humanmedizinischen Literatur noch vor 10 Jahren diskutierte grundsätzliche Frage, ob der auto- oder alloplastischen Methode zur Deckung übergroßer Diastasen der Bauchwand der Vorrang zu geben ist, kann heute eindeutig zugunsten der Alloplastik beantwortet werden. Die chemische Industrie ist in der Lage, Kunststoffe zu produzieren, die allen Ansprüchen, die die Chirurgie an sie stellen muß, gerecht zu werden vermögen. 85 Schweinen wurden zur Beseitigung von Nabel- und Bauchbrüchen Perlonnetze implantiert, und der Heilungsverlauf wurde untersucht. Bei 15 Tieren wurde nach der Schlachtung bzw. Tötung die Operationsnarbe excidiert und diese pathologisch-anatomisch und pathologisch-histologisch untersucht. Es ergab sich, daß die Perlonnetzimplantation bislang die sicherste Methode ist, Bauchwanddefekte rezidivlos zu heilen. Die Erfüllung der in diesem Sinne an das Netz gestellten Forderung, als Fremdkörper in corpore den Organismus zur Ausbildung einer breitflächigen, fibrösen Bindegewebsspalte über dem Bruchring anzuregen, wurde durch die pathologisch-anatomischen und histologischen Untersuchungen bestätigt. Es konnte nicht eindeutig beantwortet werden, ob das implantierte Material resorbiert wird oder als dauernder Fremdkörper im Organismus verbleibt. Es sprechen gewisse Auflösungserscheinungen für eine Resorption nach längerer Zeit. Beim Schwein als einem kurzlebigen Schlachttier ist dies jedoch nicht bis zum Ende zu verfolgen. O. Dietz. 6810.

**4-64/11-0499** Aanes, W. A.; Fort Collins, Colorado State Univ., Coll. of Veterin. Med. Surgical repair of third-degree perineal laceration and rectovaginal fistula in the mare. **(Chirurgische Wiederherstellung von Dammrissen dritten Grades und von Mastdarm-Scheidenfisteln bei der Stute.)** J. Amer. veterin. med. Assoc. **144** (1964) Nr. 5. S. 485-491. — 12 Abb.
Zur Wiederherstellung von Dammrissen sind eine Anzahl von Operationsmethoden beschrieben worden. Es wird dabei darauf verwiesen, daß die Prognose bei Dammrissen 3. Grades bzw. bei Mastdarm-Scheidenfisteln stets vorsichtig zu stellen ist. Bei Dammrissen 1. Grades bestehen Einrisse der Vulva- bzw. Vaginalschleimhaut; Dammrisse 2. Grades sind durch Schleimhaut- und Muscularisverletzungen gekennzeichnet. Bei Dammrissen 3. Grades sind Scheideneingang und Rectum bzw. Anus eingerissen, so daß es zwischen beiden zu einer Verbindung gekommen ist. Bei der Mastdarm-Scheidenfistel besteht innerhalb der Scheide und des Rectums eine Verbindung zwischen beiden Organen. Verletzungen der Dammgegend entstehen meist während der Geburt, besonders bei erstmalig gebärenden Stuten. Die Ursachen können bei der Stute, beim Fohlen oder bei beiden gesucht werden. Beim Fohlen befinden sich dabei häufig die Vorderbeine oberhalb des Kopfes oder des Halses. Es wird eine Zweiphasenoperation zur Wiederherstellung eines Dammrisses 3. Grades beschrieben. Die Operation sollte frühestens 3 bis 6 Wochen nach Entstehung der Verletzung durchgeführt werden. Der erste Operationsgang erfolgt unter Extraduralanästhesie. Es wird dabei eine Gewebebrücke zwischen Vagina und Rectum geschaffen. Die Perinealgegend bleibt zunächst unvernäht. In der zweiten Operationsphase erfolgt dann die Wiederherstellung des Dammes. Die Operation wurde erfolgreich an 17 Stuten ausgeführt. Bei 3 von diesen 17 Stuten bestand zunächst eine Mastdarm-Scheidenfistel, die in einen Dammriß 3. Grades verwandelt wurde und bei denen dann die genannte Operation in Anwendung kam. O. Dietz. 6812.

**4-64/11-0500** Weaver, A. D.; Glasgow, Univ., Veterin. Hospital. Nephrectomy and cystotomy in a bull. **(Nephrektomie und Cystotomie bei einem Bullen.)** Veterin. Rec. **76** (1964) Nr. 7. S. 191-193.
Als Indikation für eine Nephrektomie beim Rind wurden bisher eine einseitige Pyelonephritis und eine renale Urolithiasis angegeben. Es wurde ein 1 Jahr alter Ayrshire-Bulle vorgestellt, der die klinischen Symptome einer Urolithiasis zeigte. Das Tier hatte 24 Std. lang keinen Harn abgesetzt und zeigte rectal eine abnorm vergrößerte Blase. Es stand mit gekrümmtem Rücken und weit nach hinten gesetzten Hinterbeinen. Durch Blasenmassage entleerten sich blutiger Harn und ein Harnstein. Bei der Blutuntersuchung wurden ein er-erhöhter Harnstoffspiegel, niedrige Kochsalzwerte und ein hohes Albumin-Globulin-Verhältnis ermittelt. Es wurde eine akute Obstruktion der harnableitenden Wege vermutet, wobei man annahm, daß Harnsteine den Blasenhals verlegt hatten. 24 Std. später hatte sich der Zustand nicht gebessert, auch nicht nach intramuskulärer Applikation von Pankreasextrakt und Chlorpromacin. Es wurde linksseitig am stehenden Tier unter Lokalanästesie laparotomiert. Die Schnittführung erfolgt 28 cm lang am Tuber coxae beginnend kranioventral. Nach Eröffnung der Bauchhöhle wurde linksseitig eine abnorm vergrößerte Niere palpiert. Sie war von Fett, Fibrin und seröser Flüssigkeit und Harnflüssigkeit umgeben. Der Harn rührte von einer Nierenruptur bzw. einer Ruptur des Ureters her. Die linke Niere wurde stumpf freipräpariert; Arterie, Vene und Harnleiter wurden unterbunden, und die Niere wurde abgesetzt. Die Blase konnte nicht vorgelagert werden. Sie wurde sichtbar gemacht und punktiert. Nachdem der Inhalt so weit wie möglich entfernt worden war, wurde die Blase innerhalb der Bauchhöhle auf 8 cm eröffnet. Aus ihr entfernte man Fibrin und Harnsteine. Der Blasenverschluß erfolgte durch Conell- und Lembertnaht. Nach antibiotischer Versorgung der Bauchhöhle wurde die Laparotomiewunde verschlossen. P. op. erhielt das Tier 500 ml Vollblut. Der Bulle genas vollständig. Er hat in der Zwischenzeit 50 Färsen gedeckt und befindet sich in ausgezeichneter Kondition.

O. Dietz. 6815.

**4-64/11-0501** Fitzgerald, T. C.; Auburn, Ala., Auburn Univ. A study of the deviated penis of the bull. **(Untersuchung über die Penisknickung beim Bullen.)** Veterin. Med. [Kansas City] **58** (1963) Nr. 2. S. 130-138. — 14 Abb., 7 Lit.
Nach einer eingehenden, auf eigenen Untersuchungen basierenden Darstellung der makroskopischen und mikroskopischen Anatomie des Bullenpenis werden die anatomischen und histologischen Verhältnisse bei der Penisknickung beschrieben. Die meisten Abweichungen des Bullenpenis von der Achse treten an der Basis der Glans oder am kranialen Ende des Peniskörpers auf. Sie werden vorwiegend in dem Bereich beobachtet, in dem die Aa. helicinar nur spärlich entwickelt sind. Das normalerweise an der dorsalen Oberfläche der Tunica albuginea in lockerem Gewebe liegende, feste fibröse Band befindet sich bei der Penisknickung seitlich oder unterhalb des Penis und ist bei der Erektion verantwortlich für die Abweichung des Penis von der Achse. In der Substanz der Tunica albuginea wird erstmals fibrocartilaginöses Gewebe beschrieben, das gemeinsam mit den derben kollagenen Fasern der Tunica die Festigkeit und Rigidität des erigierten Bullenpenis bewirkt.

J. Wollrab. 6818.

**4-64/11-0502** Dyson, J. A. Castration of the mature boar with reference to general anaesthesia induced by intratesticular injection of pentobarbitone sodium. **(Die Kastration geschlechtsreifer Eber unter Berücksichtigung der durch intratesticuläre Injektion von Pentobarbiton-Natrium erzielten Narkose.)** Veterin. Rec. **76** (1964) Nr. 2. S. 28-29. — 3 Lit.
Nach einer kurzen Übersicht über die Methoden der Schmerzausschaltung bei der Kastration von Altebern, werden eigene Erfahrungen über die intra-

testiculäre Injektion von Pentobarbiton-Natrium mitgeteilt. 12 Eber mit einem Gewicht zwischen 81,5 kg und 108,7 kg wurden nacheinander mittels der intratesticulär erzielten Narkose kastriert, wobei nur eine Hilfsperson notwendig war. Zur Injektion wurde Pentobarbiton-Natrium-Lsg. verwandt (Euthatal: May und Barker Ltd.). Die Gesamtmenge wurde je zur Hälfte auf beide Hoden verteilt. Die Injektion erfolgte in das Hodenparenchym. Die Tiere legten sich etwa 5 bis 10 Min. nach der Injektion nieder. Das Toleranzstadium war nach weiteren 5-10 Min. erreicht. Der Nachschlaf hielt 20 bis 40 Min. an. Nach der in der üblichen Weise durchgeführten Kastration erhielten die Eber 1200000 IE Penicillin intramuskulär. Die Futteraufnahme nach der Operation war gut, und es zeigte sich nur eine geringgradige Wundreaktion. J. Wollrab. 6818.

**4-64/11-0503** Nestle, Allen S. Use of bone grafts to assist repair of fractures in small dogs. **(Die Verwendung von Knochentransplantaten bei der Frakturbehandlung kleiner Hunde.)** J. Amer. veterin. med. Assoc. **144** (1964) Nr. 3. S. 252-253. — 3 Abb.

Frakturen von Radius und Ulna im distalen Drittel sind besonders bei kleinen Rassen in der Heilung schwierig und unbefriedigend. Wahrscheinlich erfolgt hier eine verzögerte Regeneration, deshalb wurden zur Stimmulierung des Callusgewebes und zur Erzielung einer ersten Fixierung Knochenstifte angewandt. In offener Reduktion wurden bei einem Hund vom Typ des Chihuahua Knochensegmente in Form von Zahnstochern intramedullär eingeschoben und auf das Periost der Frakturstelle Knochenspäne aufgelegt. Die Knochentransplantate, die gefroren aufbewahrt wurden, erzielten keine ausreichende Fixation, aber eine genügende Ruhigstellung der Bruchenden mit einem zusätzlichen Verband. 8 Wochen später zeigte die Röntgenkontrolle eine fast abgeschlossene Reparation der frakturierten Ulna und Radius.
H. Trolldenier. 6827.

**4-64/11-0504** Muther, Ewald und Leuthold, A.; Bern, Univ., Veterin.-Chirurg. Klin. **Über die Nervenquetschung als symptomatische und therapeutische Maßnahme bei bestimmten chronischen Lahmheiten des Pferdes.** Schweiz. Arch. Tierheilkunde **106** (1964) Nr. 3. S. 179-183.

Beim Pferd begegnet man nicht selten Läsionen am Gliedmaßenende, die im Prinzip zwar heilbar sind, aber eine langdauernde Lahmheit verursachen. In derartigen Fällen wäre eine temporäre Schmerzausschaltung angezeigt. Angeregt durch die Quetschung des N. phrenicus beim Menschen als Therapie bei Lungentuberkulose, wurde deshalb versucht, bei langdauernden Huflahmheiten beim Pferd durch Quetschung der Nn. volares bzw. plantares temporäre Schmerzfreiheit und rasche Arbeitsfähigkeit zu erreichen. Der Eingriff erfolgte an der üblichen Stelle, an der neurektomiert oder anästhesiert wird, also oberhalb vom Fesselkopf. Zur Quetschung benutzte man eine Druckklemme mit Übersetzung. Die gequetschte Stelle muß gleichmäßig durchsichtig sein. Weiße Fäden lassen auf noch intakte Nervenfasern schließen. Mit Hilfe von elektrischem Strom wurde die Regeneration der Nerven (3-7 bzw. 4-6 Mon.) kontrolliert und durch Wiederkehr der Lahmheit in unheilbaren Fällen gesichert. Der Eintritt der Schmerzfreiheit erfolgte nach 10 Tagen bis 3 Wochen nach durchgeführter Quetschung. Bei geeigneter Auswahl der Fälle hat sich die Nervenquetschung als brauchbares Therapeutikum erwiesen. O. Dietz. 6833.

**4-64/11-0505** Král, E. Změny na kostech prstů plemenných býků. **(Zehenknochenveränderungen bei Zuchtbullen.)** Sborník Vysoké Školy zemědělské Brně, Řada B **1963** Nr. 3. S. 367-370. — 3 Abb., 5 Lit. Zus. in Russ., Dtsch.

Bei 25 Zuchtbullen im Alter von 2-12 Jahren verfolgte man durch äußere Untersuchung, röntgenologisch und an Knochenpräparaten die Exostosen der Zehenknochen, und zwar ihre Lokalisierung, Größe und Beziehung zum Alter, zur Körperhaltung, zum Gang und zur Klauenform. Die Knochenpräparate wurden durch Kochen gewonnen. Die Exostosen wurden an typischen Stellen gefunden, wo die wichtigsten Sehnen und Knochenbänder anschließen, bei Bullen vom 3. Lebensjahr an vergrößerten sie sich allmählich mit dem Alter, ohne jedoch das Hinken zu verursachen. Der Auswuchs der unteren Fläche des Klauenknochens wurde auch bei solchen Bullen gefunden, deren Körperhaltung im ganzen normal war, deren Klauen regelmäßig gepflegt wurden und die zufriedenstellend aufgestallt waren. Die Exostose ließ sich röntgenologisch feststellen. ČSSR/ÚVTI. 6835.

**4-64/11-0506** Šanda, A. und Pivník, L. Nekróza prstů krátkosrstých ohařů. **(Zehennekrose bei der Hunderasse Deutsch-Kurzhaar.)** Sborník Vysoké Školy zemědělské Brně, Řada B **1963** Nr. 3. S. 378-382. — 6 Abb., 2 Tab., 23 Lit. Zus. in Russ., Dtsch.

Vff. beschreiben 7 Erkrankungsfälle von jungen Hunden der Deutschen Kurzhaarrasse. Die Tiere leckten und bissen an den Zehen, später verloren sie eine Kralle und einzelne Knochenglieder eines oder mehrerer Läufe. Die Oberflächenempfindlichkeit der Läufe war abgestumpft und verschwand gänzlich am distalen Ende. Die Munterkeit und Freßlust der Hunde blieb unangetastet. Die röntgenologische Untersuchung fand Osteoporose und Osteolyse sowie Nekrose der Knochensequester. Im Blutbild blieb die Erythrocytenzahl unverändert, die Leucocyten waren vermehrt, besonders die stabkernigen Neutrophilen, Eosinophilen und Monocyten. Der Calcium-, Phosphor- und Magnesium-Spiegel bewegte sich in normalen Grenzen. Mit Rücksicht auf die Symptome handelt es sich wahrscheinlich um Störungen des Nervensystems, die auf genetischer Grundlage beruhen. ČSSR/ÚVTI. 6835.

**4-64/11-0507** Foster, William J., Imhoff, Roy K. und Cordell, Joseph T. „Closed-joint" repair of anterior crusiate ligament rupture in the dog. **(Wiederherstellung des rupturierten vorderen gekreuzten Bandes am nicht eröffneten Gelenk.)** J. Amer. veterin. med. Assoc. **143** (1963) Nr. 3. S. 281-283.

Seitdem die klinischen Symptome der Ruptur des vorderen gekreuzten Kniegelenksbandes beim Hund bekannt sind, sind verschiedene Behandlungsmethoden beschrieben worden. Die angegebenen Behandlungsverfahren haben bisher noch nicht in alle Kleintierpraxen Eingang gefunden. Es wird nach einem Literaturüberblick eine schnelle, einfache Behandlungsmethode beschrieben, wobei das Femorotibialgelenk nicht eröffnet wird. Die Diagnose wird durch das Schubladenphänomen und den Röntgenbefund gestellt. Das Tier liegt in Allgemeinnarkose. Über das Kniegelenk hinweg wird ein Hautschnitt gelegt und gleichzeitig ein Hautstreifen als Ersatz für das rupturierte Band excidiert. Dann wird mit einem Nagel bzw. einem Bohrer ein Kanal durch den lateralen Condylus des Femur und durch das Gelenk bis durch den medialen Anteil der Tibiaepiphyse gebohrt. Durch diesen Kanal zieht man von distal her einen Draht, an dem der excidierte Hautstreifen befestigt und nachgezogen wird. Dann bohrt man einen zweiten Kanal von medial nach lateral durch die Tibiaepiphyse, zieht das distale Ende des Hautstreifens auch noch durch diesen Kanal. Beide Enden des Hautstreifens werden nun lateral vereinigt. Abschließend erfolgt Hautnaht. Diese Operation wurde an 12 Hunden durchgeführt und brachte in jedem Fall Erfolg. Sie kann ohne Assistenz und ohne besonderes Instrumentarium ausgeführt werden. Als Nachteil dieser Operationsmethode wird angegeben, daß durch Nichteröffnung des Kniegelenkes die klinische Diagnose nicht bestätigt werden kann und man sich deshalb allein auf die vorhandenen Symptome und den Röntgenbefund verlassen muß. O. Dietz. 6844.

**4-64/11-0508** Butler, Hugh C.; Pullman, Washington State Univ., Coll. of Veterin. Med. Teflon as a prosthetic ligament in repair of ruptured anterior

cruciate ligaments. **(Teflon als ein prothetisches Ligament zum Ersatz des rupturierten vorderen gekreuzten Kniegelenksbandes.)** Amer. J. veterin. Res. **25** (1964) Nr. 104. S. 55-60.
Es wird die wichtigste Literatur über den Ersatz des zerrissenen vorderen gekreuzten Kniegelenksbandes beim Hund angeführt. Die Vor- und Nachteile der verwendeten Ersatzgewebe werden diskutiert. An 15 Hunden und Katzen wurde Teflon als Ersatzmaterial erprobt. Das Kniegelenk reagiert kaum oder überhaupt nicht, wenn aseptische Verhältnisse herrschen. Andererseits wirkt Teflon als Fremdkörper, wenn eine Infektion vorliegt, bzw. es erhält die Infektion aufrecht. Teflon besitzt gegenüber den bisher verwendeten Ersatzgeweben erhebliche Vorteile. Die erzielten Ergebnisse wurden zum Teil durch pathohistologische Untersuchungen vervollständigt.
O. Dietz. 6844.

**4-64/11-0509** Bateman, J. K. Dropped thigh muscle in the racing greyhound. **(Risse in der Oberschenkelmuskulatur bei Renn-Greyhounds.)** Veterin. Rec. **76** (1964) Nr. 7. S. 201-202. — 4 Abb.
Diese entstehen beim Greyhound durch Zerreißen des caudalen Randes des M. gracilis, oft ist gleichzeitig der sehnige Anteil betroffen. Die sichtbaren und fühlbaren Muskeleinrisse entstehen während des Rennens ein- oder beidseitig. Am häufigsten treten dadurch Hämatome bis zur Größe eines Eies in der unteren Hälfte des caudalen Gracilisrandes auf. Da diese Hämatome während der Reparation in fibrös verhärtete, unelastische Narben umgewandelt werden, entstehen häufig bei erneuter Teilnahme am Rennen wiederum Muskelrisse neben den alten. Deshalb ist die orthopädisch befriedigende Operation bereits beim ersten Auftreten angezeigt. Unter Sedation und lokaler Anästhesie werden bis zu 6 Schnitte in das Narbengewebe gelegt, wobei die Schnittführung abwechselnd von caudal und von cranial bis in die Mitte des bindegewebigen Knotens gelegt wird. Somit wird das fibröse Gewebe zwar im ganzen erhalten, jedoch abgeflacht und gestreckt. Durch neugebildetes Bindegewebe an den Schnittflächen entsteht eine fibröse Platte, die den Muskelrand schützt, aber dessen Funktion nicht einengt.
H. Trolldenier. 6844.

**4-64/11-0510** Pearson, Phillip T. und Ramsey, Frank K.; Ames, Iowa State Univ., Coll. of Veterin. Med. Evaluation of polytetrafluoroethylene implants to correct canine medial patellar luxations. **(Die Erprobung von Polytetrafluoraethylen-Implantaten zur Korrektur der medialen Kniescheibenluxation beim Hund.)** J. Amer. veterin. med. Assoc. **143** (1963) Nr. 8. S. 843 bis 853.
Die Kniescheibenluxation nach medial beim Hund ist einer der am häufigsten vorkommenden Krankheitszustände am Kniegelenk des Hundes, der einen chirugischen Eingriff erforderlich macht. Es wurde deshalb eine Methode entwickelt, die die fehlerhafte Ausbildung des medialen Condylus des Femur kompensieren sollte. Ein Polytetrafluoraethylen-Plastik-Implantat wurde proximal auf den medialen Condylus des Femur verpflanzt und mit rostfreiem Draht fixiert. Dadurch wurde die Quadricepssehne und damit die Patella in ihrer normalen Lage gehalten. Die Operation wurde an 66 Kniegelenken experimentell und an 28 Patienten, die mit medialen Kniescheibenluxationen behaftet waren, klinisch erprobt. 2 Wochen nach der Operation wurde röntgenologisch eine Verdickung des Periosts und 30 Tage p. op. eine Drucknekrose am Knochen ermittelt. Auch eine zunehmende und abnehmende Knochendichte wurde bei einigen Hunden ermittelt. Im Experiment wurden 4-5 Tage p. op. die stärksten Entzündungserscheinungen am Kniegelenk festgestellt. Meistens benötigten die Tiere 2-3 Wochen, bis sie die operierte Gliedmaße gut belasteten. Von den erkrankten Patienten zeigten 9 eine ausgezeichnete funktionelle Wiederherstellung, 16 Tiere bewegten sich be-

friedigend, 2 Tiere zeigten nur geringe Besserung, und bei einem Tier war keinerlei Erfolg zu verzeichnen. Bei der histologischen Untersuchung wurden verschiedene Grade der Entzündung, Degeneration und Nekrose im Bereich des chirugischen Eingriffes ermittelt. Das Verfahren erscheint besonders geeignet bei den angeborenen Kniescheibenluxationen nach medial, wie sie bei einigen Zwerghunderassen besonders gehäuft beobachtet werden.

O. Dietz. 6844.

**4-64/11-0511** Moor, A. de, Bouckaert, J.-H. und Top, W.; Gent, Rijksuniv., Chirurg. Klin. voor Grote Huisdieren. Chirurgische behandeling van spastische parese bij het rund door denervatie van de M. gastrocnemius. **(Chirurgische Behandlung der spastischen Parese des Rindes durch Denervation des M. gastrocnemius.)** Vlaams diergeneeskund. Tijdschr. **33** (1964) Nr. 1. S. 1-18. — 14 Abb., 20 Lit. Zus. in Engl., Franz., Dtsch.

Vff. führen die Operation am liegenden Tier unter Epiduralanästhesie und nach Tranquilizer-Prämedikation durch. Hierbei werden zunächst die beiden Bäuche des M. biceps femoris freipräpariert und gespreizt, worauf der N. tibialis aufgesucht wird. Durch mechanische Reizung werden dann die den M. gastrocnemius versorgenden Äste des N. tibialis ausfindig gemacht und daraus jeweils etwa 3 cm lange Stücke herausgeschnitten. Von dem den M. flexor digitalis pedis superficialis versorgenden Ast des N. tibialis wird auf etwa 3 cm Länge die Hälfte entfernt. Nach dieser Methode wurden 46 Tiere operiert, darunter 5 mit Operation an beiden Hinterextremitäten. 27 Tiere konnten geheilt und 17 gebessert werden. Bei 1 Tier trat nach der Operation keine Änderung ein und bei einem weiteren blieb der Ausgang unbekannt. An Komplikationen traten auf: Atrophie des M. biceps femoris (1 Fall) und Lähmung des N. fibularis (1 Fall). W. Kuhlmann. 6846.

**4-64/11-0512** Schebitz, H. und Tronicke, R.; Hannover, Tierärztl. Hochschule, Klin. für Pferde. **Zur Sedierung und Narkose beim Pferd.** Berliner Münchener tierärztl. Wschr. 77 (1964) Nr. 5. S. 93-97.

Es wird über die Injektionsnarkose in der Kombination Combelen-Polamivet und My-301-Thiogenal an Hand von 350 Sedierungen und 750 Narkosen zusammenfassend berichtet. Eine Sedierung wurde innerhalb von 18 Mon. 350mal in der Kombination Combelen-Polamivet zur Schmerzausschaltung (Kolik, Wund- und postoperative Schmerzen), für kleinere operative Eingriffe (Absceßspaltung), zur Erleichterung bzw. Durchführung diagnostischer oder therapeutischer Maßnahmen (Endoskopie, Röntgen-, Zahn- und Rectaluntersuchungen, Verbandwechsel usw.) und zur Beruhigung (Abschlagen des Fohlens) ausgeführt. Die dabei auftretenden Symptome und Komplikationen werden beschrieben. Blutuntersuchungen ergaben, daß die Erythrocytenzahl durch Polamivet nicht beeinflußt wird, aber nach Combelen um 24,6% und nach Combelen-Polamivet um 20,8% absinkt; daß die Leukocytenzahl nach der Polyamivetapplikation nicht über die Fehlergrenze hinausgehende Veränderungen erfährt, nach Combelen um 20,9% und nach Combelen-Polamivet um 18,3% absinkt; daß Hämoglobin und Hämatokrit nach Polamivet bei indifferentem Verhalten geringe Schwankungen zeigen, aber nach Combelen um 26 bzw. 24,2% und nach Combelen-Polamivet um 18,8 bzw. 15,8% absinken, und daß die Blutsenkung nach Polamivet beim 15-, 30- und 60-Minutenwert gering verzögert, nach Combelen deutlich und nach Combelen-Polamivet auch, aber nicht so ausgeprägt beschleunigt und beim 60-Minutenwert auch stärker ist. Nach Prämedikation mit Combelen-Polamivet erhalten mittelgroße Pferde 40-50 g My 301 und 2 g Thiogenal, über 2 Jahre alte Traber, Kalt-, Warm- und Vollblutpferde 50-60 g My 301 und 2 g Thiogenal i. v. In der angegebenen Dosierung wird eine reflexlose Narkose von 10-20 Minuten Dauer erzielt. Durch grammweises Nachdosieren von Thiogenal in Form der 20%igen Lösung läßt sich die Narkose beliebig verlängern und die Narkosetiefe den Erfordernissen entsprechend regulieren. Die postnarkotische Dämpfung dauert etwa 4-6 Std. Auf Grund ihrer Erfahrungen bei 350 Sedierungen und 750 Narkosen empfehlen Vff. diese Medikation zur Sedierung bzw. Narkose beim Pferd. O. Dietz. 6876.

**4-64/11-0513** Walker, R. G. und Littlewort, M. C. G.; Cambridge, Univ. Angiography in the pre-operative assessment of vascular ring obstruction of the oesophagus in the dog. **(Die Angiographie in der präoperativen Beurteilung der Gefäßobstruktion des Oesophagus des Hundes.)** Veterin. Rec. **76** (1964) Nr. 8. S. 215-218. — 9 Abb., 15 Lit.
Die Verlegung des Oesophagus tritt bekannterweise beim abgesetzten Welpen auf, der mit der Aufnahme fester Nahrung beginnt. Die entstehende präkardiale Oesophagusdilatation ist röntgenographisch von der Pylorusstenose und der Achalasie mit ähnlichem klinischen Bild leicht zu trennen. Den eigenen Erfahrungen liegen 6 Fälle einer Rechtsaorta mit einem linksseitigen Lig. arteriosum zugrunde. Die Angiographie des Aortenbogens wurde nicht über das Venensystem vorgenommen, sondern das Kontrastmittel wurde durch retrograde Katheterisierung von der A. femoralis aus distal der Aortenklappe verbracht. Bei schneller Injektion wurde die Röntgenaufnahme bereits nach Leerung von $^{9}/_{10}$ des Inhaltes der Spritze in lateraler und dorsoventraler Lagerung vorgenommen. Bei erheblicher Dilatation und sigmoidähnlicher Deformierung des Oesophagus reicht es nach früheren Erfahrungen nicht aus, nur die Gefäßeinschnürung zu beheben ohne die Größe der Dilatation zu verkleinern. Deshalb wird die Resektion eines elipsenähnlichen Oesophaguswandstückes vorgeschlagen. Der Hund verstarb einen Tag ante op. durch Inhalation der gestauten Oesophagusflüssigkeit. Pathologisch-anatomisch ließ sich auch hier ein Lg. arteriosum zwischen A. pulmonalis und Ursprung der A. subclavia sinistra aus der Aorta nachweisen. Die betreffende embryonale Gefäßentwicklung wird diskutiert. H. Trolldenier. 7000.

---

**4-64/11-0514** *Stihl, Hans Georg.* **Zur subcutanen Jodtherapie der Tendinitis chronica beim Pferd.** Diss. Veterinärmed. Fak. Bern. 1963. (47 S.) 8°. (Diss. 9626)

## XIV. HUF-, KLAUEN- UND ZEHENKRANKHEITEN, HUF- UND KLAUENBESCHLAG

**4-64/11-0515** Moškin, N. I.; Forsch.-Inst. für Landwirtsch. des Altai-Gebietes. Lečenie i profilaktika kopytnoj gnili u ovec v chozjajstve. **(Therapie und Prophylaxe der Moderhinke bei Schafen in einem Betrieb.)** Veterinarija, Moskva **40** (1963) Nr. 12. S. 40.
Bei der Behandlung von an Moderhinke erkrankten Schafen wurden gute Ergebnisse mit parenteral appliziertem Penicillin erzielt. Das Antibioticum (500000 IE) wurde in jeweils 5 ml Diplokokkenserum oder Bakteriophag unter Zusatz von 0,5% Novocain gelöst. Zur weiteren Bekämpfung der Krankheit in der Herde sowie aus prophylaktischen Gründen wurden in periodischen Abständen 10%ige Formalinbäder bei allen Schafen angewendet. Die Stallungen wurden gründlich mit 5%iger Formalinlösung behandelt.
M. Schäfer. 7144.

---

**4-64/11-0516** *Hickman, John.* **Veterinary orthopaedics.** Edinburgh; London: Oliver & Boyd. 1964. (XI, 479 S. m. 387 Abb.) 17,5 × 26 cm. 90 s. Das Buch behandelt die gesamte Chirurgie des Schädels, der Wirbelsäule und der Gliedmaßen, wobei die einzelnen Kapitel allgemeinchirurgisch, speziell-chirurgisch und operationstechnisch abgehandelt werden. Das erste größere Kapitel ist der Lahmheitsdiagnostik und einer generellen Betrachtung verschiedener Behandlungsmethoden gewidmet. So werden erwähnt die Ruhebehandlung, die Wärmetherapie, die Kurzwellen-, Ultraschall- und Hydrotherapie, die Massage, die Kauterisation und die Bewegungstherapie. Im 2. Kapitel werden die Erkrankungen der Sehnen: die akute und chronische Tendinitis, der Sehnenstelzfuß, verschiedene Sehnenrupturen, Sehnenwunden und Sehnendislokationen, abgehandelt. Bei den Sehnenscheidenerkrankungen werden die akute und chronische aseptische Tendovaginitis, die Sehnenscheidengallen besonders am Carpus und

Tarsus des Pferdes, die Sehnenscheidenverletzung und die toxische Tendovaginitis besprochen. Beim „Track-leg" handelt es sich um eine spezifische Myositis der Greyhounds, die die Tiere sich im Renngalopp zuziehen, wobei die Innenfläche der Tibia an die Lateralfläche des Ellenbogengelenkes schlägt. Erwähnung finden die ossifizierende Myositis und der Muskelrheumatismus, die Myositis eosinophilica des Schäferhundes, Rupturen der Pectoral-, Serratus-, Triceps-brachii- und Psoasmuskulatur beim Pferd und die Ruptur der Adduktoren beim Hund. Neben der Muskelatrophie, der Muskelhypertrophie und -dystrophie werden auch der Muskelspasmus, die Muskelkontraktur und die spastische Parese des Rindes angeführt. Die Chirurgie der Knochen wird in Krankheiten und Verletzungen der Knochen unterteilt, wobei zunächst Begriffe wie Ossifikation, Knochenwachstum, Knochenatrophie, Osteoporose, Osteomalacie, Sklerose, Osteogenesis imperfecta und Osteodystrophia fibrosa erläutert werden. Die weiteren Kapitel sind aufgeteilt in Knocheninfektionen, Knochentumoren, lokale Knochenaffektionen, Epiphysenlösungen, chronisch pulmonäre Osteoarthropathie, hypertrophische Osteodystrophie und Ellenbogengelenksdysplasie. Die allgemeine Chirurgie der Frakturen wird vollständig abgehandelt. Von den operativen Frakturbehandlungsmethoden werden bis auf die Küntscher-Nagelung nur die im angloamerikanischen bzw. englischen Schrifttum bekannten Methoden erwähnt. Schließlich geht Vf. auf die Knochentransplantation ein. Die Gelenkserkrankungen werden unterteilt in chronische seröse Anthritiden, Osteoarthritiden, infektiöse Arthritiden, Gelenksverletzungen und Subluxationen. In zwei Kapiteln werden die gesamten Erkrankungen des Hufes, der Klaue und der Zehe des Hundes abgehandelt. Die Erkrankungen des Rückenmarkes und der peripheren Nerven werden unterteilt in Verletzungen des Rückenmarkes und Nervenlähmungen bei Pferd und Hund. Schließlich geht Vf. auf die verschiedenen Neurektomien ein. Ein größeres Kapitel ist der partiellen und totalen Gliedmaßenamputation bzw. Schweifamputation gewidmet. Im letzten Kapitel werden alle Materialien (Metalle, Plaste, Nahtmaterial, Instrumente), die zur Knochen- und Gelenkchirurgie erforderlich sind, beschrieben. Das Buch kann als Lehrbuch der speziellen Chirurgie der Gliedmaßen, des Schädels und der Wirbelsäule bestens empfohlen werden. Leider ist bis auf wenige Ausnahmen nur das englischsprachige Schrifttum der letzten 20–30 Jahre berücksichtigt worden, was jedoch den Wert des Buches nur unwesentlich mindert. Bebilderung bzw. Ausstattung ist sehr gut. O. Dietz.

## XV. GEBURTSHILFE, KRANKHEITEN DER MUTTERTIERE UND DER NEUGEBORENEN

**4-64/11-0517** Rowson, L. E. A., Bennett, J. P. und Harper, M. J. K.; Cambridge, Univ., A. R. C. Unit of Reproduct. Physiol. and Biochem. The problem of non-surgical egg transfer to the cow uterus. **(Das Problem der nichtoperativen Eiübertragung in den Rinderuterus.)** Veterin. Rec. **76** (1964) Nr. 2. S. 21-23.

Vff. übertrugen in ihren Untersuchungen künstliche radioaktive Eier durch die Cervix in den Uterus. Sie stellten in allen Fällen fest, daß die Eier $1^1/_4$ bis $1^1/_2$ Std. nach der Übertragung jedoch wieder ausgestoßen wurden. Man vermutete ursprünglich, daß dafür die durch die Reizung des Cervicalkanals angeregte Oxytocinausschüttung aus der Hypophyse verantwortlich zu machen sei. Es wurde versucht, den Uterus durch Injektion von Adrenalinchlorid (2-2,5 ml einer 0,1%igen Lösung) vor bzw. kurz nach der Übertragung ruhigzustellen. Zur Hemmung einer verstärkten Uterusschleimbildung wurden 30 mg Atropin verabfolgt. Weder Adrenalin oder Atropin allein, noch die Kombination beider Medikamente konnten die Eiausstoßung verhindern. — Um nervöse Einflüsse auszuschalten, wurde eine 2%ige Procainhydrochloridlösung in Kombination mit Adrenalin extradural injiziert, jedoch auch ohne Erfolg. Zur Unterdrückung örtlicher uteriner Kontraktionen wurde Procainhydrochlorid (5 ml einer 2%igen Lösung in jedes Horn) in Kombination mit 0,5 g Papaverinhydrochlorid angewendet. Eine Ausstoßung der künstlichen Eier konnte jedoch nicht verhindert werden. H.-J. Kuller. 7250.

**4-64/11-0518** Schweizer, R.; St. Gallen, Kanton St. Gallen, Bakteriol. Inst. **Bang- oder Q-fever-Abort.** Schweiz. Arch. Tierheilkunde **106** (1964) Nr. 4. S. 213-217.

Werden bei der Untersuchung von Nachgeburten Koester-positive Mikroorganismen festgestellt, so ist insbesondere in bangfreien Beständen damit zu rechnen, daß eine Q-Fieber-Infektion vorliegt. Da die serologische Überprüfung und der Kulturversuch nicht immer eindeutig aussagekräftig sind, erweist sich der Tierversuch in Zweifelsfällen als notwendig. — So werden in 56 Fällen von Verwerfen, bei dem eine Brucellose nicht ohne weiteres angenommen werden kann, nähere Untersuchungen durchgeführt. Dabei wird 37mal das Vorliegen von Abortus Bang gesichert, während sich die übrigen 19 Verkalbefälle eindeutig als von Q-Fieber-Infektionen stammend herausstellen. F. Schaetz. 7275.

**4-64/11-0519** McErlean, B. A.; Dublin, Univ. Coll., Fac. of Veterin. Med. Abortion and infertility in sows in Ireland apparently due to infection by Leptospira canicola. **(Abort und Sterilität bei Schweinen in Irland, wahrscheinlich verursacht durch Infektion mit Leptospira canicola.)** Veterin. Rec. **76** (1964) Nr. 9. S. 248-250.

In einer größeren Schweineherde kam es im Frühjahr vermehrt zu Aborten, Totgeburten und zur Geburt lebensschwacher Ferkel. Die Ferkel hatten ikterische Erscheinungen. Bei den Sauen waren klinische Symptome nicht festzustellen, erst später wurde beobachtet, daß die Tiere trotz zweimaliger Brunst nicht konzipierten. Leptospirenagglutinationen ergaben Titer bis 1:30000 mit *L. canicola* und *L. icterohaemorrhagiae*. Im Herbst kam es erneut zu Verlusten. Jetzt wurden nur Canicola-Titer festgestellt. Durch Anwendung von Oxytetracyclin konnten weitere Verluste verhindert werden, und es kam zu einem schnellen Absinken der Agglutinationstiter.
L. Stoll. 7275.

**4-64/11-0520** Rooney, James R.; Lexington, Kentucky Agric. Exp. Stat. Internal hemorrhage related to gestation in the mare. **(Innere Hämorrhagie bei Trächtigkeit der Stute.)** Cornell Veterinarian **54** (1964) Nr. 1. S. 11-17.
7275.

**4-64/11-0521** Redman, D. R., Trapp, A. L., Hamdy, A. H. und Bell, D. S.; Wooster, Ohio Agric. Exp. Stat. Ovine vibriosis in Ohio. **(Schaf-Vibriosis in Ohio.)** J. Amer. veterin. med. Assoc. **143** (1963) Nr. 10. S. 1094 bis 1095. — 1 Abb., 1 Tab., 9 Lit.

Bericht über epizootischen Vibrioseabort bei 75 Schafen einer 31 Zuchtgruppen umfassenden 511 köpfigen Herde der Columbia- und Targhee-Rasse. Die meisten Aborte erfolgten zwischen 131. und 140. Trächtigkeitstag. Die Diagnose wurde durch bakteriologische Untersuchung des Mageninhaltes abortierter Früchte und der Secundinae gestellt. Die Infektionsquelle konnte nicht ermittelt werden. Die abortbedingten Verluste erhöhen sich noch durch 10% Lämmersterblichkeit. W. Rommel. 7275.

**4-64/11-0522** Thomas, J. **Die Superfetatio beim Feldhasen — eine wenig bekannte Merkwürdigkeit.** Prakt. Tierarzt **44** (1963) Nr. 12. S. 518-519.

Da „neuere Naturforscher" am Vorkommen der Superfetation beim Feldhasen Zweifel hegen, sah sich Vf. veranlaßt, die einschlägige Literatur zu sichten und in Form eines Aufsatzes zu zitieren (bibliographisch verwertbare Quellenangaben im Text). Auf Grund der bisher bekannt gewordenen Beobachtungen und Forschungsergebnisse dürften am Vorkommen der Überfruchtung beim Feldhasen kaum noch Zweifel möglich sein.
W. Rommel. 7275.

**4-64/11-0523** Gillette, D. Dale; Davis, Univ. of California, School of Veterin. Med. Effects of surgical implants in uteri of cows approaching parturition. **(Die Auswirkung von operativen Eingriffen am Uterus hochtragender Kühe.)** Amer. J. veterin. Res. **25** (1964) Nr. 104. S. 251-252.

Um die Kontraktionen am Uterus hochtragender Kühe zu untersuchen, wurden neun Kühen Mikroballons in die Uteruswand zwischen Myo- und Endometrium implantiert. Die Wunde wurde mit einer Tabaksbeutelnaht verschlossen. Alle Tiere erhielten nach der Operation prophylaktisch Antibiotica. Die Kühe erholten sich relativ schnell. Nur ein Tier starb 36 Std. nach der Operation an akuter Peritonitis und Toxämie. Bei den anderen

Tieren schien der operative Eingriff jedoch die Trächtigkeitszeit zu verkürzen, und zwar umso mehr, je früher die Operation vor dem eigentlichen Kalbetermin durchgeführt wurde. H.-J. Kuller. 7375.

**4-64/11-0524** Grunert, E. und Geyer, K.; Hannover, Tierärztl. Hochschule, Richard-Götze-Haus, Klin. für Geburtshilfe und Gynäkol. des Rindes. **Scheidenverletzungen und Beckenphlegmonen nach Schwergeburten beim Rind.** Tierärztl. Umschau **19** (1964) Nr. 3. S. 104-108. 111-112.
Ursache, Verlauf und Behandlung von Verletzungen des weichen Geburtsweges sind weitgehend von den anatomischen Verhältnissen abhängig. Am günstigsten sind Läsionen im Bereich des Vorhofes und der Scham zu beurteilen, da evtl. Eingriffe unter Sichtkontrolle vorgenommen werden können und kaum Versackungsgefahr besteht. Bei Zusammenhangstrennungen oder Quetschungen in den kranialen Abschnitten und Beckenphlegmonen ist die Prognose weniger günstig. — Bei 507 wegen Geburtsstörungen eingelieferten Rindern muß 197mal der Kaiserschnitt, 158mal eine Totalzerstückelung und 121mal konservative Kunsthilfe geleistet werden. Bei 34 Patienten besteht bereits Beckenphlegmone, bei 26 entwickelt sich post partum eine solche. 30% der Tiere müssen wegen Aussichtslosigkeit der Wiederherstellung alsbald geschlachtet werden, 70% können als geheilt entlassen werden. Hiervon stehen nur 14 (23%) wieder erfolgreich in der Zucht. Bei den übrigen als geheilt angesehenen Tieren erfolgte die Ausmerzung vorwiegend wegen geringer Milchleistung und Sterilität. — Beckenphlegmone stellen ganz allgemein eine bei Schwergeburten nicht seltene, in der Prognose nicht sehr günstige und in der Behandlung verhältnismäßig langwierige und auch kostspielige Komplikation dar. Um derartige Verluste zu mindern, ist von der Anwendung großer Zugkraft in der Austreibungsphase nach Möglichkeit abzusehen und der operativen Geburtshilfe der Vorrang zu geben.
F. Schaetz. 7400.

## XVI. TRÄCHTIGKEITSDIAGNOSTIK, STERILITÄT, BESAMUNG

**4-64/11-0525** Jacob, W. K.; Jena, Veterinäruntersuchungs- und Tiergesundheitsamt. **Die Frühträchtigkeitsuntersuchung beim Rind — ein Mittel zur Produktionssteigerung.** Mh. Veterinärmed. **19** (1964) Nr. 4. S. 137-139. — 7 Lit.
Es wird die Frühträchtigkeitsdiagnose vor dem 42. Tage nach der Besamung oder Bedeckung als Methode zur Verbesserung der Fruchtbarkeitslage (Verkürzung der Zwischenkalbezeiten, frühes Abkalben der Färsen, frühzeitiges Erkennen von Fortpflanzungsstörungen) empfohlen. Bei Färsen ist eine sichere Diagnose oft schon in der 5. Woche nach der Belegung möglich. Mit zunehmendem Alter der Kuh und mit zunehmender Anzahl der Abkalbungen verschiebt sich die Sicherheitsgrenze der Frühträchtigkeitsuntersuchung auf den 42. Tag zu. Für die Diagnose trächtig ist der Nachweis folgender Symptome notwendig: Asymetrie, Dünnwandigkeit und Doppelwandigkeit (Eihautgriff) des trächtigen Hornes und Ausschnellen der Frucht. Bei nicht ganz einwandfreiem Befund ist die Diagnose wahrscheinlich trächtig mit der Anweisung der weiteren Brunstbeobachtung und Nachuntersuchung zu stellen. Besonders wertvoll ist die Frühträchtigkeitsuntersuchung zur Feststellung des Ausbleibens der Trächtigkeit vor Ende des zweiten Brunstzyklus. Einmal, weil bei der Untersuchung zwischen dem 36. und 42. Tage die Tiere nicht selten im Prooestrus oder Oestrus angetroffen werden und dann noch besamt werden können, und zum anderen, weil krankhafte Zustände an den Geschlechtsorganen frühzeitig erkannt und behandelt werden können oder bei Unheilbarkeit unnötige, aussichtslose Besamungen unterbleiben. Bei Feststellung von Nichtträchtigkeit sollte die rectale Untersuchung mit der vaginalen gekoppelt werden, um genauere Angaben über das Zyklusstadium oder

krankhafte Sekretbefunde machen zu können. Die erfolgreiche Durchführung der Frühträchtigkeitsuntersuchung setzt die Kenntnis und das Vertrautsein mit den anatomischen Verhältnissen des graviden und ingraviden Uterus und mit den Funktionszuständen des Genitalapparates (Zyklusdiagnostik) sowie entsprechende Übung voraus. J. Wollrab. 7508.

**4-64/11-0526** Kuhlmann, W. und Schroeder, D.; Bad Wilsnack, Tierarztprax.; Schwerin, Veterinäruntersuchungs- und Tiergesundheitsamt. **Technik und Ergebnisse der bioptischen Trächtigkeitsuntersuchung beim Schwein.** Tierärztl. Umschau **19** (1964) Nr. 3. S. 112-114. 117.

Bei der ersttragenden Sau läßt sich durch eine histologische Untersuchung der Scheidenschleimhaut die Gravidität etwa ab dem 15. Tag feststellen. Bei der tragenden Sau zeigt das Vaginalepithel nur zwei bis drei Schichten, während bei Nichtträchtigkeit ein 5-20schichtiger Epithelsaum vorhanden ist. Da bei bereits tragend gewesenen Mutterschweinen der Umbau der Schleimhaut langsam erfolgt, ist hier erst ab etwa 31 Tagen nach dem Deckakt eine ca. 96%ige diagnostische Sicherheit zu erwarten. — Die Vaginalbiopsie ist relativ einfach durchführbar; die Aufbereitung des Materials kann in jedem histologischen Labor ohne besondere Kosten erfolgen.

F. Schaetz. 7535.

**4-64/11-0527** Jöchle, Wolfgang. **Die Behandlung von Acyclie und Anaphrodisie beim Rind mit einem Depot-Androgen-Oestrogengemisch (Provetan®).** Prakt. Tierarzt **45** (1964) Nr. 4. S. 151-155. — 2 Tab., 13 Lit.

Azyklie und Anaphrodisie bei 187 Rindern wurden mit einem Depot-Androgen-Oestrogen-Gemisch (Provetan = 4 mg Oestradiolvalerianat + 90,3 mg Testosteronoenanthat) i. m. oder s. c. behandelt. Ovulatorische Brunst konnte in 93% der Fälle ausgelöst werden. 70,9% aller behandelten Tiere konzipierten (Besamungsindex 1,23). Zur cystösen Degeneration der Eierstocksfollikel neigende Kühe reagierten mit Cystenbildung. Die Behandlung trächtiger Tiere blieb ohne Reaktion. Diese letztere Eigenschaft des Provetan kann möglicherweise zur Frühträchtigkeitsdiagnose (8.-14. Tag p. inseminat.) ausgenützt werden. Provetan ist als „Brunstinduktor" oder „Zyklusstarter" aufzufassen; denn es bewirkt die Freisetzung endogener Gonadotropine nach dem Reglerprinzip. — Die Untersuchungen werden fortgesetzt.

W. Rommel. 7557.

**4-64/11-0528** Lovell, James E.; Ames, Iowa State Univ., Coll. of Veterin. Med., Veterin. Med. Res. Inst. Genital vibriosis in Iowa cattle. **(Genitalvibriose bei Rindern in Iowa.)** Iowa State Univ. Veterinarian **26** (1963) Nr. 1. S. 10-18. — 10 Abb., 21 Lit.

Nach einer durch Massage des Präputiums erzeugten Harnentleerung und anschließender Reinigung der Präputialgegend erfolgte die Infusion von 125 ml Thiolbouillon in den Präputialsack. Die Rückgewinnung der Spülflüssigkeit geschah nach einer 5 Min. dauernden Massage des Präputiums. Der zur Vibrionenisolierung benutzte Nährboden bestand aus Thioglykolat-Medium (Difco) mit einem Zusatz von 2% Agar-Agar und 10% defibriniertem Rinderblut. Er enthielt ferner Brillantgrün in der Konzentration 1:25000 oder 1:50000 sowie Novobiocin in der Konzentration 1:50000. Von jeder Spülprobe wurden 8 Platten beimpft. Zur Bebrütung der Platten fanden fest verschließbare Gefäße Verwendung, welche 5% Sauerstoff, 10% Kohlendioxyd und 85% Stickstoffe enthielten. Am 3. und 6. Bebrütungstage wurden die Platten mit dem Stereomikroskop durchmustert, wobei verdächtige Kolonien in Kochsalzlösung aufgeschwemmt und mit Hilfe des Phasenkontrastmikroskopes untersucht wurden. Zur Weiterzüchtung der Vibrionen kam Thiolbouillon mit einem Agarzusatz von 0,1% zur Anwendung. Der Nachweis von *Vibrio fetus venerealis* bei über 10% der untersuchten Bullen beweist das Vorkommen der Genitalvibriose innerhalb der Rinderbestände von Iowa und macht es notwendig, bei Fortpflanzungsstörungen auch an die Möglichkeit dieser Infektion zu denken. J. Jürgens. 7562.

**4-64/11-0529** Skalka, B. und Svojanovská, M. (unter techn. Mitarb. v. Fárová, J.) Příspěvek ke studiím o mikroflóře v pohlavních orgánech skotu (izolace Mycoplazma sp.). **(Beitrag zu Mikroflorastudien in den Geschlechtsorganen der Rinder [Isolierung von Mycoplasma sp.].)** Sborník Vysoké Školy zemědělské Brně, Řada B **1963** Nr. 3. S. 387-393. — 8 Abb., 18 Lit. Zus. in Russ., Engl.
Bei 70 planlos ausgewählten Kühen wurde nach der Schlachtung aus der Scheide in der Nähe der Portio vaginalis mit Wattetampon das Material entnommen, das 3 Std. nach der Entnahme in einem Bouillonmedium und weiter auf Spezialböden für Mycoplasmen kultiviert wurde, die mit einem Extrakt aus Schweinemagen oder Kalbsbrieseln angereichert waren. Den Isolierungsböden wurde 0,1% Konzentrat von Thalliumacetat und Penicillin zugesetzt. Diese bakteriostatischen Mittel dämmten die unerwünschte Mikroflora nur während der ersten 48 Std., später reichten sie nicht aus, um das Wachstum der Keime zu unterdrücken, besonders bei Proteus und Pseudomonas. In 11 Fällen gelang es, das Mycoplasma (PPLO) zu fixieren. In 4 Fällen beobachtete man die Entstehung von L-Formen. Es empfiehlt sich, das Mycoplasma der bakteriologischen Mikroflorauntersuchung der Geschlechtsorgane des Rindes zu unterziehen. ČSSR/ÚVTI. 7562.

**4-64/11-0530** Enke. **Erforschung und Bekämpfung der Unfruchtbarkeit beim Schaf.** Rostock, Veterinäruntersuchungs- u. Tiergesundheitsamt Plan-Nr.: 17 05 10 h 3/1-9/IV 1963. Abschlußber. (3/6. 1964).
Zuchthygienisch wichtige Fragen beim Schaf sind das Abortgeschehen, insbesondere der Virusabort. Zur Bekämpfung dieser Seuche ist die Herstellung eines geeigneten Impfstoffes erforderlich. Zur Verbesserung der Fruchtbarkeit in den Mutterherden hat die medikamentelle Behandlung bisher versagt. Durch fütterungs- und haltungsbedingte Faktoren ist eine sichere Beeinflussung der Fruchtbarkeitslage zu erreichen. Beim männlichen Tier spielen zur Zeit Genitalinfektionen oder Unfruchtbarkeit keine wirtschaftlich bedeutende Rolle. — Ein Elektroejaculationsgerät zur Entnahme von Spermaproben wurde für die zuchthygienische Praxis entwickelt. 7562.

**4-64/11-0531** Kopljar, M., Maržan, B. und Hajsig, M.; Zagreb, Veterin. Fak. Sveučilišta, Inst. za Zooteh. i Hig.; Inst. za Patol. i Terapiju; Inst. za Zarazne i Invazione Bolesti. Klinička, patomorfološka i mikrobiološka istraživanja kod piometre u kuje. **(Klinische, pathomorphologische und mikrobiologische Untersuchungen bei der Pyometra der Hündin.)** Veterin. Arh. [Zagreb] **33** (1963) Nr. 11/12. S. 289-297. — 28 Lit. Zus. in Engl., Franz.
Zur Untersuchung gelangten 66 Hündinnen mit Pyometra, von denen 64 hysterektomiert wurden. In 47 Fällen verlief die Operation erfolgreich. — Hauptsächlich lagen 3 Gruppen von Veränderungen vor: a) chronisch-eitrige Endometritis mit geringer Hyperplasie der Mucosa bei gleichzeitigem Vorhandensein von Corpora lutea (CL) und Primärfollikeln sowie Graafschen Follikeln; b) Hyperplasie der Uterindrüsen und der Mucosa bei großen CL und Bindegewebszunahme; c) starke Hyperplasie der Uterindrüsen und der Mucosa mit Ovarialcysten und zahlreichen CL. — Bakteriologisch wurden in 24 Fällen *E. coli*, in 9 Klebsiellen und in den restlichen Fällen Streptokokken isoliert. — Bakterien spielen bei der Pyometra der Hündin nur eine sekundäre Rolle; das Primäre sind hormonelle Funktionsstörungen.
P. Schmidt. 7562.

**4-64/11-0532** Jöchle, W. und Merkt, H.; Zürich, Schweiz, Fecunda AG; Hannover, Tierärztl. Hochschule, Richard-Götze-Haus, Klin. für Geburtshilfe und Gynäkol. des Rindes. **Behandlung von Azyklie und Nymphomanie bei Stuten mit einem Depot-Gestagen. Vorl. Mitt.** Dtsch. tierärztl. Wschr. **71** (1964) Nr. 8. S. 201-202.
Für den Ablauf normaler Sexualfunktionen sind die Gestagene von großer Bedeutung. In der Therapie zyklischer Störungen und cystischer Entartungen finden sie ebenfalls seit langem Verwendung. Neuerdings steht im 17-Aethinyl-19-nortestosteronoenanthat (SV2) ein äußerst wirksamer derartiger Stoff zur Verfügung. So werden alle 10 Stuten mit azyklischen Erscheinungen innerhalb von 25 Tagen rossig und 9 nehmen wieder auf. Ebenso gelingt es, drei Stuten mit Nymphomanie der Heilung zuzuführen.
F. Schaetz. 7580.

**4-64/11-0533** Herrick, J. B.; Ames, Iowa State Univ. Clinical use of hormones in reproductive problems. **(Die klinische Anwendung von Hormonen bei Fruchtbarkeitsstörungen.)** Veterin. Med. [Kansas City] **58** (1963) Nr. 12. S. 953-954.
Für die Anwendung der Hormonpräparate zur Behandlung von endokrinen Störungen ist die Kenntnis der physiologischen Vorgänge während des Geschlechtszyklus unbedingt erforderlich. Vf. beschreibt den Ablauf der Brunst und die Vorgänge der Befruchtung bei Rindern sowie die Wirkungsweise der einzelnen das Fortpflanzungsgeschehen steuernden Hormone. Die hormonelle Behandlung richtet sich ganz nach der Ursache der Fruchtbarkeitsstörung. Fälle von Anoestrie, die besonders bei Hochleistungstieren, Kühen mit Endometritis, fetten und schlecht ernährten Kühen auftreten, werden mit 5 g Thyroid täglich 1 Woche lang, jodhaltigem Casein im Futter, 25 bis 30 mg Stilboestrol und besonders hartnäckige Fälle mit 50 mg FSH und ½ Dosis Oestrogen behandelt. Für die Behandlung des Infantilismus sind Dosen von 50 mg FSH und die der stillen Brunst 20-25 mg FSH 2-3 Tage vor der zu erwartenden Brunst angezeigt. Vor dem routinemäßigen Abdrücken der Luteincysten wird gewarnt, weil es sich dabei oft um periodische Gelbkörper handelt. Bei wirklichen persistierenden Gelbkörpern werden das Abdrücken sowie die anschließende Injektion von 20 mg Stilboestrol zur Sensibilisierung des Uterus. empfohlen. Nach 12 Std. erhält das Tier 50 mg FSH. Die Ovarialcysten mit dem klinischen Bild der Nymphomanie behandelt Vf. mit 5-10000 Einheiten eines Luteinisierungshormons. Besonders hartnäckige Fälle reagieren auf 250 mg Progesteron. Bei Gefahr des frühembryonalen Fruchttodes werden die Tiere 48 Std. nach dem Oestrus mit 250 mg Progesteron behandelt; dies ist alle 2 Wochen zu wiederholen, bis die Trächtigkeit genügend gefestigt ist. Abschließend gibt Vf. noch 10 Leitsätze für die hormonelle Behandlung der Fruchtbarkeitsstörungen.
H.-J. Kuller. 7590.

**4-64/11-0534** Boenig, A.; Hannover, Landwirtschaftskammer, Tiergesundheitsamt. **Die allgemeinverpflichtende Bekämpfung der Unfruchtbarkeit der Stuten.** Dtsch. tierärztl. Wschr. **70** (1963) Nr. 24. S. 687-689. — Zus. in Engl.
Die Einsicht der Notwendigkeit einer Fruchtbarkeitsüberwachung beim Pferd ist schon alt. Heute ist der Anschluß an das Verfahren (ausführendes Organ sind die TGAs) für die staatlichen Deckstellen der Bundesrepublik Pflicht (Privathengsthalter können sich freiwillig anschließen). Die 3 Hauptaufgaben sind Ermittlung und Behandlung unfruchtbarer Stuten, laufende Kontrolluntersuchungen bei Stuten und Hengsten während der Decksaison, frühzeitige Feststellung der Trächtigkeit. Bei den Züchtern erfreut sich das Verfahren großer Beliebtheit. Die Fruchtbarkeitsstörungen bei Stuten werden nach allgemeinen (Fütterungs-, Haltungs-, Pflegefehler) und speziellen (Dys-

funktion und cystische Veränderungen der Eierstöcke, Krankheiten der Gebärmutter) Ursachen besprochen. Die abschließende Feststellung, daß sich die Überwachung der Pferdezucht im Rahmen der allgemeinverpflichtenden Bekämpfung der Unfruchtbarkeit der Stuten bewährt hat, wird durch den Vergleich der Trächtigkeitserfolgsziffern früherer Zeiten und der letzten Jahre belegt. W. Rommel. 7590.

**4-64/11-0535** Jones, T. H., Barrett, K. J., Greenham, L. W., Osborne, A. D. und Ashdown, R. R.; Longford, Gloucester, Milk Marketing Board; Bristol, Univ. Seminal vesiculitis in bulls associated with infection by Actinobacillus actinoides. **(Mit Actinobacillus actinoides-Infektion verbundene Samenblasenentzündung bei Bullen.)** Veterin. Rec. **76** (1964) Nr. 2. S. 24-28. — 5 Abb., 3 Tab., 13 Lit.

Innerhalb von 3 Mon. wurden in einer Bullenaufzuchtstation 4 Bullen drei verschiedener Rassen (Ayrshire, British Friesian und Dairy Shorthorn) mit einseitigen Samenblasenentzündungen ermittelt. Die z. Zt. der Diagnosestellung einjährigen Bullen hatten untereinander keinen direkten Kontakt. Allgemeinerscheinungen traten nicht auf. Auffällig waren Eiterbeimengungen im Ejaculat. Klinisch wurden eine verschieden stark ausgeprägte Vergrößerung, Verhärtung und Schmerzhaftigkeit der linken oder rechten Samenblase festgestellt. Ein Bulle zeigte außerdem eine segmentale Aplasie des Wolffschen Ganges (Fehlen der linken Samenblase). In allen Fällen wurden Behandlungsversuche durchgeführt (4 Tage lang tägliche intramuskuläre Verabreichung von 5 g Streptomycin). Bei 3 Bullen trat eine vorübergehende Besserung der Samenbeschaffenheit ein. Nach dem neuerlichen Auftreten von Pyospermie wurden diese Tiere geschlachtet. 1 Bulle konnte nach den Samenwerten völlig geheilt und in der künstlichen Besamung eingesetzt werden. Die histologischen Veränderungen in den Samenblasen schwankten zwischen geringgradigen entzündlichen Reaktionen mit Sekretstauung und ausgeprägten entzündlichen Erscheinungen mit Fibrosierung des Organs. In den Hoden wurden geringgradige degenerative Veränderungen festgestellt. Aus den Samenblasen von 2 Bullen konnte morphologisch und kulturell *Actinobacillus actinoides* isoliert werden. J. Wollrab. 7620.

**4-64/11-0536** Biberstein, E. L., McGowan, B., Olander, Harvey und Kennedy, P. C.; Davis, Univ. of California, School of Veterin. Med. Epididymitis in rams. Studies on pathogenesis. **(Epididymitis bei Schafböcken. Untersuchungen über die Pathogenese.)** Cornell Veterinarian **54** (1964) Nr. 1. S. 27-41. — 8 Abb., 10 Lit.

48 Schafböcke wurden conjunctival mit den Erregern der Epididymitis der Schafböcke (*B. ovis*) infiziert. Die Infektionsdosis betrug $10^9$ Bakterien/ml. Die infizierten Schafböcke wurden in verschiedenen Zeitabständen bis zu maximal 255 Tage p. i. getötet und pathologisch-anatomisch, bakteriologisch sowie serologisch untersucht. Im Verlaufe des 2. Monats p. i. traten primäre Schädigungen im Epithel des Nebenhodenschwanzes und im Interstitium der Samenblasen und Ampullen auf. Innerhalb von 2 Mon. kam es nach örtlich-regionaler Vermehrung des Erregers zur Bakteriämie. Danach lokalisierten sich die Organismen im Genitalorgan, vor allem im Nebenhodenschwanz, in den Samenblasen und den Ampullen. Weiterhin wurden von der chronischen Organlokalisation betroffen die Leber, Milz und besonders die Nieren. Komplementbindende Antikörper wurden erstmalig am 9. Tag p. i. nachgewiesen. Drei Wochen p. i. war die Komplementbindungsreaktion bei allen infizierten Tieren positiv und blieb positiv bis zum Abschluß der Untersuchungen. E. Kunter. 7620.

**4-64/11-0537** Shortridge, E. H.; Hamilton, Ruakura Animal Res. Stat. Lesions of the testicle and epididymis of rams. **(Hoden- und Nebenhoden-**

**veränderungen bei Schafböcken.)** New Zealand veterin. J. **10** (1962) Nr. 2. S. 23-26. — 3 Abb., 8 Lit.
Es werden drei seltenere, nicht infektiöse Veränderungen an Hoden und Nebenhoden von Schafböcken beschrieben, die bei der klinischen Untersuchung auf Grund ähnlicher Befunde leicht mit infektiösen Veränderungen, besonders durch *Brucella ovis* bedingten, verwechselt werden können. In einem Hoden wurde eine Verdichtung innerhalb des Parenchyms im dorsalen Drittel des Organs gefühlt. Bei der pathologisch-anatomischen Untersuchung wurde ein kremfarbener, in Läppchen unterteilter Knoten von 1,5 cm Durchmesser und 3 cm Länge festgestellt. Histologisch erwies sich die Veränderung als Tumor mit zentraler Nekrose und Verkalkung. Auf Grund der Struktur und des Zellcharakters wird ein Sertolizelltumor vermutet. Bei einem anderen Bock befand sich am Übergang von Nebenhodenkopf zu -körper im Nebenhoden unter der Tun. vag. propria liegend, eine weiche, leicht fluktuierende, etwa 1 cm im Durchmesser betragende, unregelmäßig gestaltete Auftreibung, die als Cyste angesprochen wird. Über die Genese ist nichts bekannt. Es wird vermutet, daß es sich hierbei um ein persistierendes, cystisch entartetes Urnierenkanälchen handelt. Bei zwei anderen Böcken wurde etwa in der gleichen Gegend, aber zwischen den Scheidenhäuten liegend und mit diesen verwachsen, jeweils ein derber, unregelmäßig gestalteter Knoten festgestellt, der palpationsmäßig nicht von einer durch *Br. ovis* hervorgerufenen Nebenhodenentzündung zu unterscheiden war. Der Knoten enthielt einen Hohlraum, in welchem sich neben einigen Tropfen einer trüben Flüssigkeit ein Bandwurmskolex befand. Der Skolex konnte als *Cysticercus fenuicollis* identifiziert werden. — Über den Einfluß dieser Veränderungen auf die Fruchtbarkeit ist nichts bekannt. J. Wollrab. 7620.

**4-64/11-0538** Flüge, A.; Hannover, Landwirtschaftskammer, Tiergesundheitsamt. **Untersuchungen von Zuchtbullen im Rahmen des freiwilligen Rindergesundheitsdienstes.** Dtsch. tierärztl. Wschr. **70** (1963) Nr. 24. S. 689 bis 692. — 2 Abb., 11 Lit.
Bericht über die Ergebnisse zuchthygienischer Untersuchungen bei 2232 Bullen in einem Zeitraum von 3 Jahren. Unter 2180 ein- bis zweijährigen Auktionsbullen konnten durch klinische Untersuchung 2,8% mit Hodenanomalien (ein- und beiderseitige Hodenhypoplasie, Einhodigkeit, Hodenquerlage, ein- und beiderseitige Epididymitis, einseitige Nebenhodenaplasie) bzw. nutzungsbeschränkenden körperlichen Mängeln wie Lahmheit, Erblindung usw. ermittelt werden. Unter 52 wegen Reklamation zu begutachtenden Bullen aller Alterklassen befanden sich 48,07% zuchtunbrauchbare (Paarungsunfähigkeit, krankhafte Veränderungen an Penis und Präputium, Erkrankungen des Muskel-, Sehnen- und Knochenapparates, Haltungs-, Fütterungs- und Pflegefehler). Auf Grund dieser Ergebnisse und der in der Literatur vielerorts getroffenen Feststellung, daß etwa 60% der Bullenabgänge auf Fruchtbarkeitsstörungen und körperlichen Mängeln beruhen, fordert Vf. strengste Selektion und sorgfältige klinische Untersuchung der Bullen vor der Körung sowie optimale Umweltbedingungen während der Zuchtbenutzung. W. Rommel. 7655.

**4-64/11-0539** Rob, O. Primární defekt na akrosomu hlaviček spermií plemenných kanců jako hereditární forma neplodnosti. **(Primärer Defekt auf dem Akrosom der Spermienköpfe bei Zuchtebern als hereditäre Sterilitätsform.)** Veterinární Med. **8(36)** (1963) Nr. 6. S. 409-418. — 6 Abb., 2 Tab., 11 Lit. Zus. in Russ., Engl., Span.
Die Unversehrtheit der Spermienakrosomen stellt eine wichtige Bedingung ihrer Befruchtungsfähigkeit dar. Es wird ein Fall des primären Akrosomendefektes auf Spermien eines Zuchtebers beschrieben, der ausgemustert wurde, weil er fast keine der Sauen, die ihm während eines Jahres zugeführt wurden,

befruchtet hat. Die Untersuchung des verdünnten und nichtverdünnten Spermas und daraufhin auch der Abdruckpräparate der Hoden nach einer Färbemethode (am besten nach Papanicolaous Hämatoxylin-Eosin-Wasserblau) hat gezeigt, daß am Vorderrand der Spermienköpfe ein knopfartiges Gebilde persistiert, eine Akroblastkomponente. Zahlreiche Nachkommen der Mutter des obenerwähnten Ebers wurden ausgemustert und aus der Zucht entfernt, weil sie die zugelassenen Sauen nicht befruchten konnten, was für eine wahrscheinlich hereditäre Ursache dieser Sterilitätsform zeugt. ČSSR/ÚVTI. 7655.

**4-64/11-0540** Trostjanećka, M. N. Stymuljacija ochoty u koriv. **(Brunststimulierung bei Kühen.)** Socialistyčne tvarynnyctvo, Kyïv **35** (1963) Nr. 9. S. 44-46. 7675.

**4-64/11-0541** Schulz, L. Cl. und Grunert, E.; Hannover, Tierärztl. Hochschule, Richard-Götze-Haus, Klin. für Geburtshilfe und Gynäkol. des Rindes; Inst. für Pathol. **Kritische Betrachtungen unserer Kenntnisse über den uterinen und ovariellen Geschlechtszyklus des Rindes.** Zbl. Veterinärmed., R. A. **11** (1964) Nr. 1. S. 77-94. — 4 Abb., 7 Tab., 29 Lit.
Für die diagnostische Beurteilung pathologischer Veränderungen an Uterusbiopsieproben, besonders aber für die Abgrenzung gering- bis mittelgradiger Abweichungen, sind genaue Kenntnisse über die zyklischen Transformationen der feingeweblichen Strukturen der Gebärmutterschleimhaut erforderlich. Da die Ansichten über zyklische Variationen am Endometrium des Rindes noch nicht in allen Punkten übereinstimmen, sahen sich Vff. veranlaßt, an 178 Schlachtrindern cytometrisch-statistische Untersuchungen durchzuführen. Im Ergebnis der anatomischen und histologischen Untersuchungen wird festgestellt, daß nur rd. 20% dieser Tiere für die Ermittlung korrelativer Beziehungen geeignet waren und daß der Zyklusstand nur bei 20 Färsen mit ausreichender Genauigkeit bestimmt werden konnte. Durch die Besichtigung und Betastung der Eierstöcke sowie histologische Altersbestimmung der Gelbkörper ließen sich zwar Funktionsstadien, keinesfalls aber die einzelnen Zyklustage bestimmen. Im Ergebnis der cytometrischen Untersuchungen wird festgestellt, daß es eine echte Drüsenhyperplasie gibt und daß die prägravide Verdickung der Gebärmutterschleimhaut weniger auf das oestrogenbedingte Ödem, sondern mehr auf Stroma- und Uterindrüsenhyperplasie zurückzuführen sei. W. Rommel. 7678.

**4-64/11-0542** Dix, Klaus; München, Univ., Tierärztl. Fak., Gynäkol. und Ambulator. Tierklin. **Die Körpertemperatur beim Rind in ihren Beziehungen zur Ovulation und Gravidität.** Diss. München **1963** 51 S. — 8 Abb., 16 Tab., 53 Lit.
Nach einer einleitenden kurzen Literaturbesprechung über die Basaltemperatur der Frau, den Zyklus beim Rind und den Temperaturverlauf im Zyklus von Säugetieren werden die Ergebnisse von vaginalen Körpertemperaturmessungen bei 946 Rindern beschrieben und diskutiert. Die Messungen erfolgten mit einem Spezialthermometer der Fa. Hauptner (18 cm Länge mit $^1/_{100}$ Graduierung von 37,6 °C bis 39,2 °C). Um Temperaturveränderungen im generativen Funktionskreis zu ermitteln, werden die untersuchten Rinder in 3 Hauptgruppen eingeteilt: I. Rinder mit normalem Zyklus zur Bestimmung der Ovulation, II. Rinder mit gestörtem Zyklus, III. trächtige Rinder. Die genaue tägliche Messung der Körpertemperatur normozyklischer Rinder (Gruppe I) während eines Monats läßt einen biphasischen Temperaturverlauf erkennen. Es sind eine hypotherme Phase, die mit der Eireifungszeit (Follikelhormonphase) gleichzusetzen ist und eine hypertherme Phase, die sich mit der Gelbkörperperiode deckt, zu unterscheiden (Temperaturdifferenz durchschnittlich 0,2-0,3 °C). Beide Phasen werden durch die Ovulationszacke getrennt, deren höchster und tiefster Punkt einen mittleren Unter-

schiedswert von 0,65 °C ergeben. Auffallend ist ein kurzer Temperaturanstieg zu Beginn der Ovulation. Aus den Ergebnissen der 2. Versuchsreihe ist zu entnehmen, daß Temperaturmessungen ohne zusätzliche Bestimmungsmethoden (Adspektion, Palpation) bei zyklusgestörten Rindern keine sichere diagnostische Aussagekraft besitzen. Bei graviden Rindern (III. Gruppe) besteht im ersten Trächtigkeitsmonat ein monophasisch-hyperthermer Temperaturverlauf, der mit einer gewissen Zuverlässigkeit zu einer Frühträchtigkeitsdiagnose herangezogen werden kann. Vom Ende des 3. bis gegen Ende des 4. Monats fallen die Werte teilweise etwas ab. Vom 5. Mon. an steigt die Temperatur wieder an und hält sich dann auf dieser Höhe bis gegen Ende der Trächtigkeit, um einige Tage vor der Geburt plötzlich abzufallen. J. Wollrab. 7678.

**4-64/11-0543** Ševcov, V. P. Čas ovuljaciï u koriv i telyć. **(Ovulationszeit bei Kühen und Kälbern.)** Socialistyčne tvarynnyctvo, Kyïv **35** (1963) Nr. 12. S. 54-55. — Orig.: ukrain. 7678.

**4-64/11-0544** Hafez, E. S. E.; Pullman, Washington State Univ. Development of corpus luteum verum during multiple pregnancy in cattle. **(Die Entwicklung des echten Corpus luteum bei der Vielträchtigkeit des Rindes.)** Proc. Soc. exp. Biol. Med. **115** (1964) Nr. 1. S. 109-112. — 3 Abb., 1 Tab., 17 Lit.

Nach einer kurzen Besprechung der Morphologie, Histologie und des Gestagengehaltes des Corpus luteum werden morphologische und histologische Befunde an den Gelbkörpern bei hormonal induzierter Vielträchtigkeit dargestellt. Kontrollierte normozyklische Färsen erhielten am 16. Zyklustage 1500 oder 3000 i. E. PMS (Serum-Gonadotropin) und teilweise 4 Tage später 1000 oder 2000 i. E. HCG (menschliches Choriongonadotropin). Während der folgenden Brunst wurden sie gedeckt und künstlich besamt und 3, 30, 45, 60 bzw. 90 Tage nach der Ovulation geschlachtet. Nach der Präparation der Gelbkörper wurden ihre Durchmesser und Gewichte festgestellt sowie jeweils Gewebsproben histologisch aufgearbeitet. 3 Tage post ovulationem schwankte das Gewicht solitärer Gelbkörper an den Eierstöcken zwischen 453 und 820 mg (∅ 657 mg). Bei multipler Gelbkörperbildung an den Ovarien wurde eine starke Variabilität in den Gewichten der einzelnen Corpora lutea beobachtet, wobei keine signifikante Korrelation zwischen dem Gelbkörpergewicht und der Anzahl der Corpora lutea pro Ovar bestand. Ähnlich unterschiedliche Gewichtsverhältnisse wurden an den Gelbkörpern des rechten und linken Ovars festgestellt. Eine Gewichtsverminderung der Gelbkörper lag jedoch vor, wenn die Gelbkörperanzahl 20 überstieg. Einzelgelbkörper hatten am 30. Trächtigkeitstage ein Gewicht zwischen 4005 und 5240 mg (∅ 4752 mg). Bis zum 90. Trächtigkeitstage trat keine wesentliche Gewichtveränderung auf. Bei multipler Gelbkörperentwicklung war dagegen ein deutlicher Gewichtsabfall der Corpora lutea mit dem Fortschreiten der Trächtigkeit nachzuweisen. Das Gewicht des gesamten Lutealgewebes pro Ovar stieg progressiv mit der Vermehrung der Gelbkörperzahl an. Das histologische Bild multipler Gelbkörper ähnelt dem von solitären. Die Größe der Luteinzellen zeigte keine Korrelation zum Gewicht des jeweiligen Gelbkörpers, zur Anzahl der Gelbkörper pro Ovar oder zum Trächtigkeitsstadium. J. Wollrab. 7678.

**4-64/11-0545** Selbmann, Margot; München, Univ., Gynäkol. und Ambulator. Tierklin. **Über die Brauchbarkeit des Glukose-Testes im Zervikalsekret der Hündin zur Bestimmung der Ovulation.** Diss. München **1963** 35 S. — 10 Abb., 1 Tab., 40 Lit.

Nach einleitender Darstellung des Zyklus der Hündin, der Cytologie der Vaginalschleimhaut, der biophysikalischen und biochemischen Veränderungen des Cervicalsekretes und der Bedeutung des Glukose-Tests in der Humanmedizin werden die eigenen Untersuchungen zur Bestimmung des Ovulationszeitpunktes mit Hilfe des Glukose-Tests bei der Hündin beschrieben. Der Glukosegehalt des Cervicalsekretes wurde in 48 Läufigkeitsperioden von 30 Hündinnen täglich 1 bis 2 mal mit Hilfe des Glukotest-Boeringer bestimmt. In allen Fällen wurde gleichzeitig mit dem Auftreten der Deckbereitschaft und der maximalen Öffnung des Cervicalkanales Glukose im Cervicalsekret nachgewiesen. Bei gleichzeitiger Bestimmung des Ovulationszeitpunktes durch die vaginalcytologische Untersuchung konnte eine zeitliche Übereinstimmung des Glukosevorkommens mit dem maximalen Auftreten der acidophilen Oberflächenzellen beobachtet werden. Der Glukotest scheint daher geeignet, den Ovulationstermin innerhalb des Brunstzyklus der Hündin mit weitgehender Sicherheit zu bestimmen. J. Wollrab. 7678.

**4-64/11-0546** Nelson, Leonard; Atlanta, Ga., Emory Univ. Acetylcholinesterase in bull spermatozoa. **(Acetylcholinesterase in Bullenspermien.)** J. Reproduct. Fertility **7** (1964) Nr. 1. S. 65-71. — 6 Abb., 1 Tab., 18 Lit.
Durch cytochemische Analysen an Nebenhodenspermien des Bullen konnte Acetylcholinesterase im Spermienkopf, -mittelstück und -schwanz lokalisiert werden. Die Konzentration im Schwanz ist fünfmal größer als im Kopf. Es wird vermutet, daß das Ferment in die Kontrolle der Koordinierung und Fortleitung der wellenförmigen Bewegungen des Spermiums eingeschaltet ist. W. Rommel. 7680.

**4-64/11-0547** Mukherjee, D. P.; Izatnagar, Indian Veterin. Res. Inst. Melanizing activity of semen and its relation to live spermatozoa of bulls, goats and rams. **(Die Pigmentierungsaktivität des Samens und ihre Beziehungen zu lebenden Bullen-, Ziegen- und Schafspermien.)** J. Reproduct. Fertility **7** (1964) Nr. 1. S. 29-36. — 1 Abb., 5 Tab., 8 Lit.
Bei landwirtschaftlichen Nutztieren ist Gelbfärbung des Samens nicht ungewöhnlich. Vf. ging diesem Phänomen nach unter besonderer Berücksichtigung des Zusammenhanges zwischen Pigmentierungsaktivität des Samens und der Haarfarbe bzw. der Kälteschockresistenz der Spermien. Die Pigmentierungsaktivität des Spermas variierte von Männchen zu Männchen und von Samen zu Samen. Gelbe Ejakulate zeigten größere Pigmentierungsaktivität und enthielten kälteschockresistentere Spermien als farblose Ejaculate. Beziehungen zur Haarfarbe konnten nicht ermittelt werden.
W. Rommel. 7680.

**4-64/11-0548** Howe, G. R. und Black, D. L.; Amherst, Univ. of Massachusetts. Spermatozoan transport and leucocytic responses in the reproductive tract of calves. **(Spermientransport und leucocytäre Reaktionen im Genitaltrakt des Kalbes.)** J. Reproduct. Fertility **6** (1963) Nr. 2. S. 305-311. — 2 Abb., 3 Tab., 15 Lit.
Bereits 13 Min. nach vaginaler Besamung wurden bewegliche Spermien in den Eileitern 29 bis 80 Tage alter Kälber angetroffen. Durch Injektion von Stutenserumgonadotropin und Choriongonadotropin mit oder ohne Progesteronzusatz oder durch Progesteron-Oestrogen-Kombinationen (bezüglich Präparate, Medikationen und Dosierungen verweisen Vff. auf eine frühere Arbeit — d. Ref.) konnte der Spermientransport nicht beeinflußt werden. 4-8 Std. nach Insemination bakterienfreien Samens wurde Leukocytose im Genitaltrakt festgestellt. Diese Leukocytose blieb aus, wenn nur der Spermaverdünner oder sterile physiol. Kochsalzlösung in die Vagina instilliert worden waren. W. Rommel. 7680.

**4-64/11-0549** Mattner, P. E. und Braden, A. W. H. Spermatozoa in the genital tract of the ewe. I. Rapidity of transport. **(Spermien im Genitaltrakt des Schafes. 1. Mitt. Transportgeschwindigkeit.)** Austral. J. biol. Sci. **16** (1963) Nr. 2. S. 473-481. — 2 Tab., 37 Lit.

Bei brünstigen Schafen erreichen lebende Spermien innerhalb von 8 Min. p. coit. die Eileiter. Tote Spermien und Kohlepartikel benötigen nach vaginaler Deposition 15 Min. bis zum Erreichen der Eileiter. Bei ovarektomierten Schafen wurden 3½-4 Std. p. coit. Spermien in allen Abschnitten des Genitaltraktes angetroffen. Die Spermienzahl in den Eileitern ovarektomierter Schafe konnte durch hormonale Induktion der Brunst mit Stilben-Progesteron-Präparaten erhöht werden. Künstlich am kranialen Ende verschlossene und durch Flüssigkeit gedehnte Eileiter enthielten mehr Spermien als normale. Es wird der Ansicht beigepflichtet, daß der Spermientransport im Genitale des Weibchens von einem bestimmten Oestrogen-Progesteron-Spiegel abhängig ist. W. Rommel. 7680.

**4-64/11-0550** Mattner, P. E. Spermatozoa in the genital tract of the ewe. II. Distribution after coitus. **(Spermien im Genitaltrakt des Schafes. 2. Mitt. Verteilung nach dem Coitus.)** Austral. J. biol. Sci. **16** (1963) Nr. 3. S. 688 bis 694. — 1 Tab., 16 Lit. 1. Mitt. vgl. vorst. Ref.
Bei 60 Schafen wurde die Verteilung der Spermien im Genitaltrakt ¼, 4, 24 und 48 Std. p. coit. untersucht. Die höchste Spermienzahl in der Cervix wurde 15 Min., im Uterus 24 Std. p. coit. vorgefunden. Unter Stresseinwirkung (Umherjagen, rohe Behandlung der brünstigen Schafe) verringerte sich zwar die Spermienzahl im Eileiter, doch blieben Spermientransport nach der Cervix, Spermienverteilung im Genitaltrakt und Befruchtungsrate unbeeinflußt. Aus diesen Ergebnissen wird die Schlußfolgerung gezogen, daß ein kontinuierlicher langsamer Spermienschub von der Cervix zu den Eileitern vonstatten geht, der weder von Transportfehlern noch beschleunigenden Einflüssen verändert werden kann. W. Rommel. 7680.

**4-64/11-0551** Nieuwenhuyse, E. van. **Die künstliche Besamung in Belgien.** Tierzüchter **15** (1963) Nr. 20. S. 752-754.
Seit 1946 werden in Belgien Rinder und seit 1962 auch Schweine besamt. Die Errichtung von Vereinigungen für künstliche Besamung ist gesetzlich geregelt. In Anpassung an die bestehende Struktur in der Tierzucht hat jede Provinz eine Besamungsvereinigung. Der Landwirtschaftsminister nimmt über seine ausführenden Mitarbeiter Einfluß auf die Provinzialvereinigungen. Diese selbstständigen Einrichtungen unterliegen der allgemeinen Tierzuchtpolitik. Jeder Tierzüchter kann die Einrichtungen der KB in Anspruch nehmen. Durch königlichen Beschluß liegt die Durchführung der KB in den Händen von Tierärzten. Jeder 8. Tierarzt ist in der KB tätig. Diese Tierärzte sind auch für die Sterilitätsbekämpfung zuständig. 1962 wurden 31,5% aller deckfähigen Rinder besamt. Das Befruchtungsergebnis (90 bis 120 Tage non-return) liegt bei 66%. Insgesamt besitzen die Besamungsstationen 224 Bullen. Die Zahl der hauptamtlichen Besamungstierärzte beträgt 118. (Im Artikel werden außerdem Angaben über die tierzüchterischen und wirtschaftlichen Ziele der KB, über die Nachkommenprüfung und das Inzuchtproblem gemacht). K. Rothe. 7690.

**4-64/11-0552** Henricson, B. und Bäckström, L.; Stockholm, Sweden, Roy. Veterin. Coll. A systematic study of the meiotic divisions in normal and subfertile or sterile boars and bulls. **(Systematische Studie über die Meiose bei normalen, subfertilen oder sterilen Ebern und Bullen.)** J. Reproduct. Fertility **7** (1964) Nr. 1. S. 53-64. — 10 Abb., 8 Tab., 9 Lit.
Bei sterilen sowie wenig fruchtbaren Ebern und Bullen werden häufig normale Spermien angetroffen. Durch Zellteilungsfehler während der Spermiogenese können jedoch defekte Spermien gebildet werden, die die Fruchtbarkeit der Vatertiere herabsetzen und frühembryonalen Fruchttod verursachen. Aber auch in der normalen Spermiogenese sterben Geschlechtszellen im Stadium der Meiose ab. Deshalb untersuchten Vff. die Meta- und Anaphase beider

Reduktionsteilungen bei 6 fertilen Ebern bzw. 5 Bullen sowie bei 4 sub- und infertilen Ebern bzw. Bullen. Bis auf 2 Eber mit Akrosomdefekt hatten alle Vatertiere ein normales Spermabild. Die Dauer der Meta- und Anaphase beider Reduktionsteilungen war bei den fertilen fast gleich, bei den sterilen und subfertilen variierte sie signifikant. Unnormale Teilungsfiguren fanden sich zwar auch bei fertilen Ebern und Bullen, waren aber bei den sub- und infertilen vermehrt anzutreffen. Die primären und hauptsächlichen Ursachen der Bildung defekter Gameten sind nicht in Chromosomenveränderungen, sondern in Abweichungen nichtchromosomaler Strukturen, wie beispielsweise dem Zellteilungsapparat, zu suchen. W. Rommel. 7700.

**4-64/11-0553** Varnavskij, A. N.; Dubrowizy, Gebiet Moskau, Unions-Inst. für Tierzuchtforsch. Mikrobnoe zagraznenie semeni sel'skochozjajstvennych životnych i mery ego ustranenija. **(Mikrobielle Verunreinigung der Spermien landwirtschaftlicher Nutztiere und Maßnahmen zu deren Beseitigung.)** Životnovodstvo, Moskva **25** (1963) Nr. 10. S. 66–68. — 3 Tab.
Die Untersuchungen an Bullen, Ebern und Schafböcken in Besamungsstationen ließen folgende Quellen der mikrobiellen Verunreinigung erkennen: Mikroflora der Hautdecke, Verschmutzung des Präputialsackes, Mikroorganismen des urogenitalen Kanales, mikrobielle Verunreinigung der Luft des Raumes, in denen die Spermiengewinnung stattfindet sowie die an den Geräten und Instrumenten anhaftenden Mikroben und schließlich bakterielle oder anderweitige Verunreinigungen der Spermienverdünner. Neben der gründlichen Säuberung der Vatertiere (möglichst feucht) kann durch den Einsatz von UV-Lampen und Desinfektionsmitteln in den Räumen, durch eine gründliche Sterilisation der Geräte und Instrumente und durch ein möglichst keimarmes Arbeiten eine derartige Verunreinigung weitgehend vermieden werden. Über die Wirksamkeit der einzelnen Maßnahmen liegen in der Arbeit detailierte Zahlenangaben vor. W. Bathke. 7700.

**4-64/11-0554** Hackmann, Josef; Hannover, Tierärztl. Hochschule, Richard-Götze-Inst.; Inst. für Haustierbesam. und -androl. **Vergleichende Untersuchungen über das Verhalten der Fruktolysewerte von Bullenejakulaten sofort nach deren Gewinnung und verschieden langer Aufbewahrung bei +5 °C.** Diss. Hannover **1963** 35 S. — 1 Abb., 6 Tab., 35 Lit.
Die Fructose ist eine wichtige Quelle für die Stoffwechselvorgänge der Spermien. Die grundlegenden Untersuchungen von Mann (1945, 1946, 1948, 1954) über den Fructosegehalt und deren Veränderungen im Ejaculat sowie die von Schmidt und Steger (1957) festgestellten positiven Beziehungen zwischen Fructoseabbau und Befruchtungsfähigkeit gestatten eine objektivere Beurteilung des einzusetzenden Spermas. Außerdem wird der Initialfructosegehalt mit der bestehenden Hormonaktivität in Zusammenhang gebracht. Die Fructoseanfangskonzentration soll bei Bullen 700 mg% betragen. 300 mg% zeigt Minderfruchtbarkeiten an. Da die Fructosebestimmung einer besonderen Laboreinrichtung (Kalorimeter) bedarf, kann nicht jede Station die Proben selbst untersuchen, sondern das müßte gegebenenfalls an zentralen Stellen geschehen. Vf. prüft deshalb an 74 Ejaculaten von 26 Bullen, ob es möglich ist, die Proben erst einige Zeit nach der Gewinnung zu untersuchen. Deshalb erfolgt nach der Feststellung des Initialfructosewertes die Messung der Fructosemenge nach 6-, 12- und 24-stündiger Aufbewahrung. Die Untersuchungen zeigen, daß die Aufbewahrungstemperatur von +5 °C den Fructoseverbrauch nicht aufhebt. Besonders bei weniger dichten Ejaculaten, wo die Spermien nicht zu dicht lagern, ist der Verbrauch relativ groß. Die fructolytische Tätigkeit der Spermien war bei den meisten Samenproben in der ersten Incubationsstunde, die der Fructosebestimmung nach der Gewinnung des Samens folgte, größer als in der ersten Incubationsstunde nach 6- und 12-stündiger Aufbewahrung der betreffenden Probe. Nach 24-stündi-

ger Aufbewahrung bei +5 °C haben die Spermien keine Einbuße an fructolytischer Fähigkeit verloren. Darüberhinaus zeigen die Proben, daß trotz Aufbewahrung bei +5 °C keine Aussage bei späterer Untersuchung zu geben ist, wenn nicht der Initialwert erfaßt wird. W. Busch. 7700.

**4-64/11-0555** Choong, C. H. und Wales, R. G.; Sydney, Univ. The use of various diluents for deep-freezing bull spermatozoa. **(Die Verwendung verschiedener Verdünner für das Tieffrieren von Bullenspermien.)** Austral. J. biol. Sci. **16** (1963) Nr. 4. S. 896-904. — 4 Tab., 19 Lit.
Während die guten Eigenschaften verschiedener Milchpräparate als Spermaverdünner bei der Gefrierkonservierung bekannt sind, weiß man noch wenig über spermafreundliche Einzel- oder Komplexbestandteile in der Milch. Um der Lösung dieser Frage näher zu kommen, prüften Vff. mehrere Verdünner, die milchähnlich und in ihrer chemischen Zusammensetzung bekannt waren (Rezepte sind angeführt). Durch Zusatz der nicht-dialysierbaren Milchfraktion zu synthetischen Verdünnern wurde die Überlebensrate tiefgefrorener Spermien erhöht. Casein zeigte ähnliche Wirkung. In der dialysierbaren Milchfraktion erwies sich Lactose als bedeutender Bestandteil, der die Spermien gegen schädigende Kälteeinflüsse schützt. In synthetischen Verdünnern zeigte Fructose diese Schutzwirkung. Der Zusatz von Kalium, Magnesium, Calciumchlorid oder Natriumcitrat zum Verdünner verbesserte die Überlebensrate kaum. Eine Zugabe von Fructose nach dem Abkühlen erhöhte die Überlebensrate selbst dann, wenn bereits die übliche Fructosekonzentration im Verdünner vorhanden war. W. Rommel. 7710.

**4-64/11-0556** Foote, R. H.; Ithaca, Cornell Univ., New York State Coll. of Agric. The effects of electrolytes, sugars, glycerol, and catalase on survival of dog sperm stored in buffered-yolk mediums. **(Der Einfluß von Elektrolyten, Zuckern, Glycerin und Katalase auf die Überlebensrate von mit Puffer- und Eidotterlösungen verdünntem Hundesperma bei der Konservierung.)** Amer. J. veterin. Res. **25** (1964) Nr. 104. S. 32-36.
Hundesperma wird mit einem Citrat-Glycerin-Glukose-Verdünner mit 20% Eidotter über 20 Std. bei 5 °C aufbewahrt. Niedrige Konzentrationen von K-Ionen können durch Na-Ionen substituiert werden. Der Austausch von Glycerin gegen einen Bicarbonat-Phosphatpuffer oder der Citrat-Ionen gegen Chlorid-Ionen ist nicht möglich, sondern wirkt sich stark schädigend auf das Sperma aus. Arabinose kann die Glukose nicht ersetzen. Bei einem sofortigen Zusatz von 8% Glycerin zum Verdünner beträgt der Prozentsatz beweglicher Spermien bei einer Aufbewahrungstemperatur von 5 °C nach 1, 4, 8 und 12 Tagen 64%, 52%, 43% und 19%. Bei langsamer Zugabe von Glycerin und gleichen Aufbewahrungsbedingungen und Zeitintervallen werden 60%, 44%, 34% und 16% bewegliche Spermien beobachtet. Katalase wird 20 Samenproben in einer Konzentration von 5 $\mu$g/ml zugegeben. Der Katalasezusatz kann die Überlebensrate nicht verbessern. Hundesperma, welches bei 25 °C in Verdünnern mit 0%, 1% und 20% Eidotter aufbewahrt wird, zeigt eine schlechte Überlebensrate. Die beste Überlebensrate bei einer Aufbewahrungstemperatur von 25 °C mit 1% Eidotter liegt noch weit unter den besten Ergebnissen bei Temperaturen von 5 °C mit 20% Eidotter.
K. Rothe. 7710.

**4-64/11-0557** Cossmann, Wilfried; Hannover, Tierärztl. Hochschule, Richard-Götze-Inst.; Inst. für Haustierbesam. und -androl. **Vergleichende Untersuchungen über die „Sturz- und Langsamkühlung" beim Einfrieren und Tiefkühlen von Bullenejakulaten. 2. Beitrag: Die Anwendung von Milchverdünnern.** Diss. Hannover **1963** 33 S. — 11 Tab., 32 Lit. Vgl. 4-64/02-0458.
Erst die Möglichkeit der Spermatiefkühlung und -aufbewahrung über größere Zeiträume gewährleistet die optimale Ausnutzung aller Potenzen der künstlichen Besamung, insbesondere in züchterischer Hinsicht. Das derzeit üb-

liche Tiefgefrierverfahren ist allerdings infolge der langen Äquilibrierungszeiten und der langsamen Abkühlungsgeschwindigkeit sehr zeit- und arbeitsaufwendig. Vf. prüft den möglichen Einsatz eines Milchverdünners bei veränderten Versuchszeiten. Danach eignet sich der Arbeitsgang: Vorverdünnung (glycerinfrei) und Nachverdünnung (glycerinhaltig) am besten. Der Eidotterzusatz ist bei jedem Verdünnungsmedium unbedingt nötig. Die Untersuchungen über die Einfriergeschwindigkeit zeigen, daß eine Langsamabkühlung der Sturzkühlung vorzuziehen ist. Obwohl die Ergebnisse der Sturzkühlung die Anwendung dieses Verfahrens nicht rechtfertigen, so beträgt der Anteil der vorwärtsbeweglichen Spermien einzelner Proben 40 Prozent. Bei einer 2-phasigen Verdünnung und 12- bis 18-stündigen Anpassungszeit liegt der Anteil vorwärtsbeweglicher Spermien bei 42%, bei einphasiger Einfrierung jedoch nur bei 35%. W. Busch. 7710.

**4-64/11-0558** Foote, R. H. und Leonard, E. P.; Ithaca, New York State Coll. of Agric.; New York State Veterin. Coll. The influence of pH, osmotic pressure, glycine, and glycerol on the survival of dog sperm in buffered-yolk extenders. **(Der Einfluß von pH, osmotischem Druck, Glycin und Glycerin auf die Überlebensrate von Hundespermien in gepufferten Eidotter-Verdünnern.)** Cornell Veterinarian **54** (1964) Nr. 1. S. 78–89. — 6 Tab., 13 Lit.
Systematische Untersuchung der physikalisch-chemischen Erfordernisse für die Aufbewahrung von Hundesperma (Verdünnungsgrad 1:10-1:20, Aufbewahrungstemperatur +5 °C). Im Ergebnis der Untersuchungen wird festgestellt: 20% Eidotterzusatz ist besser als 50%; Natriumcitratpuffer ist Phosphatpuffer überlegen; Ersatz eines Teiles des Natriumcitratpuffers durch Glycin verlängert die Lebensfähigkeit der Spermien; Milchverdünner sind unbefriedigend; usw. Der beste unter den getesteten Verdünnern hat folgende Zusammensetzung: 20% Eidotter, 1,16% Natr. citr. dehydrat., 0,75% Glycin, 1% Glukose, 1000 i. E. Penicillin und 1000 μg Dihydrostreptomycin (pro ml Verdünner). Der pH-Wert dieses Verdünners beträgt 6,6, seine Gefrierpunktdepression 0,65 °C. Im Verhältnis 1:20 verdünntes Sperma enthielt nach 1, 2, 4, 8, 13 Tagen Aufbewahrung bei +5 °C noch 78, 76, 69, 56, 40% bewegliche Spermien. W. Rommel. 7710.

**4-64/11-0559** Foote, R. H.; Ithaca, N. Y., Cornell Univ. The influence of frequency of semen collection, fractionation of the ejaculate, and dilution rate on the survival of stored dog sperm. **(Der Einfluß der Absamungsfrequenz, Fraktionierung des Ejaculats und des Verdünnungsgrades auf die Überlebensrate im aufbewahrten Hundesperma.)** Cornell Veterinarian **54** (1964) Nr. 1. S. 89-97. — 4 Tab., 11 Lit.
Bei 5tägigen Absamungsintervallen war die Überlebensrate der Spermien im 8-16 Tage bei +5 °C aufbewahrten verdünnten Sperma höher als bei Absamungen Tag um Tag. Bei dreimaliger Absamung binnen 24 Std. enthielt das verdünnte erste Ejaculat nach 1-, 4-, 8- und 12tägiger Aufbewahrung bei +5 °C 66, 61, 57 und 29% bewegliche Spermien. Die korrespondierenden Werte für das 3. Ejaculat betrugen 74, 67, 60 und 23%. Die Überlebensrate der Spermien war bei einem Verdünnungsverhältnis von 1:30 (20 Mill. Spermien/ml Samen) höher als bei 1:3-Verdünnung (200 Mill. Spermien/ml Samen). Bei einer Verdünnung mit Eidottercitratglycinglukose im Verhältnis 1:30 betrug die Überlebensrate der Spermien nach 1, 2, 4, 8, 16 Tagen Aufbewahrung 71, 70, 69, 62, 43%. W. Rommel. 7710.

**4-64/11-0560** Foote, R. H.; Ithaca, Cornell Univ., New York State Coll. of Agric. Extenders for freezing dog semen. **(Verdünner für die Tiefkühlung des Hundespermas.)** Amer. J. veterin. Res. **25** (1964) Nr. 104. S. 37-40.
Hundesperma wird mit eidotterhaltigen (20%) Pufferlösungen verdünnt. Nach dem Glycerinzusatz in verschiedenen Konzentrationen erfolgt das Einfrieren

mit einer Geschwindigkeit von 0,8 °C bis 3 °C in der Minute. Die Aufbewahrungstemperatur beträgt −79 °C oder −195 °C. Die Überlebensrate in Medien mit Glycin ist niedrig. Die beste Überlebensrate wird beobachtet, wenn ein 0,20 M Trispuffer mit Glukose und Eidotter bei einem Zusatz von 11% Glycerin verwendet wird. Mit diesem Verdünner werden bei Verwendung von 9 Ejaculaten im Durchschnitt 41% lebende Spermien nach dem Einfrieren beobachtet. An zweiter Stelle folgt ein 2,17%iger Natriumcitratpuffer mit Eidotter und Glukose und 8% Glycerin. Bei Verwendung des letzteren werden nach dem Auftauen im Schnitt 27% lebende Spermien registriert. Während einer Aufbewahrungsdauer von 30 Tagen bei −195 °C wird kein Abfall der Überlebensrate beobachtet. K. Rothe. 7710.

**4-64/11-0561** Charny, Charles W. Reflections on testicular biopsy. **(Betrachtungen über die Hodenbiopsie.)** Fertility and Sterility **14** (1963) Nr. 6. S. 610-616. — 10 Abb.

Die Hodenbiopsie gehört in der humanmedizinischen Andrologie zum unbedingt notwendigen diagnostischen Rüstzeug. Sie gibt in vielen Fällen in Zusammenhang mit der klinischen und Samenuntersuchung Auskunft über die Ursache der Infertilität und erlaubt zum anderen Aussagen über die Behandlungswürdigkeit, die Behandlungsart und Prognose der vorliegenden Störung. Es wird die Operation unter Lokalanästhesie empfohlen. Um das Biopsiegewebe eindeutig histologisch beurteilen zu können, ist eine einwandfreie, unmittelbar nach der Gewinnung erfolgende Fixation der Proben erforderlich. Als Fixationsmittel haben sich die Bouinsche Lösung oder die Zenkersche Flüssigkeit bewährt, da sie eine Beurteilung der Kernstrukturen ermöglichen. Formalin ist ungeeignet, da das Gewebe zu stark schrumpft. Die Biopsie ist besonders bei Azoospermie angezeigt, vor allem, wenn die Hoden eine annähernd normale Größe aufweisen. Hier gilt es festzustellen, ob eine Verschlußaspermie oder eine Azoospermie infolge weitgehenden Unterganges des Keimepithels vorliegt. Aber auch bei stärkeren Oligospermien können mitunter Obstruktionen des Ausführungsgangssystems vorliegen, die nur durch die Biopsie zu diagnostizieren sind. In diesen Fällen weisen die Hodenkanälchen eine weitgehend normale oder nur geringgradig gestörte Spermiogenese auf. Die Hodenbiopsie ist weiterhin angezeigt bei einer Spermadichte von unter 20 Mill./cm³. Bei dichteren Ejaculaten ist die Biopsie wenig aussagekräftig, da das histologische Bild sich kaum oder nur unwesentlich von dem normalen Hoden unterscheidet. Schließlich erweist sich die Biopsie auch nützlich zur Diagnose und Prognose von Spermiogenesestörungen im präpuberalen Alter. Aus dem histologischen Bild ist im allgemeinen in allen diesen Fällen zu entnehmen, ob eine Behandlung erfolgversprechend ist oder von vornherein aussichtslos erscheint.

J. Wollrab. 7740.

**4-64/11-0562** Wales, R. G. und Choong, C. H.; Sydney, Univ. The effect of ultraviolet radiation on ram and bull spermatozoa. **(Wirkung ultravioletter Strahlen auf Schaf- und Bullenspermien.)** Austral. J. biol. Sci. **16** (1963) Nr. 4. S. 885-895. — 8 Tab., 14 Lit.

Ultraviolettes Licht mit der Wellenlänge von 366 mμ setzte die Beweglichkeit der Spermien mehr herab als ein solches mit 254 mμ Wellenlänge. Dieser Unterschied wurde noch deutlicher, wenn sich die Spermien in Milchpuder-Milchverdünner befanden. Vff. nehmen an, daß in diesem Falle die UV-Strahlen die Spermien nicht direkt, sondern indirekt über Veränderung von Milchbestandteilen schädigen. Der bei Verwendung von synthetischen Verdünnern beobachtete analoge UV-Strahlungseffekt, der in diesem Falle auf photochemische Prozesse innerhalb der Spermien zurückgeführt wird, konnte durch Zusatz von Katalase, Cystein oder Glutathion zum Verdünner ausgeglichen werden. Aus dem Vergleich der Effekte beider UV-Wellenlängen leiten Vff.

ab, daß im Gegensatz zu den baktericiden Eigenschaften des UV-Lichtes die schädigenden Einflüsse auf Spermien um so größer werden, je mehr sich die UV-Wellenlängen dem Bereich des sichtbaren Lichtspektrums nähern.
W. Rommel. 7750.

**4-64/11-0563** Slack, N. H., Pfau, K. O., Mixner, J. P., Menge, A. C., Hurst, V. und Rankin, A. D.; New Brunswick, New Jersey Agric. Exp. Stat.; Clemson, South Carolina Agric. Exp. Stat.; Squibb Inst. for Med. Res. Progestogen treatment in relation to time of insemination and its effect on the breeding efficiency of dairy cows. **(Progestogenbehandlung und Besamungszeitpunkt sowie deren Wirkung auf die Fortpflanzungsleistung der Milchkuh.)** J. Dairy Sci. **47** (1964) Nr. 1. S. 82-86. – 2 Tab., 17 Lit.
Es sollte geprüft werden, ob die Konzeptionsrate bei Milchkühen durch Injektion von Depot-Progesteron allein oder in Kombination mit Oestrogenen nach der Besamung gesteigert werden kann. Zu diesem Zweck erhielten insgesamt 876 Kühe im Anschluß an die Erstbesamung 500 mg Progesteroncapronat allein oder in Kombination mit 0,5 mg Oestradiolvalerianat i. m. am Besamungstag oder 2,10,14 Tage p. inseminat. Durch keines der verschiedenen Behandlungsregimes waren die Konzeptionsraten zu steigern.
W. Rommel. 7750.

**4-64/11-0564** Bouters, R. und Vandeplassche, M.; Gent, Reichsuniv., Tierärztl. Hochschule, Klin. für Geburtshilfe und Fortpflanzungsstör. **Veränderungen im Bullensamen nach experimenteller Infektion mit einem Enterovirus.** Berliner Münchener tierärztl. Wschr. **77** (1964) Nr. **4**. S. 87-90.
In Belgien können seit 1960 6 verschiedene Virusstämme aus den Hoden und Samenblasen steriler Bullen isoliert werden. Serologisch lassen sich die Stämme in 2 Gruppen teilen. Kulturell sind die Viren als Enteroviren zu erkennen. Mit dem Virus des Stammes 8 (vorläufige Stammbezeichnung) werden 21 Versuchsbullen intrapräputial infiziert. 6 Bullen dienen als Kontrolle. Klinische Erscheinung: wenig augenscheinlich, nur einige Bläschen auf Nasen- und Maulschleimhaut. Keine Temperaturschwankungen, Hoden o. b. B. Einfluß auf Spermien: Nach 2-3 Wochen ändert sich die Morphologie der Spermien. Der Spermienkopf erscheint granuliert, Zerfasern der Spermienkopfmembran (Mittelstück und Schwanz ebenso). 15% loser Köpfe und Protoplasmatropfen, weiterhin Riesenspermien, Doppelschwänze, Birnenformen weisen auf Störungen der Spermiogenese hin. Nach 3 Wochen ist der Anteil der normalen Spermien von 85 auf 40 zurückgegangen, was ca. einen Monat andauert, dann gehen die Werte langsam auf den Ausgangswert zurück. Weiterhin kommen Zellen vor, die auf die Störung der Spermiogenese in einem sehr frühen Stadium rechnen lassen (Spermatiden, Prophasechromosomen der Reduktionsteilungen, primäre Spermatiden, u. ä.). Die Spermienmotilität ist fast völlig eingeschränkt oder fehlt, Ejaculatmenge erniedrigt (von 4 auf 1 $cm^3$). Ebenso ist die Spermienkonzentration vermindert. 6 Wochen nach Versuchsbeginn verbessern sich die Spermawerte langsam und haben 3 Monate p. i. den Ausgangswert wieder erreicht. Die histologischen Untersuchungen bestätigen die Einwirkung dieses Virusstammes auf die primären Spermatocyten in der cytogenen Phase. Wegen des pyknot. Umbaues und der Karyolyse der primären Spermatocyten verlieren die Spermatocyten II ihre Verbindung mit dem unterliegenden Gewebe und kommen so ins Ejaculat.
W. Busch. 7750.

**4-64/11-0565** Gałuszkowa, H. und Chełmonska, B. Oddziaływanie światła eletrycznego na wytwarzanie nasienia u kaczorów przed sezonem rozpłodowy. **(Die Wirkung von elektrischem Licht auf die Spermabildung bei Erpeln vor der Brutzeit.)** Med. weteryn. **19** (1963) Nr. 9. S. 520-521. – 9 Lit.

Der Einfluß von Licht auf die Entwicklung der Erpel ist noch nicht ausreichend bekannt. Der Versuch umfaßte 7 wahllos ausgesuchte Peking-Erpel im Alter von 2 bis 3 Jahren. Der Versuch wurde im Okt. begonnen; der Raum wurde mit 450 W erleuchtet. Der Tag wurde auf 14 Std. verlängert. 3 Wochen nach Beginn des Versuchs entnahm man Samen mittels Elektroejaculation (Stromspannung 55 mA, Impulszahl 2 bis 5). Sämtliche Erpel aus der Versuchsgruppe reagierten positiv, während die Kontrollerpel erst zwei Monate später Samen gaben. Es wurden durchschn. 0,23 ml Samen gewonnen. Die Dichte betrug ungefähr 7,650000 in 1 $mm^3$. Menge und Qualität des Samens der Erpel aus der Versuchsgruppe wichen nach der Bestrahlung nicht ab von den Durchschnittswerten, die man während der normalen Brutzeit gewonnen hat. PRL/CBR. 7750

## XVII. KRANKHEITEN DER MILCHDRÜSEN

**4-64/11-0566** Schalm, O. W., Lasmanis, J. und Carroll, E. J.; Davis, Univ. of California, School of Veterin. Med. Pathogenesis of experimental coliform (Aerobacter aerogenes) mastitis in cattle. **(Die Pathogenese der experimentellen coliformen Mastitis [Aerobacter aerogenes] des Rindes.)** Amer. J. veterin. Res. **25** (1964) Nr. 104. S. 75-82. — 4 Abb., 3 Tab., 13 Lit.

Der Anlaß für vorliegende Arbeit war das Auftreten gehäufter Mastitiden durch *Aerobacter aerogenes* in einer großen Milchkuhherde, die zunächst galtsaniert wurde und bei der zur Zeit *Staphylococcus aureus*-Mastitiden bekämpft wurden. Durch die experimentellen Untersuchungen an einer kleinen eutergesunden Kuhherde konnte gezeigt werden, daß sich der Erreger nach intracisternaler Applikation bis zum Auftreten eines entzündlichen Exsudates sehr schnell vermehrte. Die Dauer der Incubationszeit war abhängig von der Zahl der injizierten Bakterien. Mit dem ersten Auftreten leukocytärer Infiltrate im Euterparenchym fiel die Zahl der Bakterien plötzlich stark ab. Bei dem vor allem leukocytär bedingten Zerfall der Erreger kommt es durch das Freiwerden der Endotoxine zu den Erscheinungen der Toxämie. Der Heilungsvorgang ist von der Stärke und Intensität der entzündlichen Reaktion abhängig. Nach 4-9 Tagen war gewöhnlich das Euter frei von Erregern, die normale Funktionstüchtigkeit stellte sich bald darauf ein.

W. Kötsche. 7865.

**4-64/11-0567** Schalm, O. W., Lasmanis, J. und Carroll, E. J.; Davis, Univ. of California, School of Veterin. Med. Effects of pre-existing leukocytosis on experimental coliform (Aerobacter aerogenes) mastitis in cattle. **(Die Wirkung einer bereits bestehenden Leukocytose auf die experimentelle coliforme Mastitis [Aerobacter aerogenes] des Rindes.)** Amer. J. veterin. Res. **25** (1964) Nr. 104. S. 83-89. — 2 Abb., 4 Tab., 4 Lit. Zus. in Interlingua.

Während etwa 100 in normale Euterviertel einmalig injizierte *A. aerogenes* innerhalb von 12 Std. zu einer perakuten Mastitis führten, blieb eine solche Reaktion bei Eutern aus, in denen künstlich eine sterile entzündliche Reaktion gesetzt worden war. Solange diese artefizielle Entzündung bestand, sprachen die Euter auf eine Reinfektion nicht an. Vff. stellten weiter fest, daß bei artefiziell erzeugten Zellzahlen von über 500000/ml im Anfangsgemelk ein vollständiger Schutz, bei 200000—350000/ml ein teilweiser Schutz gegenüber einer Infektion mit 8000 *A. aerogenes* bestand. Die leichte entzündliche Reaktion infolge einer *Str. uberis*-Infektion verhinderte die Vermehrung selbst von 500000 injizierten *A. aerogenes*. W. Kötsche. 7865.

**4-64/11-0568** Schalm, O. W., Carroll, E. J. und Lasmanis, J.; Davis, Univ. of California, School of Veterin. Med. The leukocyte barrier and serologic investigations of experimental coliform (Aerobacter aerogenes) mastitis in cattle. **(Die leukocytäre Barriere und serologische Untersuchungen bei der**

**experimentellen coliformen Mastitis [Aerobacter aerogenes] bei Rindern.)** Amer. J. veterin. Res. **25** (1964) Nr. 104. S. 90-96. — 1 Abb., 3 Tab., 8 Lit. Zus. in Interlingua.

In normalen Euterviertein wurde durch Injektion von etwa 1 bis 4,5 Mill. hitzeinaktivierten *A. aerogenes* eine lokale celluläre entzündliche Reaktion gesetzt. Nach Abklingen der örtlichen Reaktionen wurden wiederholt aktive Erreger injiziert, die nur in 1 von 9 so behandelten Vierteln eine akute Entzündung hervorriefen. Die übrigen 8 Viertel waren auf Grund ihres hohen Zellgehaltes geschützt. Wurden die nicht vorbehandelten Viertel einer Kontrollkuh, in denen ein normaler Zellgehalt bestand, mit aktiven Erreger infiziert, entstand eine perakute Mastitis. Der Antikörpernachweis gegen *A. aerognes* aus dem Blutserum von Rindern sowohl nach experimenteller Infektion als auch nach Immunisierungsversuchen verlief in allen Fällen negativ. W. Kötsche. 7865.

**4-64/11-0569** Krishnamurty, D. und Makholia, B. D.; Mathura, U. P. Coll. of Veterin. Sci. and Animal Husbandry. Preliminary studies on microbial sensitivity of bacteria isolated from bovine udder and other infections of domestic animals by paper disc method. **(Vorläufige Untersuchungen mit der Papierscheibenmethode über die mikrobielle Empfindlichkeit von Bakterien, die vom Rindereuter und anderen Infektionen der Haustiere isoliert wurden.)** Indian veterin. J. **40** (1963) Nr. 7. S. 393-399. — 2 Abb., 2 Tab., 13 Lit.

Mit Hilfe der Papierscheibenmethode wurden Empfindlichkeitstests an 111 Stämmen verschiedener Keime, die von Rindereutern und verschiedenen anderen Infektionen der Haustiere isoliert worden waren, mit verschiedenen Antibiotica sowie einem Sulfonamid durchgeführt. 27% der Stämme waren resistent gegen Penicillin, 24,3% gegen Chlortetracyclin, 11,7% gegen Streptomycin und Dihydrostreptomycin, 9,9% gegen Oxytetracyclin und 3,6% gegen Chloramphenicol. Von 49 Staphylokokkenstämmen aus dem Rindereuter waren 11,4% resistent gegen Penicillin. Die Unterschiede in der Empfindlichkeit bei verschiedenen Stämmen der gleichen Keimart weisen auf die Notwendigkeit hin, diese Tests routinemäßig vor Durchführung der Chemotherapie auszuführen. W. Wittig. 7890.

**4-64/11-0570** Grunert, E. und Weigt, U.; Hannover, Tierärztl. Hochschule, Richard-Götze-Haus, Klin. für Geburtshilfe und Gynäkol. des Rindes. **Beitrag zur Klebsiellen-Mastitis beim Rind.** Berliner Münchener tierärztl. Wschr. **77** (1964) Nr. 6. S. 116-120. — 1 Abb., 1 Tab., 24 Lit. Zus. in Engl.

Innerhalb eines Jahres konnten bei 19 Mastitispatienten Klebsiellen aus dem Euter gezüchtet werden, über deren kulturelle und biochemische Eigenschaften berichtet wird. Die einzelnen *Klebsiella*-Typen besitzen eine unterschiedliche Toxizität. Prädisponierende Faktoren für eine Klebsiellen-Mastitis sind vorrangig Erkrankungen und Verletzungen des Euters und der Zitzen. Eine Abhängigkeit von Jahreszeit, Geburt und Puerperium war nicht zu beobachten. Es wird eine Unterteilung der Klebsiellen-Mastitis vorgenommen in a) latente, b) chronische und c) akute lokale Infektion. c) ist die häufigste und sehr gefürchtete Verlaufsform, bei der die Prognose äußerst vorsichtig zu stellen ist, da innerhalb weniger Stunden schwere Störungen des Allgemeinbefindens hinzutreten können. Vff. unterstützen mit vorliegenden Untersuchungen die Vermutung, daß sich in den Rinderbeständen ein Wandel der euterpathogenen Bakterienflora zum Teil als Folge der Antibiotica-Therapie zu vollziehen scheint. W. Kötsche. 7890.

**4-64/11-0571** Bertschinger, H. U., Schweizer, R. und Scholer, H. J.; Zürich, Univ., Veterin.-Bakteriol. Inst.; Kanton St. Gallen, Bakteriol. Inst.; Basel, F. Hoffmann-La Roche & Co. AG. **Hefen als Mastitiserreger beim**

**Rind.** Schweiz. Arch. Tierheilkunde **106** (1964) Nr. 3. S. 183-192. — 3 Tab., 49 Lit. Zus. in Engl., Franz., Ital.

Die Bedeutung der Hefemastitiden hat in letzter Zeit zugenommen. Aus 33566 bakteriologisch untersuchten Milchproben wurden 190mal = 0,6% Hefen in Reinkultur isoliert, die in 97% der Proben als Euterentzündungserreger anzusprechen waren. Durch die Differenzierung wurden 23 Hefearten festgestellt. 54mal wurde *Pichia farinosa*, 37mal *Candida parapsilosis*, 27mal *Trichosporum cutaneum* nachgewiesen. Meist lag pro Kuh eine Hefeart vor, die auch bei wiederholter Untersuchung in der Regel erneut ermittelt wurde. Etwa 30% der Hefemastitiden waren als primär, rund 70% als sekundär anzusprechen. Letztere traten im Gefolge von intramammären antibiotischen Behandlungen auf. Die gebräuchlichen Antibiotica beeinflussen eine Hefemastitis nicht. Bestimmte Hefearten, wie *Candida krusei*, treten gehäuft bei primären Hefemastitiden, andere, wie *Candida parapsilosis*, *Pichia farinos*, bei sekundären auf. W. Kötsche. 7890.

**4-64/11-0572** Baier, W.; München,Univ., Gynäkol. und Ambulator. Tierklin. **Der Schalm-Mastitis-Test in der planmäßigen Euterkontrolle.** Wiener tierärztl. Mschr. **51** (1964) Nr. 1. S. 11-17. — 4 Tab., 16 Lit. Zus. in Engl., Franz., Ital.

Es wird über 3jährige Erfahrungen mit dem Schalm-Mastitis-Test (SMT) berichtet, wobei auch auf bereits vorliegende Veröffentlichungen aus der Klinik des Vf. bezug genommen wird. Über 6000 Viertelgemelksproben wurden vergleichend mittels SMT und Zellzählung untersucht; der SMT gestattet eine Beurteilung des Zellgehaltes mit einer für praktische Verhältnisse völlig ausreichenden Sicherheit. Bakteriell bedingte Mastitiden sind dagegen durch den SMT nur indirekt zu erfassen, sofern ein erhöhter Zellgehalt besteht. Rund 30000 Viertelgemelksproben wurden in dieser Richtung untersucht. Der SMT ist andererseits geeignet, die abakteriellen Sekretionsstörungen besser als die bakteriologische Untersuchung zu erfassen. Der SMT sollte insbesondere als Orientierungsprobe zur Ermittlung sekretionsgestörter Herden dienen. W. Kötsche. 7925.

**4-64/11-0573** Vereertbrugghen, A. Verspeiding en behandeling van mastitis in melkbedrijven, is uitroeiing mogelijk ? **(Verbreitung und Behandlung der Mastitis in Melkbetrieben. Ist eine Sanierung möglich?)** Vlaams diergeneeskund. Tijdschr. **33** (1964) Nr. 1. S. 25-29. — 2 Tab.

Vf. entnahm im Verlauf von 4 Jahren regelmäßig alle 2 Mon. von Kühen eines kleineren Bestandes Milchproben und ließ diese bakteriologisch und cytologisch untersuchen. Hatte er es in dem Bestand zunächst mit *Streptococcus-agalactiae*-Infektionen zu tun, die nach Penicillin-Therapie nicht mehr auftraten, so stellten sich später „aspezifische Streptokokken-" und/oder Staphylokokken-Mastitiden ein. Behandlungen mit Penicillin oder Streptomycin oder Penicillin-Streptomycin-Chloramphenicol-Präparaten zeitigten unterschiedliche Erfolge. Strenge hygienische Maßnahmen halfen, das Ergebnis der Behandlung zu verbessern. Vf. gelangt zu der Ansicht, daß zwar die Streptokokken-Mastitiden zu überwinden, aber nicht immer die Staphylokokken-Mastitiden unter Kontrolle zu bringen sind.
W. Kuhlmann. 7950.

**4-64/11-0574** Obiger, G.; Kiel, Bundesversuchs- und Forsch.-Anst. für Milchwirtsch., Inst. für Milchhyg. **Zur Therapie der infektiösen Mastitis und Sanierung der Milchviehbestände von den chronischen Eutererkrankungen.** Tierärztl. Umschau **19** (1964) Nr. 3. S. 117-124. — 7 Abb., 2 Tab.

Einleitend erfolgt eine Einführung in Entwicklung und Problematik sowie Möglichkeiten der Mastitis-Therapie. Es wird auf die unsichere Wirkung der Antibiotica-Kombinationspräparate hingewiesen. Unter Berücksichtigung eigener und der Ergebnisse anderer Autoren gibt Vf. Sanierungsbeispiele kranker Euterviertel. Galtmastitis wurde durch eine einmalige Injektion von 10 ml Tardomyocel-„M"-Öl (Penicillin, Marbadal und Vit. A), Staphylokokkenmastitiden wurden durch Pallidin (Sulfonamid) oder durch kombinierte Sulfonamid-Antibiotica-Therapie geheilt. Besonders gute Erfolge sind bei trockenstehenden Kühen zu erzielen. Auch bei Beibehaltung des Maschinenmelkens ist eine erfolgreiche Therapie möglich. Mißerfolge, vor allem bei Staphylokokkenmastitiden, liegen oft in den pathologischen Veränderungen des Euters begründet. Unter Umständen läßt sich der therapeutische Effekt steigern, wenn vor der Behandlung die Residualmilch durch Oxytocin-Gaben weitgehend ermolken wird. Wichtig ist vor allem der gezielte Einsatz der Therapeutika, die bei intracisternaler Applikation oft gewebereizend wirken. Es wurde eine große Anzahl von Mastitispräparaten auf ihre Ausscheidungsdauer geprüft, die zwischen zwei bis sieben Tagen lag. Die Sanierung muß sich aus Prophylaxe, Hygiene, Behandlung und Merzung zusammensetzen. Regelmäßige Kontrolluntersuchungen sind danach erforderlich. Es wird die Einrichtung einer staatlich geförderten Milcherzeugerberatungs- und Kontrollorganisation gefordert. W. Kötsche. 7950.

**4-64/11-0575** Schmidt, G. H., Guthrie, R. S. und Guest, R. W.; Ithaca, N. Y., Cornell Univ. Effect of incomplete milking on the incidence of udder irritation and subsequent milk yield of dairy cows. **(Die Bedeutung des unvollständigen Ausmelkens für das Auftreten von Euterentzündung und für die Milchmenge bei Kühen.)** J. Dairy Sci. **47** (1964) Nr. 2. S. 152-155. – 1 Abb., 3 Tab., 7 Lit.

2 Gruppen wurden jeweils 7 Tage ordnungsgemäß und daran anschließend für 10 Tage nachlässig maschinell gemolken, so daß außer der Residualmilch 1 bis 2 Liter Milch nach jedem Melken im Euter verblieben. Eine Gruppe von Kühen war mastitisfrei, in der zweiten Gruppe waren bei den meisten Tieren Mastitiden vorhanden. Verblieben 2 Liter Milch im Euter, kam es zu einem länger anhaltenden Rückgang der Milchmenge als bei Verbleiben von 1 Liter Milch. Die Leukocytenwerte sowie der Ausfall des Whiteside- und Schalm-Tests erfuhren keine Zunahme während der Periode des unvollständigen Ausmelkens, das nach den Vff. auch nicht die Stärke der Euterentzündung beeinflußt. W. Kötsche. 7970.

## XVIII. JUNGTIERKRANKHEITEN

**4-64/11-0576** Il'inskaja, R. D.; Krumskaja, Gebiet Krasnodar, Forsch.-Inst. für Veterinärhyg. Značenie ėnteropatogennych štammov B. v soli pri želudočno-kišečnych zabolevanijach teljat. **(Die Bedeutung enteropathogener Esch. coli-Stämme bei Magen-Darm-Erkrankungen der Kälber.)** Veterinarija, Moskva **40** (1963) Nr. 12. S. 58-60.

Organe von 70 verendeten Kälbern sowie Kotproben wurden bakteriologischen Untersuchungen unterzogen, um den Anteil bakterieller Infektionen bei gehäuft auftretenden Kälbererkrankungen zu ermitteln. Auf Einfach-Agar und Endo-Nährböden gelang zu 70% die Anzüchtung von *Esch. coli*-Reinkulturen; in den restlichen Proben lag außerdem ein Gehalt an *Proteus vulgaris*, *Past. multocida*, Pseudomonaden und Diplokokken vor. Bei 40% der Kotproben waren virulente *Esch. coli* nachweisbar. Der Virulenztest erfolgte im Mäusetierversuch (0,2 oder 0,5 ml einer 24 Std. Kultur s. c. oder i. p.). Colistämme aus Kotproben gesunder Kälber waren in der Regel nicht virulent; biochemische oder morphologische Unterschiede waren nicht feststellbar. Eintägige Kälber wurden oral mit 20-30 ml Bouillonkultur der virulenten Stämme infiziert. Nach einer Incubation von 18-36 Std. traten klinische Symptome auf. Die serologische Typisierung unter Verwendung zentral und selbständig hergestellter Seren ergab unter 95 Stämmen eine weite Verbreitung des Serotyps $O_c$ (21%); dann folgen die Typen $O_{145}$, $O_{78}$, $O_2$, $O_9$, $O_{111}$. Neben der Ansteckung des Kalbes nach der Geburt wird auch die intrauterine Infektion in Erwägung gezogen. W. Bathke. 8062.

**4-64/11-0577** Sidorov, M. Ėffektivnye sredstva v bořbe s paratifom teljat. **(Wirksame Mittel bei der Bekämpfung des Paratyphus der Kälber.)** Sel'skoe chozjajstvo Povolž'ja, Saratov **8** (1962) Nr. 3. S. 72-73.
Der Kälberparatyphus tritt besonders während der Stallperiode auf. Eine Serumbehandlung oder Vaccinierung ohne gleichzeitige Beachtung aller stallhygienischen Fragen muß als unsicher angesehen werden. Vf. hatte ansprechende Ergebnisse bei Verabreichung von Sintomycin, Biomycin in Verbindung mit Paratyphusserum. Sintomycin wurde in einer Dosierung von 0,04 g/kg Kgw. zusammen mit Serum mehrmals verabreicht. Bei schwer erkrankten Tieren kamen noch Kreislaufmittel bzw. Glukoselösung zur Anwendung. In mehreren gefährdeten Kälberbeständen konnten auf diese Weise gute bis sehr gute Ergebnisse erzielt werden (von 34 erkrankten Tieren starben nur 2). Trotzdem wird vom Vf. darauf hingewiesen, daß anschließend an die Behandlung stallhygienische Veränderungen durchgeführt wurden, um einen langanhaltenden Erfolg zu gewährleisten. E. Werner. 8064.

**4-64/11-0578** Anpilov, N. I. Lečenie teljat antibiotikami pri pasterelleze. **(Die Antibioticabehandlung bei der Kälberpasteurellose.)** Veterinarija, Moskva **40** (1963) Nr. 12. S. 54-55.
Bei 30 Tagen bis 3 Monate alten Kälbern wurde die hämorrhagische Septikämie diagnostiziert (Inappetenz, Muskelzittern, Obstipation mit zeitweiliger Diarrhoe, Dyspnoe, Tränenfluß, Hämoglobinurie, Exitus nach 1-2 Tagen). Die Obduktion ergab ausgeprägte hämorrhagische Diathesen. Die Diagnose wurde durch Erregernachweis gesichert. Die Behandlung erfolgte mit Mycerin, Tetracyclin, Terramycin und Bicillin-3 (i. m.) in 3 Versuchsgruppen. Bicillin-3 wurde in Aqu. dest. und die restlichen Antibiotica in 1-2%iger Novocainlösung gelöst. Während nach der Mycerinbehandlung alle Tiere ausheilten (4 Tg. 5-20 × $10^3$ E kg/Kgw.), verendeten in der Bicillin-Gruppe alle Tiere, und es konnte beim Terramycin nur ein Teilerfolg erzielt werden.
W. Bathke. 8070.

**4-64/11-0579** Jesch, Dankmar. **Ein Beitrag zur Behandlung der Aufzuchtkrankheiten der Kälber.** Wiener tierärztl. Mschr. **51** (1964) Nr. 1. S. 44 bis 47.
Vf. beschreibt auf Grund seiner praktischen Eefahrungen kurz die klinischen Erscheinungen und sehr ausführlich die Therapie von zwei Kälberkrankheitskomplexen. Bei der „Frühlähme", welche die Tiere im Alter von 2-4 Tagen befällt, sind die Kälber plötzlich stark apathisch, liegen in der Streu, die Temperatur ist wechselnd, Nasenausfluß und Gelenkschwellungen können auftreten. Nach Mißerfolgen mit Tetracyclinen sowie Penicillin-Streptomycin-Gemischen benutzte Vf. mit gutem Erfolg ein hochkonzentriertes Depot-Penicillin. Die „Spätlähme" tritt bei den Kälbern erst im Alter von über 2 Wochen auf, wobei Gelenkschwellungen, Lahmheiten sowie Nachhandschwäche im Vordergrund des Krankheitsbildes stehen. Auch hierbei konnte Vf. durch Depot-Penicillin sowie Vit.-A- und -B-Injektionen gute Erfolge erzielen. Leider wird in der Veröffentlichung mit vielen Firmenbezeichnungen gearbeitet, so daß ein vollständiger Überblick versagt bleibt.
E. Werner. 8095.

**4-64/11-0580** Terechina, M. T., Bobyleva, Z. I., Sipko, I. I., Ljubimov, Ju. A., Kotenko, N. A. und Ziborova, V. P.; Stawropol, Landwirtsch. Inst. Narušenie obmena veščestv u korov i charakteristika dispepsii u teljat. **(Stoffwechselstörungen bei Kühen und Charakteristik der Kälberdyspepsie.)** Veterinarija, Moskva **40** (1963) Nr. 12. S. 31-34. — 1 Tab.

Zur Klärung der zunehmenden Krankheitsfälle bei Kühen und der hohen Kälberverluste durch Verdauungsstörungen kurz nach der Geburt in verschiedenen Betrieben wurden 380 Kühe und 120 Kälber über längere Zeit beobachtet. Bei 80 Tieren erfolgte eine gründliche klinische und hämatologische Untersuchung. Im Blut wurden Hämoglobin, Erythrocyten, Leukocyten, Gesamteiweiß und Eiweißfraktionen, Calcium, anorgan. Phosphor, Zucker, Carotin und die Alkalireserve bestimmt. Weiterhin erfolgten Untersuchungen des Panseninhaltes und Röntgenkontrollen der Mineralablagerung in den Knochen. Besondere Aufmerksamkeit wurde der Fütterung gewidmet. Im Ergebnis konnten bei 60% der Kühe erhebliche Störungen im Eiweiß- und Mineralstoffwechsel sowie im Vitaminhaushalt nachgewiesen werden. Gerade von solchen Tieren wurden unterentwickelte und lebenschwache Kälber geboren. Bei den meisten löste bereits die erste Milchaufnahme gastrointestinale Störungen aus, die mit Intoxikation und degenerativen Prozessen in der Leber und anderen Organen endeten. Die Ursachen für die Stoffwechselstörungen bei den Kühen, die sich auf die Embryonalentwicklung der Kälber auswirken, sind in der nicht vollwertigen Fütterung zu suchen. Bei vorwiegender Verfütterung von Silage muß unbedingt auf entsprechende Zugaben von leichtverdaulichen Kohlenhydraten und Rauhfutter geachtet werden, um bereits eine gute Pansenverdauung zu gewährleisten. Große Bedeutung kommt ebenfalls der genügenden Zufuhr von Mineralstoffen (Ca- und P-Verbindungen sowie Kochsalz) zu. Für die Diagnosestellung ist die Analyse der Futterration von entscheidender Bedeutung, der sich eine genaue klinische Untersuchung sowie die Bestimmung der genannten hämatologischen Merkmale anschließen sollten. M. Schäfer. 8095.

**4-64/11-0581** Višnjakov, S. I., Cheruvimov, P. V. und Sorokina, A. A.; Kursk, Landwirtsch. Inst. Predupreždenie i lečenie teljat pri toksičeskoj dispepsii. **(Vorbeugung und Behandlung der Kälber bei toxischer Dyspepsie.)** Veterinarija, Moskva **40** (1963) Nr. 12. S. 34-36. — 2 Tab.
Die toxische Dyspepsie der Kälber in den ersten Lebenstagen ist auf Störungen im Eiweiß-Mineralstoffhaushalt zurückzuführen. Sie tritt im zeitigen Frühjahr gehäuft auf und verläuft in schwerer Form. Als Ausdruck einer verringerten Resistenz gegenüber bedingt pathogenen Keimen gelten die gefundenen niedrigen Werte für Gamma-Globuline. Die starke Diarrhoe führt zu erheblichen Flüssigkeitsverlusten. Der Kalium- und Chlorspiegel im Blutplasma und besonders den Erythrocyten sinkt rapide. Die Therapie beginnt mit der Verabreichung von Antibiotica. Die hohen Flüssigkeitsverluste müssen durch orale oder parenterale Zufuhr von physiologischer Kochsalzlösung ausgeglichen werden. Noch besser geeignet ist eine Lösung in der Zusammensetzung: Na-chlorid 5,5; Ca-chlorid 0,3; Mg-chlorid 0,3; Na-acetat 5,0; K-acetat 1,0; Na-citrat 0,8; Aq. dest. ad 100,0. Die tägliche Dosis beträgt 500-3000 ml. M. Schäfer. 8095.

**4-64/11-0582** Bojachčjan, A. B., Akunc, B. A. und Arevšatjan, M. S.; Jerewan, Zootechn. und Veterinärmed. Inst. O terapevtičeskoj ėffektivnosti monomicina pri boleznjach teljat i jagnjat. **(Über die therapeutische Wirkung von Monomycin bei Kälber- und Lämmerkrankheiten.)** Veterinarija, Moskva **40** (1963) Nr. 10. S. 47.
Aus Kulturen des Strahlenpilzes *Actinomyces circulatus var. monomycin* wurde ein neues Breitspektrenantibioticum-Monomycin hergestellt. Es handelt sich um ein cremefarbenes Pulver, das in Wasser, in physiologischen Lösungen und in Novocainlösung gut löslich ist. Seine Wirkung erstreckt sich auf Streptokokken, Darmbazillen, Listerien, Pneumokokken und Dysenteriekokken. Es wirkt gut auf viele grampositive, gramnegative und säurefeste Bakterien und soll vom Magen-Darmkanal aus gut resorbiert werden. 16 Lämmer mit Diplokokkeninfektion, 5 Kälber mit Paratyphus sowie

95 Kälber mit Colibazillose und Dyspepsie ungeklärter Genese wurden mit Erfolg behandelt. 30-60 Min. vor der Fütterung wurde das Präparat für 3-5 Tage als wäßrige Lösung oral verabreicht. (10-25 × $10^3$ E/kg Kgw. täglich, verteilt auf 2-3 Gaben). E. Werner. 8095.

**4-64/11-0583** Novoselov, M. V. Promyvanie rubca u teljat pri toksičeskoj dispepcii. **(Pansenspülung bei Kälbern mit toxischer Dyspepsie.)** Veterinarija, Moskva **40** (1963) Nr. 12. S. 37-38. — 2 Abb.
Bei der Behandlung der toxischen Dyspepsie der Kälber hat sich die 1-2malige Pansenspülung mit physiologischer Kochsalzlösung bei anschließender Verabfolgung von Antibiotica, Herzmitteln und Glukose als günstig erwiesen. Um das Einführen der Sonde zu erleichtern, wurde ein metallisches Schlundrohr für Kälber konstruiert. Die genauen Ausmaße dafür sind angegeben. M. Schäfer. 8095.

**4-64/11-0584** Oronov, B. I. Tkanevyj preparat v bor̆be s paratifom. **(Ein Gewebepräparat zur Bekämpfung des Paratyphus.)** Svinovodstvo, Moskva **17** (1963) Nr. 9. S. 47.
Vf. konnte feststellen, daß trotz der Impfung von Mutterschweinen und Ferkeln in einigen Betrieben bis zu 10% der Ferkel an Paratyphus starben. In einem Labor wurde in mehreren Versuchsreihen ein Gewebepräparat aus der Milz von Rindern entwickelt. Es kam in verschiedenen Versuchsgruppen bei Sauen und Ferkeln zur Anwendung. In der 1. Gruppe wurde das Präparat im Wechsel mit Paratyphus-Vaccine verabreicht, in der 2. erhielten die Muttertiere das Präparat und die Ferkel die Vaccine und in der 3. kam das Gewebepräparat i. m. viermal in Intervallen von 3 Tagen zusammen mit der Vaccine zur Anwendung. Während in den ersten beiden Gruppen noch einige Ferkel starben bzw. lebensschwach waren, entwickelten sich die Ferkel der 3. Gruppe gleichmäßig und vollzählig. Aus diesem Grunde wird diese Methode zur Paratyphusbekämpfung vorgeschlagen. E. Werner. 8130.

**4-64/11-0585** Czajkowski, Z., Balbierz, H. und Baranowska, A. Uwagi w sprawie anemii prosiąt. **(Anämie bei Ferkeln.)** Med. weteryn. **19** (1963) Nr. 9. S. 502-506. — 1 Abb., 3 Tab., 29 Lit.
Zwecks Klärung der Ätiopathogenese der Ferkelanämie wurden Versuche an 9 Würfen mit je 10 Stück durchgeführt. Drei Ferkel aus jedem Wurf erhielten am dritten Tag je 2 ml Myofer; die übrigen Ferkel stellten die Kontrollgruppe. Bestimmt wurden die Menge Hb (g%), Gesamteiweiß (g%), Eiweißfraktion des Serums (%) und Blutbild. Ergebnisse: Bei sämtl. Ferkeln beobachtete man in den ersten Lebenstagen eine Abnahme der Menge Hb; bei den Kontrollferkeln stieg die Abnahme bis zum 22. Tag an und betrug 5,2 g%, während die Versuchsferkel in dieser Zeit Hb 10,2 g% besaßen. Myofer beeinflußte nicht sichtbar den Stand des Gesamteiweißes und seine Fraktion und veränderte auch nicht das Leukogramm. Bei den Kontrollferkeln sank die Hb-Menge bis zum Zeitpunkt des Anwachsens der Albuminfraktion. Daraus kann gefolgert werden, daß die Albumine als Eisentransportmittel von Bedeutung sind. Bei einigen Ferkeln konnte man sofort nach Geburt 8-10% Gamma-Globulin feststellen. PRL/CBR. 8142.

**4-64/11-0586** Behrens, H. und Lauprecht, E.; Hannover, Landwirtschaftskammer, Tiergesundheitsamt; Mariensee-Trenthorst, Max-Planck-Inst. für Tierzucht und Tierernähr. **Untersuchungen über die Gewichtsentwicklung bei Saugferkeln nach intramuskulärer, subkutaner und intraabdominaler Injektion von Eisendextrin-Cyanamid und Myofer(R)-100.** Dtsch. tierärztl. Wschr. **70** (1963) Nr. 24. S. 677-678. — 1 Tab., 8 Lit.
Vff. geben einleitend eine Schrifttumsübersicht über die bisherigen Ergebnisse von Eisenverabreichungen an Saugferkel, besonders in Hinblick auf die hypochrome, mikrocytäre Anämie und teilweise auch auf die günstigeren Ent-

wicklungsbilder bei diesen Tieren. In ihren eigenen Versuchen verglichen die Vff. die Gewichtsentwicklung (4- und 8-Wochengewicht) von 287 Ferkeln aus 30 Würfen, die entweder Eisendextrin-Cyanamid oder Eisendextran (Myofer-100) subcutan oder intramuskulär oder intraabdominal in einer Dosis von 200 mg Fe in der ersten Lebenswoche erhalten hatten. Im Ergebnis der Untersuchungen konnte festgestellt werden, daß keine signifikanten Unterschiede in den Gewichten der verschieden behandelten Ferkel auftraten. Als positiv muß gewertet werden, daß die Verluste in den Versuchsgruppen äußerst niedrig lagen und fast nur durch Traumen (Erdrücken) bedingt waren. E. Werner. 8142.

**4-64/11-0587** Egyed, M. und Bar-Moshe, B.; Bet Dagan, Veterin. Inst. Experiments on the prevention and treatment of piglet anaemia. **(Untersuchungen zur Verhütung und Behandlung der Ferkelanämie.)** Refuah Veterinarith [Jerusalem] **20** (1963) Nr. 2. S. 111-108. — 3 Tab., 6 Lit.
An 6 Würfen mit 51 Ferkeln wurden Versuche zur Verhütung der Blutarmut durch Verabreichung eines Eisendextranpräparates (50 mg Fe/ml) durchgeführt. Die Gewichtszunahmen, Hämatokrit-, Hämoglobin- und Eisenserumwerte werden verglichen. Behandlung von 2 Sauen 2 Wochen oder 3 Tage vor dem Abferkeln mit 10 bzw. 20 ml des Präparates verhütete das Auftreten der Anämie bei den Ferkeln nicht. Dagegen konnten durch Verabreichung von je 2 ml Eisendextranlösung an die Ferkel am 3. und 16. Lebenstag wie auch durch eine einzige Injektion von 2 ml eines doppelt konzentrierten Eisendextranpräparates (100 mg Fe/ml) am 3. Lebenstag die Anämie verhütet und die Gewichtszunahmen erhöht werden. Bei den beiden unbehandelten Würfen entwickelte sich klinische Anämie. W. Wittig. 8142.

**4-64/11-0588** Giesecke, H.; Friedland bei Göttingen, Versuchsgut. **Gedanken zur Verminderung von Ferkelverlusten.** Schweinezucht u. Schweinemast **12** (1964) Nr. 1. S. 7-8. — 4 Abb.
Die Ferkelaufzuchtergebnisse tragen entscheidend zum wirtschaftlichen Erfolge der Schweinezucht bei. Vf. sieht folgende Möglichkeiten der Steigerung der Aufzuchtleistungen als gegeben: 1. Erhöhung der Wurfleistungen, 2. Herabsetzung der postnatalen Ferkelverluste, 3. Beschleunigung der Wurffolge durch Verkürzung der Säugezeit. Die Fütterung und Haltung der Sauen vor dem Belegen, während der Trächtigkeit und nach der Geburt ist für die Zuchtleistung mit ausschlaggebend. Als günstigster Zeitpunkt für das Absetzen der Ferkel wird die 5. bis 6. Lebenswoche angesehen. Im Körpergewicht von etwa 10 kg haben die Jungtiere bis dahin 0,5 bis 2,0 kg Starterfutter aufgenommen. Nach dem Absetzen sind sie rationiert und verhalten zu füttern, um Verdauungsstörungen zu vermeiden. Geeignete Abferkelstände mit Trennwänden, die ein gefahrloses Säugen der Ferkel ermöglichen, verringern die Verluste durch das Erdrücken und senken den Arbeitszeitbedarf je Sau, da Abferkel- und Ferkelwachen entfallen. Durch das Füttern der Sauen außerhalb des Abferkelstandes setzen diese ihren Kot und Harn allgemein auf dem Wege zum Futterplatz ab, weshalb ein Entmisten der Ferkelstände, eine bakterielle Infektion oder parasitäre Invasion der Ferkel durch die Ausscheidungen der Mutter weitgehend unterbleiben. Außerdem wird die Stalluft reiner. Desinfektionsmaßnahmen vor dem Belegen der Abferkelstände mit tragenden Sauen, eine Desinfektion des gesamten Abferkelstalles, der Tröge, Automaten und Stallgeräte in einhalbjährigen Abständen werden zurecht gefordert und die Möglichkeiten einer den Tieren zusagenden Gestaltung des Stallklimas unter Bekanntgabe der optimalen Temperaturwerte erörtert. H. Busse. 8145.

**4-64/11-0589** Edwards, B. L.; Worcester, Min. of Agric., Fisheries and Food, Veterin. Investigation Centre. A simple test for deprivation of co-

lostrum in piglets. **(Ein einfacher Test auf Colostrummangel bei Ferkeln.)** Veterin. Rec. **74** (1962) Nr. 17. S. 504-506. – 3 Tab., 7 Lit.
Ein Tropfen Serum, das von lebenden Schweinen oder aus dem Herz verendeter Schweine gewonnen worden war, wurde mit 19 Tropfen einer 18%igen Natriumsulfitlösung gemischt; die dabei entstehende Trübung, die auf präzipitiertes Globulin zurückzuführen ist, wurde mit der bei gesunden, wenige Tage alten Ferkeln verglichen. Die Seren von 211 Schweinen verschiedenen Alters, vorwiegend Ferkeln, wurden in dieser Weise untersucht. Bei Feten und totgeborenen Ferkeln verlief die Reaktion stets negativ. Bei Ferkeln in den ersten 10 Lebenstagen war die Reaktion meist stärker als bei älteren. Bei Ferkeln mit stark gefüllten Mägen fiel die Reaktion in einem wesentlich höheren Prozentsatz stark aus als bei Ferkeln mit weniger stark gefüllten Mägen. Bei Ferkeln mit ausgeprägten Ödemen der Unterhaut war die Reaktion bedeutend weniger oft stark als bei solchen ohne Ödeme. Diese Ergebnisse sprechen dafür, daß das Colostrum wesentlich zu dem Serumproteinspiegel beiträgt und daß Colostrummangel und die sich daraus ergebende unkorrigierte Hypoproteinämie die Hauptursachen der Ödeme bei neugeborenen Ferkeln sind. W. Wittig. 8145.

**4-64/11-0590** Žuravlev, E. N. Otečnaja bolezń porosjat. **(Die Ödemkrankheit der Ferkel.)** Sel'skoe chozjajstvo Povolž'ja, Saratov 8 (1962) Nr. 3. S. 74.
Über die Ödemkrankheit wurde in den letzten Jahren im internationalen Schrifttum häufig berichtet. Vf. konnte in den Jahren 1957-1960 in einigen Betrieben ein starkes Anwachsen von Erkrankungsfällen feststellen. Die Ferkel erkrankten sowohl während der Säugeperiode als auch nach dem Absetzen. Zuerst zeigten sich Inappetenz, Durchfall und Apathie, nach ein bis zwei Tagen traten Ödeme an Kopf und Hals auf. Trotz Verabreichung von Antibiotica starben die meisten erkrankten Tiere. Deswegen wurde die Fütterung der Ferkel in den betreffenden Betrieben überprüft und verändert. Es kommt besonders darauf an, kein zu stark eiweißreiches Beifutter zu verabreichen. Ebenso muß die Qualität der Futtermittel einwandfrei sein. Vf. konnte durch die Zufütterung von geringen Kartoffelmengen und Beachtung aller futterhygienischen Möglichkeiten einen starken Rückgang der Ödemkrankheit feststellen. E. Werner. 8145.

**4-64/11-0591** Gran, Ja. L. und Churšudjanc, R. S.; Stawropol, Landwirtsch. Inst. Otek naružnych polovych organov u svinej. **(Ödem der äußeren Genitale bei Schweinen.)** Veterinarija, Moskva **40** (1963) Nr. 12. S. 38-39.
In vielen Schweinefarmen der Umgebung von Stawropol wurde mehrere Winter hintereinander eine Erkrankung bei Schweinen beobachtet, bei der hauptsächlich Ödembildungen an den äußeren Genitalen zu verzeichnen waren. Das Allgemeinbefinden blieb dabei ungestört. Mit Beginn des Weideauftriebes verschwanden die Symptome. Es erkrankten Tiere im Alter von mehreren Tagen bis 10 Monaten. Die Sektion einiger Tiere ergab außer Ödem der Vulva und Entzündung der Vaginalschleimhaut eine Vergrößerung der regionalen Lymphknoten sowie Veränderungen an Leber und Milz. Bei frisch erkrankten Tieren lagen außerdem erbsengroße Lebernekrosen und haemorrhagische Gastroenteritis vor. Alle Übertragungsversuche verliefen negativ. Bakteriologisch waren keine pathogenen Erreger nachweisbar. Bei der Futteruntersuchung wurden pathogene Pilze gefunden. So gleicht die Erkrankung in ihrem klinischen Verlauf der Vulvovaginitis, die auf der Grundlage erhöhter Aufnahme von Pilztoxinen mit dem Futter entstanden ist. M. Schäfer. 8145.

**4-64/11-0592** Ešmantas, V. I.; Litau. Veterinärmed. Forsch.-Inst. Èksudativnyj èpidermit porosjat. **(Exsudative Epidermitis bei Ferkeln.)** Veterinarija, Moskva **40** (1963) Nr. 12. S. 39-40.

Vf. konnte in der Zeit von 1957-1960 gehäuft die erstmals in Jugoslawien beschriebene exsudative Epidermitis (exsudative Dermatitis) bei Ferkeln beobachten. Von der Krankheit wurden meist alle Ferkel in den ersten Lebenswochen im Bestand befallen. Die versuchten Behandlungsmethoden blieben ohne Erfolg. Die Erkrankung beginnt mit Hautjucken und sich anschließender Hyperämie und exsudativen Prozessen in der Augengegend sowie im Bereich von Brust und Bauch. Oft sind diese Hautbezirke von einer Schicht eingetrockneten Exsudats überzogen. Bei der Sektion werden außer den beschriebenen Veränderungen höchstens eine geringgradige Fettdegeneration der Leber sowie schwache katarrhalische Erscheinungen seitens des Verdauungstraktes gefunden. M. Schäfer. 8145.

**4-64/11-0593** Caregradskaja, N. A. Toksičeskaja distrofija pečeni porosjat. **(Toxische Leberdystrophie der Ferkel.)** Veterinarija, Moskva **40** (1963) Nr. 9. S. 55-58. — 1 Tab.
Die Krankheit fordert 15-34% Verluste unter den Ferkeln, wobei häufig Komplikationen durch Sekundärerreger auftreten. Vor allem sollen gut genährte, etwa 3 Wochen alte Tiere betroffen sein, während schwächliche und über 5-6 Monate alte seltener sterben. Die kranken Schweine zeigen bei normaler Körpertemperatur Anämie, später Ikterus. Der Appetit bleibt bis zum plötzlich eintretenden Tod gut. Nach Erhöhung der Puls- und Atmungsfrequenz treten Krämpfe auf, es folgte ein kurzdauerndes Koma; innerhalb von 30-50 Minuten sterben die Tiere. Vereinzelt sieht man 2-6 Stunden vor dem Tod Inappetenz und Depressionserscheinungen, Hautblutungen, Hautnekrosen, schwankenden Gang. Die Alkalireserve des Serums der kranken Tiere ist stark erniedrigt (Norm: 460-540 mg%, hier bis auf 80 mg%). Gleiches gilt für den Calciumgehalt (Norm: 11,5-12,5 mg%, hier bis auf 7 mg%) und die Phosphorwerte (Norm: 5-6 mg%, hier bis auf 0,7 mg%). Bei vielen Ferkeln treten Ketokörper im Harn auf, bei einigen auch Urobilin. Eingehend werden das pathologisch-anatomische Bild und die histologischen Veränderungen beschrieben. Vf. sieht die Ursachen der Erkrankung in einseitiger, qualitätsarmer Fütterung der Sauen und Ferkel (Mangel an leichtverdaulichen Kohlenhydraten, Vitaminen, Spurenelementen, an Mutter- und Kuhmilch), in Verabreichung verdorbenen Futters (3-5% Buttersäure in der Silage) und in schlechter Haltung. Differentialdiagnostisch werden Symptome der Ödemkrankheit erwähnt. E. Werner. 8145.

**4-64/11-0594** Cottereau, Ph., Ferney, J., Saint Aubert, G. de und Oudar, J. (unter techn. Mitarb. von Chatelain, M. F. und Traversa, M.); Lyon, École Nat. Vétérin. La dysenterie des agneaux existe en France (entérotoxémie des agneaux nouveau-nés ou à la mamelle). **(Vorkommen der Dysenterie der Lämmer in Frankreich [Enterotoxämie der neugeborenen und der saugenden Lämmer].)** Bull. Acad. vétérin. France [N. S.] **36** (1963) Nr. 8. S. 381-387. — 3 Abb., 21 Lit.
Die Enterotoxämie neugeborener Lämmer oder Lämmerdysenterie kann hervorgerufen werden durch *Welchia agni* oder Typ B, *W. agni*, var. *Wilsdoni* oder Typ D und W. *perfringens* Typ A. Vff. beschreiben die klinischen Erscheinungen sowie die bakteriol. Besonderheiten der Dysenterie von saugenden Lämmern, verursacht durch *W. perfringens* Typ A. Besonders betroffen werden gut entwickelte, gefräßige Lämmer. Durch die große Menge aufgenommener Milch wird der Labmagen ausgedehnt, die Magensäure vermindert, die Darmtätigkeit stillgelegt und zugleich die Vermehrung der Krankheitserreger gefördert. Als Infektionsquellen kommen die Muttermilch und die Streu in Frage. Infolge des stürmischen Verlaufs der Krankheit ist eine Behandlung aussichtslos. Prophylaktische Maßnahmen haben sich als geeigneter erwiesen: Vaccinierung der Mutterschafe im letzten Monat der Trächtigkeit und der Lämmer bei der Geburt. E. Tempel. 8160.

**4-64/11-0595** Fox, M. W.; Bar Harbor, Me., Jackson Lab. Neonatal mortality in the dog. **(Die Neugeborenensterblichkeit beim Hund.)** J. Amer. veterin. med. Assoc. **143** (1963) Nr. 11. S. 1219-1223. – 4 Abb., 2 Tab., 14 Lit.

Die Ursachen der Sterblichkeit innerhalb der ersten 3 Lebenswochen werden bei 37 reinrassigen Würfen, die 83 Beagles, 37 Spaniels, 48 Shelties und 70 Basenjis umfassen, untersucht. 25 Sektionen wurden dabei ausgeführt. Eine Diagnose und Therapie der Erkrankung des Neugeborenen werden durch das Fehlen bzw. wechselnde Vorkommen der Symptome eingeschränkt, da z. B. Temperaturmessungen durch eine anfängliche Poikilothermie ohne Aussage sind. Normale Wurfgeschwister hatten eine Atemfrequenz von 15 bis 35/Min., eine Herzfrequenz von 220/Min. in der 1. Lebenswoche, eine Körpertemperatur von 36,7 °C-34,4 °C, die nach 4 Wochen den Erwachsenenwert erreichte. Ein postnataler Gewichtsverlust wurde bei gesunden niemals beobachtet. Bei Welpen, die zwischen dem 1. bis 3. Tag starben, wurden ein schneller Gewichtsverlust, Hypothermie (unter 34,4 °C), eine Herzfrequenz von 60 bis 24/Min., eine Atemfrequenz von 26 bis 4/Min. gefunden. Krampfbereitschaft und gebeugte Körperhaltung waren die ersten Anzeichen des zu erwartenden Todes. Körper- und Lebergewichte lagen jeweils unter der Norm, der Magen enthielt nur Speichel. Folgende Faktoren werden als Ursachen genannt: 1. Postnatale Unterernährung durch Agalaktie, Verweigerung der Annahme der Welpen. 2. Kongenitale Unterernährung bei sehr großen Würfen. 3. Genetische Faktoren, da Rassenkreuzungen eine kleinere Sterblichkeitsrate zeigen. 4. Umgebungsfaktoren, u. a. erniedrigte Raumtemperatur. H. Trolldenier. 8210.

## XIX. FLEISCHBESCHAU, LEBENSMITTELÜBERWACHUNG

**4-64/11-0596** Pollach, W.; Wien, Veterinäramtl. Untersuchungsstelle. **Untersuchungen von Abwässern der Wiener Schlachthofanlagen auf Salmonellen.** Wiener tierärztl. Mschr. **51** (1964) Nr. 3. S. 161-164. 8270.

**4-64/11-0597** Seele, W.; Witten/Ruhr, Städt. Schlachthof. **Gedanken zu den Mißbildungen innerer Körperorgane aus der Sicht der Schlachttier- und Fleischbeschau und unter besonderer Berücksichtigung der Lebermißbildungen.** Schlacht- u. Viehhof-Ztg. 64 (1964) Nr. 5. S. 194-198.

Im allgemeinen gehört das Vorkommen von Mißbildungen bei Schlachttieren zu den mehr oder weniger häufigen Zufallsbefunden. Sofern sie nicht als verborgener Letalfaktor wirksam geworden sind oder Anlaß zu plötzlichen Not- u. Krankschlachtungen gegeben haben, werden sie bei den Normalschlachtungen im Bereich der verschiedenen Organsysteme als Zufallsbefund entdeckt und hieraus dann Folgerungen für die Tauglichkeitsbewertung des betr. Einzelorganes, gegebenenfalls des gesamten Tierkörpers, abgeleitet. So können Veränderungen der Fleischbeschaffenheit (hinsichtlich Farbe, Geruch, Geschmack, Konsistenz) als Folge von Mißbildungen zutage treten. Sowohl angeborene als auch erworbene Mißbildungen spielen hierbei eine Rolle. Am Beispiel der Lebermißbildungen versucht Vf. die zahlreichen Möglichkeiten zu den abnormen Wuchsformen nach Literaturangaben und 4 eigenen Fällen aus der fleischbeschaulichen Praxis zu erläutern. Er beschreibt 1. Hepar duplex bei einem jungen Schlachtschwein, 2. Vesica fellea duplex und 3. Cholelithias simplex; Hepar cysticum bei älteren Schlachtkühen und 4. Eventratio diaphragmatica hepatis (Hypertrophia ex vacuo) bei einem 6 Wochen alten Kalb. Die Tiere zeigten keine Störungen des Allgemeinbefindens. Nach Entfernung der mißgestalteten Organe ergaben sich auch nach einer B. U. bei dem Kalb keine weiteren Beanstandungen. Da Erfassung und Bewertung dieser entwicklungsbedingten organischen Wachstumsstörungen bei der sachgemäßen Begründung für die fleischbeschauliche Beurteilung eine sehr wichtige Rolle spielen, wird abschließend auf die Notwendigkeit einer ungeteilten Fleischuntersuchung hingewiesen.

H. Heimbürge. 8280.

**4-64/11-0598** Schmittdiel, E.; Schleißheim, Landesanst. für Tierseuchenbekämpf. **Erfahrungen mit der „weitergehenden Untersuchung" beim Vorliegen tuberkuloseverdächtiger Veränderungen in den Darmlymphknoten von Schlachtschweinen.** Mh. Tierheilkunde **15** (1964) Nr. 12. Rindertuberkulose, Brucellose Leukose **12** S. 212-218. — 3 Tab.
Auf Grund der in der BRD geltenden AB.A v. 1. 8. 60 sind gem. § 20, Abs. 2 bei Fleischbeschaubefunden, die makroskopisch nicht eindeutig beurteilt werden können, weitergehende Untersuchungen durchzuführen. Dies stößt insbesondere auf kleinen Schlachthöfen und in der ambulanten Untersuchung oft auf Schwierigkeiten, weil es an Zeit und Gerät fehlt. Das Bayerische Staatsministerium des Inneren hat unterm 8. 1. 63 verfügt, daß die durch zusätzliche Untersuchungen entstehenden Kosten von der Bayer. Fleischbeschauausgleichskasse übernommen werden, wenn die Proben nicht aus öffentlichen Schlachthöfen stammen. Gleichzeitig wurde den Tierärzten anheimgestellt, bei makroskopisch nicht eindeutig als tuberkulös anzusprechenden Befunden veränderte Organteile und Lymphknoten dem zuständigen VUA einzusenden. Nach Auswertung der Literatur werden eigene Untersuchungen an Lymphknotenproben von 421 Schlachtschweinen besprochen. Mit der Ziehl-Neelsen-Färbung ergaben 347 Stück (82,2%) säurefeste Stäbchen. 100 Fälle wurden mit den zur Unterscheidung der echten Tbc-Bakt. von säurefesten Saprophyten gebräuchlichen Methoden nach Hallmann und Bermann überprüft, was aber zu keinen auswertbaren Unterscheidungen führte, zudem es schwierig und zeitraubend war. Bei der kulturellen Prüfung konnten bei den 100 Proben 64 Mykobakterienstämme isoliert werden; saprophytäre wurden auch hier nicht ermittelt. Bei Schweinen aus Rinderbeständen mit unklaren Tuberkulin-Hautreaktionen ergaben sich bei Typendifferenzierung 2 mal *M. tuberculosis var. bovis* und 12 mal *M. avium*, wodurch wieder einmal mehr die hohe Bedeutung des *M. avium* bei der Tbc des Schweines bewiesen wird. Um dem Fleischbeschautierarzt möglichst rasch das Ergebnis der weitergehenden Untersuchung mitteilen zu können, wird in der Regel die Vornahme einer bakterioskopischen und/oder histologischen Untersuchung ausreichend sein. Zur Verringerung der Maßregelung von Schlachtschweinen infolge Tbc-Befundes und der dadurch entstehenden wirtschaftlichen Schäden wird eine gezielte Bekämpfung der Geflügel-Tbc durch Ausmerzung überalterter Hühnerbestände und Beachtung des 1½- bis 2-jährigen Umtriebes erneut empfohlen.

W. Mathieu. 8280.

**4-64/11-0599** Schlächter, Herbert; Hannover, Tierärztl. Hochschule, Inst. für Tierärztl. Lebensmittelkunde und Milchhyg. **Zur Frage des Auffindens von Cysticercus inermis durch Verbesserung der Untersuchungsmethodik.** Diss. Hannover **1963** 57 S. — 1 Tab., 113 Lit.
Nach einer ausführlichen Literaturübersicht über die Taeniasis des Menschen und die Cysticercose des Rindes sowie die geschichtliche Entwicklung der Finnenbekämpfung werden eigene Versuche beschrieben, in denen die Möglichkeiten der weiteren Zerlegung von Kau- und Herzmuskulatur, der verbesserten Lichtverhältnisse und der längeren Untersuchungsdauer geprüft wurden. Vf. legte bei 56 schwarzbunten Schlachtrindern, die als finnenfrei beurteilt worden waren, zusätzlich noch insgesamt 8-12 Schnitte durch die inneren und äußeren Kaumuskeln und 3 weitere Herzschnitte, die die Kammerwände, besonders die der linken Kammer, durchtrennten, an. Die Untersuchung erfolgte sowohl bei künstlicher Beleuchtung in der Halle (6-30 Lux) als auch bei Tageslicht (60-1500 Lux), außerdem in einer Dunkelkammer bei filtriertem UV-Licht. Pro Schlachtrind wurden knapp 9 Min. für die Unter-

suchung verwandt. Bei 10 Tieren (= 17,86%) konnten 7 lebende und 4 abgestorbene Finnen (8mal in den Kaumuskeln, 3mal in der Herzmuskulatur) gefunden werden. Durch zusätzliche Schnitte wurden 4, durch verbesserte Lichtverhältnisse 6 und durch UV-Licht 1 Finne ermittelt. Es wird deshalb eine Intensivierung der Fleischuntersuchung hinsichtlich der gesundheitsschädlichen Rinderfinne gefordert. Die Schnittzahl, insbesondere die der Kaumuskulatur, ist unbedingt zu erhöhen, wobei eine Mindestanzahl gesetzlich festgelegt werden sollte. Viel wesentlicher ist jedoch die Verbesserung der Lichtverhältnisse. Es wird an den Untersuchungsstellen eine Lichtstärke von ca. 100 Lux gefordert, außerdem eine richtige Farbqualität und die Verhütung von Zwie- und Gegenlichtsverhältnissen. Schließlich müssen pro Rind mindestens 3 Min. für die Finnenuntersuchung gewährleistet werden (besser jedoch 5 Min.), um eine sorgfältige Prüfung aller Schnittflächen durchführen zu können. Abschließend wird auf die Frage der Lösung des Finnen-Bandwurm-Problems eingegangen, wobei auf die Notwendigkeit einer engen Zusammenarbeit zwischen Human- und Veterinärmedizin hingewiesen wird.

H. Heimbürge. 8280.

**4-64/11-0600** Averbeck, W.; Bonn, Univ., Inst. für Anatomie und Physiol. der Haustiere. **Über Untersuchungsmethoden zur schnellen lebensmittelhygienischen Beurteilung von salmonellainfiziertem, geschlachtetem Geflügel.** Arch. Lebensmittelhyg. **14** (1963) Nr. 12. S. 281-285. — 47 Lit.

Vf. weist an Hand zahlreicher Literaturbeispiele auf die Bedeutung der Salmonellen beim Geflügel, die in verschiedenen Ländern bestehenden Richtlinien für die hygienische Gewinnung des Schlachtgeflügels und die bei der Geflügelfleischuntersuchung auftretenden Schwierigkeiten hin. Um den Konsumenten vor einer Gesundheitsgefährdung zu schützen, ist die Entwicklung von Untersuchungsmethoden zur schnellen Ermittlung kranker Tiere und zur exakten lebensmittelhygienischen Beurteilung von Schlachtgeflügel dringend notwendig. Über erste Untersuchungen in dieser Richtung wird berichtet. — Die Anwendung aus der Säugetierfleischuntersuchung bekannter Hilfsmethoden (a) Untersuchung auf Geruchs- und Geschmacksabweichungen, b) auf Wäßrigkeit und mangelnde Ausblutung, c) Feststellung des pH-Wertes) hat in der Geflügelfleischuntersuchung keinen besonderen diagnostischen Wert und ist deshalb entbehrlich. Serologische Untersuchungen an künstlich mit *S. pullorum*, *S. typhi murium* und *S. bareilly* immunisierten bzw. infizierten Tieren zeigten folgende Ergebnisse: 1. Serologische Reaktionen mit postmortal zu findenden Blutresten (Tierkörper ohne Organe): Da oft nur geringe oder keine Blutreste mehr in den Gefäßen vorhanden sind und häufig störende Nebenreaktionen auftreten, ist dieses Verfahren nicht für die Routineuntersuchung zu empfehlen. 2. Agglutininnachweis im Fleischsaft: Insgesamt wurden 50 Tiere untersucht. Das Serum des bei der Schlachtung aufgefangenen Blutes wurde mittels der Objektträgerschnellagglutination und in der Widal-Langsamagglutination geprüft und durch Ausquetschen von Muskelstückchen (aus Hals-, Flügel- und Oberschenkelmuskulatur) gewonnener Fleischsaft untersucht. Erst bei einem im Serum vorhandenen Antikörpertiter von 1:1280 und höher waren im Objektträgertest in allen Fleischsaftproben Agglutinine nachzuweisen. Es ergibt sich hieraus, daß diese Methode zum schnellen Nachweis von salmonellainfiziertem, geschlachtetem Geflügel nur von begrenztem Wert ist. Eine negative Fleischsaftreaktion besagt nicht, daß diese Tiere als serologisch negativ betrachtet werden können, da Serumantikörpertiter von 1:40 oder 1:80 bis 1:640 mittels der Fleischsaftprobe nicht erfaßt werden.

H. Heimbürge. 8280.

**4-64/11-0601** Siegmann, Otfried. **Vorschläge zur Durchführung einer Schlachtgeflügeluntersuchung.** Arch. Lebensmittelhyg. **14** (1963) Nr. 10. S. 236-238.

Die vom Ausschuß für Geflügelangelegenheiten der Deutschen Tierärzteschaft erarbeiteten Vorschläge zur Schlachtgeflügeluntersuchung, die in wesentlichen Punkten vom Entwurf der Untergruppe „Geschlachtetes Geflügel" der EWG-Kommission abweichen, werden erläutert. – Durch den geringen Wert des Einzeltieres und die großen anfallenden Tierzahlen kann die Untersuchung von Schlachtgeflügel nicht nach den Regeln der Schlachttier- und Fleischbeschau durchgeführt werden. Wegen des innigen Kontaktes der Tiere im Herkunftsbestand sind übertragbare Krankheiten stets als Herdenerkrankungen zu werten. Bei einer Lebendbeschau am Schlachtort würde dies zu ungeheuren wirtschaftlichen und seuchenhygienischen Auswirkungen führen. Es sind deshalb zwei Maßnahmen erforderlich: 1. Einteilung des Geflügels in 3 Schlachtkategorien (a) Jungmasthühner, b) im Zuge einer Bestandsverjüngung anfallende Tiere, c) wegen mangelnder Leistung oder anderer Ursachen aussortierte Legehennen). 2. Voruntersuchung im Herkunftsbestand. Zunächst sollen die Tiere der Kategorie a, die am unbedenklichsten zu beurteilenden Jungmasthühner, dann die der Kategorie b und schließlich die aussortierten Legehennen geschlachtet werden, wobei hier eine Verringerung der Schlachtbandgeschwindigkeit angeordnet werden kann. Der Lebenduntersuchung im Herkunftsbestand ist gründlichste Beachtung zu schenken, da u. a. an Hand des Futterverzehrs, des Gewichtszuwachses und der Legeleistung wertvolle Aufschlüsse über die Gesamtsituation des Bestandes erhalten werden können. Diese klinische Untersuchung ist bei Seuchenverdacht durch Laboruntersuchungen zu ergänzen. Eine genaue Kennzeichnung der einzelnen Tiere ist dabei unerläßlich. Da die Voruntersuchung der aussortierten Hühner im Herkunftsbestand kaum realisierbar ist (nur geringe Anzahl), ist zu prüfen, ob nicht solche Tiere, die lebensmittelhygienisch als am bedenklichsten zu beurteilen sind, grundsätzlich nur nach geeigneter Vorbehandlung (z. B. Eindosen) in den Handel kommen sollen. Eine Voruntersuchung im Herkunftsbestand kann außerdem im Bedarfsfalle Behandlungen einleiten, die die wirtschaftlichen Einbußen für die Erzeugerbetriebe mindern. Abschließend geht Vf. auf die Mitwirkung von Laien bei der Schlachtgeflügeluntersuchung ein und weist auf die Notwendigkeit der Kontrolle des Eiermarktes hin.

H. Heimbürge. 8280.

**4-64/11-0602** Caspers, Richard; Hannover, Tierärztl. Hochschule, Inst. für Tierärztl. Lebensmittelkunde und Milchhyg. **Untersuchungen über die Weißfleischigkeit (sogen. Muskeldegeneration) bei Schlachtschweinen.** Diss. Hannover **1963** 27 S. – 1 Tab., 61 Lit.

Am Städt. Schlacht- und Viehhof Hannover wurden in der Zeit vom Juli bis Nov. 1962 insgesamt 8000 Schweine aus der Normalschlachtung (größtenteils veredelte Landschweine, Alter 175-215 Tage, Gewicht 100-115 kg) sofort nach dem Ausschlachten makroskopisch untersucht. Bei 41 Tieren stellte man Veränderungen des Muskelfleisches der Mm. semitendineus und semimambranaceus hinsichtlich Farbe, Festigkeit und Wasserbindung fest und entnahm von diesen Tieren aus dem Schinken etwa 150 g schwere, handgroße, 3 cm dicke Muskelstücke zur weiteren Untersuchung. Hierbei erfolgte die Bestimmung des pH-Wertes (pH-Meßgerät PHM 22 der Fa. Radiometer, Copenhagen), des Wassergehaltes (Feuchte-Meter Universal, System Gronert) und eine histologische Untersuchung der veränderten Stellen, wobei die H.-E.- und eine Fettfärbung Verwendung fanden. Versuche, den Myoglobingehalt der Muskulatur zu bestimmen, brachten keine brauchbaren Ergebnisse. Der pH-Wert lag eine Std. nach der Schlachtung zwischen 5,1 und 5,65 gegenüber 6,2-6,4 unveränderter Proben aus diesen Muskeln. Der Gesamtwassergehalt betrug 72,3 bis 74,8%, lag also bei den veränderten Teilen um 1-2% höher, während die path.-anat. Veränderungen nur geringgradig waren: 1. Verlust der Querstreifung in einzelnen Abschnitten der Muskelfasern und spindelförmige Auftreibung der Muskelfasern, 2. Feintropfige Fettablagerung in einigen Muskelfasern. Inwieweit hier eine echte Muskeldegeneration vorliegt, kann auf Grund der vorliegenden Ergebnisse noch nicht entschieden werden. H. Heimbürge. 8282.

**4-64/11-0603** Westermann, Gerhard; Hannover, Tierärztl. Hochschule, Inst. für Tierärztl. Lebensmittelkunde und Milchhyg.; Landwirtschaftskammer, Tiergesundheitsamt. **Untersuchungen zur Feststellung der Brucellose beim Rind mit der Muskelpreßsaftmethode und dem Haematoxylin-Farbtest nach Hermann.** Diss. Hannover **1963** 31 S. — 4 Abb., 2 Tab., 55 Lit.
Von 31 bangpositiven Rindern des schwarzbunten Niederungsviehs aus der näheren und weiteren Umgebung Hannovers wurden Blut-, Milch- und Muskelproben (musk. Teil des Zwerchfells = ZW I, Zwerchfellspfeiler = ZW II und M. gracilis) auf das Vorliegen einer Brucellen-Infektion untersucht. Als Untersuchungsmethode wurden die Blut- und Milchserumlangsamagglutination, die Objektträgerschnellagglutination unter Verwendung von Fleischsaft sowie die Muskelquetschprobe durchgeführt. Außerdem erfolgte die Überprüfung von Muskelproben auf das Vorhandensein von Brucellen im Kulturversuch (pro Tier 6 M + G-Plattennährböden mit und ohne $CO_2$-Spannung) und im Tierversuch (an 62 Meerschweinchen). Für den nach Schönberg und Lochmann durchgeführten Schnelltest fanden ein Plexiglaskompressorium (Fa. Hauptner) und die Hebelpresse nach Roemmele, Schaper und van der Wall sowie die Abortus-Bang-Hämatoxylin-Testflüssigkeit nach Hermann Verwendung. Aus den Ergebnissen geht hervor, daß die Muskelpreßsaftmethode zum Antikörpernachweis mit der Hämatoxylin-Testflüssigkeit nach Hermann ein brauchbares Hilfsmittel in der Brucellose-Schnelldiagnostik am geschlachteten Tierkörper darstellt. Sie arbeitet bei Entnahme des Untersuchungsmaterials aus ZW I schon bei einer Titerhöhe über 1:640 sicher. Der Schnelltest verlief bei 18 ZW I-Proben (= ca. 60%), 10 ZW II-Proben (= ca. 32%) und 6 Proben aus dem M. gracilis (= ca. 2%) positiv. Die Objektträgerschnellagglutination mit Muskelpreßsaft aus ZW I und dem Hämatoxylinfarbtest nach Hermann verlief in 25 Fällen (= 80,6%) positiv. Der Brucellennachweis gelang im Kultur- sowie im Tierversuch in keinem Fall. H. Heimbürge. 8282.

**4-64/11-0604** Karasch, H.; Duisburg, Schlacht- und Viehhof. **Beitrag zum kulturellen Nachweis von Leptospiren bei Schlachtrindern unter Berücksichtigung der pathologisch-anatomischen Veränderungen an den Organen.** Arch. Lebensmittelhyg. **15** (1964) Nr. 2. S. 25-28. — 2 Tab.
Es muß angenommen werden, daß ein erheblicher Prozentsatz der deutschen Rinderbestände mit Leptospiren infiziert ist. 109 Gesamtproben von Rindern wurden im Labor des Schlachttier- und Schlachthofes Duisburg ausgewertet und zwar nur solche Teile von Niere, Leber und Milz, die unmittelbar nach der Beanstandung bei der Fleischuntersuchung eingingen. Die Diagnose „Leptospireninfektion" oder der Verdacht darauf war in keinem Antragsformular verzeichnet, sondern andere Einsendegründe. Die angewendeten Methoden werden beschrieben. In einer Tabelle sind die ermittelten 5 positiven und 4 verdächtigen Organproben nach pathol.-anatomischem und bakterioskopischem Befund, Beanstandungsgrund, Keimgehalt usw. zusammengestellt; eine einwandfreie bakterioskopische Diagnose „Leptospiren" war nicht zu erbringen. Aus der zweiten Tab. ist für die gleichen Fälle das Ergebnis der kulturellen Untersuchungen ersichtlich. Bei 2 Tieren mußte die Prüfung vorzeitig wegen starken Keimgehalts abgebrochen werden. 5 Fälle wurden nach Leptospirentypen nach Gsell-Wiesmann bestimmt. Es wurden also bei 4,6% Leptospiren herausgezüchtet, nimmt man die verdächtigen Fälle hinzu, dann sind es 8,2%. Vergleicht man die Gesamtzahl der wegen Nierenveränderungen beanstandeten Tiere mit dem Er-

gebnis, sind das 12%. Tierärzte und Schlachtpersonal sind also gefährdet, wieweit auch die Konsumenten, muß weiteren Forschungen vorbehalten bleiben, wobei die nachweislich 13 Tage nach der Schlachtung noch bestehende Lebensfähigkeit der L. zu beachten ist. Die jetzigen Untersuchungsmethoden sind noch zu aufwendig und zeitraubend. W. Mathieu. 8282.

**4-64/11-0605** Hoffmann, Klaus; Hannover, Staatl. Veterinäruntersuchungsamt. **Die Selenitbrühe im Vergleich mit der Anreicherungsflüssigkeit nach Bierbrauer bei der bakteriologischen Fleischuntersuchung.** Diss. Hannover **1963** 58 S. — 4 Tab., 57 Lit.

1306 Proben der BU wurden vergleichsweise durch Tetrathionatbouillon nach Bierbrauer und Selenitbrühe untersucht: als Platten fanden zwei Brillantgrün-Phenol-Lactose-Agarplatten nach Kauffmann und eine Wasserblau-Metachromgelb-Lactose-Agarplatte nach Gassner Verwendung; die AB.A wurde zugrundegelegt. Bei der Auswertung der Literatur werden die Forderungen besprochen, die an eine maximal wirksame Anreicherungsflüssigkeit gestellt werden sollten, die frohwüchsigen, schwach wachsenden und absterbenden Typen aufgezählt und die beiden Anreicherungsflüssigkeiten eingehend geschildert. Nach dem Ausstreichen auf Platten wurden die Proben des Lebersystems getrennt von den übrigen Organen angereichert. Die Ergebnisse der Platten wurden festgehalten, verdächtige Kolonien in üblicher Weise agglutiniert, Ausstriche nach Gram gefertigt, bunte Reihen angesetzt und O- und H-Faktorenseren verwendet. Es zeigte sich, daß die beiden Anreicherungsflüssigkeiten nicht parallel arbeiten, sondern sich ergänzen, dergestalt, daß mal die eine, mal die andere für sich allein Fleischvergifter festzustellen ermöglicht; somit ist jede für sich nicht als optimal anzusehen. Die Unentbehrlichkeit des Ausstrichverfahrens wird dadurch bewiesen, daß es Fälle gab, die durch die Anreicherungsflüssigkeiten allein nicht erfaßt worden wären. Beide Medien unterdrücken *E. coli*, *Aerobacter aerog.* und grampos. Kokken etwa gleich stark und ausreichend, *B. proteus* wird zunächst durch Selenitbrühe besser gehemmt, was aber bei steigernder Bebrütungsdauer nachläßt. Manche Platte wurde aber durch *B. proteus* überwuchert, besonders bei Gassner. Trotzdem ist die Gassnerplatte an sich sehr brauchbar, ergab sie doch für sich alleine mehrere positive Fälle. Bei Kauffmannplatten trat manchmal kein Farbumschlag ein, obwohl Fleischvergifter vorhanden waren, so daß dann eben alle Kolonien zunächst als verdächtig weiterbearbeitet werden mußten. Die Einzelanreicherungen zeigten nach 24 Std. ebenfalls Unterschiede. Bei längerer Bebrütung wurden vorher positive Fälle negativ, teils war es umgekehrt, wobei eine Regelmäßigkeit nicht erkennbar war. In einem Falle war die Sammelanreicherung bei beiden Flüssigkeiten negativ, obwohl aus der Milz, einzeln angereichert, massenhaft Fleischvergifter herausgezüchtet werden konnten, in einem weiteren Fall war dieselbe Erscheinung bei Tetrathionatbouillon vorhanden. Über Rekultivierungen von 12 verschiedenen Salmonellentypen wird ebenfalls berichtet, wobei auch hier die Ergebnisse eine Ergänzung, aber keine Parallelarbeit der beiden Anreicherungsmedien erbringen. Vf. ist abschließend der Meinung, daß die Selenithbrühe der Tetrathionatbouillon als gleichwertig anzusehen ist. W. Mathieu. 8304.

**4-64/11-0606** Kraus, H. **Zur Untersuchung von importiertem Wildbret und Geflügel auf Salmonellen.** Arch. Lebensmittelhyg. **14** (1963) Nr. 12. S. 289.

Im Gegensatz zum Fleisch schlachtbarer Haustiere ist bei Importwildbret und -geflügel die Untersuchung auf hygienische Beschaffenheit, insbesondere auf Krankheitserreger, bisher nicht bindend vorgeschrieben. Obwohl diese Nahrungsmittel fast nur nach entsprechender küchenmäßiger Zubereitung (Erhitzen) zum Verzehr kommen, kann bei der Verarbeitung dieser tiefgefrorenen Lebensmittel in Großküche durch abfließendes Fleisch- und Schmelzwasser eine Infektion anderer Lebensmittel mit Salmonellen stattfinden. Vf. weist an Hand zahlreicher Literaturhinweise über *Salmonella*-Funde und Lebensmittelvergiftungen auf die Notwendigkeit hin, den größtmöglichen Schutz gegenüber *Salmonella*-Lebensmittelvergiftungen anzustreben. Hierzu ist eine baldige Regelung der Einfuhrkontrolle von Wildbret und Geflügel im Interesse aller zu empfehlen. H. Heimbürge. 8308.

**4-64/11-0607** Könz, R.; Bern, Eidg. Veterinäramt. **Abänderung der Eidg. Fleischschauverordnung.** Schweiz. Arch. Tierheilkunde **106** (1964) Nr. 3. S. 139-146.

Am 31. 1. 1964 hat der Bundesrat eine Abänderung der Eidg. Fleischschauverordnung v. 11. 10. 57 (EFV) beschlossen. Sie ist auf Grund der neuesten Erfahrungen aus Wissenschaft und Praxis, den Fortschritten der Kälte- und Verkaufstechnik und der Verbrauchergewohnheiten erfolgt. Ausländische Tierärzte dürfen an Schlachthöfen, die unter Leitung eines schweizerischen Tierarztes stehen, Fleischbeschau ausüben, Schweizer haben aber weiterhin bei der Anstellung Vorrang. Mangels einer eidgenössischen Tierschutzgesetzgebung beschränkten sich bisher die Vorschriften über Betäubung auf allgemeine Bestimmungen, wie Verbot des betäubungslosen Schlachtens und Vermeidung von Quälereien vor und während der Schlachtung. Der Tierarzt ist seiner berufsethischen Einstellung gemäß geradezu prädestiniert, den Tieren bei der Schlachtung unnötige Schmerzen zu ersparen und hat bei Feststellung von Tierquälereien kompromißlos einzuschreiten. Die Tiere müssen bei gewerblichen und bei Hausschlachtungen nunmehr — Notfälle ausgenommen — durch Bolzen- oder Kugelschuß ins Gehirn betäubt werden; in einwandfreien Schlachtanlagen kann außerdem der elektrische Strom und nach besonderer Bewilligung des Eidg. Veterinäramtes die Kohlendioxydbetäubung angewendet werden. Hammer, Keule, Schlagbolzen u. a. mehr sind bedingungslos verboten. Die Betäubung im Stehen ist allmählich einzuführen, damit vor allem die bisher angewendeten tierquälerischen Fixiermethoden bei Kälbern, Schafen und Ziegen wegfallen und die Hygiene besser gewahrt wird. Wegen notwendiger technischer Umstellungen tritt diese Bestimmung erst am 1. 7. 64 in Kraft. Nach eingehender Prüfung im praktischen Großversuch ist beim Verkauf vorverpackten Fleisches nunmehr folgendermaßen zu verfahren: Einwandfrei gewonnenes Fleisch ist unverzüglich in geeignete Kühlräume zu verbringen und dort bis zur Zerlegung aufzubewahren, von der Abpackung bis zur Abgabe an den Konsumenten darf die Kühlkette nicht abreißen, zum Transport sind daher Kühlwagen, Kühlbehälter oder vorgekühlte isolierte Behälter zu verwenden; die Kühleinrichtungen, in denen die Packungen dann gelagert oder feilgehalten werden, müssen eine konstante Temperatur des Kühlgutes von $0 \pm 2$ Grad gewährleisten. Innerhalb von 3 Tagen ist das Fleisch zu verkaufen; die Daten sind in unmißverständlicher Form auf den halben Tag genau (vorm. bzw. nachm.) zu deklarieren. Hackfleisch und aus rohem Hackfleisch hergestellte Fleischwaren dürfen in verkaufsfertigen Packungen nur am Herstelltage verkauft werden. Packungen, die innerhalb der jeweils geltenden Fristen nicht verkauft sind, sind innerhalb eines halben Tages durchzukochen oder durchzubraten. Umpacken und Einfrieren ist verboten. Vorverpacktes Fleisch darf in gesonderten Abteilungen von Lebensmittelgeschäften feilgehalten werden, wobei aber noch Besonderheiten zu beachten sind. Für Hackfleisch und verwandte Erzeugnisse ist dies aber verboten. Die bisher von den Kantonen erlassenen erleichterten Bestimmungen betr. Hausierhandel mit Frischfisch fallen weg, so daß der Hausierhandel ihn nicht mehr führen kann. Nur Süßwasserfische, die vom Fang ohne Verzögerung und langen Transport auf den Verkaufsplatz gelangen können, sind noch zuzulassen. Neue Marktstände im Freien für Fischverkauf dürfen nur noch zur Erleichterung des Absatzes von Massenfängen eingerichtet werden. In Pferdeschlachtereien dürfen Geflügel und Kaninchen in frischem und in tiefgefrorenem Zustande feilgehalten werden. Die neuen Bestimmungen haben eine vermehrte Kontrolltätigkeit zur Folge, die sich nicht nur auf die Ware, sondern auch auf das Verhalten des Verkaufspersonals zu erstrecken hat. Der Tierarzt ist dabei der gegebene Sachverständige. W. Mathieu. 8340.

**4-64/11-0608** Strauch, D.; Gießen, Justus-Liebig-Univ., Veterin.-Hyg. und Tierseuchen-Inst. **Probleme der Abwasserhygiene auf Schlacht- und Viehhöfen.** Schlacht- u. Viehhof-Ztg. **64** (1964) Nr. 3. S. 103-108.

Vf. schildert, ausgehend vom Anfall und Bedeutung der Abwässer, die Behandlung der Schlachtabwässer einschließlich Desinfektion derselben. Die allgemeinen Schlachtabwässer können frisch sofort in die öffentliche Kanalisation geleitet werden. Die festen (durch Feinrechen zurückgehaltenen) Bestandteile werden hierbei maschinell zerkleinert und anschließend in die Kanalisation abgeschwemmt. Eine Zwischenschaltung von Fettfängen ist nur nötig, wenn aus Freibänken oder Verarbeitungsbetrieben flüssiges Fett abfließt. Die Abwässer aus Seuchenschlachthäusern, wie die Konfiskate aus Normalschlachthäusern, werden vor der Einleitung in das öffentliche Kanalnetz entseucht. Hier kann die „Quellendesinfektion“ durchgeführt werden. Die Möglichkeiten der Beseitigung des Panseninhaltes (Abschwemmung, Verbrennung, Kompostierung) werden ausführlich besprochen. Die Kompostierung der Schlachtabfälle ist — besonders in kleineren Städten — das Mittel der Wahl. Für hauptsächlich vegetabile Abfälle haben sich Gärzellen gut bewährt. Für animalvegetabilgemischte Abfälle ist die allgemeine Kompostierung mit Straßenkehrricht u. ä. gut geeignet. Feste Bestandteile (Knochen, Hörner usw.) werden, bevor sie zugegeben werden, mechanisch zerkleinert. Vf. weist besonders darauf hin, daß die Frage der Schlachthofabwässer im Rahmen des größeren Problems Gewässerschutz gesehen werden muß. J. Krüger. 8360.

**4-64/11-0609** Džurov, C. Nachodka na stafilokoki v chranitelnite životinski produkti. **(Staphylokokken in Nahrungsmitteln tierischer Herkunft.)** Izvestija na Veterinarnija chigienen institut po životinski produkti, Sofija **3** (1963) S. 155-164. — 1 Abb., 3 Tab., 17 Lit.

Man untersuchte tierische Nahrungsmittel (499 Proben), Arbeiter des Produktions- und Handelsnetzes (578 Personen) sowie Ausrüstungsgegenstände und Geschirr (193 Proben). Insgesamt wurden 652 Staphylokokkenstämme isoliert, an denen folgende Eigenschaften untersucht wurden: Plasmagerinnung, Fibrinolyse, Hämolyse, Pigmentbildung, ihr Verhalten gegenüber Mannit und die Bildung von Enterotoxin. Der höchste Prozentsatz an Staphylokokken (St.) wurde bei den Arbeitern festgestellt, der geringste an den Ausrüstungsgegenständen und Nahrungsmitteln. 41,4% der St. besitzen pathogene und 9,9% enterotoxische Eigenschaften. Quelle der pathogenen und enterotoxischen St. sind hauptsächlich die Arbeiter des Produktionsbereiches, die mit der Herstellung von Nahrungsmitteln beschäftigt sind. Das Auftreten der St. ist saisonbedingt. Beim Menschen erhöht sich die Zahl der Stämme im Winter, in den Nahrungsmitteln im Sommer. NRB/ZSNTI. 8420.

**4-64/11-0610** Bergmann, G. und Seydler, B.; Berlin-Dahlem, Univ., Inst. für Fleischhyg. und Schlachthofkunde; Berliner Vieh- und Schlachthof. **Beobachtungen bei langfristiger Gefrierlagerung von Pferdefleisch.** Arch. Lebensmittelhyg. **15** (1964) Nr. 1. S. 3-6. — 3 Tab., 9 Lit.

Bei Pferdefleisch, welches zu Fütterungszwecken für den Zoologischen Garten Berlin vom 18. 12. 59 bis 15. 2. 60 eingelagert wurde, erfolgten nach verschieden langer Lagerzeit (5-46 Mon.) Bestimmung des pH-Wertes, Durch-

führung einer B. U. und einer Kochprobe. Das 24 Std. vorgekühlte Fleisch wurde abgeviertelt und auf Holzrosten bei −15 °C, 85-90% Luftfeuchtigkeit und 4-6maliger Luftumwälzung in 24 Std. gelagert. Bei den Untersuchungen stellte man folgendes fest: Wesentliche Abweichungen in Geruch und Geschmack des Fleisches waren auch nach 46-monatiger Lagerung nicht zu ermitteln, jedoch zeigte das Fett zuletzt eine deutliche Ranzigkeit. Bei der B. U. wurde eine absolute Keimfreiheit der Muskulatur festgestellt, die auf einen Stillstand fast aller bakteriellen Vorgänge schließen läßt. Der pH-Wert der Vorder- und Hintermuskulatur blieb während der ganzen Lagerzeit praktisch konstant. Er lag zwischen 5,6 und 6,3. Nach 24-30-monatiger Lagerung sind eindeutige qualitätsmindernde Folgeerscheinungen durch Austrocknung zu bemerken, die nach dem Auftauen nicht mehr reversibel sind. Nach 40-46 Mon. treten sie in Konsistenz, Struktur und Farbe immer deutlicher hervor und gehen 2-3 cm in die Tiefe. Aus diesen Feststellungen geht hervor, daß die Gefrierlagerung von Pferdefleisch auch bei langfristiger Lagerung in hygienischer Hinsicht absolut bedenkenlos ist. Jedoch sollte sie wegen der Qualitätseinbußen nicht über 24-30 Mon. ausgedehnt werden.
H. Heimbürge. 8435.

**4-64/11-0611** Patrizi, F. und Patrizi, R.; Roma, Direzione dei Macelli del Comune. Infezione delle carni da germi delle gangrene gassose. **(Fleischinfektion durch Gasbranderreger.)** Veterin. ital. **15** (1964) Nr. 2. S. 73-83.

Vff. beobachteten eine auch bei den Gewerbetreibenden gefürchtete (postmortale ?) Infektion im Fleisch gut genährter Rinder, die klinisch vor der Schlachtung keinerlei Krankheitssymptome zeigten. Die Gasauftreibung tritt hauptsächlich an den Hintervierteln geschlachteter Rinder während der Sommermonate auf und zwar einige Zeit nach der Schlachtung, in der Mehrzahl der Fälle bei transportiertem Fleisch. Bakteriologisch wurde *Clostridium septicum* als ursächliches Agens ermittelt. Vff. sind der Ansicht, daß vor allem in Schlachthäusern die Raumtemperaturen an heißen und feuchten Tagen bei Fehlen jeglicher Raumkühlung dazu beitragen, die Kontamination des Fleisches mit Gasbranderregern beim Schlachtvorgang (Ausweiden, Beschmutzung mit Darminhalt) zu begünstigen. Zur Vermeidung dieser ebenso verlustreichen wie gesundheitsgefährlichen Fleischmängel fordern Vff. Maßnahmen seitens der Gewerbetreibenden, insbesondere neben der selbstverständlichen Hygiene und Sauberkeit eine baldige Kühlung des Fleisches zur Hintanhaltung fermentativer und bakterieller Zersetzungsvorgänge.
K. Reinhardt. 8440.

**4-64/11-0612** Kraus, H.; Hannover, Tierärztl. Hochschule, Inst. für Tierärztl. Lebensmittelkunde und Milchhyg. **Zur Zusammensetzung von Frikadellen, Buletten und ähnlichen Fleischerzeugnissen.** Arch. Lebensmittelhyg. **15** (1964) Nr. 2. S. 38-39.
8450.

**4-64/11-0613** Prändl, O.; Wien, Tierärztl. Hochschule, Inst. für Fleischhyg. und Tierärztl. Lebensmittelkunde. **Gutachten zur Frage des Höchstwassergehaltes in Rohwürsten.** Wiener tierärztl. Mschr. **51** (1964) Nr. 1. S. 17-22.

Das Strafgericht Wien hat 1962 einen Fleischwarenhersteller auf Grund der Bestimmungen des österr. Lebensmittelgesetzes für schuldig befunden, weil er Salami mit einem Wassergehalt von über 35% in den Verkehr brachte. Die anderweitige Zusammensetzung der Wurst blieb völlig unberücksichtigt. Der Wassergehalt allein kann aber nicht maßgebend sein, denn Fett und Rohprotein spielen auch eine gewichtige Rolle. Eine Salami von 40% Wasser, 33% Fett, 23% Rohprotein und 4% Asche müßte nach o. a. Urteil beanstandet werden, während eine Salami mit 30% Wasser, 50% Fett, 16% Rohprotein und 4% Asche nach Codex al. austr. unbemängelt bleibt, obwohl die Erstgenannte wertvoller ist und als fettärmere und eiweißreichere Ware vom Verbraucher höher eingeschätzt wird. Aus einer anderen Berechnung geht hervor, daß im Beispiel die Salami I stärker getrocknet war als die zweite Wurst, obwohl sie bei der Untersuchung einen höheren Wassergehalt aufwies. Somit ist erwiesen, daß der Wassergehalt allein für die Verfälschung und somit die Wertminderung gegenüber der Norm nicht zugrundegelegt werden darf. Bei „Salami nach ungarischer Art" hat der Gesetzgeber neben der Herstellung nur aus fein zerkleinertem Schweinefleisch lediglich eine mindestens sechswöchige Trocknungszeit und natürlichen Schimmelbelag vorgeschrieben, nicht aber einen Wassergehalt unter 35%. Bei Dauerwürsten in Wien kann der Wassergehalt über 35% als Verdacht auf ungenügende Trocknung angesehen werden, der durch weitere Untersuchungen zu erhärten wäre. Im Entwurf für die Neuauflage des Lebensmittelbuches vom 8. 3. 1962 ist der Gesamtwassergehalt bei Salami mit 35%, bei anderen Rohwürsten (ausgenommen Mettwürste) mit 38% und bei getrockneten Hartwürsten mit 40% als Höchstgrenze vorgesehen. Diese Festlegung gibt zu Bedenken Anlaß. Zur Sicherung eines entsprechenden Fleischanteils ist nämlich entweder ein absoluter Mindestwert für Eiweißgehalt festzulegen oder besser eine maximale Verhältniszahl für Fett-Eiweiß, wobei der Fettgehalt zu berücksichtigen ist, für den ein Schema abgelehnt werden muß. Übrigens weist der Wassergehalt am Rande und im Zentrum erhebliche Unterschiede auf, die bis zu 20% betragen können. Für eine einwandfreie Wasserbestimmung ist daher völlige Homogenisierung eines 100 bis 200 g schweren Mittelstückes erforderlich. Bei Zerkleinerung nur im Wolf können sich die harten, wasserärmeren Teile sonst hinter der Lochscheibe stauen und das Ergebnis wird unsicher! Als Höchstgrenze des Verhältnisses Wasser: Eiweiß wird 1,8:1 als zutreffend und gerecht erachtet. W. Mathieu. 8485.

**4-64/11-0614** Radivojević, Bratislav; Hannover, Tierärztl. Hochschule, Inst. für Tierärztl. Lebensmittelkunde und Milchhyg. **Untersuchungen zur Bedeutung der Untersuchungstechnik für die Feststellung des Kollagengehaltes in Würsten mit Hilfe der histologisch-histometrischen Untersuchungen.** Diss. Hannover **1963** 58 S. — 14 Tab., 57 Lit.

Um die technisch-methodischen Voraussetzungen für eine exakte Ermittlung des Kollagengehaltes in Würsten zu prüfen, wurden histometrische Untersuchungen zur Kollagenbestimmung bei handelsüblichen Brüh-, Rohwürsten und Wurstkonserven (Cocktailwürstchen, Bockwurst, Knacker, Mortadella, Salami, Zervelatwurst, Schlackwurst, ferner Kalbs- und Hausmacherleberwurstkonserven) durchgeführt. Nach grobsinnlicher Beurteilung der Wurst und entsprechender Vorbereitung des Wurstgutes, wobei sich die Methode ohne Einbettung als die beste bewährt hat, erfolgte die Färbung der Schnitte mit der modifizierten Heidenhainschen Azanfärbung nach Kotter und zusätzlich bei Rohwürsten mit der Neocarmin-Fesago-Färbung. Verwendung fanden Farbstoffe verschiedener Firmen, außerdem wurden Färbezeit, Differenzierungsdauer in Wasser und verschiedenen Alkoholen und Anzahl der zu untersuchenden Schnitte variiert. Die Schnitte wurden makroskopisch und mikroskopisch beurteilt und histometriert (Intergration). Aus den Untersuchungsergebnissen geht hervor, daß es erforderlich ist, eine größere Anzahl (mindestens 20) an einwandfreien, exakt gefärbten und aus verschiedenen Stellen einer Wurstprobe stammenden histologischen Schnitten völlig durchzuhistometrieren. Eine bestimmte Anzahl von Schnitten und Gesichtsfeldern festzulegen, empfiehlt sich wegen der unterschiedlichen Struktur der jeweiligen Wurst nicht. Deshalb sollen 6000 Treffer pro Wurst ausgewertet werden. Bei der Anwendung der nach Kotter modifizierten Azanfärbung ist besonders auf die Einhaltung der bei verschiedenen Würsten unterschiedlichen Differenzierungszeiten zu achten. H. Heimbürge. 8485.

**4-64/11-0615** Wolz, G. und Geiger, G.; Schleißheim, Bayer. Landesanst. für Tierseuchenbekämpf. **Bestimmung und Beurteilung des Kollagengehaltes in Weißwurst.** Arch. Lebensmittelhyg. **14** (1963) Nr. 11. S. 263-265. — 1 Tab.
Da für die Herstellung von Weißwurst als Ausgangsmaterial Feinbrät mit einem Zusatz bis zu 10% sog. Häutelzeug (weichgekochte Schwarten, Haut von Kalbskopf und -fuß) verwendet wird, sind wegen des erhöhten Kollagenanteiles die von Kotter und Prändl erarbeiteten Grenzwerte für Brühwursterzeugnisse für die Beurteilung dieser Wurstsorte nicht ohne weiteres anzuwenden. Wegen der größeren Teilchengröße des Häutelzeuges ist es möglich, die in dieser Form zugesetzte kollagene Substanz quantitativ mit Hilfe der histometrischen Untersuchung getrennt von der kollagenen Substanz des übrigen Wurstgutes für sich allein zu erfassen. Nach entsprechender Vorbereitung wurden eine Modellwurst mit bekannter Rezeptur und 50 weitere Weißwürste aus verschiedenen bayerischen Landkreisen mit der Treffermethode im Pointcounter-System (je Probe 5 Schnitte) histometrisch untersucht. Neben der H.-E.-Färbung kam die Färbung nach van Gieson zur Anwendung, die sich gerade zur Differenzierung des Kollagenanteiles in Brühwürsten als besonders geeignet erwies. Aus den Ergebnissen ist eine erhebliche Streuung innerhalb des Gesamtkollagens (11,2-32,7%) und des zugesetzten Kollagenanteiles (2-25,3%) ersichtlich. Für die Beurteilung von Weißwürsten wird ein Gesamtkollagengehalt von höchstens 35% vorgeschlagen. Bei der histometrischen Untersuchung sind Gesamtkollagengehalt und zugesetztes Häutelzeug gesondert zu erfassen. Eine Weißwurst, bei der der Häutelzusatz histometrisch mehr als 20% oder der Gesamtkollagengehalt mehr als 35% ausmacht, ist nicht mehr als handelsüblich anzusehen.
H. Heimbürge. 8485.

**4-64/11-0616** Maurer, Horst; Hannover, Tierärztl. Hochschule, Inst. für Tierärztl. Lebensmittelkunde und Milchhyg. **Das Vorkommen von Laktobazillen in Rohwurst und das Verhalten der Laktobazillen auf den verschiedenen Nährböden (Nähragar, Traubenzucker-Blutagar, Kartoffelagar und Calc.-Caseinpeptonagar).** Diss. Hannover **1963** 56 S. — 4 Abb., 4 Tab., 84 Lit.
Insgesamt 50 einwandfreie Rohwurstproben guter Qualität von verschiedenen Fleischereibetrieben wurden auf das Vorkommen von Lactobazillen untersucht. Aus dem steril entnommenen Wurstgut, auf je 3 Traubenzucker-Blutagar-Platten ausgestrichen und bei 30, 37 und 45 °C für 24-48 Std. bebrütet, konnten nach Isolierung, Überimpfung und Züchtung 47 Bakterienstämme mit Hilfe physiol. und biochemischer Tests differenziert werden. Ferner erfolgte die Untersuchung ihres biologischen Verhaltens (morphologisch, kulturell und biochemisch). Hiernach gehörten diese Stämme 4 morphologischen Gruppen (mit A-D bezeichnet) an. Alle Kulturen wurden 3mal getestet. Um die Frage des Verhaltens der Lactobazillen auf verschiedenen Nährmedien zu klären, verwendete man Nähragar, Traubenzucker-Blutagar, Kartoffelagar und Calcium-Caseinpeptonagar. Die Ablesung des Wachstums erfolgte nach 24, 48, 72 und 96 Std., wobei Form und Wachstum der Kulturen sowie die optimale Temperatur besonders beobachtet wurden. Obwohl innerhalb der Species einer Gruppe hinsichtlich Form und Wachstum ein fast einheitliches Bild herrschte, sollte eine Eingruppierung allein nach morphologischen und kulturellen Gesichtspunkten gegenüber der biochemischen Differenzierung nur mit Vorsicht vorgenommen werden. Auf Grund der Differenzierung, insbesondere durch Prüfung des Vergärungsvermögens und im Vergleich mit Angaben anderer Autoren konnten die Typen A-D als *Lactob. casei* (20 Stämme), *Lactob. delbrueckii* (16×), *Lactob. leichmannii* (8×) und *Lactob. brevis* (3×) identifiziert werden. Während sich bei *Lactob. casei* und *brevis* eine fast völlige Übereinstimmung hinsichtlich des Vergärungsvermögens mit den Ergebnissen anderer Autoren ergab, lagen bei *Lactob. leichmannii* und

*delbrueckii* unterschiedliche Reaktionen der Zuckervergärung vor. Auf den 4 getesteten Nährböden war verschiedenes Wachstum zu beobachten. Der Traubenzucker-Blutagar eignete sich für alle 47 isolierten *Lactob.* -Stämme am besten. Schlechter war das Wachstum auf Nähragar, bedeutend schlechter auf Kartoffelagar, während Calcium-Caseinpeptonagar als beinahe nicht geeignet erscheint, da die Lactobazillen nur in winzig kleinsten Kolonien wuchsen. Die sehr unterschiedlichen Befunde in der Struktur der Keim- und Koloniemorphologie sind, wie aus den Untersuchungsergebnissen hervorgeht, auf die Beschaffenheit des Nährmediums und der Bebrütungstemperatur zurückzuführen. H. Heimbürge. 8485.

**4-64/11-0617** Zatočil, O. und Schléé, G. Vybarvení tepelně ošetřeného masa bez dusitanu. **(Verfärbung des ohne Nitrit thermisch behandelten Fleisches.)** Sborník Vysoké Školy zemědělské Brně, Řada B **1963** Nr. 3. S. 337-344. — 4 Tab., 23 Lit. Zus. in Russ., Dtsch.
Bei thermisch denaturiertem Pökelfleisch, das mit reinem Kochsalz behandelt wurde, pflegen die Randteile rot verfärbt zu sein, während die Mitte graubraun bleibt. Dieser Umstand wurde durch Versuche überprüft, bei denen das Einlegen des Schweinefleisches in einer Lake von reinem Kochsalz und in eine solche mit 10% Nitratmischung (NaCl mit 2% $NaNO_3$) bei 10-1 °C 6 Wochen lang verfolgt wurde. Die rote Färbung der Randschichten des nur in Kochsalz eingelegten Schweinefleisches durch Kochen wird mit der Oberflächendiffusion von Sauerstoff erklärt. Bei der Nitratsalzung steigt der pH-Wert gegen Ende des Einlegens, und besonders bei einem höheren Nitratzusatz. Die Keimzahl steigt anfangs schneller an, wird jedoch schließlich durch die Wirkung des reduzierten Nitrits niedriger als in den mit reiner Lösung gesalzenen Proben, die auch früher dem Verderb anheim fielen.
ČSSR/ÚVTI. 8495.

**4-64/11-0618** Barraud, C. und Volff, R.; Alfort/Seine, Lab. du Centre Techn. de la Salaison; Paris, Inst. Appert (Inst. Nat. de la Conserve). À propos des truffes dans les produits de charcuterie. **(Zur Frage der Trüffeln in den Erzeugnissen der Fleischwarenhersteller.)** Recueil Méd. vétérin. **139** (1963) Nr. 12. S. 1011-1013.
Vff. bringen in Ergänzung ihrer früheren Ausführungen (vgl. Recueil Méd. vétérin. **139** [1963] S. 459.) einen Hinweis, wonach gemäß den in Frankreich geltenden gesetzlichen Bestimmungen nur *Tuber melanosporum* und *Tuber brumale* unter der Benennung „Trüffeln" verkauft werden dürfen. Diese „echten" Trüffeln sind durch ihre gestachelten Sporen hinreichend charakterisiert. Bei einer kürzlich vorgenommenen Untersuchung einer großen Anzahl von getrüffelten Fleischwaren erwiesen sich fast 50% dieser Erzeugnisse als mit trüffelähnlichen Pilzen verfälscht. Auf einige Merkmale für diese in betrügerischer Absicht beigemischten Pilze wird hingewiesen.
K. Reinhardt. 8510.

**4-64/11-0619** Wartender, L. und Pytasz, M. Topografia glikogenu i cukrów redukujących w mięśniach zwierząt rzeźnach. **(Die Topopraphie des Glykogens und des reduzierenden Zuckers in den Muskeln der Schlachttiere.)** Zeszyty naukowe wyższej Szkoły rolniczej Wrocławiu, Weteryn. **15** (1963) Nr. 50. S. 143-151. — 1 Abb., 1 Tab., 12 Lit.
Die Kohlenhydrate der Muskeln, vor allem Glykogen, haben einen Einfluß auf den Reifeverlauf und das Erstarren des Fleisches. Die jetzigen Untersuchungen betreffen den Gehalt an Glykogen in verschiedenen Muskeln der Pferde, Rinder, Schweine, Schafe, Ziegen und Kälber. Glykogen wurde nach der Methode von Pfluger und Zucker nach der Methode Hagedorn-Jensen bestimmt. Den höchsten Glykogengehalt haben Pferde, es folgen Rinder, Ziegen, Schafe, Schweine und Kälber. Die Unterschiede sind größer als beim reduzierenden Zucker. Von den einzelnen Muskelgruppen enthalten am

meisten Glykogen der M. longiss. dorsi und dann der M. psoas minor, M. biceps femoris, M. quadriceps femoris, Pars musc. diaphragmae, M. masseter, M. supraspinam, M. semispinalis capitis, M. rect. abdominis. Ermittelte Reihenfolge bei reduzierendem Zucker: Ziegen, Schafe, Rinder, Kälber, Schweine. Zwischen dem Gehalt an reduzierendem Zucker wurde bei den einzelnen Muskelarten kein wesentlicher Unterschied festgestellt.
PRL/CBR. 8520.

**4-64/11-0620** Kreuzer, W., Terplan, G. und Kotter, L.; München, Univ., Tierärztl. Fak., Inst. für Nahrungsmittelkunde. **Probleme der fermentbiochemischen Beeinflussung der Fleischqualität.** Schlacht- u. Viehhof-Ztg. **64** (1964) Nr. 5. S. 184-188. – 39 Lit.
Die fast allen proteolytisch wirkenden Fermenten in gewissem Umfang innewohnenden Tenderizereigenschaften werden an Hand zahlreicher Literaturbeispiele erläutert. Aktivitätsgrad und Konzentration der Enzyme, pH-Wert, Reaktionszeit, Substratzustand und Temperatur können diese Eigenschaften beeinflussen. Das Zartmachen enzymbehandelten Fleisches erfolgt praktisch erst während der Erhitzung. Obwohl die Enzymwirkung mit der Zeit zunimmt und die Lagertemperatur die Tenderizereigenschaften in gewissen Fällen beeinflußt, zeigt längeres Lagern allein kaum Effekte. Die Fermente dringen entlang dem Perimysium in das Fleisch ein. Durch Quellung der Muskelfasern infolge Absorption von Rehydratationswasser wird ein weiteres Vordringen der Enzyme verhindert. Kühlung und Gefrieren unterbinden den Enzymprozeß weitestgehend, so daß tenderizerbehandeltes Fleisch gekühlt oder gefrostet eine gewisse Zeit ohne nachteilige Wirkungen aufbewahrt werden kann. Wesentliche Unterschiede hinsichtlich Aroma und Geschmack konnten gegenüber der natürlichen Reifung nicht festgestellt werden, jedoch ist enzymbehandeltes Fleisch gegen bakt. Verderb anfälliger. Nach bisherigen Erkenntnissen bestehen in rein lebensmittelhygienischer Hinsicht keine beachtlichen Bedenken gegen eine Verwendung von proteolytischen Fermenten zum Zartmachen von Fleisch. Da jedoch nach § 3 Ziff. 5 der Fleisch-Verordnung das Inverkehrbringen von Fleischerzeugnissen, denen eiweißhaltige Stoffe pflanzlicher Herkunft (solche sind die in handelsüblichen Tenderizerpräparaten enthaltenen Enzyme) zugesetzt werden, verboten ist, bedarf es einer ausdrücklichen Zulassung. Für eine etwaige Zulassung wird die Deklaration „mit Zartmachen gereift" vorgeschlagen. Abschließend wird auf die Schwierigkeit des Verbringens der Enzyme in tiefere Fleischschichten hingewiesen. Es werden einige Beispiele für Methoden der Enzymbehandlung gegeben. Außerdem erwähnt Vf. die intravenöse Behandlung lebender Schlachttiere kurz vor der Schlachtung mit proteolytischen Fermenten in den USA und die dabei auftretenden Probleme. H. Heimbürge. 8520.

**4-64/11-0621** Rackow, H. G. und Welz, W.; Bremen, Staatl. Veterinäruntersuchungsamt. **Zusammensetzung und Verbrauchererwartung bei Frikadellen aus der Sicht eines Oberlandesgerichtes.** Arch. Lebensmittelhyg. 15 (1964) Nr. 2. S. 36-38. 8520.

**4-64/11-0622** Becker, G. und Landgraf, Antonie; Hannover, Tierärztl. Hochschule, Inst. für Tierärztl. Lebensmittelkunde und Milchhyg. **Kurzer Beitrag zur Deklaration „Hühnersuppe".** Arch. Lebensmittelhyg. **15** (1964) Nr. 2. S. 35. 8520.

**4-64/11-0623** Rackow, H. G. und Welz, W.; Bremen, Staatl. Veterinäruntersuchungsamt. **Über die Zusammensetzung und Beurteilung von Mockturtle-Erzeugnissen.** Arch. Lebensmittelhyg. **14** (1963) Nr. 10. S. 233-236. – 1 Tab., 14 Lit.
In Ermangelung gesetzlicher Bestimmungen über die Zusammensetzung und Beurteilung von Mockturtle-Erzeugnissen legt Vf. an Hand einschlägiger

Rezepturen, denen Handwerksbrauch und Verbrauchererwartung zugrunde liegen, die an diese Erzeugnisse zu stellenden Anforderungen dar. In diesem Zusammenhang wird über in den Jahren 1961/62 im Staatl. Veterinäruntersuchungsamt Bremen erfolgte Untersuchungen von 28 Mockturtle-Erzeugnissen 17 verschiedener Firmen berichtet. Wie aus den in einer Tabelle zusammengefaßten Untersuchungsergebnissen hervorgeht, verwendete man für dasselbe Produkt allein 14 verschiedene Formulierungen. Verarbeitet wurden hauptsächlich Kalbskopffleisch, Zunge, zartes Kuhfleisch, angekochte Fleischklößchen, daneben verschiedene Innereien, Schweinefleisch, Drüsen-, Knorpel- und lymphatisches Gewebe. Bei den untersuchten Proben mußten wegen Verarbeitung von nicht den Rezepturen entsprechenden Gewebsteilen, Fehlen artbestimmender Bestandteile sowie falscher Deklaration und Kennzeichnung Beanstandungen ausgesprochen werden. Nach einem in vorliegender Arbeit erwähnten Amtgerichtsurteil dürfen zur Herstellung von Mockturtle-Erzeugnissen nur Kalbskopffleisch, Zunge und Rindfleisch, sowie Fleischklößchen neben Gewürzen, Brühe und Wein, jedoch keine Innereien verwendet werden. Qualitätsunterschiede können deshalb lediglich in der Menge der verarbeiteten artbestimmenden oder spezifischen Bestandteile bestehen: 1. I. Qualität (eventuell mit Zusatz Ia, ff. o. ä.): vorwiegend spezifische Bestandteile. 2. II. Qualität (ohne zusätzliche Bezeichnung): spezifische Bestandteile müssen vorhanden sein, brauchen aber nicht im Vordergrund zu stehen. Abschließend werden die für den Raum Weser/Ems getroffenen Vereinbarungen aus dem Jahre 1960 erläutert, wonach bei der II. Qualität die Verarbeitung von Herz gestattet ist, wenn derartige Erzeugnisse als „Oldenburger" oder „Ammerländer" Ware deklariert werden. H. Heimbürge. 8520.

**4-64/11-0624** Zureck, F. **Fang und Verarbeitung der im Donaudelta vorkommenden Fische.** Arch. Lebensmittelhyg. **15** (1964) Nr. 2. S. 39-41. 8570.

**4-64/11-0625** Forschbach, Edmund; Baden-Baden, Bundesmin. für Gesundheitswes. **Entwicklungen und Probleme eines europäischen Lebensmittelrechts.** Arch. Lebensmittelhyg. **15** (1964) Nr. 4. S. 73-76.
Alle Kulturstaaten besitzen Rechtsbestimmungen, durch die der Verbraucher vor gesundheitlichen Schäden durch Lebensmittel und vor Täuschung und daraus sich ergebender wirtschaftlicher Benachteiligung im Lebensmittelverkehr geschützt wird. Eine Anzahl von ihnen gibt dem Erstgenannten den Vorzug (besonders die Schweiz), andere stellen die Verhinderung wirtschaftlicher Benachteiligung in den Vordergrund (z. B. Frankreich). Die Grundsätze des Lebensmittelrechts werden zweckmäßigerweise in Rahmengesetzen festgelegt, deren Durchführungsverordnungen dann z. T. schon detaillierte Rechtsbestimmungen enthalten. Daneben treten noch Fälle auf, die infolge Weiterentwicklung der Wissenschaft und Technik nach den allgemeinen Bestimmungen des Rahmengesetzes behandelt werden müssen. In der BRD wird das Recht künftig auf drei Ebenen beeinflußt. I.) Trotz der Angleichung im Rahmen der EWG werden die Mitgliedsstaaten nicht auf die Fortsetzung nationaler Gesetzgebung verzichten können. II.) Die Angleichung in der EWG bezweckt gleiche Bedingungen für Urproduktion, Industrie und Handel und Vereinheitlichung des Rechts durch Abbau von Handelshemmnissen. Dies ist nur durch zähe und langwierige Kommissionsarbeit möglich. Die erarbeiteten Formulierungen werden dem Ministerrat zur Entscheidung vorgelegt, sofern man sich einigte. Die Kommission darf aber dem Rat auch Richtlinien und Verordnungsentwürfe zwecks Termineinhaltung vorlegen, die noch nicht ausdiskutiert worden sind. Dabei muß man aber aufpassen, daß die nochmalige Bearbeitung dann nicht etwa von politischen Entscheidungen überrollt wird. Während andere Mitgliedsstaaten alsdann das Mehrstimmigkeitsprinzip gelten lassen wollen (Art. 43), hat sich die BRD auf Grund des

Art. 100 bisher diesem widersetzt und verlangt Einstimmigkeit. Bisher sind nur die Richtlinien über färbende und über konservierende Stoffe vom Ministerrat verabschiedet worden. — Es sind noch folgende Richtlinienentwürfe von Interesse: 1.) Verkehr mit frischem Geflügelfleisch. In der BRD bestehen lediglich Hygieneverordnungen der Länder. Es arbeitet sich leichter, wenn keine Vorgänge vorhanden sind, sondern europäisches Recht neu geschaffen wird. Der Gesundheitsausschuß des Bundestages erstrebt aber eine nationalstaatliche Regelung. Die Einzelheiten der Richtlinie werden besprochen (Untersuchung im Erzeugerland, Begleitpapiere, Zurückweisungsrecht, Regelung mit Ländern, die nicht der EWG angehören usw.). 2.) Handelsverkehr mit frischem Fleisch der Gattungen Rinder, Schweine, Schafe, Ziegen sowie Einhufern, die als Haustiere gehalten werden; auch hier werden Einzelheiten mitgeteilt, wobei auch die sog. Teilstückregelung bedeutsam ist. 3.) Nach nur 2 Sitzungen hat die Kommission den Entwurf einer Richtlinie beim Handelsverkehr mit Fleischerzeugnissen vorlegen können. Er lehnt sich an die Frischfleischrichtlinie an. Sehr schwierig waren dabei die Verhandlungen über die Zusammensetzung der Fleischerzeugnisse und über die Fremdstoffe. Die nationalen Rechtsvorschriften sollen dabei weiterhin anwendbar bleiben. Ungeklärt ist noch die Frage der Untersuchung auf Trichinen. Die holländische Delegation hat es im Gegensatz zur französischen und italienischen bisher weiterhin abgelehnt, eine obligatorische Untersuchung auf Trichinen durchzuführen. Bei der Frischfleischrichtlinie konnte dies in den Katalog der nicht berührten nationalen Vorschriften aufgenommen werden; es wird dann eben an der Grenze untersucht. Eine Untersuchung bei zubereitetem Fleisch ist aber an der Grenze nicht mehr möglich. III.) Man ist der Ansicht, daß die Form der Rechtsverordnung noch nicht handlich genug ist, um die Menge der Einzelheiten aufzunehmen. Daher arbeitet die Kommission FAO/WHO an einem Codex Alimentarius, wobei das österreichische Lebensmittelbuch als Erfahrungsgrundlage dienen soll. Das Buch ist ein Vertrag, der freiwillig zwischen Wirtschaft und Verbraucher geschlossen wird. Die Schwierigkeiten der bisherigen Verhandlungen werden dargelegt, z. B. für Produkte aus tropischen Ländern; Codexbegriffe und Handelsqualitäten sind zweierlei; die größte Schwierigkeit ist die Weisungsgebundenheit der FAO/WHO. Europa muß aber in seinen Qualitätsanforderungen einig sein. Es wird die Hoffnung ausgesprochen, daß der Europäische Rat in der jetzt stattfindenden Generalversammlung eine Lösung findet, die der europäischen Lebensmittelbuchkommission die Autonomie und die Freiheit erhält. W. Mathieu. 8620.

**4-64/11-0626** Linke, H.; Kulmbach, Bundesanst. für Fleischforsch. **Ein Beitrag zur Neufassung der Lebensmittelkennzeichnungsverordnung.** Arch. Lebensmittelhyg. **15** (1964) Nr. 2. S. 32-34. 8620.

## XX. MILCHKUNDE

**4-64/11-0627** Majewski, T. Wpływ higieny rąk dojarzy na zanieczyszczenie mleka flora bakteryjna. **(Der Einfluß der Handhygiene der Melker auf die Verunreinigung der Milch durch Bakterien.)** Roczniki Nauk rolniczych, Ser. B 82 (1963) Nr. 3. S. 663-666. — 1 Tab., 5 Lit.
Es wurde festgestellt, in welchem Grade die Hände des Melkers die Bakterienverunreinigung der Milch beeinflussen können. Insgesamt wurden 36 Versuche durchgeführt. Als Untersuchungsmaterial diente Spülwasser von den Händen unter Verwendung von steriler Milch. Die Untersuchungen wurden in 2 Serien durchgeführt. In der Serie 1 wurden nach dem Waschen in fließendem Wasser die Hände in 250 ml steriler Milch gewaschen. Die auf diese Weise erzielten Proben erhielten die Bezeichnung „Proben vor dem Waschen". In Serie 2 wusch derselbe Arbeiter die Hände in Wasser mit Seife, er desinfizierte mit 0,05%iger Kaliumpermanganat-Lösung und spülte mit kaltem Wasser nach.

Anschließend wusch er die Hände in 250 ml Milch. Die erzielten Ergebnisse zeigen, daß in 1 ml Spülwasser vor dem Waschen die durchschnittliche Menge Mikroorganismen 1506800 und nach der Desinfektion 220257 betrug. Wenn die Hände vor dem Melken nicht richtig gewaschen und desinfiziert wurden, dann können die Mikroorganismen aus den Händen während des Handmelkens in die Milch gelangen und die Anfangsmenge der Bakterien vergrößern. Die in der Tabelle angeführten Ergebnisse zeigen, wie gewaltig sich die Anzahl Mikroorganismen nach gründl. Waschen und Desinfektion verringert. Bazillen wurden überhaupt nicht festgestellt. Das prozent. Verhältnis der Gruppe des Colititers verringerte sich von 33,7 auf 14,2%. PRL/CBR. 8715.

**4-64/11-0628** Majewski, T. Wpływ higieny skóry krów na zanieczyszczenie bakteryjne mleka w czasie udoju. **(Der Einfluß einer hygienischen Haltung der Kühe auf die bakterielle Verunreinigung der Milch während des Melkens.)** Roczniki Nauk rolniczych, Ser. B 82 (1963) Nr. 3. S. 657-661. — 2 Tab., 7 Lit.
Es wurde festgestellt, in welchem Grade die hygienische Haltung der Kühe die Verunreinigung der Milch durch Bakterien beeinflußt. Die Versuche wurden in zwei Varianten unterteilt. Die Variante A bestand aus zwei Gruppen. Gruppe 1 wurde sehr hygienisch gemolken, Gruppe 2 wurde unter den im Stall vorherrschenden Bedingungen gehalten und gemolken. Variante B, die ebenfalls aus 2 Gruppen bestand, sah Untersuchungen über den Anteil von Streu und Dung bei der Verunreinigung der Haut vor, die den Grad der mechan. und bakt. Verunreinigung der Milch beeinflußt. Bei hygien. Melken kann man ohne spez. phys. Aufwand und ohne finanz. Kosten die übermäßige Menge Mikroorganismen in der Milch von 10,122 auf 2,93 in 1 l Milch reduzieren. Nach Verwendung von reiner Streu, nach Reinigung der Kühe und systemat. Entmisten verringerte sich der Bakteriengehalt von 11318 auf 2000 in 1 ml Milch. Durch Reinigung und Waschen der Haut, häufigen Streuwechsel und Entmisten können die Herde reduziert werden, die eine große bakterielle Verunreinigung der Milch hervorrufen, wodurch die Milchqualität wesentl. verbessert wird. PRL/CBR. 8715.

**4-64/11-0629** Dilbat, Klaus; Bremen, Staatl. Veterinäruntersuchungsamt. **Zellanalytische Untersuchungen an verschiedenen Milchfraktionen unter besonderer Berücksichtigung der Laktationsstadien und sekretionsgestörter Milch sowie bei vergleichender Anwendung unterschiedlicher Milchausstrichverfahren.** Diss. Hannover **1963** 60 S. — 6 Abb., 13 Tab., 60 Lit.
Von 204 Viertelgemelksproben (44 Colostral-, 40 Frisch-, 84 Normal-, 36 Altmilchen) ergaben quantitative Zelluntersuchungen 162000 Zellen/ml normaler Milch, 2301000 Zellen/ml Colostralmilch, 202000 Zellen/ml Frischmilch, 948000 Zellen/ml Altmilch und 3470000 Zellen/ml sekretionsgestörter Milchen. Bei vergleichenden Untersuchungen des Zellgehalts der Milch zeigte sich, daß das Milchausstrichverfahren nach Prescott und Breed eine genaue Ermittlung des Zellgehalts ermöglicht, wohingegen das Sedimentausstrichverfahren (Kieler Ausstrichverfahren) nur eine unvollkommene Beurteilung zuläßt. Bei einer Fraktionierung der Milch schwankte der Zellgehalt in den Laktationsstadien und der sekretionsgestörten Milch im Sediment zwischen 34 und 45%, in der Magermilch zwischen 6 und 23% und im Rahm zwischen 37 und 51% des Zellgehalts der Milch. Bei zellanalytischen Untersuchungen wurde für die normale Milch ein Zellverhältnis von 41,4% Epithelzellen, 35,2% polymorphkernigen Leukocyten und 23,4% Lymphocyten errechnet. Ähnlich lagen die Verhältnisse im Rahm, während in der Magermilch 72,2% Epithelzellen, 11,1% polymorphkernige Leukocyten und 16,7% Lymphocyten ermittelt wurden. Ein Prüfung des Schalm-Tests im Vergleich mit dem ermittelten Zellgehalt ergab eine 72%ige Übereinstimmung und bestätigte die Angaben von Schalm, den Test für Colostral- und Altmilch nicht anzuwenden. Chr. Dietz. 8792.

**4-64/11-0630** Wittig, Hansjochen; Hannover, Tierärztl. Hochschule, Inst. für Tierärztl. Lebensmittelkunde und Milchhyg. **Systematische Untersuchungen von Vorzugsmilch auf pathogene coliforme Bakterien unter besonderer Berücksichtigung der Dyspepsiecolikeime.** Diss. Hannover **1963** 69 S. — 4 Tab., 164 Lit.
Aus 157 Vorzugsmilchproben wurden mittels TTC-Agar nach Schönberg und Trypaflavin-Bromthymolblau-Lactose-Agar nach Klimmer, Haupt und Borchers 514 coliverdächtige Stämme isoliert. Nach serologischer (polyvalentes Anti-OB-Serum der Typen o 26, o 55, o 86 und o 111, monovalentes Serum, Langsamagglutination mit Anti-O-Serum) und biochemischer (kurze und lange bunte Reihe, Differenzierungsschema für gramnegative Stäbchen nach Fey) Prüfung wurden 38 Stämme als *E. coli* identifiziert; **3** Stämme waren als DC-verdächtig zu bezeichnen, und 1 Stamm ist ein Dyspepsiecolistamm vom Typ o 55. — Die Bedeutung dieser pathogenen Colitypen ist nach Angaben der Literatur bei Tieren gering, woraus sich ergibt, daß eine Verunreinigung der Milch mit enteropathogenen Typen wohl doch vom Menschen stammen muß. Chr. Dietz. 8798.

**4-64/11-0631** Pietz, Donald E., Anderson, Robert K. und Werring, Dan F.; Washington, U. S. Dep. of Agric.; St. Paul, U. S. Dep. of Agric.; Univ. of Minnesota, Coll. of Veterin. Med. Effect of time and storage temperature of milk on the brucella milk ring test. **(Die Beeinflussung der Abortus Bang- Ringprobe durch Zeitdauer und Lagertemperatur gelagerter Milch.)** J. Amer. veterin. med. Assoc. **143** (1963) Nr. 11. S. 1202-1207. — 2 Abb., 5 Tab., 9 Lit.
Es wurde die Eignung einer 15-30 Tage gelagerten Milch für den *Brucella*-Milch-Ringtest im Vergleich mit entsprechender frischer Milch geprüft. Die Lagerung erfolgte unter den in Rahmstationen bzw. Buttereien in Minnesota üblichen Verhältnissen (Lagerung gewöhnlich bei Zimmertemperatur — Zusatz von $HgCl_2$ als Konservierungsmittel zu Beginn der Lagerung). Der Gehalt an Schwermetallsalzen, der sich mit der Dauer der Stapelung durch die hinzukommende Milch laufend verringert und die Lagerung bei Zimmertemperatur beeinträchtigen besonders das Aufrahmungsvermögen und damit die Empfindlichkeit der ABR. So konnte bei Milch, die bei Zimmertemperatur gelagert wurde, mit der ABR nur 3-18% des Agglutininspiegels entsprechender frischer Kontrollproben nachgewiesen werden. Durch Verdoppelung der für die Reaktion benutzten Milchmenge und Zusatz von 0,3 ml eines frischen, negativen Rahms konnte die Empfindlichkeit auf 60% erhöht werden. Auch bei Lagerung der Milch (mit $HgCl_2$-Zusatz) unter Kühlung (+1°-+2 °C) betrug der Agglutininspiegel am 1. Tag der Lagerung nur 25%. Danach stieg er wieder langsam an und erreichte vom 9.-16. Tag 75% des mit Hilfe der ABR nachweisbaren Agglutiningehaltes der frischen Kontrollproben.
H. Schwarz. 8815.

**4-64/11-0632** Kutzner, H. J.; Freising/Obb., Süddtsch. Versuchs- und Forsch.-Anst. für Milchwirtsch.; Weihenstephan, Bakteriol. Inst. **Untersuchungen an Clostridien mit besonderer Berücksichtigung der für die Milchwirtschaft wichtigen Arten.** Zbl. Bakteriol., Parasitenkunde, Infektionskrankh. Hyg., I. Abt., Orig. **191** (1963) Nr. 1/3. S. 441-450.
Der wirtschaftlich wichtigste Käsefehler in der Hartkäserei, die sog. Spätblähung, wird durch *Cl. tyrobutyricum* verursacht, eine von *Cl. butyricum*, Buttersäurebacillus, eindeutig verschiedene Art. Untersuchungen zur Differenzierung beider Arten haben ergeben, daß sie sich nicht in ihrem Vermögen, Lactat zu bilden, unterscheiden. Vielmehr wird von *Cl. butyricum* eine lange Reihe von *C*-Verbindungen vergoren, während *Cl. tyrobutyricum* nur eine sehr beschränkte Anzahl verwerten kann. Für das Vermögen, im Käse eine Spätblähung zu erzeugen, sind 2 Eigenschaften von Bedeutung, in denen

sich die beiden Arten unterscheiden: *Cl. tyrobutyricum* kommt in einem saurem Lactat-Medium besser zur Entwicklung als *Cl. butyricum.* Dabei handelt es sich wahrscheinlich nicht so sehr um eine größere Resistenz gegenüber saurer Reaktion als um eine geringere Empfindlichkeit gegenüber der bei niedrigem pH-Wert dissoziierten Milchsäure. Ein anderer Unterschied besteht im Gärverlauf beider Arten: *Cl. butyricum* bildet im späteren Gärverlauf größere Mengen Alkohol (Butanol), wohingegen *Cl. tyrobutyricum* sich als reiner Buttersäurebildner erwies. — Die von Beynum und Tette vorgenommene Abtrennung des *Cl. tyrobutyricum* von *Cl. butyricum* als selbständige Art erweist sich somit auch bei der Ausdehnung der Unterscheidungsmerkmale auf weniger klassische Eigenschaften als berechtigt. Bei der Untersuchung von Futtermitteln, Milch und Käse auf Buttersäurebazillen sollte auf die Existenz dieser 2 Arten geachtet werden. Chr. Dietz. 8815.

**4-64/11-0633** Kesser, Jochen; Hannover, Tierärztl. Hochschule, Inst. für Tierärztl. Lebensmittelkunde und Milchhyg. **Über den Nachweis der ersten Fäulniserscheinungen in Milch durch Ammoniaknachweis mit Hilfe von Neßlers Reagenz und Feststellung des Keimgehalts, insbesondere des Kaseolytengehalts.** Diss. Hannover **1963** 54 S. — 73 Lit.

100 ½ l-Flaschenmilchproben kamen eine halbe Stunde nach der Entnahme vom Fließband in der Molkerei zu folgenden Untersuchungen: 1.) Standprobe, 2.) Säuregradbestimmung nach Soxhlet-Henkel, 3.) Nachweis coliformer Keime auf dem TTC-Agar, 4.) Weinzierlprobe auf anaerobe Sporenbildner, 5.) Gesamtkeimzahlbestimmung mit dem Kochschen Plattenverfahren, 6.) Nachweis von Kaseolyten auf Calcium-Casein-Pepton-Agar, 7.) Prüfung auf Ammoniakgehalt mit Neßlers Reagenz, 8.) quantitative Ammoniakbestimmung nach Conway and O'Malley, 9.) Anfertigung von Gramausstrichen der einzelnen Milchproben und der positiven Weinzierl-Proben. — Die in 9 Serien entnommenen Flaschenproben gelangten jeweils in Abständen von mehreren Stunden zur Untersuchung. Es ergab sich, daß mit der organoleptischen Prüfung eine Milch beurteilt werden kann, wenn andere Methoden noch versagen. Während eine bakteriol. Untersuchung auf den Anfangskeimgehalt keine Schlüsse zuläßt, ist die bakteriol. Untersuchung der 24-Stundenprobe durchaus geeignet, die stattgefundenen Vermehrungsprozesse, insbesondere der Caseolyten aufzuzeigen. Der aus der nach 48 Std. verdorbenen Milch ermittelte Keim- und Caseolytengehalt ist im Durchschnitt so verschieden, daß es nicht möglich ist, einen für die Milch charakteristischen Grenzwert aufzustellen. Die Probe mit Neßlers Reagenz wird erst eindeutig, wenn die Milch bereits offensichtlich verdorben ist. Zwischen der 32. und 48. Std. ist die Ammoniakbildung und damit wohl auch die Milcheiweißzersetzung am intensivsten. Auch die Säuregradbestimmung sollte nicht zur Beurteilung der Milch verwandt werden, da die Ergebnisse sehr unterschiedlich sind. Chr. Dietz. 8820.

**4-64/11-0634** Kiermeier, F., Renner, E. und Meinl, E.; Weihenstephan, Milchwirtsch. Inst. der TH München. **Beziehung der Milchphosphatasen zu verschiedenen Qualitätsmerkmalen der Milch.** Z. Lebensmittel-Unters. u. -Forsch. **123** (1964) Nr. 6. S. 433-437.

In 2 Versuchsperioden der Jahre 1960/61 und 1961/62 wurde von 56 bzw. 129 Lieferanten des Molkereieinzugsgebiets Weihenstephan in Milch die Aktivität der alkalischen sowie der sauren Phosphatase bzw. nur die alkalische Phosphatase bestimmt. Die negative Korrelation, die zwischen der Enzymaktivität der alkalischen und der sauren Phosphatase besteht, kann durch Fütterungseinflüsse, z. B. durch die Fütterung von Silage unterschiedlicher Qualität, überdeckt werden. Beide Milchenzyme stehen in einer positiven Beziehung zum pH-Wert der Milch (pH im Bereich der frischen Milch etwa 6,4 bis 6,8), ebenso zum Fettgehalt, wohingegen hinsichtlich des Eiweißgehalts nur mit der alkalischen Phosphatase eine gesicherte positive Korrelation festgestellt werden konnte. Es besteht die Tendenz, daß sich die beiden Milchenzyme bei unterschiedlicher hygienischer Qualität der Milch gegensätzlich verhalten. Chr. Dietz. 8820.

**4-64/11-0635** Schober, Richard, Christ, Walter und Niclaus, Willy; Wangen, Allgäu, Staatl. Milchwirtsch. Lehr- und Forsch.-Anst. **Eine photometrische Bestimmung der Milchproteine in der Kombinationsmöglichkeit mit dem Schalm-Test (California Reaktion).** Milchwissenschaft **19** (1964) Nr. 3. S. 122-124.

Im Hinblick auf die Tatsache, daß dem Eiweißgehalt in Milch als Qualitätsfaktor mehr Bedeutung geschenkt werden sollte, wurde in Anlehnung an den Schalm-Test ein verhältnismäßig einfach durchzuführendes Verfahren zur Proteinbestimmung ausgearbeitet: Es beruht auf dem Absorptionsvermögen aromatischer Seitengruppen im ultravioletten Strahlungsbereich, wobei die Auflösung der Proteinpartikel durch eine Harnstoff-Dodecylsulfatlösung erfolgt (bei Sekretionsstörung Bildung gallertiger Schlieren an der Glaswand). Die mittels Spektralphotometer abgelesenen Ergebnisse werden an einer Eichkurve, in der die Extinktion gegen die Proteinwerte der Kjedahlbestimmung aufgetragen wurden, quantitativ ausgewertet. Die Ergebnisse der photometrischen Bestimmung stimmen gut mit den Kjeldahlwerten überein (Streuung $s = 0{,}067$ um den nach Kjeldahl ermittelten Prozentgehalt).

Chr. Dietz. 8825.

**4-64/11-0636** Großklaus, D.; Berlin-Dahlem, Bundesgesundheitsamt, Max-von-Pettenkofer-Inst. **Zur Untersuchung des Fleischanteils in bestimmten Käsesorten.** Arch. Lebensmittelhyg. **15** (1964) Nr. 2. S. 31-32. 8845.

**4-64/11-0637** Hauke, H. und Schönherr, W.; Jena, Inst. für Bakterielle Tierseuchenforsch. der Dtsch. Akad. der Landwirtsch.-Wiss. zu Berlin. **Der Milchhygienische Dienst in der DDR. Eine Diskussion seiner Notwendigkeit, gesetzlichen Grundlagen, Arbeitsweise und Problematik.** Mh. Veterinärmed. **19** (1964) Nr. 3. S. 83-88.; Nr. 4. S. 131-136.; Nr. 5. S. 163-168.; Nr. 6. S. 208-211.

Die Qualität der Milch setzt sich aus der Summe ihrer chemischen, physikalischen, bakteriologischen und hygienischen Eigenschaften zusammen. Die Ergebnisse zahlreicher Milchuntersuchungen zeigen, daß die Milchhygiene noch kein befriedigend gelöstes Problem darstellt. In der DDR weist die Milchproduktion seit 1960 eine rücklaufende Tendenz auf, einhergehend mit einer Verschlechterung der Trinkmilchqualität. Ein gut organisierter und arbeitsfähiger milchhygienischer Dienst (MhD) sowie ein Milcherzeugerberatungsdienst (MEBD) sind zwingend erforderlich. Ein Musterbeispiel dafür stellen die mit Steigerung der Milchqualität und -quantität belohnten intensiven Bemühungen des MEBD der Molkereieinzugsbereiche Nauen, Rathenow, Mühlhausen und Rostock dar. Für eine wirkungsvolle Arbeit des MhD ist allerdings die Zusammenarbeit von Haupttierärzten, praktizierenden Tierärzten, Veterinäruntersuchungs- und Tiergesundheitsämtern sowie Bezirkstierkliniken notwendig. Unter Hinweis auf die bestehenden gesetzlichen Bestimmungen wird die Forderung nach einem grundlegenden Wandel in den Auffassungen und Kenntnissen der praktizierenden Tierärzte über milchhygienische Probleme deutlich gemacht. Neben einer Aufklärungs- und Erziehungsarbeit unter den Milcherzeugern verspricht den größten Erfolg eine materielle Interessiertheit des Melkpersonals an der hygienischen Milchgewinnung in Form von Qualitätszuschlägen. — Für die Erfolge eines MhD ist eine einheitlich gestaltete Organisationsform notwendig. Ein in Anlehnung an ausländische Erfahrungen erstellter Fragespiegel, der sich bei der Überwachungstätigkeit der Vff. gut bewährte, demonstriert die Unvollständigkeit der TGL 8064 und 8065. Er berücksichtigt außerdem die Anforderungen an die Milchtiere, den Stall, die Fütterung, das Personal, das Melken, die Behandlung der Milch nach dem Melken, die Reinigung und Desinfektion von milchwirtschaftlichen Geräten und die Qualität der ermolkenen Milch. — Zur einheitlichen Feststellung von Eutererkrankungen in den zuständigen Laboratorien wird ein Untersuchungsgang vorgeschlagen. Außerdem werden Hinweise gegeben zur einheitlichen Formulierung der Diagnose. Die standardisierten mikrobiologischen Prüfungsverfahren für Milch und Milchprodukte werden aufgeführt und als ausreichend erachtet. Für die objektive Prüfung des Reinigungs- und Desinfektionseffektes wird die Entnahme von Tupferproben und ihre vereinfachte Auswertung gefordert. Die Organisationsform bei der Überwachung der Eutergesundheit bedarf noch einer gesetzlichen Festlegung. Es wird vorgeschlagen, zuerst in ausgewählten Molkereieinzugsgebieten in Zusammenarbeit mit dem Molkereipersonal mit einer systematischen Überwachung zu beginnen. Die in Beziehung zu den labordiagnostischen Befunden stehenden Bekämpfungsverfahren werden erläutert und die Notwendigkeit der hygienisch-prophylaktischen Maßnahmen von seiten der Tierärzte betont. Für das Fernziel des MhD, „anerkannt eutergesunde Bestände" zu schaffen, bedarf es der Zusammenarbeit hygienisch, tierärztlich und tierzüchterisch interessierter Kreise. Chr. Dietz. 8880.

## XXI. TIERZUCHT, FÜTTERUNGSLEHRE

**4-64/11-0638** Tiews, J. **Leistung — Gesundheit — Ernährung.** Tierzüchter **15** (1963) Nr. 14. S. 510. 512. 514.

Diese drei Begriffe gehören zusammen. Bei ihrer Diskussion sind manche gegensätzliche Meinungen geäußert worden: So behaupten viele Autoren. höchste Leistungen gehen zu Lasten der Gesundheit, insbesondere der Fruchtbarkeit. Andere wiederum heben hervor, daß es ohne hohe Leistungen keine Rentabilität in der Tierhaltung gibt. Der Züchter verlangt höchste Leistungen in der Zuchteinheit, der Tierarzt sorgt sich um die Gesundheit großer Tierbestände, und der Tierhalter möchte Leistung und Gesundheit vereinen. Die Beachtung einer geregelten Nährstoffzufuhr und Maßnahmen der Fütterungshygiene sind hierzu wesentliche Voraussetzungen. Der Autor stellt die Grundregeln in fünf Hauptpunkten zusammen. H. Busse. 8900.

**4-64/11-0639** Bauer. **Der Tierarzt in der Tierzucht.** Tierzüchter **15** (1963) Nr. 14. S. 493-494. — Zus. in Franz., Span.

In Verkennung ihrer gemeinsamen Belange haben sich Tierärzte und Tierzüchter oft feindlich gegenüber gestanden. Glücklicherweise ist man auf beiden Seiten inzwischen zu der Einsicht gelangt, daß die Tierzucht ohne die Tiermedizin nicht gedeihen kann und andererseits Auftrag und Tätigkeit der Tierärzte überwiegend landwirtschaftlich bestimmt sind. Hohe Spezialisierung innerhalb der Haustierzucht und Spitzenleistungen geben Veranlassung, der Konstitutionsüberwachung und -pflege ein besonderes Augenmerk zuzuwenden. Die Zusammenarbeit zwischen Tierarzt und Landwirt in den Tiergesundheitsdiensten spielt daher eine lebenswichtige Rolle für die Entwicklung der Zucht. Die präventive Medizin im Rahmen der Zuchthygiene setzt bereits während der Trächtigkeit ein und begleitet das Jungtier durch die Aufzuchtperiode bis zur eigenen Zuchtreife. Der Ausschluß erblicher Defekte und der Disposition zu Resistenzminderungen ist eine lebensnotwendige Voraussetzung für eine rentable tierische Produktion. Die dargelegte Gemeinschaftsaufgabe ist nur bei Anwendung moderner, wirksamer Formen der Zusammenarbeit zwischen Tierärzten und Tierzüchtern zu bewältigen.
H. Busse. 8900.

**4-64/11-0640** Hanset, R. La génétique des populations d'effectif réduit. II. Consanguinite et heterozygotie. **(Die Genetik der effektiv reduzierten**

**Populationen. 2. Mitt. Konsanguinität und Heterozygotie.)** Ann. Méd. vétérin. [Bruxelles] **106** (1962) Nr. 6. S. 431-456. – 2 Abb., 1 Tab., 14 Lit. 1. Mitt. vgl. 4-64/10-0572. 8920.

**4-64/11-0641** Hanset, R. La génétique des populations d'effectif réduit. III. Dérive fortuite et distribution des fréquences géniques. **(Die Genetik der effektiv reduzierten Populationen 3. Mitt. Zufällige Abweichung und Verteilung der Genfrequenzen.)** Ann. Méd. vétérin. **106** (1962) Nr. 8. S. 534-572. – 2. Mitt. vgl. vorst. Titel. 8920.

**4-64/11-0642** Terache, P. Ségrégation ou intégration des races chez les animaux. **(Absonderung oder Verbindung unter den Tierrassen?)** Ann. Méd. vétérin. **107** (1963) Nr. 7. S. 463-478.
Beide Begriffe werden bei den Haustieren gegenübergestellt trotz aller Schwierigkeiten darf das Verbindende nicht verkannt werden. Unsere Vorstellung vom Begriff der Dominanz hat seit Mendel manche Veränderungen erfahren. Die Dominanz bei Heterozygoten ist eine Frage der Expressivität. Am Beispiel der Hornvererbung bei Kreuzung behornter Dorsets mit unbehornten Suffolkschafen wird ein Erbgang mit unvollständiger Dominanz demonstriert. Auch die Unabhängigkeitsregel ist bereits durch Morgan korrigiert worden. Als Beginn jeglicher erblichen Variation und als Ursprung der Rassen ist die Mutation anzusehen. Das Feld der Genetik umfaßt die gesamte Biologie und hat sich mit dem Normalen und dem Pathologischen zu befassen. Durch experimentelle Untersuchungen über die erbliche Variation ist in die Systematik der Arten, Rassen und Schläge etwas Exaktheit, aber auch manches Verwirrende hineingetragen worden. Unbestreitbar haftet der Systematik stets etwas Subjektivität an. Anfangs hat sich das genetische Experiment mit dem Ausmaß der Variationsbreite befaßt, heute stehen die einzelnen Varianten zur Diskussion, wie neuerdings die Struktur des Fadenmoleküles der DNS. Auch in den Anwendungsbereich der Humangenetik reicht die Tiergenetik hinein. Man kann ihr zwar Ziele setzen, eine Begrenzung ihrer Mittel oder die Festlegung eines Horizontes ist jedoch nicht möglich.
H. Busse. 8920.

**4-64/11-0643** Titze, Kl. **Ein Beitrag zum Thema Lippenkiefergaumenspalten beim Schwein.** Dtsch. tierärztl. Wschr. **70** (1963) Nr. 23. S. 654-657. – 3 Abb. Zus. in Engl.
Die Mißbildungen traten begrenzte Zeit, gemeinsam mit Ankylosen an den Hinterextremitäten, auf. Letztere konnten nur bei einem Wurf und einem Einzeltier beobachtet werden, während die Mißbildung am Kopf bei allen Tieren vorlagen. Die Ferkel waren voll ausgetragen und lebten bei der Geburt. Neben den genealogischen Untersuchungen wurden auch die Umweltfaktoren beobachtet. Die Fütterung war seit Jahren unverändert. Vorher und hinterher wurden keine mißgebildeten Ferkel mehr festgestellt. 2 Sauen und der mit ihnen angepaarte fragliche Eber hatten gemeinsame Vorfahren, und die beiden Sauen waren überdies Töchter des gleichen Vaters. Der Vater der mißgebildeten Würfe, der Eber „N", hatte mit Erstlings- und Altsauen unbekannter Abstammung in der gleichen Gemeinde keine mißgebildeten Ferkel gezeugt. Nach seinem Verkauf haben die gleichen beiden Sauen von blutfremden Ebern normal entwickelte Ferkel gebracht. Da kein Paarungsversuch durchgeführt wurde, kann die Erblichkeit der Mißbildungen nicht einwandfrei nachgewiesen, aber auch nicht bestritten werden.
H. Busse. 8930.

**4-64/11-0644** Svečin, K. B.; Ukrain. Landwirtsch.-Akad. Teorija i praktika sovremennych napravlenij v issledovanijach individual'nogo razvitija životnych. **(Theorie und Praxis der neuzeitlichen Richtung zur Erforschung der individuellen Entwicklung bei Tieren.)** Životnovodstvo, Moskva **25** (1963) Nr. 10. S. 60-64. – 1 Abb.

Vf. versucht die Wechselbeziehungen, die bei der individuellen Entwicklung der Tiere eine Rolle spielen, in ein System zu bringen. Umwelt und Erbanlagen (maternale und paternale) stehen bei der Zygote über den Stoffwechsel (Assimilation und Dissimilation) in wechselseitiger Beziehung. Durch ihr Zusammenwirken kommen die Erscheinungen des Wachstums und der Entwicklung zustande. Zur Aufrechterhaltung des Lebens ist eine Gleichgewichtslage zwischen den beteiligten Faktoren erforderlich. Diese Einzelfaktoren für sich sind komplexer Natur und dadurch verhältnismäßig variabel. Deshalb ist es notwendig, die in diesem Zusammenhang stehenden Fragen von vielen Seiten her zu bearbeiten. Seit einer Reihe von Jahren tritt dabei die Biophysik (optische Physiologie, Elektrobiologie, Photobiologie, Radiobiologie) der Biochemie zur Seite. Erste Beiträge waren seinerzeit u. a. Untersuchungen über die Wirkung des UV-Lichtes auf die Qualität der Lebensvorgänge und auf die Entwicklung der Tiere. S. Willer. 8940.

**4-64/11-0645** Dabczewski, Z. S.; Dunsinea, Castleknock, Co. Dublin, Agric. Inst. Swedish studies on monozygous cattle twins. **(Schwedische Untersuchungen an eineiigen Zwillingen.)** Irish veterin. J. 18 (1964) Nr. 4. S. 63-68. — 14 Lit.

Infolge des stark übereinstimmenden Geninventares dieser Zwillinge sind die bei ihnen festgestellten Unterschiede überwiegend durch Umweltfaktoren bedingt. Daher hat Kronacher die eineiigen Zwillinge bevorzugt zur Bestimmung der Intensität der Umwelteinflüsse verwendet. In den schwedischen Rinderrassen kommen weibliche Zwillingspaare in 0,61% aller Geburten vor. 8,48% aller gleichgeschlechtlichen Zwillingspaare sind eineiig. Die weiblichen Zwillingskälber werden noch vor der dritten Lebenswoche angekauft. Sobald der Nachweis der Eineiigkeit vorliegt, erhält der Verkäufer eine zusätzliche Prämie. Mit Hilfe eines Fragebogens wird die Wahrscheinlichkeit der Eineiigkeit und die Freiheit von Infektionskrankheiten vorher zu eruieren versucht. — Besondere Eignung haben eineiige Zwillinge für die Nachprüfung der genetischen Ursachen der Erkrankungsbereitschaft für bestimmte Krankheiten, wie die Mastitis und die mykotische Enteritis, bewiesen. Mit Hilfe eineiiger Zwillingsbullkälber wurde weiterhin untersucht, welche Faktoren die Intensität der Sexualverhaltens erwachsener Bullen beeinflussen. Es konnten zwischen den Zwillingspaaren beträchtliche Unterschiede im Ejaculatvolumen, der Spermienkonzentration, der Spermienzahl, der Überlebensrate und der Häufigkeit von Spermamißbildungen nachgewiesen werden. Der Einfluß der Kastration wurde bei im Alter von 1, 6 und 12 Mon. kastrierten eineiigen Zwillingsbullen überprüft; bei der Schlachtung sämtlicher Tiere im Alter von 25 Mon. wurde festgestellt, daß diese in jedem Alter auf die Gewichtszunahmen, das Schlachtgewicht, die Futterverwertung und die Zusammensetzung des Schlachtkörpers einen negativen Einfluß ausübt. Die bekannten Untersuchungen über die Wirkung der Aufzuchtintensität auf die Körperentwicklung und die Lebensdauer bei weiblichen Rindern führten zu dem Befund, daß die erstere unabhängig von der Aufzuchtintensität erblich ist. Der negative Effekt einer maximalen Aufzuchtintensität auf die Milchleistung nimmt anscheinend von der ersten zu den folgenden Laktationen zu. Die höchsten Leistungen werden erzielt, wenn die Färsen bis zwei bis drei Monate vor dem Kalben mäßig ernährt und dann bis zum Kalben die Fütterungsintensität gesteigert wird. H. Busse. 8940.

**4-64/11-0646** Aehnelt, E., Liess, J., Dittmar, J. und Krause II, D.; Hannover, Tierärztl. Hochschule, Richard-Götze-Haus, Klin. für Geburtshilfe und Gynäkol. des Rindes; Inst. für Haustierbesam. und -androl.; Oldenburg, Landwirtschaftskammer Weser-Ems, Tiergesundheitsamt. **Neufassung des Schemas für die Beurteilung von Zuchtbullen hinsichtlich Ge-**

**sundheit und Fruchtbarkeit.** Dtsch. tierärztl. Wschr. **70** (1963) Nr. 23. S. 657 bis 668. — 9 Tab., 3 Lit. Zus. in Engl.
Die Neufassung des Schemas der Beurteilung von Zuchtbullen auf Gesundheit und Fruchtbarkeit wird beschrieben. Die Gliederung in die zwei Teile „Gesundheit" und „Fruchtbarkeit" wird beibehalten. Anstelle von Gesundheits- und Fruchtnoten (I = gut, geeignet bis IV nicht vertretbar) wird eine Beurteilung nach Punkten eingeführt (5 Pkt. = sehr gut, 1 Pkt. = ungenügend). Zwischennoten entfallen. Von besonderem Wert ist, daß das Schema im Abschnitt D ein sorgfältig ausgearbeitetes Beurteilungssystem des Geschlechtsverhaltens, im Abschnitt E ein Schema der Spermabeurteilung, unter F Beurteilungsklassen für mikrobielle Untersuchungsbefunde und unter G einen Beurteilungsschlüssel für die Befruchtungsergebnisse enthält. Nicht unbedenklich erscheint der Vorschlag, daß bei geringgradigen Kieferanomalien ohne Störung der Futteraufnahme, geringgradig steilem Sprunggelenk, Zwischenklauenwulst an einer Klaue, geringgradigen Gangstörungen, insbesondere gelegentlichem Überköten noch 3 Punkte (= geeignet) vergeben werden. In der Arbeit wird die Bedeutung des Schemas in versicherungstechnischer Hinsicht besprochen. Im Prinzip sind Jungbullen stärker als Altbullen zu beurteilen. Das System kann nur mit Erfolg angewendet werden, wenn alle Untersuchungen mit besonderer Fachkenntnis und Erfahrung sorgfältig und gründlich durchgeführt worden sind. Es ist an die züchterische Einstufung gut angepaßt, ergibt eine wesentliche Vereinfachung und ermöglicht eine bessere Aufteilung der Befunde nach Häufigkeit und Bedeutung. H. Busse. 8960.

**4-64/11-0647** Gottschewski, G. H. M. **Über experimentelle Methoden, neue Zuchtziele zu verwirklichen.** Tierzüchter **15** (1963) Nr. 21. S. 771-773. — 3 Abb.
Die körperlichen, physiologischen und Verhaltenseigenschaften unserer Tiere können durch Erhöhung der Mutationsrate und damit erhebliche Veränderungen der Reaktionsweise und durch die Lenkung der Modifikationsbereitschaft bestimmter Anlagen während der Entwicklung experimentell verändert werden. Bei dem Versuch einer Beeinflussung des befruchteten Eies bereits vor der Implantation durch Fremdeiweiße, Viren und Pharmaca erwies es sich, daß sie bei genügender Konzentration im Uteruslumen in die noch freibewegliche Fruchtblase einzudringen vermögen. Die mütterlichen Antikörper treten erst nach der Nidation in die Fruchtblase über. Viren und Bakterien in genügend hoher Konzentration töten den Keim ab, es kommt entweder gar nicht zur Placentation oder zu Fehlgeburten. Eine weitere Möglichkeit der Beeinflussung der ersten Entwicklungsphasen ist die selektive Trennung männlich oder weiblich bestimmender Spermien auf Grund ihrer Dichte vor der Besamung. Hier wird allerdings nur das Geschlechterverhältnis betroffen, das zu gunsten des weiblichen oder männlichen Geschlechtes verschoben werden kann. Das Verfahren kommt natürlich nur für Tiere infrage, die sich besamen lassen und befindet sich noch in den Anfängen. Somit kann die Grundlagenforschung durchaus aktuell in die Praxis der Tierzucht eingreifen. Die zu überwindenden Widerstände sind allerdings größer als in der Humanmedizin. Hier sollen Fehlergebnisse vermieden, in der Tierzucht jedoch ein bestimmtes Zuchtziel durch Beeinflussung der uterinen Entwicklung erreicht werden. H. Busse. 8965.

**4-64/11-0648** Störiko. **Tierzuchtförderung durch Tierseuchenbekämpfung.** Tierzüchter **15** (1963) Nr. 14. S. 497-499. — Zus. in Engl., Franz., Span.
Durch Selektion, verbesserte Haltungsbedingungen, vor allem aber durch zweckentsprechende Fütterung ist die Leistungsfähigkeit unserer Haustiere beträchtlich gesteigert worden. Umsomehr besteht Veranlassung, die wertvollen Tierbestände vor Seuchen zu schützen und die Maßnahmen einer ge-

zielten Tierseuchenbekämpfung zu intensivieren. Nachdem Rotz, Beschälseuche der Pferde, Pockenseuche und Räude der Schafe, Rinderpest und Lungenseuche zumindestens in Europa verschwunden bzw. ohne Bedeutung sind, die MKS der Rinder und die Geflügelpest durch regelmäßige Schutzimpfungen wesentlich eingeschränkt wurden, werden die Aufgaben einer neuzeitlichen, planmäßigen Tierseuchenbekämpfung umrissen. Der sichtbarste Erfolg war der Bekämpfung der Tuberkulose und der Brucellose der Rinder beschieden. Derartige Erfolge sind aber nur dann zu erringen, wenn der Tierbesitzer mitarbeitet und bereit ist, Opfer zu bringen. Durch laufende Überwachung und frühzeitige Diagnose von Neuerkrankungen ist das Wiederaufflackern von Seuchen zu verhindern. H. Busse. 8975.

**4-64/11-0649** Past, E.; München, Geschäftsstelle des Auslandskontors der Dtsch. Tierzucht e. V. Bonn. **Einiges über Rinderrassen in Ost- und Südosteuropa.** Tierärztl. Umschau **19** (1964) Nr. 5. S. 244-252. 8997.

**4-64/11-0650** Ferrando, R. Le race bovine de Tarentaise. **(Die Tarentaiser Rinderrasse.)** Recueil Méd. vétérin. **89** (1963) Nr. 11. S. 949-955. – 2 Tab.

Das Zentrum des Zuchtgebietes dieser Rasse liegt zwischen dem Fuße des Kleinen St. Bernard und St. Moritz. Die Abstammung geht, wie Rütimeyer bekundet, auf *Bos brachyceros* zurück. Die Farbe ist beim Bullen ein tiefes fahles Weizengelb, bei der Kuh ist sie heller, wird jedoch nicht zum hellen Weizengelb. Am Widerrist und an der Unterseite des Körpers ist der Bulle dunkler gefärbt, insbesondere am Hals und der Backenpartie. Der Schädel ist kurz und gerade in der Profillinie, die Stirn breit, und die Hörner sind lyraförmig nach hinten ausladend und fein im Hornansatz. Der Röhrbeinumfang beträgt etwa $^1/_8$ des Brustumfanges. Alle Extremitätenspitzen, Ohrränder und Körperöffnungen, einschließlich der äußeren weiblichen Genitalien und des unteren Zipfels des Hodensackes, sind schwarz und gelegentlich mit grauen Haaren durchsetzt. Das Flotzmaul ist dunkelbraun oder schwarz. Der Schwanzansatz ist leicht erhöht. Das Euter ist geräumig und regelmäßig geformt, Beistriche sind jedoch häufig. Das Körpergewicht schwankt bei den Kühen zwischen 400 und 600 kg, bei Bullen beträgt es 800 bis 900 kg. Die Rasse ist widerstandsfähig und paßt sich unter allen Klimaten leicht an. Die durchschnittliche Milchleistung liegt bei 3000 kg mit 4% Fett. Jahresleistungen von 6 bis 8000 kg kommen gelegentlich vor. Bei derartigen Leistungen besteht keine Veranlassung, diese bodenständige Rasse durch eine andere, leistungsfähigere zu ersetzen. Der höhere Milchertrag müßte mit zugekauften Futtermitteln erzeugt werden. Der derzeitige Milchpreis verträgt aber keine Steigerung der Gestehungskosten. Die für die Rasse zuständige Besamungsstation liegt in Aix-les-Bains (1960 insgesamt 48000 Besamungen). Ziele im Interesse der Leistungssteigerung sind Tbc-Bekämpfung, eine straffe Selektion, insbesondere bei den Vatertieren, systematische Milchkontrolle sowie die künstliche Besamung mit Sperma nachkommenschaftsgeprüfter Bullen. H. Busse. 8997.

**4-64/11-0651** Dieter, R. **Zur züchterischen Bedeutung der Abgangsursachen der Kühe in einem Dienstbezirk.** Tierärztl. Umschau **19** (1964) Nr. 5. S. 223-231.

Vf. hat im Dienstbezirk Riedlingen 1962/63 Gesundheitszustand und Abgangsursachen der dort gehaltenen Rinderbestände untersucht. 12% der Kühe waren im Berichtsjahre als Abgänge zu verzeichnen. Das Durchschnittsalter der Herdbuchkühe der Höhenfleckviehrasse beträgt in Baden-Württemberg 7,4 Jahre, die übrigen Rinderrassen liegen bei 6–4 Jahren. Während die meisten Abgangsursachen in einer Häufigkeit von 1–4% vorkommen, scheiden 13% der abgehenden Kühe (Landes- und Herdbuchzucht zusammen) wegen mangelnder Milchleistung und 35% wegen Fruchtbarkeitsstörungen aus. Die Gründe für diese Unfruchtbarkeitsfälle können weder vom Tierhalter noch dem praktizierenden Tierarzt oder dem Landwirtschaftsberater, dem Fachtierarzt oder dem Institutstierarzt allein ermittelt werden. In komplexer Zusammenarbeit sind die Störungsursachen festzustellen. Diese Zusammenarbeit hat sich auf folgende Gebiete zu erstrecken. 1. Gesundheitsüberwachung aller weiblichen Tiere. 2. Überwachung der Fütterung und Haltung. 3. Biochemische Spezialuntersuchungen an Organen und Ausscheidungen in Instituten, auch biochemische Untersuchung der Futtermittel. 4. Milchleistungskontrollen. 5. Komplexe Auswertung der Ergebnisse durch eine möglichst stallnahe Arbeitsgemeinschaft. 6. Ausmerzung aller unter gleichen Fütterungsbedingungen leistungsschwachen Kühe. 7. Selektion aller mit rezidivierenden Fruchtbarkeitsstörungen behafteten Kühe. Derartige Maßnahmen sind geeignet, die in der Rinderzucht noch vorhandenen Reserven rentabilitätssteigernd freizusetzen. H. Busse. 9010.

**4-64/11-0652** Wilson, G. F.; Palmerston North, Massey Univ., Coll. of Manawatu. The influence of date of calving on milk production. **(Der Einfluß des Kalbedatums auf die Milchproduktion.)** New Zealand J. agric. Res. 7 (1964) Nr. 1. S. 80-86. 9010.

**4-64/11-0653** Théret, Marcel und Quéinnec, Guy; Alfort, École Nat. Vétérin., Chaire de Lab. de Zootechn. Étude sur l'élevage du veau de boucherie á l'aide d'un lait sec, dit „reconstitué". **(Untersuchung über die Aufzucht von Schlachtkälbern mit Hilfe „aufgewerteter" Trockenmilch.)** Recueil Méd. vétérin. **89** (1963) Nr. 11. S. 909-921. — 7 Tab. Zus. in Engl., Span.

Als Versuchstiere wurden 4 Bullenkälber der franz. schwarz-bunten Friesenrasse benutzt. Bei Verwendung aufgewerteter Trockenmilch lag die Verwertung der Fettsubstanz und der Proteide der Ration bei über 90 bzw. 97%. Somit kann die Verwertung einer derartigen Milchnahrung als fast vollständig angesehen werden. Auch die Rentabilität steht außer Frage. Bei einem Rohertrag von 200 F beläuft sich die Verzinsung des investierten Kapitals auf etwa 12%. Danach sind die Gestehungskosten bei Schlachtkälbern bei Aufzucht mit aufgewerteter Trockenmilch wirtschaftlicher als bei Verwendung von Vollmilch. Aus diesem einen Versuch übereilte Schlüsse zu ziehen, wäre verkehrt. Die Ergebnisse sind nur bei Kälbern einwandfreier Qualität zu erwarten. Auch Transportfragen spielen eine Rolle. Die Kälber müssen unbedingt das Colostrum und 7 Tage lang Vollmilch erhalten haben. Diese Zeitspanne ist als optimal anzusehen.. Der Gesundheitszustand ist sorgfältig zu überwachen (Appetit, Durchfall etc.). Die vorgeschriebenen Nährstoffnormen sind einzuhalten und der Milchtrank ist unabhängig von der täglich aufgenommenen Menge stets aus der gleichen Portion Trockenmilch: warmem Wasser herzustellen. Die Erkenntnis, daß von der Einhaltung dieser Anwendungsvorschriften der Erfolg der Kälbermast entscheidend abhängt, gewinnt immer mehr an Verbreitung. H. Busse. 9010.

**4-64/11-0654** Desai, R. N. und Kumar, Dharmendra; Mathura, Uttar Pradesh, Livestock Res. Stat. Effect of season on Hariana cows calved in all the three seasons. **(Der Einfluß der Jahreszeit auf die ganzjährige Abkalbung von Harianakühen.)** Indian veterin. J. **41** (1964) Nr. 1. S. 36-40. — 6 Tab., 14 Lit.

Als Jahreszeiten wurden in Indien untersucht: Der Sommer in der Zeitspanne vom 16. 2. bis 15. 6., die Regenzeit vom 16. 6. bis 15. 10., der Winter vom 16. 10. bis 15. 2. Bei den 18 Harianakühen, deren Abkalbungen in allen drei Jahreszeiten lagen, konnte kein signifikanter Einfluß des Kalbezeitpunktes auf den Milchertrag und die Laktationsperiode festgestellt werden. Die beiden Merkmale werden anscheinend stärker durch die genetische Veranlagung der Tiere und Umweltfaktoren beeinflußt. Daher kommt dem Abkalbezeitpunkt auch nur wenig wirtschaftliche Bedeutung zu. H. Busse. 9010.

**4-64/11-0655** Ernst, W.; Neubrandenburg, VVB Tierzucht, Tierzuchtinspektion. **Möglichkeiten der Steigerung der Ferkelproduktion durch kombinierte Abferkelstände und deren Desinfektion.** Mh. Veterinärmed. **19** (1964) Nr. 4. S. 143-147.
Es wird ein kombinierter Abferkelstand mit Ferkelaufzuchtbucht beschrieben. Die Veränderungen der Größenverhältnisse der Grundflächen des Abferkelstandes, der Ferkel- und der Aufzuchtbucht lassen sich mit wenigen Handgriffen ohne Werkzeuge in kürzester Zeit bewältigen (Gesamtfläche 5,76 $m^2$). Benutzung des hinteren Ganges als Kotplatz hat arbeitswirtschaftliche Vorteile. In der Abferkelbucht erhält der Fußboden eine gute Wärmedämmung, der Kotgang jedoch nicht. Beim Kotabsatz der Tiere auf dem Kotplatz wird Stroh eingespart, und die Entmistung läßt sich mechanisieren. Durch Einstellung der verstellbaren Schwenkwand zwischen Sauen- und Ferkelteil läßt sich die den Ferkeln zugeteilte Bodenfläche regulieren (1,45-2,85 $m^2$). Die Schlupfhöhe des Ferkelschlupfes ist im Bereiche von 25, 30 und 35 cm einstellbar. Länge des Abferkelstandes 2,00 m, nach hinten durch 2 eingeschobene Eisenstäbe abgeschlossen. Die Eisenstäbe verhindern ein Erdrücken der Ferkel an der hinteren Wand. Die Schwenkwand ist an beiden Stirnseiten mit je einer Scharnierverbindung befestigt und kann, wenn eine Scharnierachse herausgezogen wird, von einer Frau ohne viel Kraftaufwand wie eine Tür bewegt werden. Die Schutzwand ist freitragend mit Scharnieren an der Buchtenwand des Sauenteiles befestigt und parallelogrammartig verschiebbar. Futter- und Tränkautomaten gewährleisten eine kontinuierliche Versorgung und einen beschleunigten Arbeitsablauf. Anfertigung der Buchten in Montagebauweise. Verbindung der Bauteile zu den Buchten im Stalle mit Steckbolzen, leichte Demontage. Prophylaktische Imprägnierung und Desinfektion im Tauchverfahren in einer fahrbaren Desinfektionswanne. Die Regulierung des Stallklimas auf +15° bis +18 °C und 60-70% rel. Luftfeuchtigkeit wird im Bedarfsfalle durch ein mit Heizöl gespeistes Sirokkoheizgerät ermöglicht. Eine Tabelle über das Ferkelsterben vom Sept. bis Nov. 1959 und ihre Ursachen gibt, falls diese diagnostisch einwandfrei erhoben wurden, interessante Hinweise. H. Busse. 9030.

**4-64/11-0656** Steger, H. und Piatkowski, B.; Dummerstorf, Inst. für. Tierzuchtforsch. der Dtsch. Akad. der Landwirtsch.-Wiss. zu Berlin. **Dicklegung der Tränkmilch für Kälber mit Säuren.** Tierzucht **17** (1963) Nr. 9. S. 389-392. — 2 Abb., 3 Tab., 1 Lit.
Zur Vermeidung von Kälberverlusten durch Verfütterung ansaurer oder ungenügend erwärmter Milch wird die Dicklegung von Tränkmilch mit Essig- oder Salzsäure empfohlen. Das Dicklegen selbst erfolgt mit verdünnter Säurelösung. (4,5 l Eisessig bzw. 5 l konzentrierte Salzsäure (37%) in geeichte 50 l Korbflaschen gießen und mit Wasser bis zum Eichstrich auffüllen und gebrauchsfertig mischen). Zur Dicklegung von 1 l Milch (20 °C) werden 2,7 g Salzsäure (37%) benötigt. Die Konzentration der Salzsäure in der dicken Milch beträgt 0,1%. Die Kosten betragen bei Verwendung von Essigsäure 1,7 Pfg. und bei Salzsäure 0,16 Pfg. je 1 l Milch, die Aufzuchtkosten je Kalb (800 l Milch) erhöhen sich damit um 13,50 bzw. 1,30 DM. Neben der Vermeidung von Verdauungsstörungen erfolgt auch eine Energieeinsparung, da eine Tränkmilchtemperatur von 20 °C genügt. — Fütterungsversuche ergaben gegenüber der Süßmilchfütterung gleichwertige Zuwachs- und Futterverwertungsergebnisse. Das Verfahren bewährte sich auch in der Ferkelfütterung. E. Krause. 9145.

**4-64/11-0657** Thomas, P. T.; Aberystwyth, Welsh Plant Breeding Stat. Breeding herbage plants for animal production and well-being. **(Züchtung**

**von Gräsern für die tierische Produktion und die Gesundheit.)** Veterin. Rec. **75** (1963) Nr. 51. S. 1408-1410. – 4 Abb., 5 Lit.

Seit etwa 30 Jahren ist man im Anbau, der Pflege und der Nutzung von Gräsern weitergekommen. Die Versuchsstation Aberystwyth hat eine Serie wintergrüner, persistierender Gräser mit unterschiedlichem Wachstumsrhythmus gezüchtet, die während einer langen Zeitspanne im Jahre die kontinuierliche Versorgung der Tiere mit nährstoffreichem Grünfutter gewährleisten. Eine ideale Grassorte soll höchsten wirtschaftlichen Nährstoff- und Mastertragsanforderungen genügen. In praxi haben die meisten Varietäten häufig jedoch nur eine Höchstleistung. Verschiedene Varietäten zeigen oft ähnliche Massenerträge, unterscheiden sich aber in anderen wichtigen Eigenschaften. So wird es keinem Farmer einfallen, *Lolium perenne* (das Deutsche Weidelgras) durch das ungleich ertragsreichere Straußgras zu ersetzen. Auch gegenüber dem natürlichen Dünger der Weidetiere und einer Mineraldüngergabe reagieren die einzelnen Grasarten unterschiedlich. Es besteht die Gefahr, daß der Futterpflanzenzüchter allzusehr zu einer Überbewertung des Massenertrages gedrängt wird. Hierbei wird verkannt, daß die Gesundheit des Weidetieres im Vordergrund steht und dem Gras lediglich die Rolle eines Transformators von Sonnenenergie und Bodenfruchtbarkeit in tierische Erzeugnisse zukommt. Die Arbeit behandelt weiterhin die Abhängigkeit des Nährwertes der Gräser von ihrem Wachstumsstadium. Dicht vor der Blüte entfalten die Pflanzen das Maximum an wasserlöslichen Kohlenhydraten und befinden sich in einem ausbalancierten Eiweiß-Stärkewertverhältnis. Zu dieser Zeit eignet sich das Futter optimal zur Konservierung, und der Anbau einer Reihe von Varietäten mit unterschiedlichen Blühterminen gewährleistet jederzeit eine Grasnahrung bester Qualität. Die Züchtung von Futterpflanzen mit höherem Nährwert beruht auf folgenden Faktoren: der Schmackhaftigkeit, der Verdaulichkeit, den den Appetit und den Futterverzehr bestimmenden Eigenschaften, der Verdaulichkeit der einzelnen Nährstoffe und dem Fehlen von Giftstoffen oder anderen pathogenen Substanzen. Größere Fortschritte sind erst bei zunehmendem Verständnis für die Nährstoffbedürfnisse der Tiere zu erwarten. Auch benötigt der Pflanzenzüchter chemisch klarere Definitionen des Nährwertes der Gräser. In einer graphischen Darstellung wird die Erblichkeit eines verschieden hohen Kohlenhydratgehaltes innerhalb einer bestimmten Varietät von *Lolium perenne* demonstriert. Selektion auf dieses Merkmal ist aussichtsreich. H. Busse. 9145.

**4-64/11-0658** Tiews, J. und Zucker, H.; München, Univ., Inst. für Physiol. und Ernähr. der Tiere. **Xanthophyll — ein wertbestimmender Bestandteil der grünen Futterpflanze.** Tierärztl. Umschau **18** (1963) Nr. 11. S. 590 bis 597. – 5 Abb., 12 Lit.

Neben dem Eiweiß- und Carotingehalt des Grünmehls wird der Gehalt an Blattxanthophyll als weiteres wertbestimmendes Merkmal herausgestellt. Mit dem $\beta$-Carotin chemisch nahe verwandt, jedoch ohne dessen Vit.-A-Wirksamkeit, ist Xanthophyll das wichtigste Eidotterpigment (70%). Lediglich bei mehr als 30% Gelbmaisanteil im Legehennenfutter wird der darin enthaltene Farbstoff Zeaxanthin als Dotterfarbstoff wirksam. Die sauerstofffreien echten Carotine sind dagegen „dotterscheu“. Da Xanthophyll und Zeaxanthin in unseren Hauptgetreidearten fehlen, besteht besonders bei der Ganztags-Stallhaltung für die Legehennen ein Bedürfnis nach sauerstoffhaltigen Carotinoiden in der Futtermischung zur Sicherstellung ausreichender Dotterfarben. Natürliche Xanthophyllquelle ist alle junge, grüne Pflanzenmasse, wobei der Xanthophyllwert den Carotingehalt in der Futterpflanze um das 1,5-2,5fache überschreitet. Um einen unerwünschten Abbau der oxydationsempfindlichen Carotinoide im Trockengut zu verhindern, werden Antioxydantien zugesetzt. Dabei hat sich das Ethoxyquin (1,2-Dihydro-

6-aethoxy-2,2,4-trimethylchinolin) unter dem Handelsnamen Santoquin in einer Konzentration von 150 mg/kg Grünmehl bewährt. Es wird über Versuchsergebnisse von 5 verschiedenen Trockengrünmehlen mit Santoquinzusatz (150 ppm) zur Stabilisierung des Pigmentgehaltes berichtet. Dabei wurde der Carotin- und Xanthophyllabbau während einer 8-monatigen Lagerungszeit erheblich verzögert. Weiterhin wurde der quantitative Übergang von gelben Pflanzenfarbstoffen aus der Futtermischung in den Eidotter geprüft, wobei es nach Zufütterung in 8-10 Tagen zur Ausbildung eines „Farbstoffplateaus" im Eidotter kommt, das beim Absetzen in derselben Zeit wieder fällt. Zur Versorgung mit Blattxanthophyll wird neben Luzerne die Verwendung von Grasgrünmehl vorgeschlagen. E. Krause. 9145.

**4-64/11-0659** Baskett, R. G.; Shinfield, Reading, Nat. Inst. for Res. in Dairying. Recent research on the nutrition of dairy cattle. **(Neue Versuche über die Ernährung von Milchrindern.)** Veterin. Rec. **76** (1964) Nr. 3. S. 69 bis 73. — 2 Abb., 3 Tab., 5 Lit.

Die freiwillig aufgenommenen Futtermengen haben bereits viele Versuchsansteller beschäftigt. Von welchen Faktoren nun die maximale Aufnahme von Heu und Konzentraten abhängt, ist für den Farmer von wesentlicher Bedeutung. In Experimenten in Shinfield hat sich die Durchgangsgeschwindigkeit durch den Verdauungstractus als Kennzeichen der Verdaulichkeit des betreffenden Rauhfutters erwiesen. Zwischen der Durchgangsgeschwindigkeit des Versuchsfutters und der Menge des von der Kuh freiwillig aufgenommenen Futters besteht also eine enge Beziehung. Versuchsergebnisse an Pansenfisteltieren bestätigen diese Feststellung. Bei Zufuhr von Harnstoff und anderen N-haltigen Substanzen nicht proteinartiger Natur kommt es zu einer erhöhten Futteraufnahme. Gleichzeitig wird aber auch die Verdaulichkeit und damit der Rauhfutterverzehr gesteigert. Schlechtes Heu enthält weniger Nährstoffe, seine Verdaulichkeit ist geringer, und die Kuh nimmt weniger davon auf als bei Verfütterung guten Heus. Im Hinblick auf die Gestaltung des Milchpreises interessieren die Beeinflussung des Milchfettgehaltes und des Gehaltes an fettfreier Trockenmasse in der Milch. Veränderungen des relativen Gehaltes an Essig-, Propion- und Buttersäure als Produkte der Fermentation der Kohlenhydrate im Pansen beeinträchtigen die Zusammensetzung der Milch. Bei gutem Heu und Konzentratfutter in der Milchviehration treten molare Anteile von 65% Essigsäure, 20% Propionsäure und 10% Buttersäure auf. Bei einer rohfaserarmen Diät mit hohem Konzentratanteil (Maisflocken) wurden nur 35% Essigsäure gefunden, und die Propionsäure stieg auf 40% an. Die flüchtigen Fettsäuren werden durch die Pansenwand absorbiert. Die experimentelle Infusion von Fettsäurelösungen via Pansenfistel bei normalen Futterrationen ergab nur bei Zufuhr von Essigsäure, nicht aber bei Infusion von Propion- und Buttersäure einen Anstieg der Milchmenge. Bei Zufuhr von Essig- und Buttersäuren war der Milch-Fett-Gehalt unverändert oder erhöht. Propionsäure senkte ihn, steigerte aber als einzige der drei Säuren den Gehalt an fettfreier Trockensubstanz, indem sie den Gehalt an Milcheiweiß erhöhte. Auf zarter Frühjahrsweide wird relativ wenig Essigsäure, aber viel Propionsäure gebildet. Gemahlenes Heu und gekochte Konzentrate erhöhen den Energiewert des Futters und steigern die Gewichtszunahme. Nach den bisherigen Befunden besitzen die einzelnen flüchtigen Fettsäuren ein unterschiedliches Milchbildungsvermögen. So wird bei via Fistel verabreichtem Propionat der Nettoenergiegehalt der Milch nicht gesteigert, da die Fettmenge nicht zunimmt und die Fettgehaltsminderung kalorisch nicht kompensiert wird, obwohl der Gehalt an fettfreier Trockensubstanz zunimmt. Es kommt vielmehr zu einer durch die Art der Fermentation begünstigten Ablagerung von Körperfett, besonders bei gesteigertem Propionsäuregehalt und einer verringerten Ausscheidung von

Milchfett. Umweltbedingte Unterschiede im Gehalt an fettfreier Trockensubstanz traten in den Ursprungsbetrieben stärker zutage, als wenn man die Tiere auf einer Versuchsstation unter vergleichbare Bedingungen verbringt. Ein geringer Anteil der Gesamtvarianz beruht jedoch zweifellos auf genetischen oder Aufzuchteinflüssen. Unterschiede in der präpartalen Fütterung äußern sich postpartal im Milchertrage und etwas in der Zusammensetzung der Milch. Die Einflüsse auf die Milchmengenleistung persistieren während der Laktation, während die durch die präpartale Fütterung zu beobachtenden Veränderungen der Milchzusammensetzung hauptsächlich bei Laktationsbeginn auffallen. H. Busse. 9160.

**4-64/11-0660** Paquay Pekel, R., Baere, A. de und Lousse, A. L'influence des cendres de luzerne sur les besoins azotés de la vache à l'entretien. **(Der Einfluß von Luzerneschrot auf den Erhaltungsstoffwechsel der Kuh.)** Ann. Méd. vétérin. [Bruxelles] **108** (1964) Nr. 1. S. 30-42. – 9 Tab., 14 Lit.
Untersuchungen über den Einfluß einer Zugabe von Luzerneschrot zu einer bestimmten Ration bei Kühen führten im Stoffwechselversuch zu folgenden Ergebnissen: Eine deutliche Wirkung auf die Verdaulichkeit der einzelnen Elemente besteht nicht. Lediglich die Mineralstoffe werden vermehrt aufgeschlossen. Andererseits ist die Verwertung der Proteine besser, was unter Umständen einer vermehrten Tätigkeit der Pansenmikroorganismen zuzuschreiben ist. Die Ausscheidung der Mineralstoffe im Kot und Harn ist nicht wesentlich erhöht. Die aufgenommenen Mengen werden zum größten Teil im Organismus festgelegt. H. Busse. 9160.

**4-64/11-0661** Owen, F. G.; Fayetteville, Univ. of Arkansas. Oat pasture for lactating cows. **(Die Beweidung von Hafer durch laktierende Kühe.)** J. Dairy Sci. **47** (1964) Nr. 1. S. 95-98. – 1 Abb., 2 Tab., 17 Lit.
Fünf Holsteinfriesenkühe standen 7 Wochen im Haferweideversuch. Vier Kühe standen zu Versuchsbeginn im vierten und fünften, die fünfte Kuh im achten Laktationsmonat. Im Weidefutter nahmen Trockenmasse und aetherextrahierbare Substanzen von der zweiten zur sechsten Woche hin ab und wiesen in der letzten Woche einen Anstieg auf. Die Verdaulichkeit der Trockenmasse betrug 77,5%, und die insgesamt aufgenommene Trockenmasse wurde täglich auf 14,5 kg geschätzt. Obwohl beide Werte wöchentlichen Schwankungen unterlagen, konnte insgesamt im Versuchsablauf keine Qualitätsverschlechterung des Futters nachgewiesen werden. Die durchschnittliche Futtertrockenmasseaufnahme betrug 1,3 kg/50 kg Kgw. Bei einem durchschnittlichen Trockenmassegehalt von 17,8% lag der durchschnittliche Grünfutterverzehr bei 81,5 kg. Mit Hilfe der Reidschen Verdaulichkeitskoeffizienten konnte für das Rohprotein eine Verdaulichkeit von 77,9%, für die aetherextrahierbaren Substanzen eine solche von 4,6%, eine Verdaulichkeit der Rohfaser von 83,2%, für NFE von 88% und für Asche eine solche von 35% ermittelt werden. Auf Basis der Trockenmasse lag der Wert für gesamtverdauliche Nährstoffe bei 74,5%. Dabei ist es möglich, daß die entnommenen Proben eine andere Zusammensetzung als das von den Tieren aufgenommene Futter hatten. Da die Verdaulichkeitswerte jedoch nicht sonderlich schwankten, wird die Irrtumswahrscheinlichkeit für die gesamtverdaulichen Nährstoffe auch verhältnismäßig unbedeutend sein. Angaben über die Milchleistung der Kühe konnten wegen der geringen Tierzahl und ihrer niedrigen Leistung nicht mit voller Aussagefähigkeit ermittelt werden. Während der Milchfettgehalt in der ersten Weidewoche leicht anstieg, hielten sich diese Werte in den folgenden Wochen nahezu konstant bei durchschnittlich 3,3%. Andere Autoren haben bei Haferweide mehr oder weniger große Fettgehaltsminderungen beobachtet. In der ersten Woche verloren die Kühe durchschnittlich 16,8 kg an Körpergewicht, in der nächsten Woche wurde

etwa die Hälfte des Gewichtsverlustes wieder aufgeholt, und bei Versuchsende hatte jede Kuh durchschnittlich 18,6 kg zugenommen.

H. Busse. 9160.

**4-64/11-0662** Preston, T. R.; Bucksburn, Aberdeen, Rowett Res. Inst. Symposium: Recent innovations in calf-rearing. II. Barley-beef production. **(Symposium: Neuerungen in der Kälberaufzucht. 2. Mitt. Rindfleischproduktion auf Gerstenbasis.)** Veterin. Rec. **75** (1963) Nr. 51. S. 1399-1402. — 1 Mitt. vgl. 4-64/10-0585.

Die Futterverwertung bei Mastrindern ist dann am günstigsten, wenn bei den Fermentationsprozessen im Pansen im Verhältnis zur Essigsäure der höchste Anteil Propionsäure gebildet wird. Der Propionsäure-Essigsäurequotient nimmt mit zunehmendem Stärkegehalt der Ration zu. Daher müßte eine Ration mit dem höchsten Gehalt an Stärke, d. h. an Getreide und den Ergänzungsstoffen, die zur Gesunderhaltung der Tiere unbedingt nötig sind, als die ideale Mastration angesehen werden. Absatzkälber ostfriesischer Rasse wurden mit einer zu 85% aus pelletierter Gerste und zu 15% aus Protein, Ca, P, Co, Salz und Vit. A und D und anderen Ergänzungsstoffen bestehenden Ration mit mindestens 16% Feuchtigkeit gefüttert. Futter war ad libitum verfügbar, Rauhfutter wurde nicht gegeben. Das Mastziel wurde statt mit 418 mit 365 Tagen und täglichen Gewichtszunahmen von 1260 g anstatt 970 g erreicht. Die Futterverwertung stieg von 25,6 auf 30%. Das Ausschlachtungsergebnis verbesserte sich von 58 auf 61%. Da hierbei keine gesundheitlichen Störungen aufgetreten sein sollen, werden die ersten Versuchsergebnisse als ermutigend bezeichnet. Die Arbeit geht jedoch auf die von anderen Autoren berichteten Erkrankungsfälle bei plötzlicher Umstellung von rauhfutterreicher Diät zu Gerstendiät ad libitum ohne Rauhfutter ein. Die Symptome bestehen aus Hinterhandlähme, Mattigkeit, gestörter Futteraufnahme, Festliegen und Verenden. Die Symptome waren für die bei Pansenüberladung mit Getreide zu beobachtende Acidosis typisch. Man versuchte, diesen Schwierigkeiten durch Einschaltung einer rohfaserreichen Zwischendiät (25% ungeschälter Baumwollsaatkuchen, 25% Haferspelzen, 20% Hafer, 28% Gerste, Mineralstoffe und Vit. A und D) zu begegnen. Der Erfolg ist auf 10 Farmen bei 200 Rindern nicht ausgeblieben. Eine andere noch ungeklärte Komplikation stellen die bis zu 50% bei Schlachttieren auftretenden Nierennekrosen und die bei 30% der Tiere gefundenen Leberabszesse dar. Die Befunde resultieren aus einem Material von 300 Schlachttieren, deren übriger Körper sonst von bester Schlachtqualität war. Evtl. schädigt der niedrige pH-Wert im Pansen die Pansenschleimhaut und ermöglicht so den Pansenbakterien den Weg über die Blutbahn in die Leber. H. Busse. 9160.

**4-64/11-0663** Ruckebusch, Y. und Marquet, J.-P.; Lyon, École Nat. Vétérin. Recherches sur le comportement alimentaire, chez les ruminants. 1. Influence de la structure physique des aliments. **(Untersuchungen über die Freßgewohnheiten bei Wiederkäuern. 1. Mitt. Der Einfluß der physikalischen Struktur der Futtermittel.)** Rev. Méd. vétérin. [N. S.] **26(114)** (1963) Nr. 12. S. 833-856. — 4 Abb., 5 Tab., 30 Lit. Zus. in Engl., Span.

Vier Ochsen, drei Kälber und vier Lämmer wurden auf die Veränderungen in den Futterverzehrsgewohnheiten beim Häckseln und Mahlen des Heues untersucht. Durch das Häckseln des Heues steigt die aufgenommene Heumenge an und die Zeitdauer des Wiederkauens wird länger. Bei Verabreichung gemahlenen Heues verkürzen sich die Freßzeiten, und die Wiederkauzyklen verändern sich. Unter den Bedingungen einer natürlichen Rinderhaltung bleibt der Wiederkauakt infolge der Aufnahme beträchtlicher Mengen Streustrohes erhalten. H. Busse. 9160.

**4-64/11-0664** Anonym. Depraved appetite and mineral hunger. The response of animals fed minerals free-choice. **(Ungewöhnlicher Appetit und**

**Mineralhunger. Die Reaktion von Tieren bei frei auswählbarer Mineralstoffversorgung.)** New Zealand Agriculturist **16** (1963) Nr. 1. S. 4. – 11 Lit.
Es wird über verschiedene Fälle von abnormem Appetit bei Mensch und Tier berichtet, die als Folge von Mineralstoffmangel auftraten und durch Zufuhr der fehlenden Stoffe beseitigt werden konnten. So weist Knochenkauen auf P-Mangel hin und ist durch Knochenmehlgaben zu beseitigen. Übermäßiger Salzhunger tritt oft bei Anämie als Zeichen von Eisenmangel auf. Eisentherapieresistente anämische Kinder in England und USA mit dem Symptom des „Erdeessens" reagierten sofort auf große Dosen Kobalt. – Selbst gute Weiden können mineralstoffarm sein und sollten regelmäßig durch entsprechende Düngung verbessert werden. Schlechte Zunahmen, verringertes Wachstum, erhöhte Infektionsbereitschaft und Fruchtbarkeitsstörungen sind oft die ersten Anzeichen von Mineralstoffmangel. Deshalb sollte jedes Auftreten von abnormem Appetit bei den Haustieren als warnender Hinweis beachtet werden. E. Krause. 9160.

**4-64/11-0665** Bērziņš, J. Vitamin A i drugie mikroingredienty v kormlenii teljat. **(Vitamin A und Spurenelemente in der Kälberfütterung.)** Izvestija Akademii nauk Latvijskoj SSR, Riga **1963** Nr. 10. S. 67-70. – 5 Tab. Orig.: russ.
Vf. hatte eine vollmilchsparende Aufzuchtmethode für Kälber der Lettischen Braunviehrasse mit nur 80 kg Voll- und 400-600 kg Magermilch entwickelt. Zur Klärung der Frage nach einer optimalen Vitamin- und Spurenelementversorgung wurde folgender Fütterungsversuch vorgenommen (Geburt bis 180. Lebenstag mit je 7 Tieren pro Versuchsgruppe): Gruppe I erhielt eine Grundration (80 kg Vollmilch, 600 kg Magermilch, 180 kg Kraftfutter, 330 kg Wiesenheu und -gras, 160 kg Kartoffeln, 256 kg Futterrüben, 1,7 kg Kochsalz und 2,1 kg Knochenmehl) und zusätzlich Vitamin $D_2$ (25 IE pro kg Kgw.), Cobaltchlorid (5 mg pro kg), Kaliumjodid (5 mg pro kg) und Biomycin (1 mg pro kg); Gruppe II: Grundration und Vitamin A (300 IE pro kg); Gruppe III: Grundration und Zusätze wie Gruppe I und Vitamin A (150 IE pro kg); Gruppe IV: Ration wie Gruppe I und Vitamin A (75 IE pro kg). Gruppe V wurde vollmilchreich aufgezogen (340 kg Vollmilch, 940 kg Magermilch, 162 kg Kraftfutter, 260 kg Wiesenheu und -gras, 175 kg Futterrüben, 110 kg Maissilage, 1,7 kg Kochsalz und 2,1 kg Knochenmehl). Die Kgw. am 180. Tag lagen in Gruppe I bis V wie folgt: 159,7 kg (661,3 g tägl. Zunahme), 179 kg (766 g), 178,4 kg (758,3 g), 173,7 kg (741,6 g) und 170 kg (733 g). Die durchschnittl. Körpermaße in den Gruppen waren folgende: Widerristhöhe 98,6 cm, 98,9 cm, 100,4 cm, 99,1 cm, 97,5 cm; Brusttiefe 47,3 cm, 46,6 cm, 47,9 cm, 47,9 cm, 46,7 cm; Körperlänge 116,5 cm, 117,4 cm, 119,1 cm, 117,4 cm, 116,3 cm und Brustumfang 127,1 cm, 129,7cm, 128 cm, 127,4 cm, 123,8 cm. Bei der Bonitierung kamen in den Gruppen folgende Anzahl Tiere in die Wertungsstufe Elite-Rekord: 4, 7, 6, 3 und 4. Die vollmilchsparend aufgezogenen Kälber waren also besser entwickelt als die nach der üblichen Methode aufgezogenen, wenn man ihnen ein möglichst breites Spektrum von Mikroingredientien zuführte. S. Willer. 9174.

**4-64/11-0666** Cordiez, E., Bienfait, J. M. und Mignon, J. Le ravitaillement en vitamine A des jeunes bovins à l'engrais. **(Die Versorgung junger Mastochsen mit Vitamin A.)** Ann. Méd. vétérin. **108** (1964) Nr. 1. S. 12-29. – 2 Abb., 3 Tab., 12 Lit.
Jungochsen mit einem durchschnittlichen Anfangsgewicht von 235 kg erhielten eine aus Mais, Sojamehl, Knochenmehl und Cobaltsalz bestehende Grundfutterration. Auf jede der sechs Gruppen wurden täglich außerdem im Durchschnitt 0,225 kg dehydrierte Luzerne pelletiert verteilt. Ein Zusatz von 12500 bzw. 25000 I. E. Vit. A je Tier und Tag bewirkte einen Anstieg der täglichen Zunahmen um 5,7 bzw. 8,7% und eine Verbesserung der Futter-

verwertung um 4,7 bzw. 7,1%. Der Beifütterung kam nur begrenzt Bedeutung zu, wenn die Versuchstiere zu Beginn des Experimentes über eine gute Vit.-A-Reserve verfügten. 50000 IE Vit. A in Form von Betakarotinen erhöhten Gewichtszunahmen und Futterverwertung in dem Maße, das einer Vit.-A-Gabe von 12500 IE entsprach. Hieraus geht die Exaktheit des von der Nationalen Versuchsbehörde vorgeschlagenen Verwertungskoeffizienten für Vit. A beim Rinde hervor. Dieser beträgt 25% des bei der Ratte festgestellten Wertes. Abschließend werden Dosierungsvorschläge für Vit. A bei Jungrindern verschiedener Nutzungsrichtung und Beanspruchung unterbreitet. H. Busse. 9174.

**4-64/11-0667** 'Andresen, Heinz-Uwe Thomas; Hannover, Tierärztl. Hochschule, Klin. für Kleine Klauentiere und Forens. Med.; Ambulator. Klin. **Die Wirkung der Beifütterung von Vitamin C an Saugferkel unter besonderer Berücksichtigung des Blutstatus.** Diss. Hannover **1963** 49 S. — 12 Abb., 91 Lit.

Bei der Zusammenstellung des Schrifttums bringt Vf. neben der chemischen Struktur, biochemischen Wirkungsweise usw. besonders die Fragen der Angriffspunkte der Ascorbinsäure im Stoffwechsel des kranken Organismus. Interessant erscheint hierbei der starke Abbau des Vit. C bei Störungen der Mikroflora des Darmes und das Zusammenspiel mit Eisen bei der Anämie der Ferkel. In seinen eigenen Versuchen vergleicht Vf. die Wirkung von verschieden hoher bzw. fehlender Vit. C-Fütterung an frühzeitig abgesetzte Ferkel. Von den Tieren, die eine hohe Ascorbingabe erhielten, verendeten 7,1%; sie überstanden auftretende Durchfälle u. ä. schnell, während von den Tieren mit Vit. C-armer Fütterung 61,5% starben, und die übrigen Ferkel Krankheitserscheinungen nur schwer überwanden. Eine Aussage über die Einwirkung von Ascorbinsäure auf die blutbildenden Organe kann Vf. nicht treffen, da auf Grund von Exsiccose eine starke Bluteindickung bei den Ferkeln vorlag. Die vor dem Versuchsbeginn durchgeführten Blutuntersuchungen zeigten aber, daß bei diesen Tieren die Durchschnittswerte für Erythrocyten (5,53 Mill./mm$^3$), Leukocyten (5397/mm$^3$) und Hämoglobin (6,9 g%) relativ niedrig lagen. Außerdem war der Normoblastenanteil (46,2 auf 100 Leukocyten) sehr hoch, so daß Vf. — wie bereits andere Autoren vor ihm — auf eine Korrektur der Leukocytenzählkammerwerte hinweist.
E. Werner. 9174.

**4-64/11-0668** Pryor, W. J. und Bryden, M. M. Observations on the effects of implantation of female sex hormones on crop-fattened cattle. **(Beobachtungen über die unterschiedliche Auswirkung einer Implantation weiblicher Sexualhormone auf Weidemastrinder.)** Brit. veterin. J. **120** (1964) Nr. 3. S. 125-131. — 1 Abb., 4 Tab., 16 Lit.

2½ Jahre alte Bullen verschiedener Rassen erhielten beim Weidegang auf Hafergrünflächen Implantate von a) 52,5 mg Hexoestrol oder b) 200 mg Progesteron und 20 mg Oestradiolbenzoat. Sie blieben mit unbehandelten gleichaltrigen Kontrolltieren im Weideversuch. Bei beiden Behandlungsmethoden war im Verlaufe einer 98-tägigen Versuchsperiode eine signifikante Wachstumssteigerung zu verzeichmen. Obwohl die Progesteron-Oestradiolbenzoat-Gruppe mehr als die andere zunahm, war die Differenz zwischen beiden Behandlungsverfahren jedoch nicht signifikant. Diese Auswirkungen wurden auch in Zeitabschnitten beobachtet, wo das Weidefutter bei den Kontrolltieren zu einer Gewichtszunahme teilweise nicht mehr ausreichte. In der Wachstumsreaktion auf die Hormonbehandlung bestanden zwischen den untersuchten Rassen keine gesicherten Differenzen. Auch zwischen den Schlachtgewichten waren die Unterschiede bei den genannten Behandlungsverfahren nicht signifikant. Hierbei kann allerdings der Verlust der Daten bei 6 Tieren eine Rolle spielen. Eine mäßige Erhöhung des Schwanzansatzes war bei beiden Hormongruppen feststellbar, signifikant jedoch nur bei der Hexoestrol-Gruppe. In der Schlachtqualität waren keine gesicherten Unterschiede zu beobachten. H. Busse. 9185.

**4-64/11-0669** Rys, R. Rola aminokwasów w żywieniu zwierząt i perspektywy stosowania syntetycznych aminowasów w praktyce. **(Die Rolle der Aminosäuren in der Tierernährung und die Aussichten für die Anwendung synthetischer Aminosäuren in der Praxis.)** Nowe Rolnictwo **12** (1963) Nr. 21. S. 30 bis 33. — 5 Tab.
Die Futteranalyse für Schweine hat gezeigt, daß das Futter im Hinblick auf die Aminosäuren nicht ausbalanciert ist. Es fehlt vor allem Methionin und Lysin. Eine Ergänzung dieser Aminosäuren kann eine Reduzierung der Eiweißaufnahme hervorrufen. Falsche Futterzubereitung kann die Lysinaufnahmefähigkeit wesentl. verschlechtern. In den Futterrationen für Geflügel ist ebenfalls ein Methioninmangel zu verzeichnen. Der Zusatz von synth. Methionin bei Sojabohnen, Mais oder Fischmehl brachte eine höhere Gewichtszunahme und Futterverwertung bei Broilern und Truthühnern. Bei einer Reduzierung des Eiweißgehalts in der Futterration der Truthühner von 17 auf 13% bei gleichzeitigem Zusatz von 0,2% Lysin und 0,1% Methionin haben sich die Gewichtszunahmen und die Futterverwertung nicht verändert. Bei Reduzierung des Eiweißgehalts von 15,7 auf 10,4% und bei gleichzeitiger Aufrechterhaltung der Methionin- und Lysinmenge im Legehennenfutter haben sich Eierproduktion und Futterverwertung nicht verändert. Bei den Produktionskosten für 1 kg Methionin von ungefähr 240 Zloty ist der Zusatz dieser Aminosäure zum Futter in einer Menge von 0,1% ökonomisch begründet. Der Preis für Lysin ist bis jetzt hoch, daher wird Lysin selten verwendet. Die bei uns verwendete Mischung „T" deckt den Bedarf an Aminosäuren. Wenn wir die bei uns in breitem Maße angewandte Mastviehfütterung in den individuellen Betrieben betrachten, können wir einen Methioninmangel feststellen. PRL/CBR. 9187.

**4-64/11-0670** Lang, K., Kieckebusch, W., Jahr, K., Czok, G., Griem, W. und Degkwitz, E.; Mainz, Johannes-Gutenberg-Univ., Physiol.-Chem. Inst. **Physiologische Wirkungen hydroxylierter Sojaöle.** Helv. physiol. pharmacol. Acta **21** (1963) Nr. 4. S. 354-364. — 9 Tab., 6 Lit. Zus. in Engl.
Aus durch Hydrolyse epoxydierten Sojaölen wurden hydroxylierte Öle hergestellt. In einem Fütterungsversuch bei Ratten von 8wöchiger Dauer wurden folgende Ergebnisse erzielt: 1. Hydroxylierte Öle werden gut resorbiert. Erst bei einer hohen Hydroxylzahl kommt es zu einer Verschlechterung der Resorption. 2. Mit zunehmender Hydroxylzahl tritt eine zunehmende Wachstumsverzögerung ein, die auf einer Verschlechterung der Futterverwertung beruht. Nur bei den Tieren, die Fett mit der höchsten Hydroxylzahl verabreicht bekommen, ist eine erhöhte Sterblichkeit festzustellen. 3. Alle verfütterten Öle, auch das am schwächsten veränderte, führen zu einer Verschlechterung der Leberfunktionen, wie der Bromsulphthalientest ergab. 4. Durch Verfütterung hydroxylierter Öle kam es zu einer starken Erhöhung der Serumcholesterinwerte. Auch die anderen Blutlipidfraktionen nahmen zu. 5. Die morphologischen Befunde waren unbedeutend. Nur bei der mit am stärksten hydroxylierten Ölen gefütterten Gruppe war eine deutliche Störung der Spermienreifung zu beobachten. H. Busse. 9187.

**4-64/11-0671** Krasil'nikov, N. A.; Moskau, Inst. für Mikrobiol. der Akad. der Wiss. der UdSSR. Mikroorganizmy i ich metabolity v podkormke životnych. **(Die Stoffwechselprodukte von Mikroorganismen als Futterergänzung der Tiere.)** Izvestija Akademii nauk SSSR. Serija biologičeskaja, Moskva **28** (1963) Nr. 6. S. 798-807. — 8 Tab., 16 Lit. Zus. in Engl.
In Fütterungsversuchen waren Präparate mit biologisch aktiven Stoffwechselprodukten der Mikroorganismen wirksamer und in ihrer Anwendung wirt-

schaftlicher als reine Verbindungen. Das Antibioticum Cormogrisin, aus *Actinomyces griseus* isoliert, bewährte sich in fünfjährigen Versuchen. Vitamin A-Mangel verhütend wirkten das Präparat Vitamicin aus *Act. aureoverticilatus*. Die bisher an Hühnern und Küken erprobten Aminosäurepräparate aus *Actinomyces Sp.* führten ebenfalls zu positiven Ergebnissen.
I. Müller. 9187.

**4-64/11-0672** Gross, Eberhard. **Vergiftungen durch Aufnahme von Nitraten im Trinkwasser und in Pflanzen bei Kleinstkindern und bei Nutztieren.** Arch. Hyg. Bakteriol. **148** (1964) Nr. 1. S. 28-39. — 1 Abb., 26 Lit.
Vf. betont die geringe Giftigkeit des Nitrats (I) im Gegensatz zu den sich daraus durch Reduktion bildenden Nitriten (II). Deren Wirkungen bestehen in Lähmung der glatten Muskulatur (Blutdruck herabgesetzt durch Gefäßerweiterung) sowie Methämoglobin(III)-Bildung (mehr als 70% tödlich). Ferment Diaphorase reduziert (III) innerhalb 24-48 Std. zu Hämoglobin (begünstigt durch Methylenblau = 1 mg/kg Kgw., Thionin oder Vit. C i. v. Injektion). (I)-Gehalt des Wassers von Bedeutung beim Ansetzen der Säuglingsnahrung, da z. B. bei Dyspepsie in den oberen Darmabschnitten nitratreduzierende Bakterien vorkommen. Das so gebildete (II) bildet leicht (III), da die Kinder in den ersten 16 Lebenswochen noch erhebliche Anteile an fetalem Hämoglobin F besitzen, das niedrigere Diaphorasewerte als das Hämoglobin A der Erwachsenen enthält. Die Latenzzeit zwischen (I)-Aufnahme und dem deutlichen Auftreten des (III) schwankt zwischen 1 — mehreren Tagen (z. T. sogar Wochen!). Vf. führt in Deutschland 255 (III)-ämie-Fälle an (17 tödlich; die Rolle der stark blutdrucksenkenden Wirkung sollte jedoch ebenfalls beachtet werden). In der DDR gilt der Grenzwert von 30 mg (I)/l Trinkwasser. Säuglings-(III)-ämien entstanden auch durch Mohrrübenbrei (enthielt [II]). Rinderverluste durch (I)-haltige Pflanzen (Hafer, Hirse, Rüben und Hahnenfußgewächse) sowie dem daraus gewonnenen Heu sind ebenfalls bekannt, ebenso Schweinesterben durch (I)-haltiges Futter und Trinkwasser. (III)-ämien von Erwachsenen und älteren Kindern wurden nicht bekannt. H. Liebenow. 9190.

**4-64/11-0673** Egyed, M. und Miller, A.; Bet Dagan, Veterin. Inst.; Kfar Avigdor, „Hahaklait". Nitrate poisoning in cattle due to feeding on Amaranthus retroflexus. **(Durch Verfütterung von Amaranthus retroflexus bedingte Nitratvergiftung bei Rindern.)** Refuah Veterinarith [Jerusalem] **20** (1963) Nr. 3. S. 169-167.
Das Unkraut *Amaranthus retroflexus* (I) (Fuchsschwanz, steht den Gänsefußgewächsen nahe) kann unter gewissen Bedingungen zu Nitratvergiftungen bei Rindern führen. (I) wurde im Grünfutter an die Tiere verfüttert. Eine Kuh starb, drei weitere zeigten Asphyxie bzw. Dyspnoe (acht Rinder). Die liegenden Tiere standen innerhalb weniger Minuten auf nach i. v. Verabfolgung von 1,2 g Methylenblau in 30 ml dest. Wasser/Tier. Jedes Tier bekam innerhalb von 2 Tagen 60 kg (I); die letzte Portion 4 Std. vor den ersten Symptomen; die Zeit zwischen dem Schnitt und erstmaliger Verfütterung betrug 30 Std. Der trockene (I) enthielt folgende Nitratmengen, wobei die Werte in () sich auf 60 kg beziehen: Stengel 0,71% (426 g); Blätter 0,43 (258 g). Blutserum 15,34 mg%, Nitrit in Spuren. Die Letaldosis wird für eine 500 kg Kuh mit 300 g Nitrat angegeben. Der hohe Nitratgehalt des Stengels wird durch den Nährstofftransport Blatt-Stengel nach dem Schnitt erklärt, was folgende Versuche beweisen (Angabe des Nitrat in %): frische Stengel 0,62; nach 24 Std. 1,45 (Anstieg um 133% bei einem Feuchtigkeitsverlust von 16%); frische Blätter 0,36 bzw. 0,48 (Anstieg um 33%, Feuchtigkeitsverlust 48,4%). Diese ermittelten Nitratgehalte würden für eine akute Futterintoxikation bei 60 kg (I)-Aufnahme ausreichen (bereits im Frischzustand).
H. Liebenow. 9190.

**4-64/11-0674** Agarwala, O. N., Negi, S. S. und Mahadevan, V.; Izatnagar, Uttar Pradesh, Indian Veterin. Res. Inst. Studies on the toxicity and nutritive value of fungus-free Paspalum scrobiculatum grains. **(Untersuchungen über die Toxizität und den Nährwert fungus-freier Körner von Paspalum scrobiculatum.)** Indian veterin. J. **41** (1964) Nr. 1. S. 43-47. 9190.

**4-64/11-0675** Nichols, R. E.; Madison, Univ. of Wisconsin. The control of experimental legume bloat with an enzyme inhibitor, alkyl aryl sulfonate sodium. **(Die Steuerung der experimentellen Gemüse-Überfütterung durch einen Enzym-Inhibitor, Alkyl-Aryl-Sodium-Sulfonat.)** J. Amer. veterin. med. Assoc. **143** (1963) Nr. 9. S. 998-999. 9190.

**4-64/11-0676** Crump, M. H., Smalley, E. B., Henning, J. N. und Nichols, R. E.; Madison, Univ. of Wisconsin. Mycotoxicosis in animals fed legume hay infested with Rhizoctonia leguminicola. **(Mykotoxikose bei Tieren, die mit von Rhizoctonia leguminicola durchsetztem Leguminosen-Heu gefüttert wurden.)** J. Amer. veterin. med. Assoc. **143** (1963) Nr. 9. S. 996-997. 9190.

Redaktionsschluß: 24. 8. 1964



Herausgeber: Deutsche Demokratische Republik · Deutsche Akademie der Landwirtschaftswissenschaften zu Berlin, Institut für Landwirtschaftliche Information und Dokumentation, Berlin W 8, Krausenstraße 38/39; Fernsprecher: 22 51 61. Chefredakteur: Dr. Werner Kleeberg, Berlin W 8, Krausenstraße 38/39; Fernsprecher: 22 51 61. Redaktion der Abteilung IV-Veterinärmedizin: Oberveterinärrat Dr. Kurt Reinhardt † und Prof. Dr. Ekkehard Wiesner, Berlin W 8, Krausenstraße 38/39; Fernsprecher 22 51 51. Verlag: Akademie-Verlag GmbH, Beriln W 8, Leipziger Straße 3 – 4; Fernsprecher: 22 04 41, Telex-Nr. 01 17 73, Postscheckkonto: Berlin 350 21. Bestellnummer dieses Heftes: 1030 IV – IX/11. Das Landwirtschaftliche Zentralblatt, Abt. Veterinärmedizin, erscheint monatlich. Einzelheft MDN 20, –; einseitig bedruckte Ausgabe MDN24, –. Jahresbezugspreis MDN 240, –; einseitig bedruckte Ausgabe MDN 2,98 – einschl. Register, zuzüglich Porto- und Versandkosten. Gesamtherstellung: VEB Druckerei „Thomas Müntzer“ Bad Langensalza. Veröffentlicht unter der Lizenznummer 1292 des Presseamtes beim Vorsitzenden des Ministerrates der Deutschen Demokratischen Republik

32405

HEINZ FISCHER

# Experimentelle Untersuchungen an der terminalen Strombahn der Frucht und ihre Bedeutung für die Klinik

**Ein Beitrag zur Pathogenese des Fruchttodes**

(Abhandlungen der Deutschen Akademie der Wissenschaften zu Berlin, Klasse für Medizin, Jg. 1964, Nr. 5)

In Vorbereitung – Etwa 40 Seiten –
etwa 60 Abbildungen auf Kunstdrucktafeln, davon 40 mehrfarbige –
4° – MDN etwa 72,–

Der Autor untersucht, an welchen Stellen schädigende und den Tod des Keimlings verursachende Stoffe wirksam werden. Zur Klärung dieses Problems verwendet er Nicotin, Allylformiat und Histamin, die zu einer Unterbrechung des Blutstroms und damit zu einer Permeabilitätsstörung der terminalen Gefäße des Embryos führen. Hauptsächliche Todesursache ist die unzureichende Sauerstoffversorgung.
Eingehend werden die histologischen Veränderungen in der Plazenta und an den Keimlingen beschrieben. Die Untersuchungen zeigen außerdem, daß Embryopathien nach Permeabilitätsstörungen als Phänokopien sonst erblicher Mißbildungen möglich sind.
Die Untersuchungsergebnisse sind für den Mediziner ebenso von Interesse wie auch für Veterinärmediziner, Tierzüchter und Biologen.

*Bestellungen durch eine Buchhandlung erbeten*

AKADEMIE-VERLAG · BERLIN

FSC
www.fsc.org
MIX
Papier | Fördert gute Waldnutzung
FSC® C083411

Kolibri 360 GmbH
Ferdinand-Jühlke-Straße 7
99095 Erfurt, Deutschland
produktsicherheit@kolibri360.de